Esthetic Classifications
エステティック クラシフィケーションズ
複雑な審美修復治療のマネージメント

山﨑 長郎 著

クインテッセンス出版株式会社　2009

Tokyo, Berlin, Chicago, London, Paris, Barcelona, Istanbul, Milano, São Paulo, Moscow, Prague, Warsaw, New Delhi, Beijing, and Bukarest

はじめに

　本を上梓するということは非常にエネルギーを消耗する。さまざまな雑念を払い、書くべき内容がいかに読者に理解され、幇助となるかを考え、そのうえ独自性を保持しなければならないからである。

　本書の執筆にあたり、私自身が特に深く考えたのは、まず日常臨床に役立つこと、そして審美修復治療を高度なレベルに引き上げるためには臨床において何が必要か、また修復治療における各治療分野のどの治療を組み合わせ、どのマテリアルとシステムを使用すべきかであった。

　われわれ歯科医は忙殺される日常臨床において、ただ漠然と、あまり深く考えずに従来どおりの治療をしがちであり、そこに「なぜ？」という疑問を挟み、本当に正しく理論・研究と合致しているのかを検証する作業は置き去りにしてしまいがちである。それゆえ本書においては、審美修復治療において考えられるさまざまなガイドライン、および使用マテリアルとシステムを、治療のもっとも本質的な問題である治療計画、治療ステップ、治療ゴールとを伴わせた臨床ケースを通じて解説してみたい。

　また、臨床ケースではその症例にかかわる重要なファクターに説明を加え、臨場感溢れるものとした。たとえばその症例にとって咬合の解決が決め手になる場合には、必要な知識・技術をその症例において解説を加えた。これはより実践に即し（＝即臨床に役立ち）、供覧する数多くの症例が日常の臨床例と合致し、参考にならばと思ってのことである。

　読み方、受け取り方は各々自由であるが、この書が前書『審美修復治療—複雑な補綴のマネージメント—』の内容と少し異なるのは、治療デザインを各々分類することによってより早く・容易に症例の特徴と難易度を明確にし、また、妥当性のあるマテリアル・システムの選択基準が明示されている点である。

　この書が各々の歯科医と歯科技工士の審美修復治療のまとめと手引きになれば幸いである。

2008年11月　青山にて

Masao Yamazaki
山﨑長郎

本書の意義

　「審美治療」とひとことで括っても、その範囲もイメージも漠然としており、内容は多岐にわたる。

　審美修復治療として、複雑な補綴を行い最高の審美結果を導くためには、さまざまなガイドラインが必要となる。そこでまず、なんらかの分類を行う必要がある（これにはマテリアルの選択も含まれる）。ここでは、原則的に支台歯、あるいは口腔内全体に対して最小の侵襲で最大の効果を得るというminimal interventionを基本概念としている。

　また、治療の中で一番重要なことは、個々の技術、知識等よりもむしろ、その症例の診断と治療計画そして治療ゴールをいかに的確に判断し、立案し、遂行するかである。それゆえ、本書では多くの症例に対し、収集した問題点と実際の治療計画を呈示した。

　現在、巷には大変な量の情報が溢れ、私たちの想像以上に患者さんは歯科知識を持っており、メーカーや企業も多くの合理性を持ったシステムをマーケットに送り出してきている。本書では、氾濫するこれらの情報を現時点でいちど整理し、真の審美修復治療のありのままを読者に提供することで、実際の臨床におけるこれらを精査するものとしたい。そのため本書では、実際に筆者の臨床において実践されたさまざまな成否を臨床過程を通じて報告している。もしそうでなければ、自己昇華型の陳腐な書になることは免れない。

　すなわちこの書は、ひとことで言い表せば、日々の臨床における苦悩の記録であり葛藤の歴史である。

謝辞

　本書執筆にあたり、関係諸氏にお世話になった。大河雅之先生、小濱忠一先生、鈴木真名先生、堀内克啓先生、与五沢文夫先生をはじめ、実際の臨床に際し様々な治療を分担して頂き、惜しみない協力をして下さった先生方に対し、大いなる感謝の意を表したいと思います。

　また、原宿デンタルオフィスのスタッフおよび原宿補綴研究所の技工士諸君にも多大な尽力をして頂き、この書が上梓されたことは言うまでもない。さらに、メーカー各社に協力して頂き、筆者自身が公平な目でシステムやマテリアルを使用し、その結果としてこのような本が上梓できたことに心より感謝申し上げるとともに、喜びを感じる。

　勿論私を心からサポートしてくれたSJCDの諸君および家族にも、この場を借りて感謝の意を表したい。

　最後に、この書を纏め上げた編集者小川さん、そしてクイントの関係者に厚く御礼申し上げます。

Esthetic Classifications

エステティック クラシフィケーションズ　複雑な審美修復治療のマネージメント

もくじ

PART 1　審美修復治療を成功させるために

001　Chapter 1　審美修復治療をはじめるにあたって

- 003　① 機能優先の修復治療を経て
- 005　② 現代の歯科治療に求められるもの
  - 005　1．審美性
  - 005　2．機能
  - 006　3．構造
  - 007　4．生物学
- 009　③ 審美修復治療に求められるオフィス環境
- 011　④ 審美修復に必要な包括的要素
  - 011　1．歯周病学（Periodontics）
  - 011　2．歯科矯正学（Orthodontics）
  - 012　3．インプラント（Implant）
  - 012　4．咬合（Occlusion）

013　Chapter 2　審美修復治療のための情報収集と準備

- 015　① コンサルテーション
  - 015　1．審美修復治療は患者の希望ありき
  - 015　2．患者の要望を正しく把握するためのコンサルテーションの工夫
- 018　② 審美修復治療のための包括的評価（1）
  　　　—エックス線的評価、歯周組織評価、構造力学的評価、機能評価—
  - 018　1．エックス線的評価
  - 020　2．歯周組織評価
  - 021　3．構造力学的評価
  - 023　4．機能評価
- 026　③ 審美修復治療のための包括的評価（2）
  　　　—歯・顔貌の評価（審美的評価）—
  - 026　1．顔貌の評価（Facial Evaluation）
  - 027　2．口唇と歯の関係（Lip to Tooth Relationship）

028		3．歯列弓の評価（Arch Form Evaluation）
029		4．歯の評価（Tooth Evaluation）
032	4	審美修復治療に必要な前準備
033		1．ブリーチング
036		2．ポスト＆コア
040		3．歯周処置

Chapter 3
043 審美修復治療の分類

045	1	審美修復治療に影響を及ぼす因子
047	2	Kay の分類
048	3	Yamazaki の分類Ⅰ・Ⅱ

PART 2 　分類に基づいた審美修復治療の実際

Chapter 4
051 審美修復治療の方法および材料

053 修復方法・材料の選択
　053　Minimal Intervention に基づくマテリアル＆システムの選択

054 ClassⅠ コンポジットレジン修復
　054　コンポジットレジン形成のポイント
　055　フリーハンド法によるコンポジットレジン修復症例
　055　コンポジットレジン修復の基本術式

056 ClassⅡ divisionⅠ-ⅰ ポーセレンインレー＆オンレー
　056　ポーセレンインレー＆オンレー形成のポイント
　057　CEREC 3を用いたインレー修復症例
　057　ポーセレンインレー＆オンレーの基本術式

058 ClassⅡ divisionⅠ-ⅱ ポーセレンラミネートベニア
　058　ポーセレンラミネートベニア形成のポイント
　059　ポーセレンラミネートベニア修復の特徴的な症例
　059　ポーセレンラミネートベニア修復の基本術式

060 ClassⅡ divisionⅡ-ⅰ オールセラミックス
　063　オールセラミック修復における形成のポイント
　066　1．IPS Empress / IPS e.max

068		2．GN-I / Aadva
070		3．CEREC 3
072		4．Procera
074		5．KATANA
076		6．Lava

078　ClassⅡ divisionⅡ-ⅱ メタルセラミックス
- 078　金属焼付けポーセレン形成のポイント
- 080　メタルセラミック修復の長期症例

Chapter 5
081　Patient TypeⅠの審美修復治療

083　TypeⅠ 補綴治療のみの患者
083　高度な審美性を達成させるためには、すべての患者を TypeⅠに分類できる状態に整えなければいけない

084　部位別のコンポジットレジン修復
- 084　Case5-1　前歯歯間離開への対応（1）
- 084　Case5-2　前歯歯間離開への対応（2）
- 085　Case5-3　臼歯部咬合面のコンポジットレジン修復

086　CAD/CAM によるポーセレンインレー＆オンレー
- 086　Case5-4　CEREC 3によりフレームを作製したインレーブリッジ
- 087　Case5-5　CEREC 3により反対側データを利用したポーセレンオンレー

088　ポーセレンラミネートベニアによる前歯修復
- 088　Case5-6　スマイルラインの改善
- 090　Case5-7　支台歯を生かした色調再現
- 092　Case5-8　矯正治療を伴わない前歯配列の修正

094　CAD/CAM によるオールセラミック修復
- 094　Case5-9　GN-I　―マイクロリケージへの対応―
- 095　Case5-10　GN-I　―漂白歯への対応―
- 097　Case5-11　CEREC 3　―破折歯の即日修復―
- 099　Case5-12　CEREC inLab　―フレームワークへの適用―
- 100　Case5-13　CEREC 3　―コーピングへの適用―

102　各種オールセラミックスとポーセレンパウダーの選択
- 102　Case5-14　Empress Ⅱ×エリス
- 104　Case5-15　Procera AllCeram ×ヴィンテージ AL（1）
- 105　Case5-16　Procera AllCeram ×ヴィンテージ AL（2）
- 106　Case5-17　Procera AllCeram ×ノーベルロンド

107　審美性の高いメタルセラミック修復
- 107　Case5-18　メタルセラミックスによる審美的クラウン

✅ keypoint

085	臼歯部咬合面にコンポジットレジン修復を行う場合のルール	098	CEREC 3 による 1 Day Treatment
087	最新器材による治療時間の短縮	104	アンブレラエフェクト
089	スマイルライン	107	Geller Modification による審美性の高いセラモメタル・クラウンの製作
091	レンズエフェクト	109	予知性の高い印象採得
095	歯軸の傾斜と歯肉輪郭の頂点の原則		

Chapter 6
111 Patient Type II の審美修復治療

113 Type II division i 矯正-補綴修復患者
113 矯正専門医との Interdisciplinary Treatment

114 不正咬合を伴う前歯の審美修復治療
- 114 **Case6-1** 咬合関係と歯肉レベルの改善を要する前歯修復
- 116 **Case6-2** 犬歯の交叉咬合 ―（1）メタルセラミックスによる修復―
- 118 **Case6-3** 犬歯の交叉咬合 ―（2）オールセラミックスによる修復―
- 119 **Case6-4** 下顎前突と開咬を伴う前歯部の審美改善

121 Type II division ii 歯周-補綴修復患者
121 歯周専門医との Interdisciplinary Treatment

122 歯槽堤欠損を伴う前歯修復
- 122 **Case6-5** Lava システムを用いたジルコニア修復

✅ keypoint
122 | 歯槽堤欠損

Chapter 7
127 Patient Type III の審美修復治療

129 Type III division i インプラント-補綴修復患者
129 インプラント-補綴修復症例の分類

130 Minimal Structural Loss ―審美的なインプラント修復―
- 132 **Case7-1** 即時埋入の単独歯インプラント修復
- 133 **Case7-2** 即時埋入の複数歯インプラント修復―（1）並列したインプラント間の乳頭保存―
- 136 **Case7-3** 即時埋入の複数歯インプラント修復―（2）ポンティックの利用―
- 138 **Case7-4** 待時埋入の臼歯部単独歯インプラント修復
―矯正治療によるインプラントスペースの確保―

140	Case7-5	待時埋入インプラント修復による審美性の獲得
142	Case7-6	不適切な位置に埋入された単独歯インプラントの外科的修正
146	Case7-7	不適切な位置に埋入された複数歯インプラントの外科的修正

148 | Moderate Structural Loss —咬合再構成—

149	Case7-8	片側遊離端欠損症例
156	Case7-9	両側遊離端欠損症例—（1）インプラントの再埋入—
159	Case7-10	両側遊離端欠損症例—（2）中間歯欠損を含む多数歯インプラント—
162	Case7-11	すれ違い欠損症例—臼歯部インプラント補綴の咬合接触—

167 | Major Structural Loss —咬合再構成（2）—

167	Case7-12	Minor Bone Loss —機能と審美性を求めたフルボーンアンカード・ブリッジ—
170	Case7-13	Severe Bone Loss —（1）Conventionalなフルボーンアンカード・ブリッジ—
174	Case7-14	Severe Bone Loss —（2）ノーベルガイドを使用したフルボーンアンカード・ブリッジ—

183 | TypeⅢ division ii 複合修復患者

183　フルマウス症例の分類

184 | 全顎にわたる審美修復治療

184	Case7-15	Restorative Patient —水平的ブラキサーの2度にわたる咬合再構成—
188	Case7-16	Restorative Patient —オクルーザル・リハビリテーション—
190	Case7-17	Ortho-Perio Restorative Patient —矯正・歯周治療による前歯切端レベルの再設定—
195	Case7-18	Ortho-Implant Restorative Patient —インプラント矯正による咬合再構成—
199	Case7-19	Perio-Implant Restorative Patient —歯周審美を考慮した全顎的な審美−機能改善—
205	Case7-20	Ortho-Perio-Implant Restorative Patient —欠損を含む包括的な審美−機能改善—

✓ keypoint

135	並列欠損のインプラント埋入（Delayed Extraction Technique）	162	顎口腔系のⅢ級てこ関係の確立（2）—ポステリア・サポートの重要性—
139	長期的維持を左右する要素（Key Element of Longterm Maintenance）	166	臼歯部インプラント症例の咬合接触
145	遊離歯肉の高径と幅径	176	ノーベルガイドにおける補綴／外科的治療計画
150	診断用ワックスアップのチェックポイント	186	水平的ブラキサーの特徴と補綴設計上の注意点
153	クロスマウント法を用いたシークエンシャルセメンテーション	191	Kois Dento-Facial Analyzer Systemによる前歯切端レベルの分析
157	顎口腔系のⅢ級てこ関係の確立（1）—顎関節への適切な荷重—	207	1歯中間欠損（両隣在歯修復歯）の補綴設計—3ユニットブリッジorインプラント？—
160	前歯部インプラント症例のアンテリア・ガイダンス設定		

引用文献一覧 …… 212　和文索引 …… 214
欧文索引 …… 219

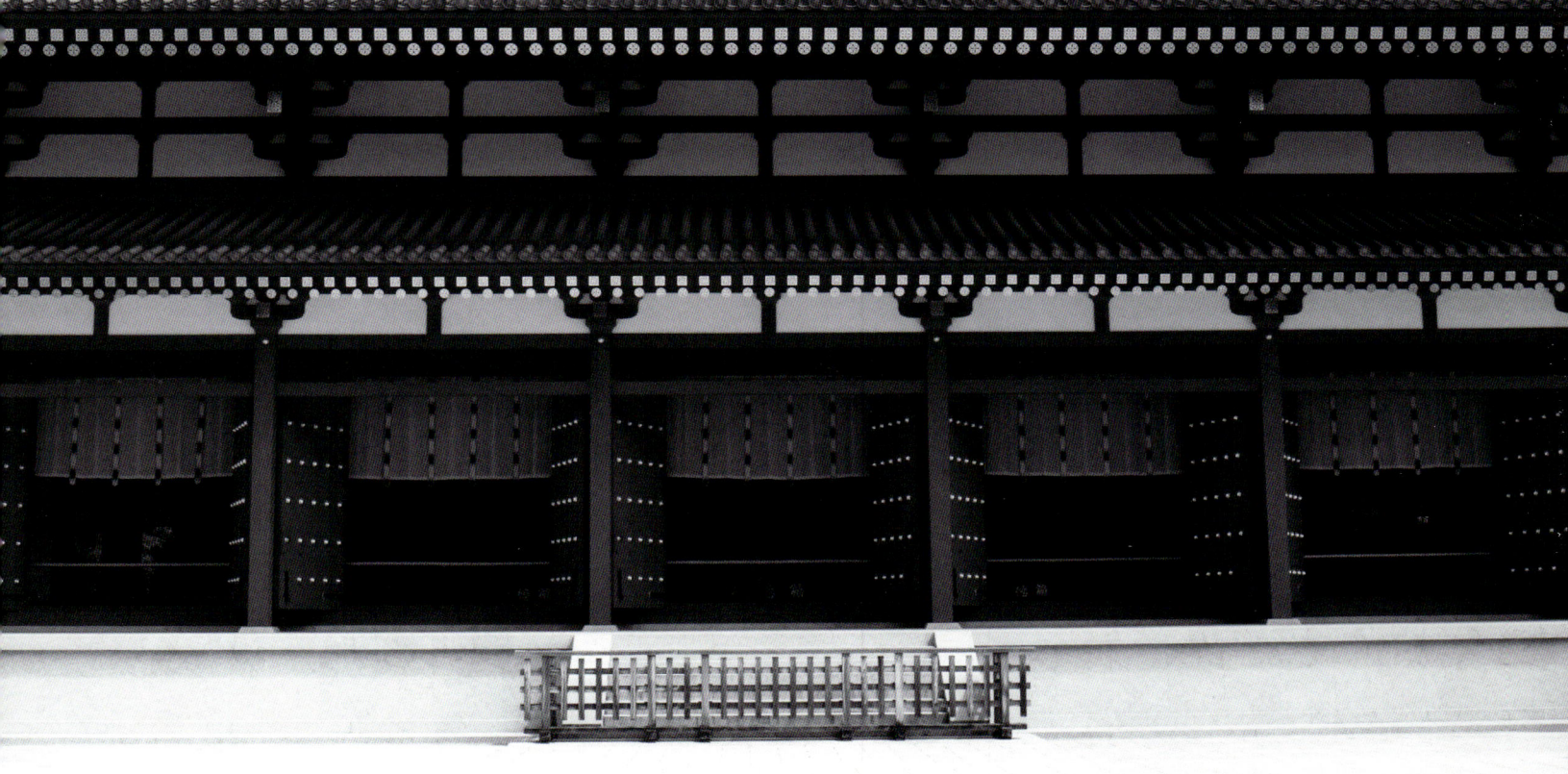

PART1　審美修復治療を成功させるために

Chapter 1
審美修復治療をはじめるにあたって

1 機能優先の修復治療を経て

　本書で主に扱うのは、審美治療のプランニングとステップ、そして最新のマテリアルとシステムである。しかし、筆者の長い歯科医人生は、さかのぼればconventional、traditionalな修復治療から出発している。
　そのような保守的な治療を行っていただけに、かつての筆者は補綴修復にはメタルセラミックスを用い、ラミネートベニアやオールセラミックスなどといった、時代の最新マテリアルを介在させたことはあまりなかった。
　1990年代からインプラントが普及してきたが、当時主流となっていたのは、上部構造をすべて連結させるというコンセプトであった。インプラント体を咬合圧より保護するためには連結する必要性があったからである。もちろん、当時はジルコニアなどを連結させる技術がまだなかった。そのため、筆者は90年代初頭にインプラントが入っても上部構造体にメタルセラミックスを使い続けていた。
　たとえば、図1-1の症例は、28本の単冠でフルマウスの歯周補綴治療を行った術後17年の症例である。これは当時「機能優先」で行った症例である。すなわち、発音がスムーズに行え、前歯誘導型(anterior tooth guidance)で臼歯部に離開をもたらす咬合を構築することを最大の目的とする、非常に保守的な治療である。

　そんな筆者の臨床の転機の一つとなったのが、今から十数年前に旧知のロサンゼルスの歯科医院を訪問した際に目にした変化であった。かつて筆者同様に咬合と歯周補綴に全力を傾けていた補綴専門医たちが、全員審美補綴に移行していたのである。その理由を尋ねると、「歯科治療はすべてその時代のマーケットのニーズに対応しなければならない」という答えが言下に返ってきた。さらにこのとき、年来のわが師であるDr. Raymond Kimからも同様に、機能優先から審美性を最重要視する治療へと移行すべくアドバイスされた。
　最初に筆者が取り掛かったのは、審美修復のさまざまなガイドライン——すなわち歯の評価のみにとらわれず、顔貌から立案する包括的審美の原則——を見極めることであった。その後に、審美修復治療に使用するマテリアルおよびシステムを一つひとつ臨床で実践し、それに対する自分自身の評価と発表されているデータとの刷り合わせを行って、臨床的基準を確立することに努めた。このことは現在まで継続して行っている。
　これが、筆者の審美補綴への飽くなき追求の始まりであった。

Chapter 1 審美修復治療をはじめるにあたって

[図1-1 機能を優先した保守的な修復症例] Conventional Prosthetic Restrations

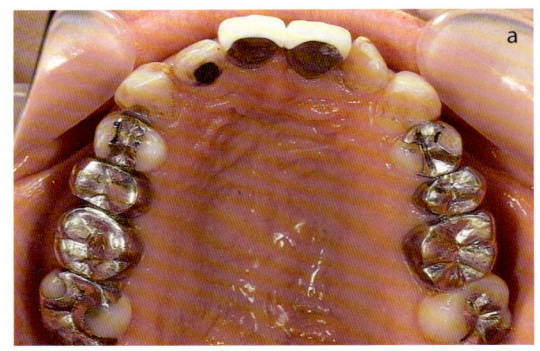
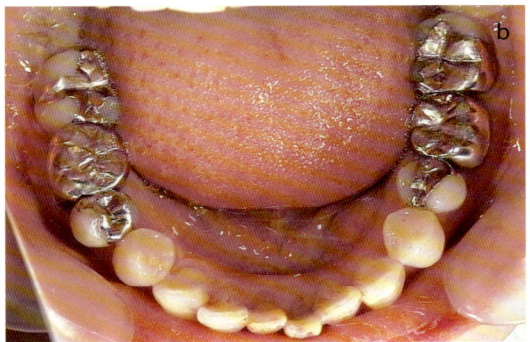

1-1a, b 筆者が過去に行っていた、conventionalな修復治療の一例。28本の単冠のフルマウス症例(術前)。

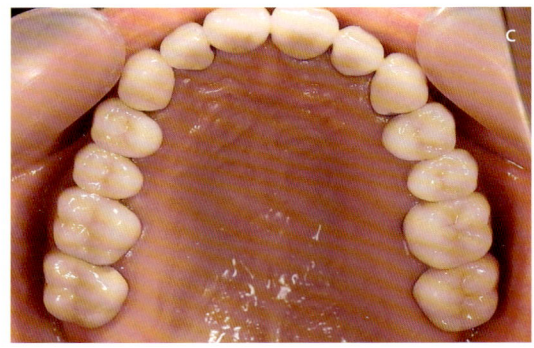
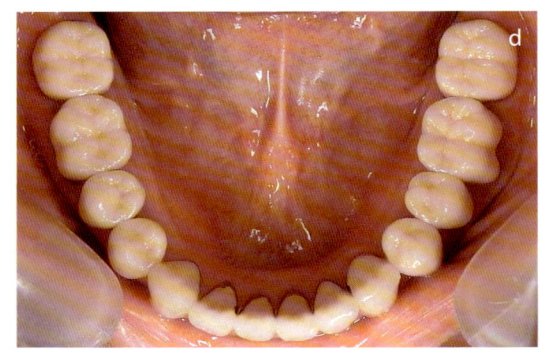

1-1c, d 術後17年経過。当時はメタルセラミックスを用い、ポーセレンラミネートベニアやオールセラミックスなどの最新のマテリアルを介在させたことはなかった。

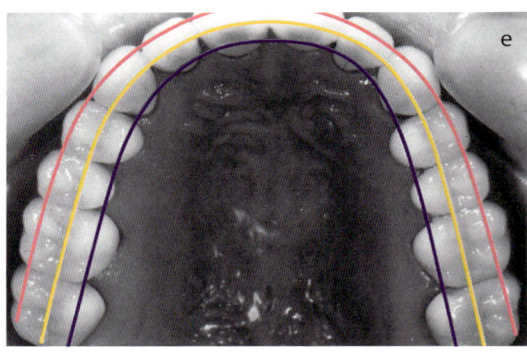
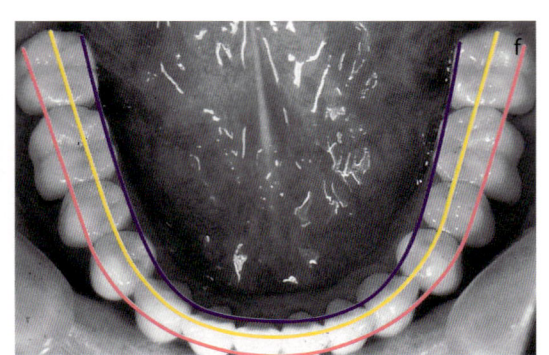

1-1e, f 同症例は機能(発音、アンテリア・ガイダンス、咬合)を満たしている。補綴物により歯列との整合性をはかることを主眼においた。facial cusp line(紫線)、central fosta line(黄線)、lingual cusp line(ピンク線)の3本のオクルーザル・イメージナリー・ラインはバランスよく並び、整合性が保たれている。

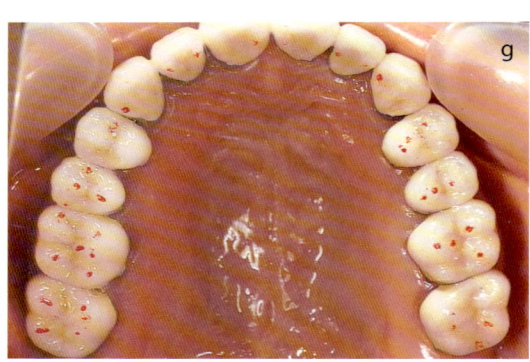
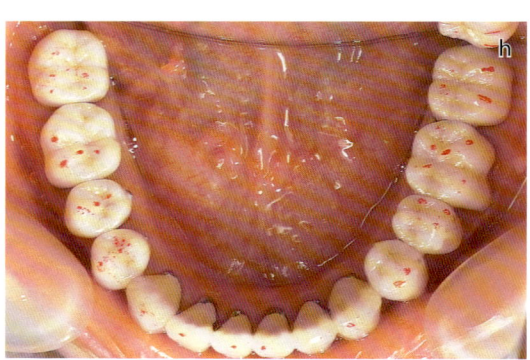

1-1g, h 咬合接触時。発音、アンテリア・ガイダンス、咬合、歯列弓の整合性(arch integrity)の各機能を満たしている。

4　Esthetic Classifications

2 現代の歯科治療に求められるもの

[図 1-2 歯科治療の要素]

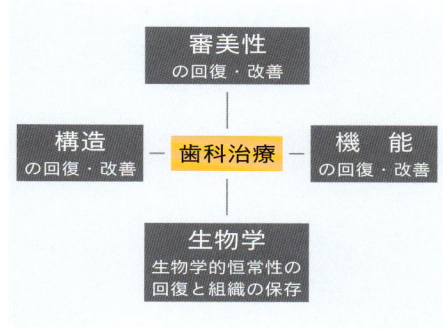

図 1-2 は筆者が考える歯科治療の本質となる4要素である。修復治療、ひいては歯科治療とは、生体の硬組織あるいは軟組織の不全・欠損により著しく損なわれた機能や、構造的に脆弱あるいは審美性が劣っている状態を改善するものであり、それゆえ目的はこの4要素に集約される。

歯科医師は的確に問題点を収集し、治療の重点は症例により異なったとしても、この4要素を改善することによってその目的を達成する。歯科医師が治療行為に際し、常に的確な目的意識＜なぜ＞と治療手段＜どのように＞をもっていなければ、治療そのものの妥当性が失われてしまうだろう。すなわち、合目的で適切な治療とはこの4要素を過不足なく改善するものである。

1．審美性

筆者は歯科における「審美性」は、「機能と調和する(harmony with function)」ものであると位置づけている。すなわち、審美歯科で求められる「美」は、「機能美」を満たしていなくてはならない(Chapter 2 3 参照)。

2．機能

発音がスムーズに行え、前歯誘導型で臼歯部に離開をもたらす咬合であることが重要である。

顎−咬合機能が生体において生理的に営まれるためには、さまざまな器官が関与してすべてが円滑にそれぞれの役割を果たしていなければならない。顎関節‐神経‐筋機構はもちろんのことであるが、歯列においてはとくに前歯の働きが重要である。前歯部が下顎を速やかに誘導し、臼歯部の離開を引き起こすことによって、臼歯の咬合面は過度に摩耗することなく生理的に咀嚼することが可能になる。また、前歯部には発音・会話の重要な役割を果たすという機能がある。

このように前歯と臼歯はそれぞれ役割が違うため、アンテリア・ガイダンスに導かれたディスクルージョンは、生理的な機能を営むために必要不可欠なメカニズムである(図 1-3,4)。これが正常に機能しなければ、さまざまな器官に許容量以上の負担を強いることになり、ひいてはパラ・ファンクション(機能不全)を引き起こす。たとえばブラキシズムは歯の摩耗・筋の機能亢進、いわゆる過緊張を引き起こす。

機能の回復とは生体の本来負担させるべき運動を過不足なく与えることであり、その結果、発音・会話・咬合が円滑に行われることとなる(Chapter 2 2 − 4 参照)。

Chapter 1 審美修復治療をはじめるにあたって

[図 1-3 ポステリア・ディスクルージョン（側方運動時）]

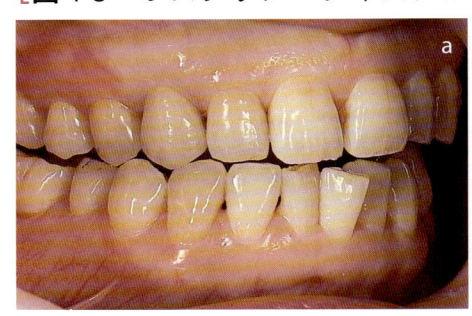
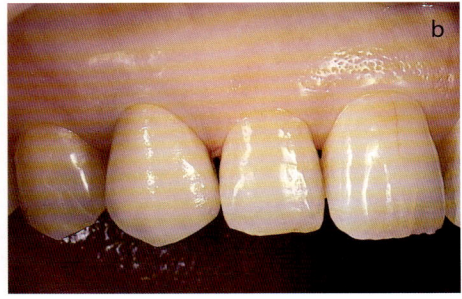

1-3a ディスクルージョンの量は臨床的には画一的に決められるものではなく、さまざまな要素を考慮して決定する。
1-3b 同口腔内拡大。犬歯修復後10年経過。歯周組織、補綴物に問題は生じていない。

[図 1-4 ポステリア・サポート]

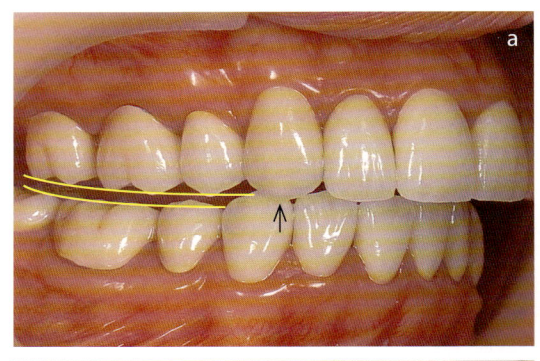
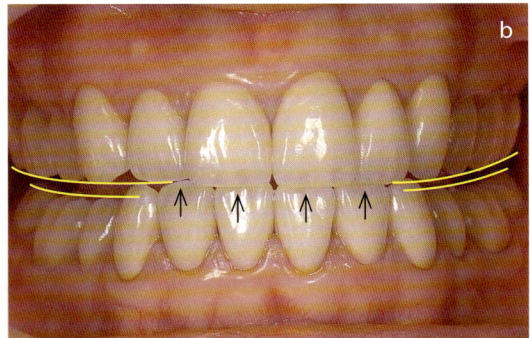

1-4a 犬歯誘導による側方運動。このディスクルージョンが臼歯を側方圧から保護する。
1-4b 前方運動時の臼歯離開。

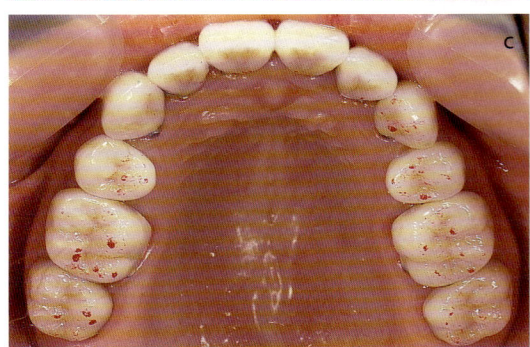
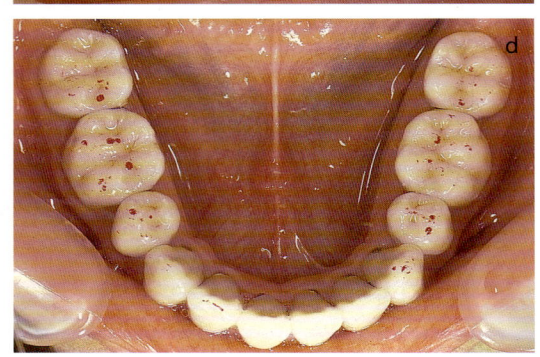

1-4c, d 臼歯によって咬合高径が維持されている。均等な咬合接触により咀嚼能率が高まる。

3. 構造

「構造」とは、装着された補綴物が長期的に機能するための力学的耐久性の問題、すなわち支台歯の構造力学であり、口腔内に装着された補綴物の構造が壊れないようにしっかり維持することである（Chapter 2 ②-3 参照）。

具体的な例をあげれば、①どれくらい削ったらよいか（クリアランス）は装着する補綴物の種類と耐久性を考慮して決定する（図 1-5）。②脱離しにくいダウエル・コアの設定のために、無髄歯の場合はフェルール（残存歯質構造）を考慮することも重要である（図 1-6、P.38 図 2-25）。③補綴物の維持には一定の長さの支台歯が必要となる。たとえば前歯・臼歯の支台歯長は少なくとも隣接面で3.5mmなければならない。前述のとおり無髄歯の残存歯質の有無は、その補綴物の維持に決定的な影響を与える。1.5mm以上の残存歯質が存在することにより、有意差をもって離脱力に対し抵抗できることがLibmanとNichollsの研究[1]により立証されている。これらが構造力学的に装着補綴物の予後を左右することをしっかり考えなければならない。

[図 1-5 構造力学を考慮した三次元的クリアランスの設定]
　形成された歯は、以下に示すように対合歯との間に十分なクリアランスを有していなければならない。そのクリアランスは装着される補綴物の厚みも考慮したものでなければならない。

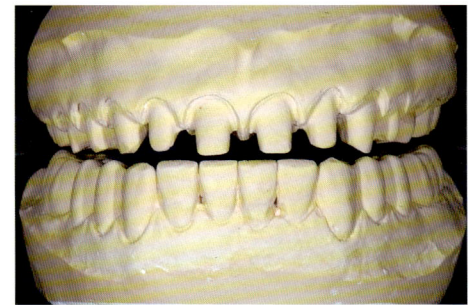

1-5a　形成された支台歯の十分なクリアランス。

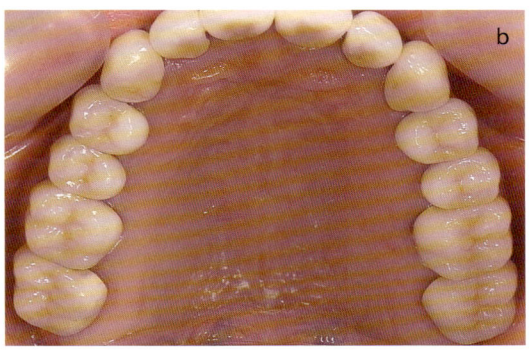

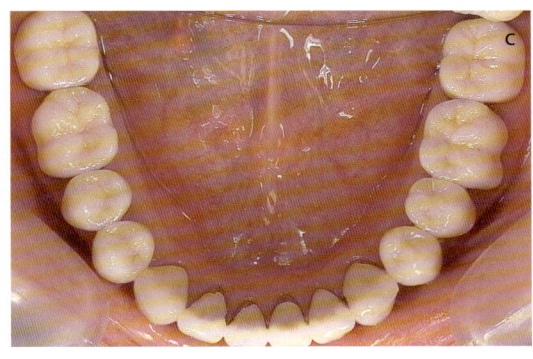

1-5b, c　装着から約5年経過したオクルーザル・リハビリテーション。十分なクリアランスが確保されていたため、咬合面の破損はない。

[図 1-6 脱離しにくいダウエル・コアの設定]

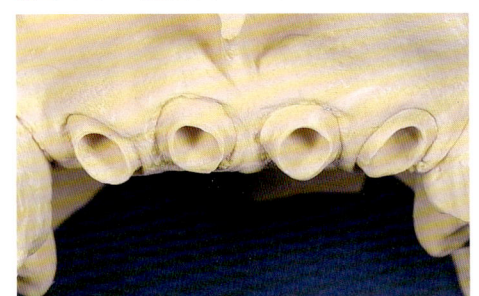

1-6a　無髄歯では残存歯質の高径が1.5mm以上、厚みが1mm以上あるとダウエル・コアは脱離しにくい。

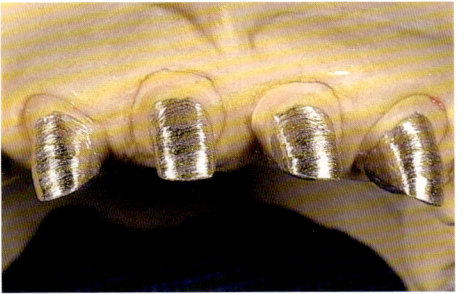

1-6b　ダウエル・コアは長さよりもフェルール効果を高める残存歯質構造により脱離を防止する(Sorensen & Engelman[2])。

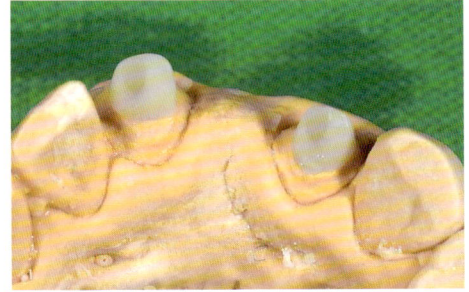

1-6c　ファイバーポスト。

4．生物学

　審美修復において、歯髄、歯周組織を含めた「生物学」の要素は欠かせない(Chapter 2 ②-1、2参照)。

　疾病治療は生体の恒常性の回復を目的にするが、修復治療においても、顎－咬合の恒常性の回復が目的となる。それは、修復歯表面(外部)においては咬合の回復であり、内面においては歯質・歯髄の保護であり、歯周組織に対しては生物学的幅径の保持である。また歯髄の保存は術後のう蝕や歯根破折などのさまざまなリスクを回避するために必要である。

　審美修復では特に、生物学的幅径の保持が重要である。生物学的幅径とは、生体はその恒常性を保つために骨頂から歯肉溝底部まで一定の厚み(約2.5mm)を必要とするという考え方である。このことは補綴治療を行ううえで非常に大きな意味をもつ(図1-7)。

Chapter 1 審美修復治療をはじめるにあたって

クラウン・マージンの設定位置をどこに求めるか、その位置の安定性はどうかと考える場合に、生物学的幅径を配慮しなれけば修復治療の成功は望めない。なお、この幅径は常に再構築され、歯肉側では変化するので、補綴治療を行う際の目安としては骨頂からの位置関係のほうが信頼性は高い。

審美治療においても、通常の歯科治療と同様にこれら4要素を満足させることが肝要である(図1-8)。

[図1-7 生物学的幅径]

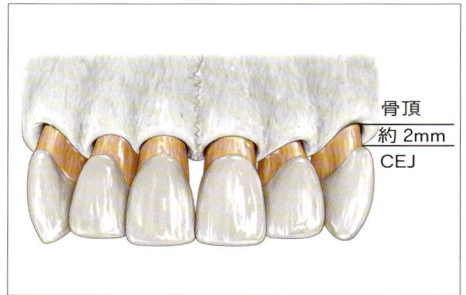
1-7a CEJ(セメント-エナメル境)から骨頂までの生物学的幅径(約2mm)。

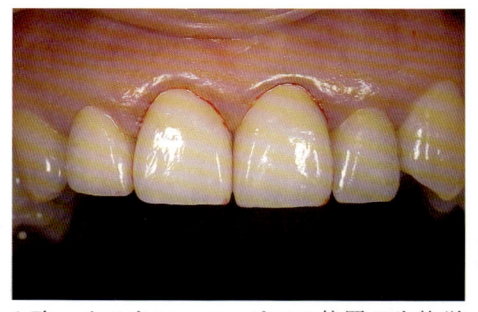
1-7b クラウン・マージンの位置が生物学的幅径を侵害している例。歯肉の発赤が認められる。

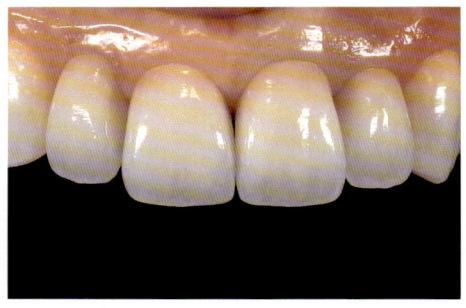
1-7c 生物学的幅径を遵守したマージンが設定されている例。歯肉の反応に著しい違いがある。

[図1-8 歯科治療に必要な4要素を満たした審美補綴症例]
審美性、機能、構造、生物学の4要素において満足できる審美補綴。

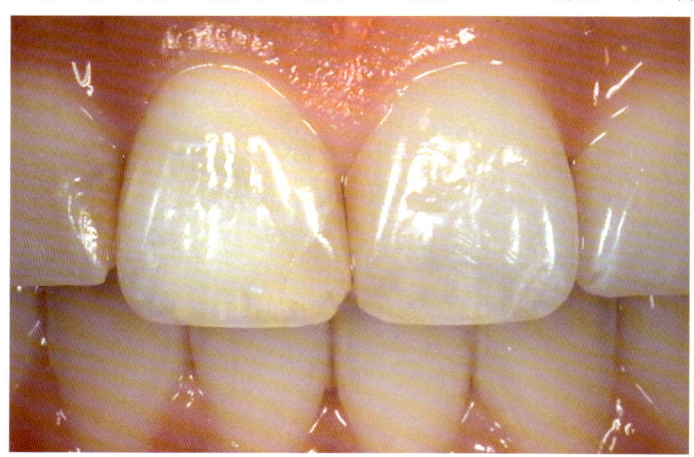
1-8a 矯正治療終了後、歯の形態と色調に不満を持ち、審美治療を希望。

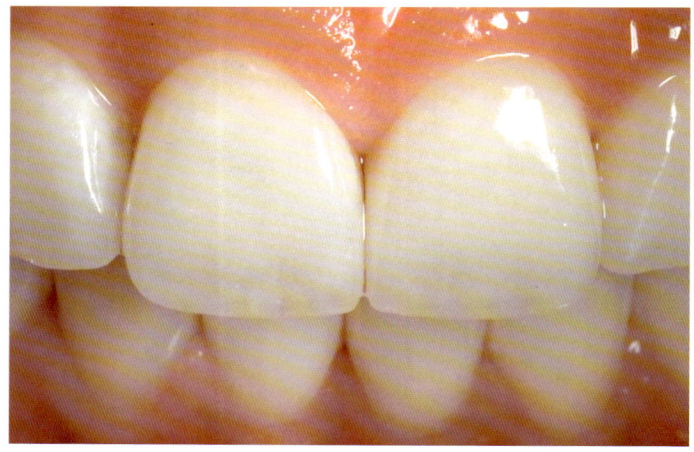
1-8b 3本のポーセレンラミネートベニアにて形態および色調を改善した。

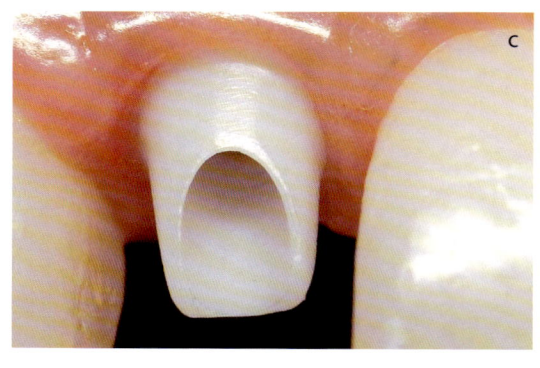

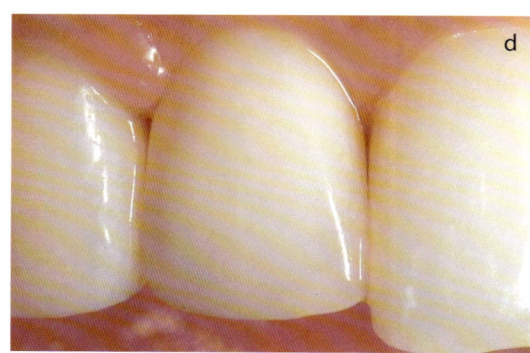

1-8c 右側側切歯部にインプラント埋入後、ジルコニアアバットメント装着時。
1-8d Procera AllCeram クラウン装着後。軟組織と補綴物の調和に注目。

3 審美修復治療に求められるオフィス環境

　審美修復治療を円滑に行うには、歯科医院自体の環境整備が欠かせない。図1-9に示すように、清潔感があり、機能性のあるオフィスが望ましい。整理・整頓されていないオフィスに審美性を求めようという気にはなりにくいものである。

[図1-9　審美修復治療を意識したオフィス]

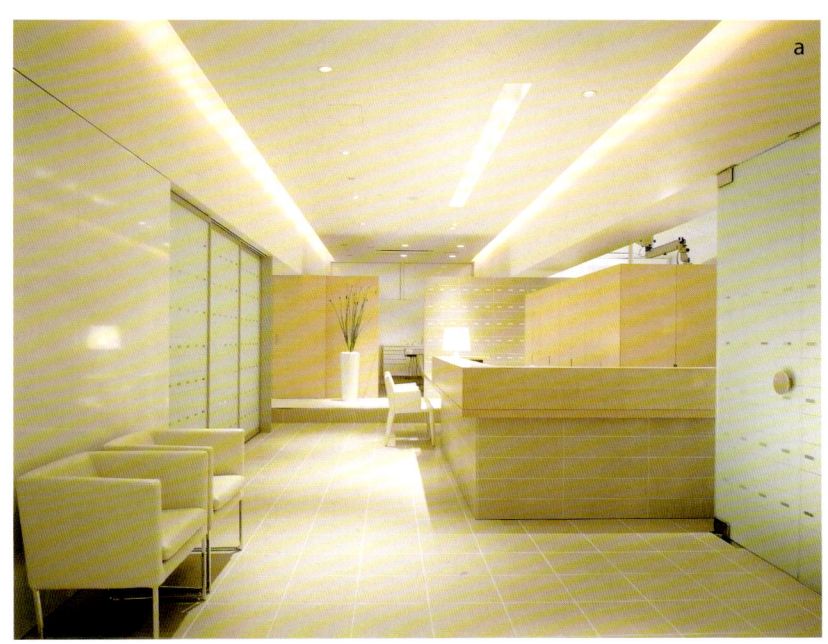
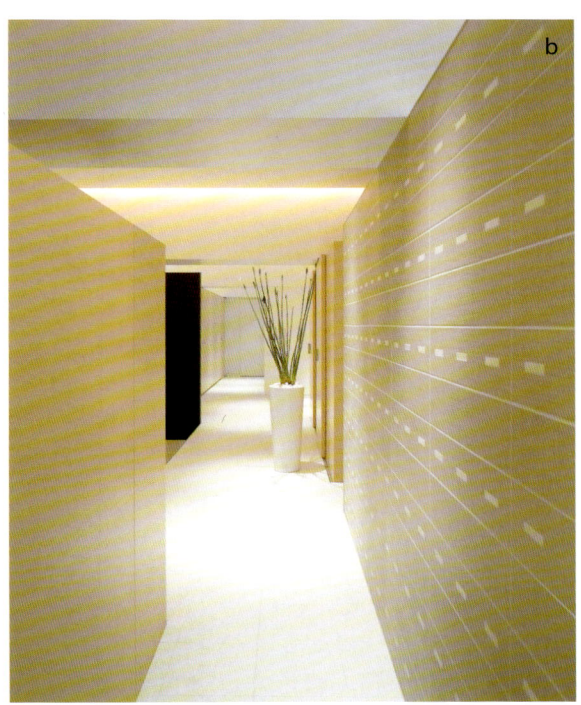

1-9a〜c　筆者の原宿デンタルオフィス。シンプルで機能的なレセプション(a)と診療室へ続く廊下(b)。

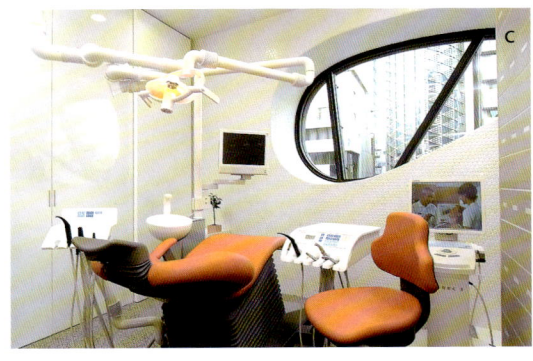
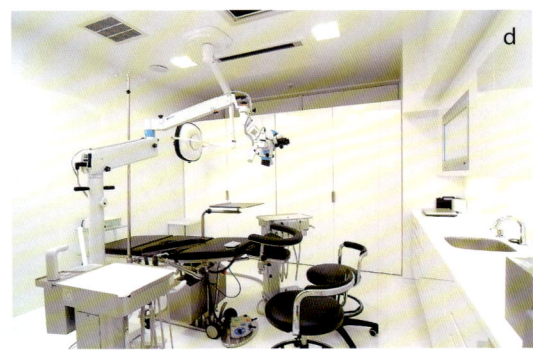

1-9c, d　同、診療室。

Part 1　審美修復治療を成功させるために

また、審美修復治療の成功のカギとなる精密な治療を正確に行うために、マイクロスコープ、CAD/CAM、デンタルCTなどの機器の整備も不可欠となる（図1-10）。

今日、レベルの高い審美・インプラント治療を行うには、デンタルCTが非常に有効である。圧倒的な情報量と正確さで、インプラント外科の術前コミュニケーションにはもちろんのこと、最新の外科手術方法として、エックス線CTに導かれた正確なサージカルガイド（例：ノーベルガイド／ノーベルバイオケア）による埋入を行うことができる。また、最新のCAD/CAMシステムでは、かなりの精度の支台歯がスキャニング可能となっている。そしてこのように精細な処置が求められるにつれて、マイクロスコープの使用頻度も高まっている。

歯科治療のコンセプトと方法は現時点でも変わり続けているため、われわれ歯科医はその変化に対応し、このような機器を用いてより効率を高め、診療の細部に気を配り、最高の歯科治療を患者さんに提供すべきである。

このように審美治療の最高の到達点を求めるためには、相応のオフィス環境と機械・器具を整えることが必要となってくる。しかし、いくら環境が整い、歯科医師がすばらしい知識と技術を持ち合わせたとしても、それだけではまだ不十分である。

歯科治療には、共にゴールを目指す優秀なパートナーが不可欠である。特に補綴物作製には歯科技工士の協力が欠かせない。歯科医師と患者（もしくは補綴物）との間に介在する歯科技工士の存在は非常に大きい。筆者は自分のラボをもち、院外の独立ラボとも提携してパートナーシップを築いている。歯科医師・歯科技工士の双方向のコミュニケーションがスムーズに行われ、チームアプローチが可能になってこそ、最高の補綴物を求めることができる。また、術前・術中・術後における歯周組織のコントロールを行う歯科衛生士も重要な役割をなす。

[図1-10　歯科における新・三種の神器]

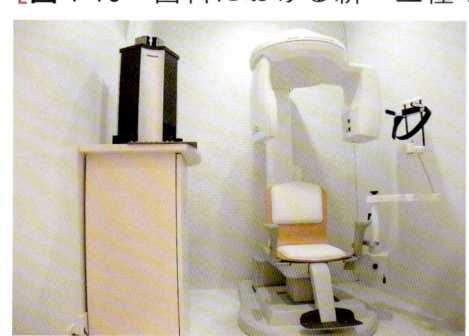

1-10a　デンタルCT（歯科用小型エックス線）。

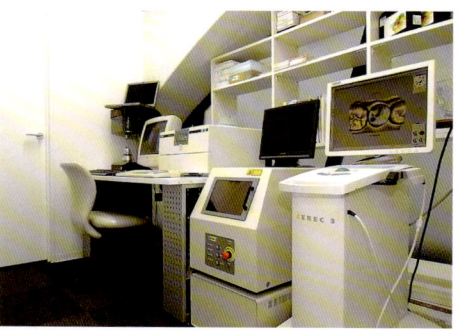

1-10b　CAD/CAMシステムの導入。

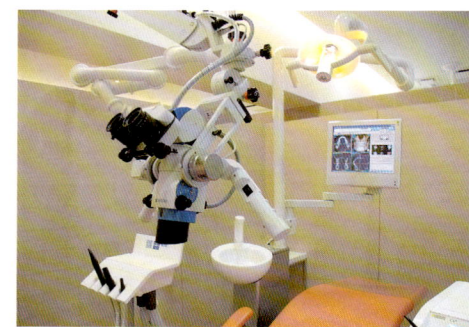

1-10c　マイクロスコープを用いた診療室風景。

4 審美修復に必要な包括的要素

審美修復治療を行うにあたってさまざまな患者さんが来院するなかで、われわれ術者は、単に補綴領域の問題に留まらずいくつもの分野に関与することになる。真の審美性の回復は図 1-11 に示す四つの分野をも的確にマネジメントすることによって初めて得られるものである。

[図 1-11　審美的な補綴修復を構成する 4 分野]

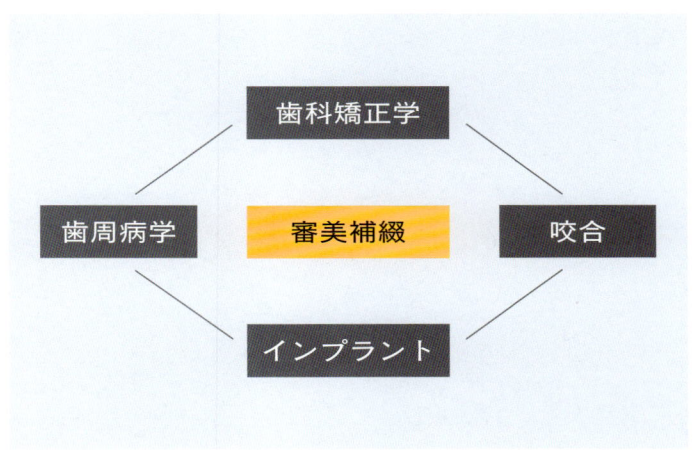

1. 歯周病学（Periodontics）

歯周組織の安定性は、装着された補綴物の予後、メインテナンスに大きな影響を与える。特に前歯部の歯肉レベルの水平的対称性、および中切歯、側切歯、犬歯の歯肉の位置そして歯間乳頭の高さは、審美修復治療を成功させるための最優先事項である。また、欠損歯槽堤において、とくにポンティック形態と歯槽堤軟組織のボリュームと調和は生物学的にも審美的にも必要不可欠である。

2. 歯科矯正学（Orthodontics）

歯の位置が不正であると審美修復治療で高い到達点に達することはかなり難しくなる。よって、審美修復治療を行う前に、矯正治療によって無理なく修復を行える状態にまで歯の位置をコントロールしておくことが重要である。このことは機能を満足させることでもあり、審美・修復治療の永続性にも大きな影響をもたらす。

3．インプラント(Implant)

　欠損補綴における考え方は、従来の3〜4ユニットのブリッジからインプラントへと移行してきた。欠損補綴治療において、非適応の症例はある程度あるものの、インプラント治療はかなりの範囲まで可能になってきた。またインプラントは、さまざまな外科的手法を駆使することで審美的にも非常に優位なものとなっている。

4．咬合(Occlusion)

　補綴物はただ単に審美性を満足させるだけではなく、それ自体で永続的に機能を営むものでなければならない。それゆえ咬合における整合性を付与することは何よりもまして重要である。
　さまざまなマテリアル、システムが現れては消え、次々と変貌していくが、咬合をコントロールすることだけは変わらないであろう。

　複雑な補綴をマネージメントするには、内包されているすべての問題点を収集し、包括的で順序立った診療計画を立案して、注意深く確実に診療を行っていかなければ成功は望めない。
　審美性の点からも、これら4分野がそれぞれ満足できるレベルに達していなければ、真に審美的な修復と呼ぶことはできない。
　実際の臨床では、単純な補綴だけで済むような症例は少なく、これらの分野においてもなんらかの改善が必要となる症例のほうが多い。これら4分野のうち、改善が必要と認められる分野の多さによって、その症例の複雑さが判定される(**表 3-3**「Yamazakiの分類Ⅰ」参照)。つまり、これら4分野のうち解決すべき分野が多ければ多いほど、包括的で多分野にわたる治療が必要な症例であると言える。
　もちろん、これらの分野以外にも、歯内療法学(endodontics)、口腔外科学(oral surgery)などの重要な治療分野があることを忘れてはならない。

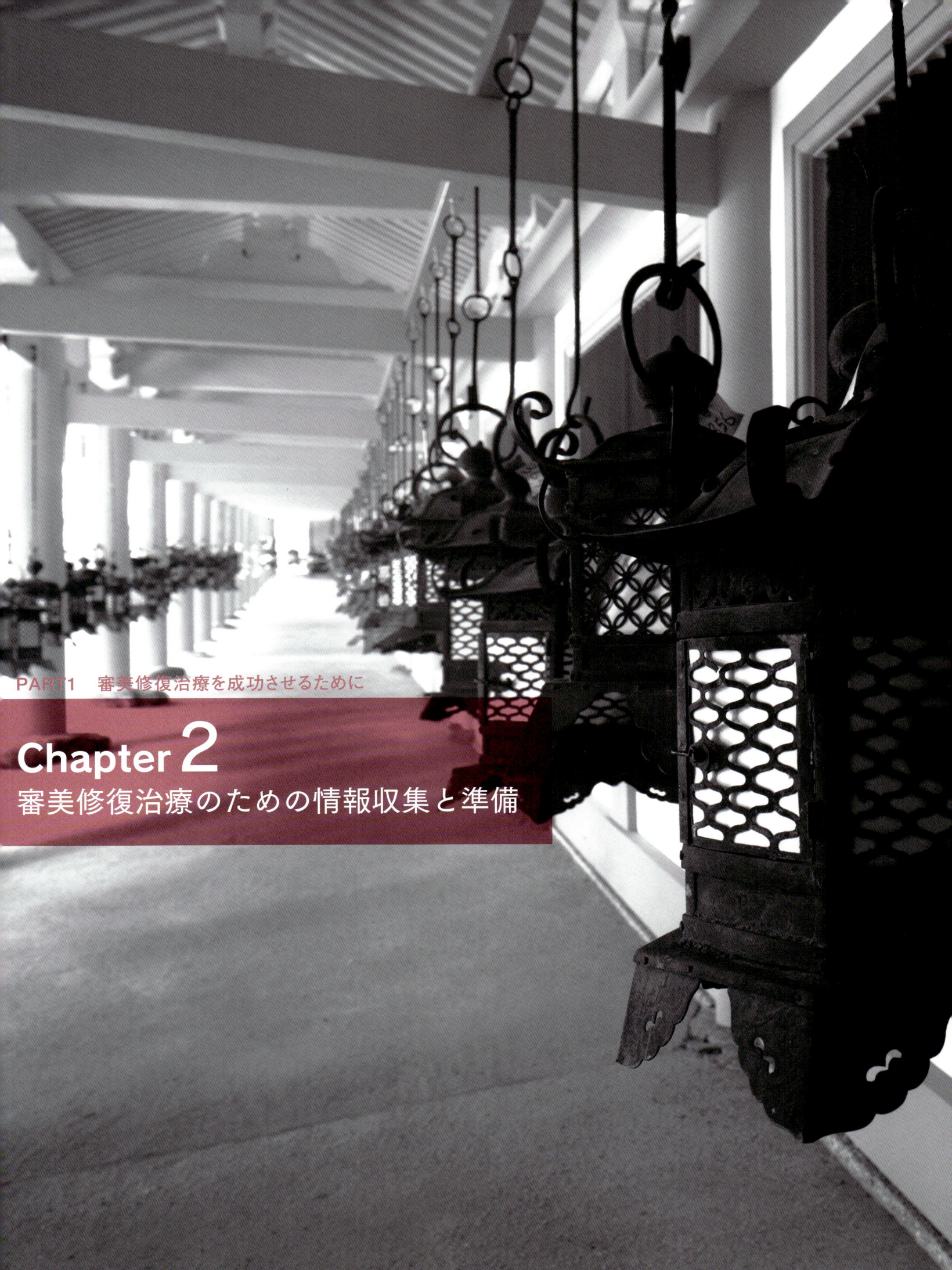

PART1 審美修復治療を成功させるために

Chapter 2
審美修復治療のための情報収集と準備

1 コンサルテーション

1．審美修復治療は患者の希望ありき

審美修復治療は、通常の機能回復や疼痛除去などを目的とした歯科治療とは少々趣きを異にする。すなわち、通常の歯科治療では、歯科の専門家である歯科医師が診査・診断した結果に基づき、治療内容やゴールを患者に提案する。それだけに、いわば歯科医主導になりがちである。それに対し、審美修復治療は患者の美に対する欲求・不満を解決することが大きな目的である。患者の要求が他の治療に比して非常に重要となってくるだけに、どのような顔貌、口元、歯にしたいかという治療のゴールに関する優先順位は、歯科医の提案よりも患者の要求のほうが高くなる。

審美修復治療は主に非常に目立つ部位を対象とし、患者の希望ありきで行われる、いわば患者主導の治療である。患者の来院理由からして、ほかの治療とはまったく異なるわけである。ときには患者の希望がわれわれプロから考えた場合に良いとは思えないものであったり、一般的な基準や平均値と相反する場合もあるが、あくまでも患者主導の治療であるという特質をわれわれは踏まえておかなければいけない。

そのため術前において、通常の治療で求められるステップ以外に、患者が何を望み、どのような口元にしたいのかという要求をしっかりと理解・把握しておくことが不可欠となる。その意味において、コンサルテーションは治療の中でも非常に重要なプロセスである。このプロセスを抜きにしては、われわれがどんな技術を発揮しようとも患者さんの真の満足を得ることはできない[1]。

2．患者の要望を正しく把握するためのコンサルテーションの工夫

1．コンサルテーションスペースの設定

コンサルテーションのようにまとまった治療内容の話をする際には、デンタルチェアで行うのは避けたほうがよい。患者との位置関係からしてすでに対等でなくなってしまうからである。

筆者は、患者と歯科医が同じ目線で話せ、患者ができるだけ構えずに親密な雰囲気で話ができるようなスペースをコンサルテーションの場としている。

[図2-1 コンサルテーションスペース]

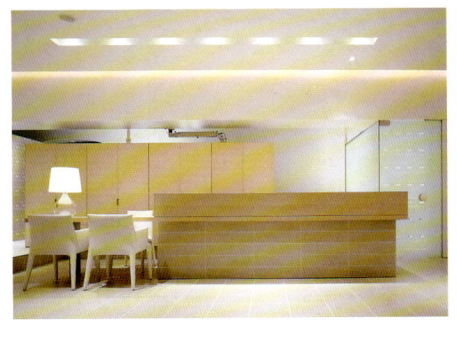

2-1 筆者のオフィスのコンサルテーションコーナー入口（右手ガラス戸内）。あえて狭い場所を選んでいる。

Chapter 2 審美修復治療のための情報収集と準備

2. 歯科技工士の同席

歯科医と歯科技工士とが目標となるイメージを共有して協力しなければ、審美修復治療は成功し得ない[2]。つまり患者さんの希望を具現化するためには、患者・歯科医師・歯科技工士の三者が情報を共有することが必要である。そのため、歯科医のみでなく、歯科技工士にもコンサルテーションに同席してもらう。筆者のオフィスでは院内に技工室を併設しているため、容易にこれが行える。

それぞれの歯科技工士がもつ技工物の特徴（癖）も考慮して、患者の特徴および要望との刷り合わせを行いたい。

3. 具体性をもたせる

■術後イメージ

事前に患者の要求レベルがどの程度かを知るために、まずはさまざまな資料を用いて、患者の要望をうかがう（表 2-1）。コンサルテーションスペースにはファッション誌や過去の症例集などを用意し、どのようなタイプを希望しているのかを具体的に確認する（図 2-2）。

患者自身が具体的なイメージを持てていなかったり、いくつかのタイプで迷ってしまう場合には、スタディーモデルを見せる。それでもイメージできない場合には、モックアップ（esthetic mock up guide stent）を作製するのもよい（図 2-3）。治療を始める前に、とにかく患者の希望を具体的につかまなくてはならない。モックアップを実際に装着してもらうだけでなく、場合によっては自宅へ持ち帰ってもらい、患者に考える時間を与えることも必要であろう。患者自身が自分の希望を把握し、検討するための時間的余裕を設けることは、かえって治療の近道となる。

繰り返しになるが、審美修復治療は患者の主観に基づいた要望ありきで行うものである。それゆえ、包括的な評価を行ったとしても、患者の要望を正確に理解し、要求を満たせなければ、治療が成功したとは言いがたい。

[表 2-1 イメージを探るための素材の例]

- ファッション雑誌
- 歯科専門誌
- 類似した既存の模型や症例写真、PC上のスライド

[図 2-2 イメージの可視化と共有]

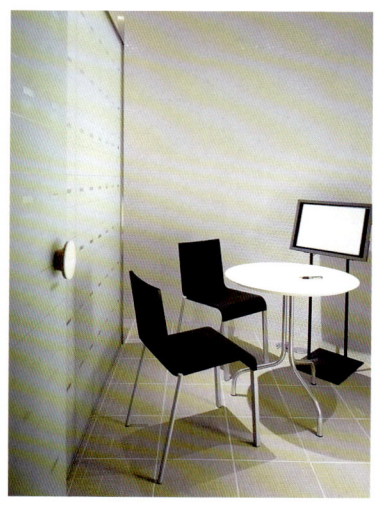

2-2 コンサルテーションルームにはモニターが設置されている。ここに、基礎資料として収集した患者の口元や口腔内を映し出し、希望するイメージもデジタルで提示することができるようになっている。

[図 2-3 エステティック・モックアップ・ガイド・ステント]

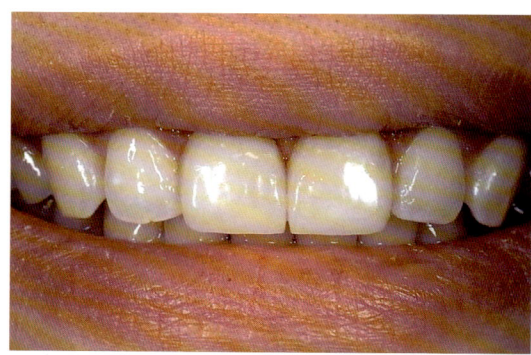

2-3 実際に装着することで患者に確実にイメージしてもらうことができる（1|1）。

■その他の項目

治療前に患者がもっとも知りたいことは、自分の要望どおりの治療が行えるかどうかとその費用である。治療イメージ以外の項目、すなわち費用（自費負担分）、治療期間、付随する治療内容、リスク、治療の成功率についても必ずコンサルテーションの段階で明らかにする。これらの内容についても具体的に説明しなくてはならない。

以上、審美修復治療は患者参加型の治療であることから、それを行う歯科医師には詳細な治療ステップや最終修復形態を治療前に患者に説明する義務があると考えている。

筆者のオフィスでは、費用等についてはあらかじめ専用のフォームを用意しておき、個々の治療内容については手書きで書類を作り、サインして渡している。最終的な同意が得られたら、口腔診断見積書を作成する（図2-4）。これらをコピーして患者とオフィス側がそれぞれ持つことで、互いに「説明した」「理解した」ことを確認できる。くれぐれも医療過誤のないように注意する。

[図 2-4　口腔診断見積書]

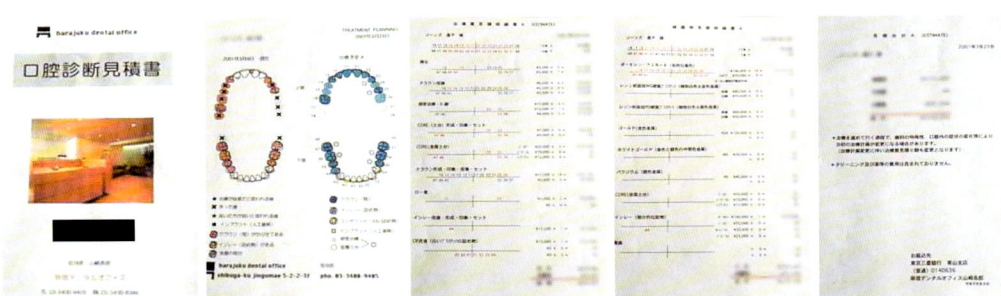

2-4　治療内容および治療費への最終的な同意を得たら、治療内容・費用についての細かい見積書を出す。

[表 2-2　コンサルテーションで行うこと]

- 緊急処置
- 審美修復治療のための基礎的な資料収集・作成
  （次項「②③審美修復治療のための包括的評価」参照）
- 要望の把握と具体化
- 治療方針、治療内容とリスク、治療期間、費用の具体的な説明
- 同意の確認

Chapter 2 審美修復治療のための情報収集と準備

② 審美修復治療のための包括的評価（１）
―エックス線的評価、歯周組織評価、構造力学的評価、機能評価―

表 2-3　審美修復治療のための臨床的評価項目

1. エックス線的評価
2. 歯周組織評価
3. 構造力学的評価
4. 機能評価
5. 歯・顔貌の評価（審美的評価）

複雑な審美修復治療をマネージメントするためには、患者の要求を把握すると同時に、まずその症例をあらゆる角度・分野から分析し、症例の全体像を把握して、解決すべき問題点はどこにあるのか、治療のポイントは何かなどの包括的な評価を下す必要がある。そして、得られた情報を綿密に分析し、すべての分野にわたる治療計画を周到に立案する。

包括的評価にあたって、臨床的評価基準として収集・分析すべき情報として、具体的には**表 2-3** の 5 項目があげられる[3]。

審美修復治療は、このうち次項③で詳述する「5．歯・顔貌の評価（審美的評価）」の改善を主訴として行うものであるが、他のどの情報が不足しても補綴治療のレベルを満足のいくものとすることは難しい。

ここでは、「5．歯・顔貌の評価」以外の 4 項目の評価について、それぞれ解説する。

1．エックス線的評価

エックス線写真がいかなる歯科治療においても重要な資料であることは、もはや異論のないところであろう。エックス線写真の所見は、①歯周組織（tooth structure）、②支持組織（supporting structure）、③顎関節（TMJ）の三つの要素について、さまざまな情報をもたらす。審美修復治療を含む補綴治療においても、①初診時、②再評価時、③装着時、④経年時を通じて、エックス線写真が不可欠である。治療前には補綴設計の重要な情報として、長期経過後には治療の成否を判定する材料として、各々の治療段階でその目的に応じて読影すべきである。

1．初診時のエックス線的評価

歯に関しては、う蝕の有無とその程度、根管治療の有無とその完成度、歯の吸収と穿孔の有無、歯根破折、歯根近接などをチェックする。歯の支持組織については、骨の欠損と吸収の程度、歯冠歯根比の優劣、根分岐部の問題点、残根や取り残された歯根の有無、クレーターの存在、歯根の透過または不透過像などを診る。さらに装着されている補綴物の評価、また必要であれば顎関節まで詳細に読影し、これらを総合して、その症状の状態を全体像として把握する。臨床診査と併せて、治療目的・目標を決定する要素となる。

2．再評価時のエックス線的評価

治療計画に基づいた初診治療の成果の確認であり、ここでは最終補綴治療の範囲と種類（固定式／可撤式など）の決定を下す資料となる。とくに複

雑な欠損歯列を含む症例では、従来の教科書的で教条的な原則論より個々の症例のエックス線的評価および臨床的判断（clinical judgement）による診断を重視すべきである。すなわち歯冠歯根比、根のボリューム、歯根の分岐、骨量、骨等高線（bone topography）など、その症例の特徴的な情報を十分吟味し、補綴処置の範囲と種類を判定する。

3．補綴物装着時のエックス線的評価

決定・終了した補綴処置の結果と初診時からの治療全体の評価を行う。

4．経年時のエックス線的評価

歯科医師は、行われた治療がどのように推移しているかをエックス線所見を通じて冷静に評価しなければならない。その評価の厳しさにより自分自身の臨床基準が高められることになる。もちろん処置の妥当性も経年的評価のなかで確認しなければならない。

10～14枚のデンタルエックス線写真、バイトウィング4枚と簡単なパノラマエックス線写真、エックス線CTなどは、各歯科医院で撮影が可能であるが、詳細で立体的な三次元影像などを入手したい際は、専門家に依頼することになる。

[図 2-5　エックス線によるフルマウスリハビリテーションの経年的評価]

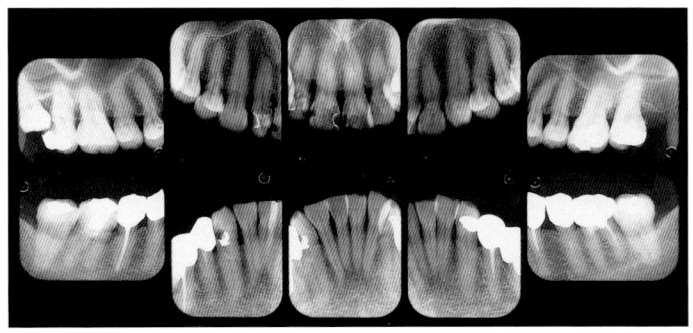

2-5a　う蝕の多発と歯列不正が見られる初診時。矯正治療による環境の改善と補綴治療による修復を計画する。

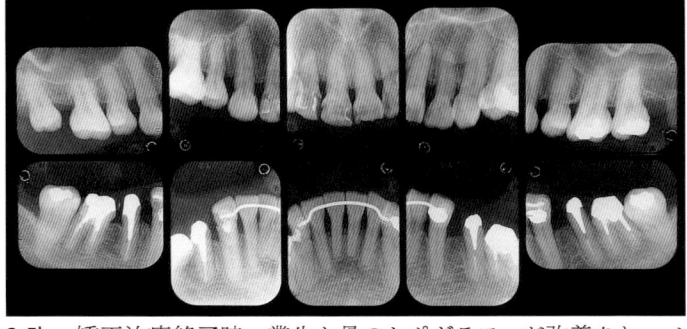

2-5b　矯正治療終了時。叢生と骨のトポグラフィが改善され、メインテナンスがより自然に行えるようになった。

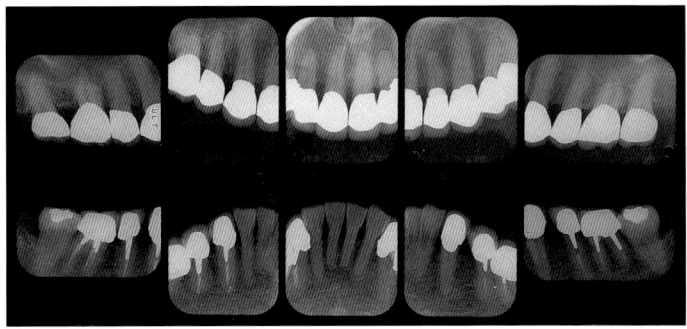

2-5c　補綴治療終了時。多くのう蝕が存在するため、フルベニアクラウンを装着した。

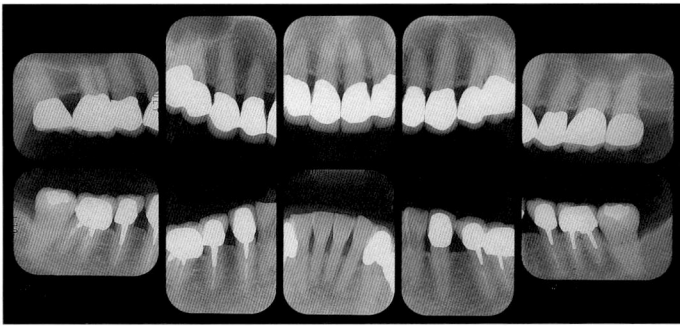

2-5d　初診より9年後。さらなる骨梁の改善が見られる。また補綴物はすべて単冠で処理されているが、トラブルは生じていない。

2．歯周組織評価

まず全体的に、歯周病変の程度(軽度、中程度、重度)を見極めておく。そして動揺度、歯肉の退縮や歯槽骨の吸収状態、根分岐部の罹患状況、4mm以上の歯肉溝、歯周疾患による歯の位置移動、生物学的幅径の侵襲などを診査する。

1．歯周組織への配慮

補綴治療を行う際、もっとも難しい問題は歯周組織のマネージメントである。とくに歯肉縁下にフィニッシュラインを設定する補綴治療では、歯肉の反応に敏感にならないわけにはいかない。そして、補綴治療の成否は、しばしば歯周組織の応答として現れるのである。この歯‐歯肉複合体(dento-gingival complex)を適切に処置するには、歯‐歯肉の界面の解剖学的特殊性について十分に理解し、対応することが重要になる。歯‐歯肉複合体は、三つの特殊な組織から構成されている。①歯肉溝、②上皮付着、③結合組織付着である。これら三つの構成要素は、その位置と病理学的特性により、それぞれ役割と特殊性を持つ(図2-6、表2-4)。

[図 2-6 歯－歯肉複合体と生物学的幅径(biological width)の関係]

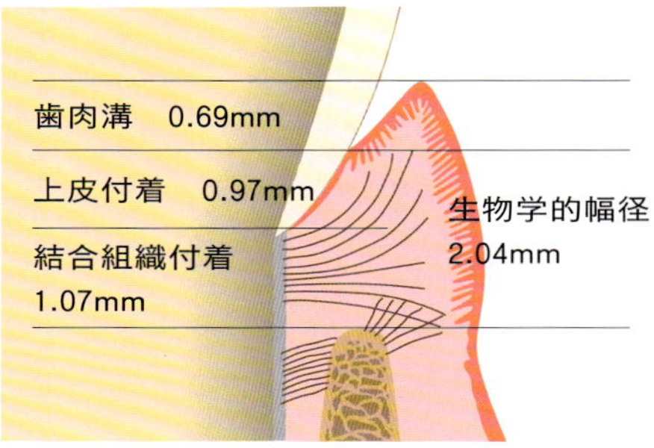

歯肉溝　0.69mm
上皮付着　0.97mm
結合組織付着　1.07mm
生物学的幅径　2.04mm

(Gargiuloら[4]より引用改変)

[表 2-4 歯‐歯肉複合体の構成要素]

	役　割
歯肉溝	外部との唯一の開口部であり、生体のさまざまな老廃物の排出口。
上皮付着	他の二つの構成要素に比べ、非常に扱いにくく繊細。細胞のターンオーバーは4～6日と早く、再生能力が高い。細胞間には多数の遊走性毛細血管がみられる。遊走する好中球により、外部からの進入を防御する。
結合組織付着	コラーゲンによるシャーピー線維を中心とする五つの線維束により、歯周組織中もっとも強固に付着する。

2．歯周組織の形状(バイオタイプ)

また、歯周組織の形状(バイオタイプ)にも注目する。歯周組織の形態は、thick-flatタイプとthin-scallopedタイプに分類される。

thick-flatタイプは、唇側‐隣接面の歯肉および骨の高低差が少なく、歯肉は厚くて硬く、質・量ともに豊かである。しかしながら支台歯形成、印象採得、抜歯その他の治療行為により時として付着上皮の根尖側移動に伴う炎症を引き起こし、その結果ポケット形成が生じやすいので注意しなければならない。一方、thin-scallopedタイプは、唇側‐隣接面の歯肉および骨の高低差が大きく、歯肉は薄くて脆く、質・量は不十分である。そして裂開・裂孔も数多くみられる。このためさまざまな治療による歯周組織の吸収を引き起こしやすい。

これらの特徴を踏まえて歯周組織に細心の注意を払わなければ、補綴治療を成功に導くことは難しい。ただし、これら2種は厳密に区別されるものではなく、臨床においては両者の中間型が数多く存在する(図2-7)。

[図 2-7 歯周組織の臨床的形態]

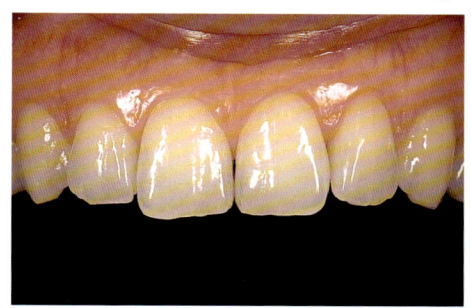

2-7a thin-scalloped タイプの歯周組織。

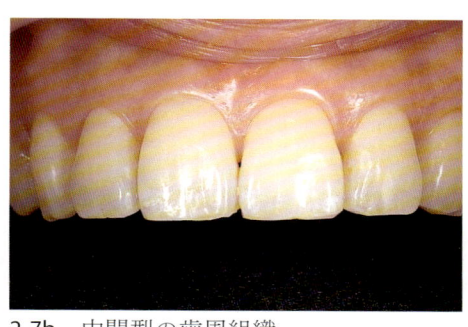

2-7b 中間型の歯周組織。

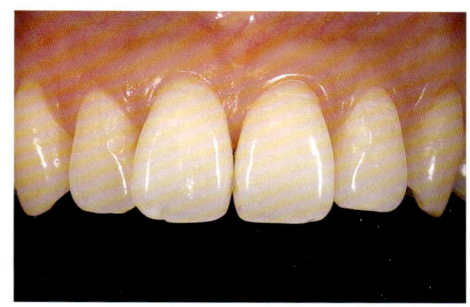

2-7c thick-flat タイプの歯周組織。

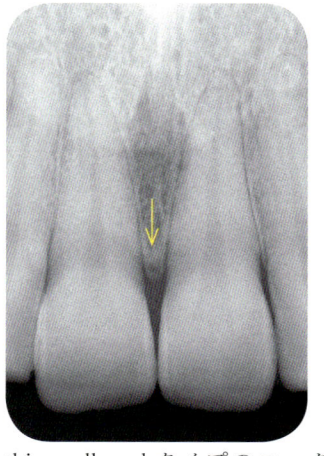

2-7d thin-scalloped タイプのエックス線像。歯間部の骨頂の高低差が大きい。

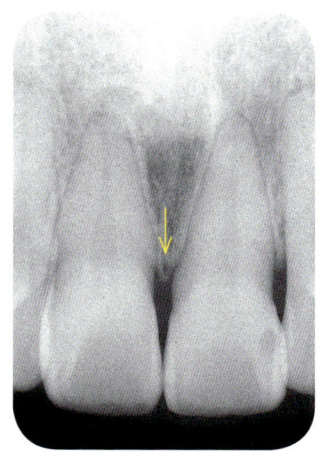

2-7e 中間型のエックス線像。

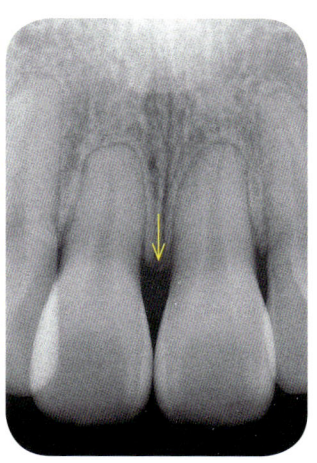

2-7f thick-flat タイプのエックス線像。歯間部の骨頂の高低差が小さい。

3. 構造力学的評価

　構造および力学的な観点から下す評価である。咀嚼の複雑なメカニズムを理解するためには、関連する諸器官(表 2-5)がどのように協調しその役割を分担しているかを理解していなければならない。詳細は他書に譲る。
　その他、う蝕の有無と大きさ、不良補綴物の有無、知覚過敏、構造力学的に問題のない十分な歯質の存在の有無、破折、歯の位置および摩耗の程度などをチェックする。

[表 2-5 咀嚼に関連する諸器官]

1.	神経機構	感覚受容器と感覚神経 (すべての咀嚼に関する情報を大脳皮質感覚野へ送る)
2.	咀嚼筋	開閉口運動および側方運動 (感覚神経の指令によりはたらく)
3.	顎関節	とくに関節円板(図 2-8～11) (咀嚼時運動の支点となる)

Chapter 2　審美修復治療のための情報収集と準備

［図 2-8　咀嚼筋群[5]］

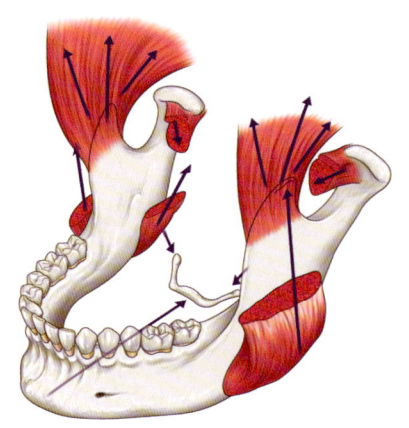
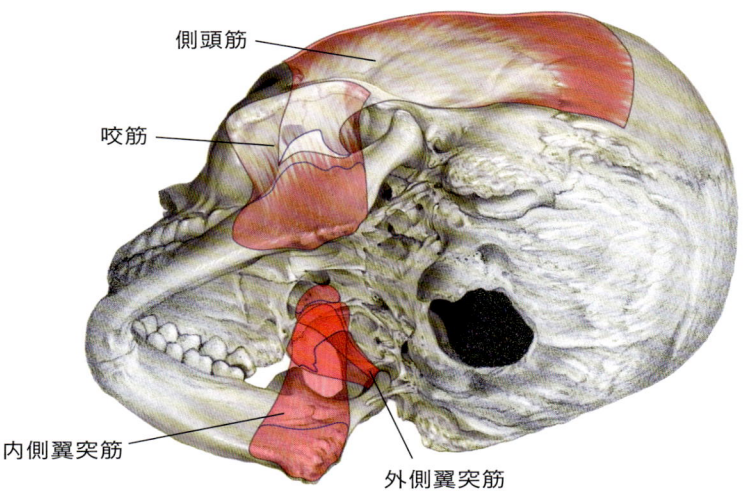

2-8a　咀嚼筋群の力のベクトル。

2-8b　側頭筋：閉口筋で筋束が大きく収縮力が強い。
　　　咬　筋：閉口筋で最大の収縮力をもつ。
　　　外側翼突筋：開口筋。二腹に分かれており、それぞれ関節円板および関節突起頚部に付着していて関節の回転・滑走を支配する。
　　　内側翼突筋：開口筋。片側のみの収縮の場合、下顎の側方運動などに関与している。

［図 2-9　側方運動時の咀嚼筋群の働き］

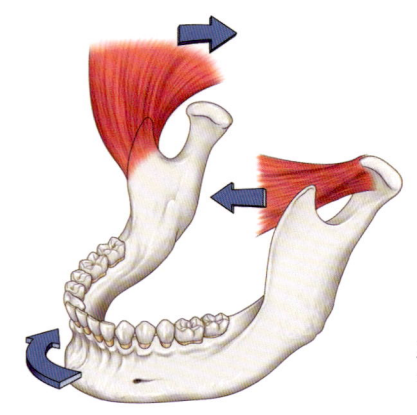

2-9　作業側では側頭筋(後腹)が収縮し、平衡側では外側翼突筋(後腹)が収縮する。

［図 2-10　顎関節の構造[6]］

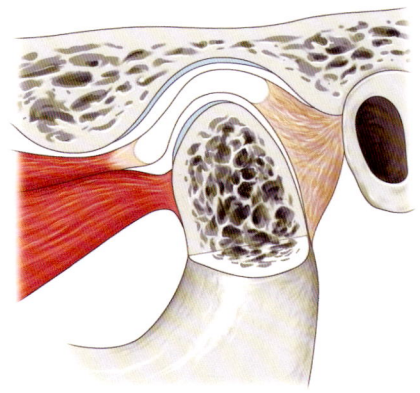

2-10　他の関節と比較し、関節円板を有し、そこに筋(外側翼突筋)が付着している関係は特殊な構造であり、この関節の働きを知るうえで重要である。

［図 2-11　開口時に下顎頭をコントロールする靱帯］

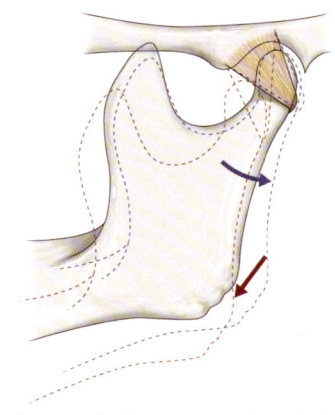

2-11　回転・滑走時には各々前・後腹が働く。

4. 機能評価

顎口腔系の機能は、咬合、顎関節、筋、神経機構により構成されている。とくに咬合は侵襲・破壊されやすく、機能回復を必要とする頻度も高い。機能評価は、顎関節と咬合に重点を置いて診査・診断を行う。

1. 顎関節

顎関節については、問診により既往歴と現在の症状、関節雑音などを調べる。

顎関節は形態的・構造的にさまざまに変化するが、一般臨床の場で顎関節の変化・偏位を測る方法としては、触診、パント・グラフによる記録（図2-12）、エックス線診査および症状の消退などによる診査しかない。

一方、顎関節に侵襲を与える最大の原因は咬合の不調和と欠損の放置であることが多いため、侵襲が認められた場合、これらの要因の除去および回復によって治癒は可能である。すなわち、咬合・補綴治療により力の配分と正常な歯の位置を確立し、顎関節の負担軽減と顆頭‐円板の生理的関係を修復する。そのため、顎関節を正常に作動させる生物学的力学的メカニズムを理解しておく必要がある。

[図 2-12　機能的問題の診査]

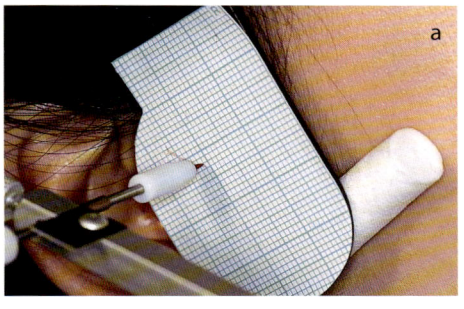
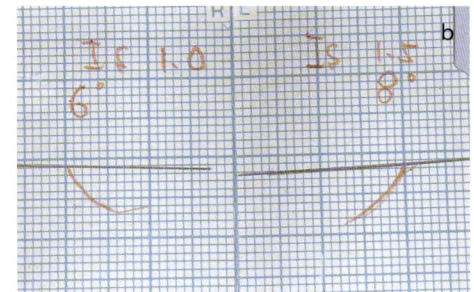

2-12a　顎関節とくに出発点であるコンダイル（下顎頭の回転中心）のパント・グラフによる記録。
2-12b　トレースされたコンダイルのイミーディエイト・サイドシフトと前方運動軌跡および角度。

2. 咬合

咬合については、診断用模型、顎間記録、フェースボウが必要となる。
① スケルタル・パターン（Class I～III）の判定
咬合に問題がないか否か、あるいは問題を生じさせる可能性を診断する（図2-13）。
②中心位（CO）と中心咬合位（CR）のズレ
CO-CRで顆頭の位置にズレがあるかどうか、あれば、ズレの方向と歯単位での度合いを診る。ズレが歯周組織や顎関節部に問題を起こしていれば咬合調整の必要がある（図2-14）。

[図 2-13　顎単位のスケルタル・パターンの診査]

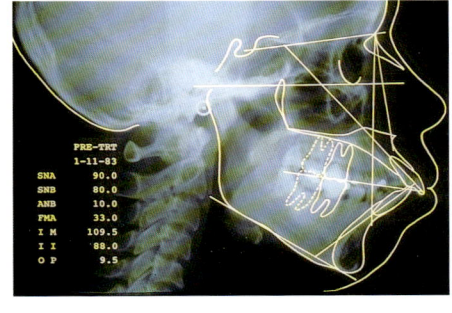

2-13　かなり著しい骨格性 Class II div. 1 の矯正前側方セファロ写真。

[図 2-14　CO-CR のズレ]

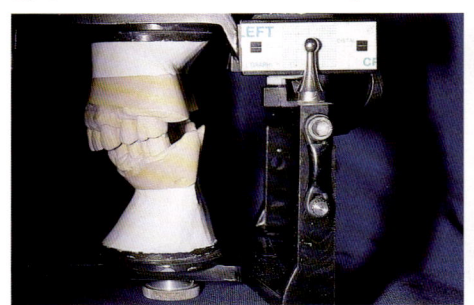

2-14a　コンダイル・ベースのシフトを観察するための API。咬合器に CO、CR のレコードを介在させ、コンダイルの差異を測る。

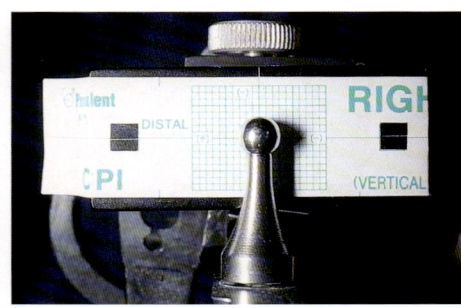

2-14b　左右のコンダイルのズレを見る。

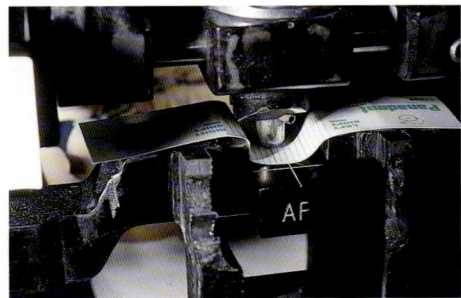

2-14c　矢状面のコンダイルのズレを見る。

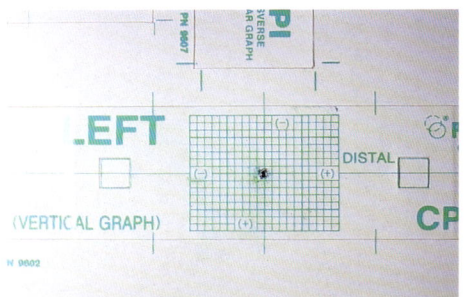

2-14d　左側コンダイル。CO＝CR。

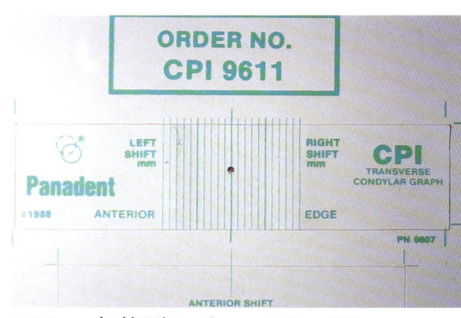

2-14e　矢状面のズレ。CO＝CR。

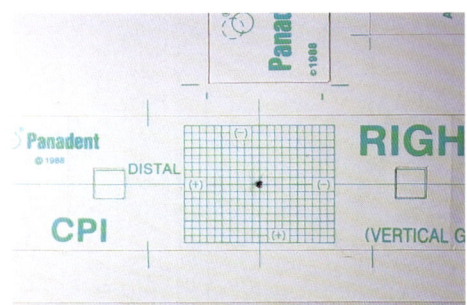

2-14f　右側コンダイル。CO＝CR。この症例では、コンダイル・ベースのズレはまったくなく、顎関節には問題がないと診断できる。

[図 2-15　アンテリア・ガイダンスの状態]

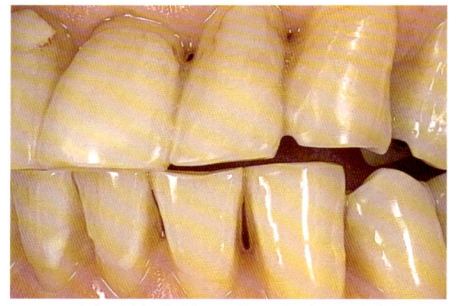

2-15　矯正治療終了時。犬歯の摩耗により、アンテリア・ガイダンスが失われている状態。

③アンテリア・ガイダンスの状態

　アンテリア・ガイダンスが正常に機能し、偏心運動時に臼歯部にディスクルージョンをもたらしているか否か(図 2-15、P.148 図 7-1)。このメカニズムが失われていると、顎関節に負担を及ぼし、歯の摩耗を引き起こすため、その歯列全体の長期的維持は望めない。

④咬合平面

　水平／垂直のオーバーラップ、欠損状況により挺出などで咬合平面の差異を引き起こしているか否かの判定、咬合性外傷による歯の動揺と咬合平面の差異について診査する。

　咬合平面の水平的・前後的バランスは機能的・審美的問題に大きな影響を与える。前上がりの咬合平面は、前下がりの咬合平面に比べ咀嚼ストロークが水平的になり、その方向は水平・垂直の咀嚼パターンと密接な関係があることが示唆されている。また、矯正治療におけるカンペル平面に対する咬合平面の角度は、咀嚼の効率および歯列の安定・リラップス(後戻り)の防止などに大きな影響があることも示唆されている。

　このように咬合平面の持つ意味は再び広がりを見せており、機能維持をするためには不可欠なポイントである(図 2-16〜18)。

[図 2-16　咬合平面の乱れ]

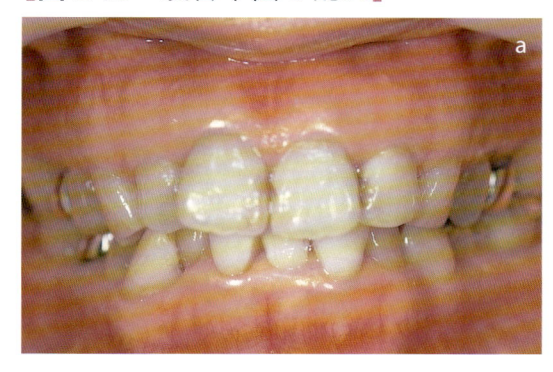

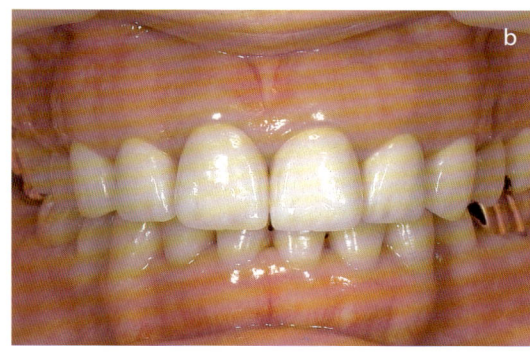

2-16a　矯正治療前。左右咬合平面に大きな差異が見られる。
2-16b　14年後。矯正治療と補綴治療により水平的・前後的に咬合平面が改善された。

[図 2-17　カンペル平面と咬合平面のなす角度と咀嚼ストローク]

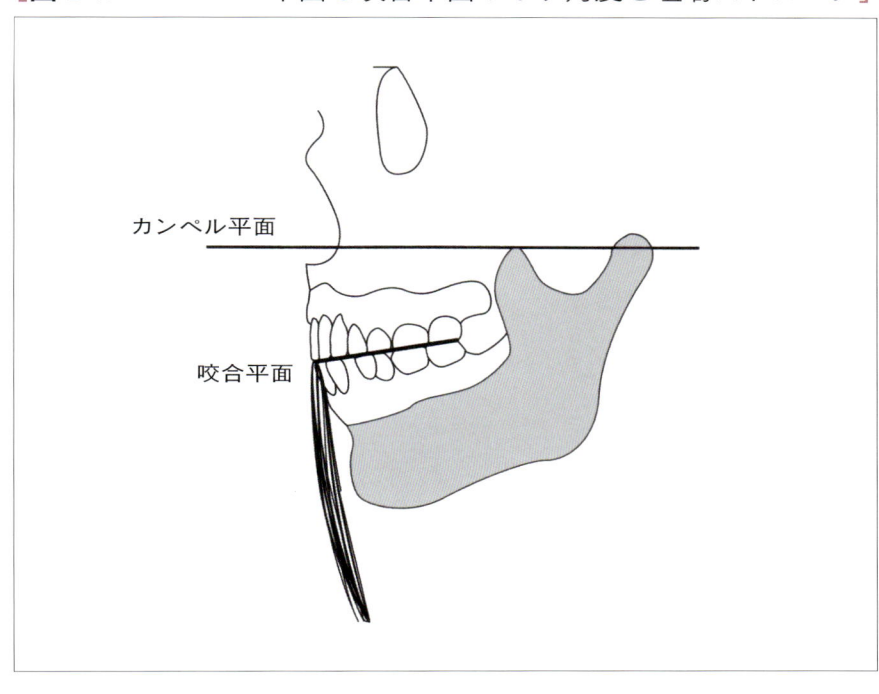

2-17　カンペル平面と咬合平面は咀嚼ストロークに影響を与える。
　角度が緩い→水平的ストローク、角度がきつい→垂直的ストローク。

[図 2-18　カンペル平面ー咬合平面の改善]

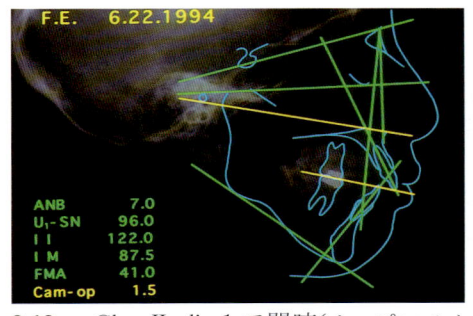

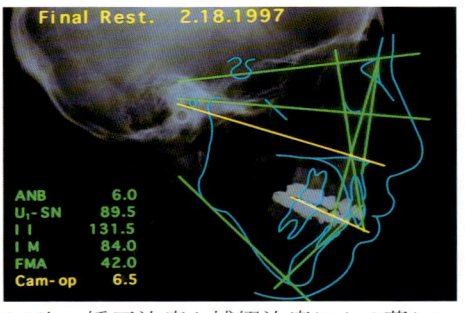

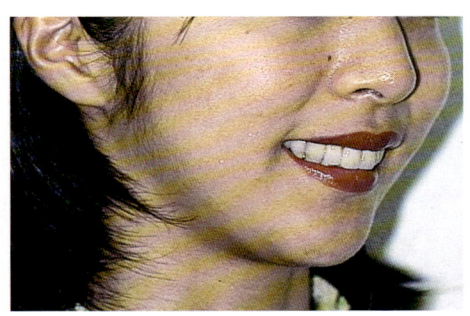

2-18a　Class II div. 1 で開咬(オープンバイト)の症例の側方セファロ。カンペル平面と咬合平面の数値(1.5°)に注目。

2-18b　矯正治療と補綴治療による著しい数値の改善と咀嚼ストロークの改善。

2-18c　自然で審美的なプロファイル。

Chapter 2　審美修復治療のための情報収集と準備

3　審美修復治療のための包括的評価（2）
―歯・顔貌の評価（審美的評価）―

本項では、審美修復治療のための包括的評価の一つ、「歯・顔貌の評価（審美的評価）」として、前歯部の審美修復における4項目の評価について述べる。

Chapter 1 ②の項で既に述べたように、審美性の回復・改善は歯科治療に欠かせない要素の一つである。一般に審美といっても非常に広範囲にわたるが、歯科領域における審美は顔面に関わるものであり、とくに顔面を構成する口唇および歯が中心となる。

特に前歯部の審美修復治療を行うにあたっては、口腔の審美性を左右する以下の4項目のクライテリアを理解しておく必要がある（**表2-6**）。実際のところ、従来の審美修復治療では歯の評価ばかりにとらわれ、補綴物の色調・形態ばかりに注視してしまっていたことは否めない。たしかに歯は顔貌の審美性を左右する一つの要素ではあるが、それだけでは真の審美を追求することはできない。歯（口腔）を顔面におけるもっとも重要なパーツと捉え、顔面全体から一歯単位までに及ぶあらゆる評価を行う必要がある。

[**表2-6　口腔（前歯部）の審美性に関する評価項目**]

1．顔貌の評価	Facial Evaluation
2．口唇と歯の関係	Lip to Tooth Relationship
3．歯列の評価（歯並び）	Arch Form Evaluation
4．歯の評価	Tooth Evaluation

（Broadbent & Mathews[7]より引用改変）

1．顔貌の評価（Facial Evaluation）

既に述べたように、歯は顔面の構成要素のなかでも重要な要素となっており、顔と歯の関係は、審美性に大きな影響を与える。

1957年、矯正医のBroadbentとMathewsがセファロ分析などを行い、歯の問題を含むいくつかのルールを見い出した[7]。彼らは顔の垂直的なプロポーション（vertical proportion）にいくつかのルールがあることを発見した。

まず、ヘアライン（髪の生え際）-眉間、眉間-鼻下点、鼻下点-オトガイがそれぞれ垂直的に三等分であることが美しくバランスがとれたプロポーションである（Ⅰ級関係にある）とした（**図2-19a**）。下顎面ではさらに、鼻下点-下唇の最下点-オトガイが等分されるとした（**図2-19b**）。これは無歯顎などのまったくヒントのない患者に対して、顔貌から推測し、審美性から垂直的な咬合高径を決定する場合に非常に有効である。

また、正中線（midline）と切端平面（incisal edge plane）を結んだ線が直角になり、瞳孔線と切端平面も直角になるとした（**図2-19c**）。

③ 審美修復治療のための包括的評価（2）

このように、顔貌と歯のさまざまな関係、数値を有効に用いて、前歯部の審美性をバランスのとれた整合性のあるものとしなければならない。

[図 2-19　顔貌の評価]

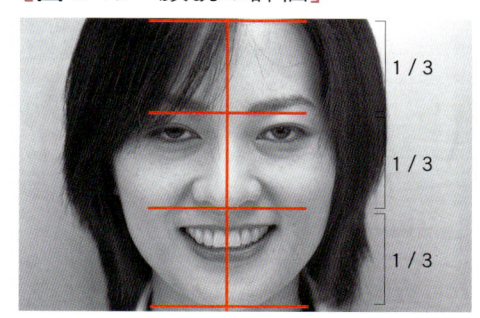

2-19a　ヘアライン、眉間、瞳孔線、鼻下点、オトガイ、それぞれの垂直的距離は等しく、顔面を三等分している。

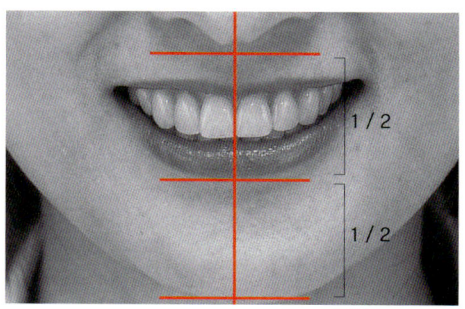

2-19b　下顎面では、鼻下点、下唇の最下点、オトガイの垂直的距離が等しい。

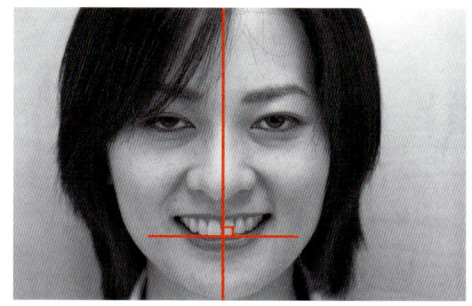

2-19c　正中線とインサイザルエッジプレーン（切端平面）を結んだ線は垂直に交わる。

2．口唇と歯の関係（Lip to Tooth Relationship）

[図 2-20　口唇と歯の関係①]

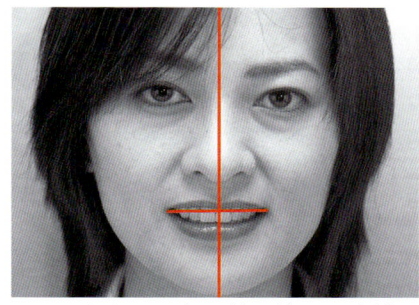

2-20　左右の口角を結ぶ線が正中線と直交している。

歯と唇の関係もまた、非常に重要である。ここにもいくつかの評価点が存在する。まず、左右の口角を結ぶ線と正中線が直交していること（図2-20）。これは美しいスマイルにもっとも重要な要素だとされている。治療にあたっても口唇の左右の口角がアンバランスであると、上下の前歯部歯列をどこに調和させるか非常に難しい。

また、スマイルの評価法を Tjan と Miller が1984年に発表した[8]。これは、ネガティブスマイル／アクティブスマイル時に歯と歯肉がどれくらい見えるかを三つに分類したものである（図2-21、表2-7）。もちろん、審美修復治療が難しいのはハイスマイルの場合であるのは言うまでもない。

[図 2-21　口唇と歯の関係②]

| アベレージスマイル | ハイスマイル | ロースマイル |

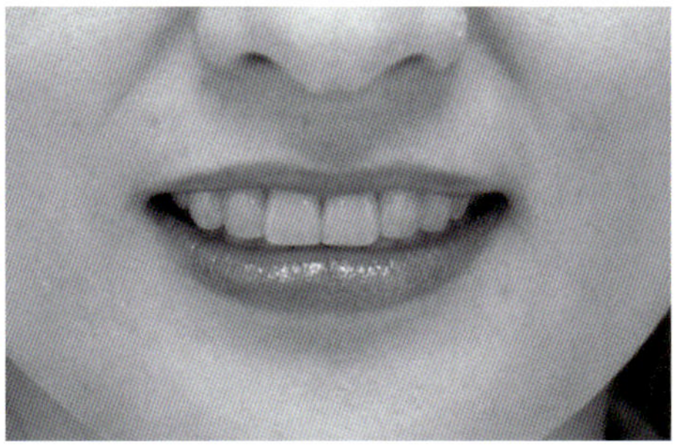

2-21a　スマイル時に歯面が9割程度見えている。美しいアベレージスマイルであるといえる。

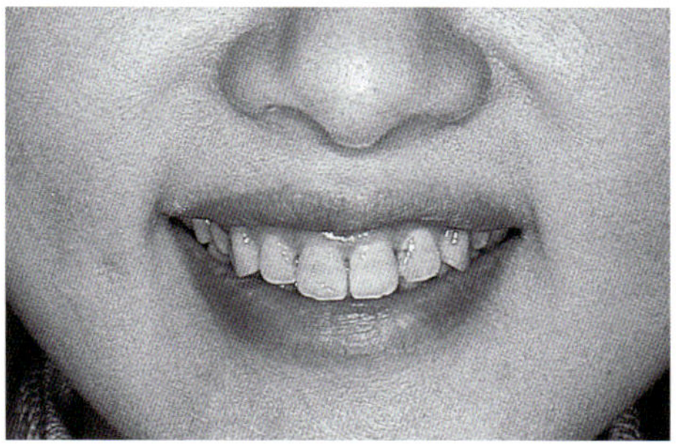

2-21b　ハイスマイル（gummy smile）。微笑むと歯面が完全に露出し、歯肉が見える。

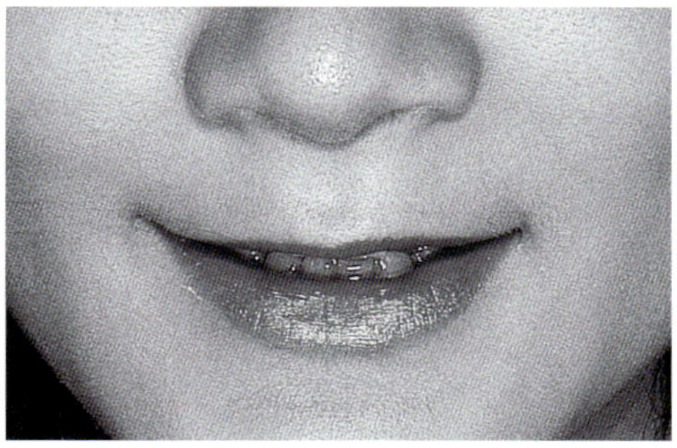

2-21c　ロースマイル。前歯歯面の露出量はほとんどない。

Part 1　審美修復治療を成功させるために　27

Chapter 2 審美修復治療のための情報収集と準備

[表2-7　Smile Assessment[8]]

ロースマイル	20%
アベレージスマイル	69%
ハイスマイル(gummy smile)	11%

3．歯列弓の評価(Arch Form Evaluation)

　歯列弓は、U型、V型、スクウェア型の3パターンに分類される(図2-22)。
　審美的に、歯列弓は歯の配列とサイズに関係する。たとえば、スクウェア型の歯列をもつ患者に鋭い犬歯を与えると、ドラキュラのように見えてしまうであろう。各歯列の型により歯の配列を変化させ、それに調和した歯のサイズを選択しなければならない。

[図2-22　歯列弓の評価]

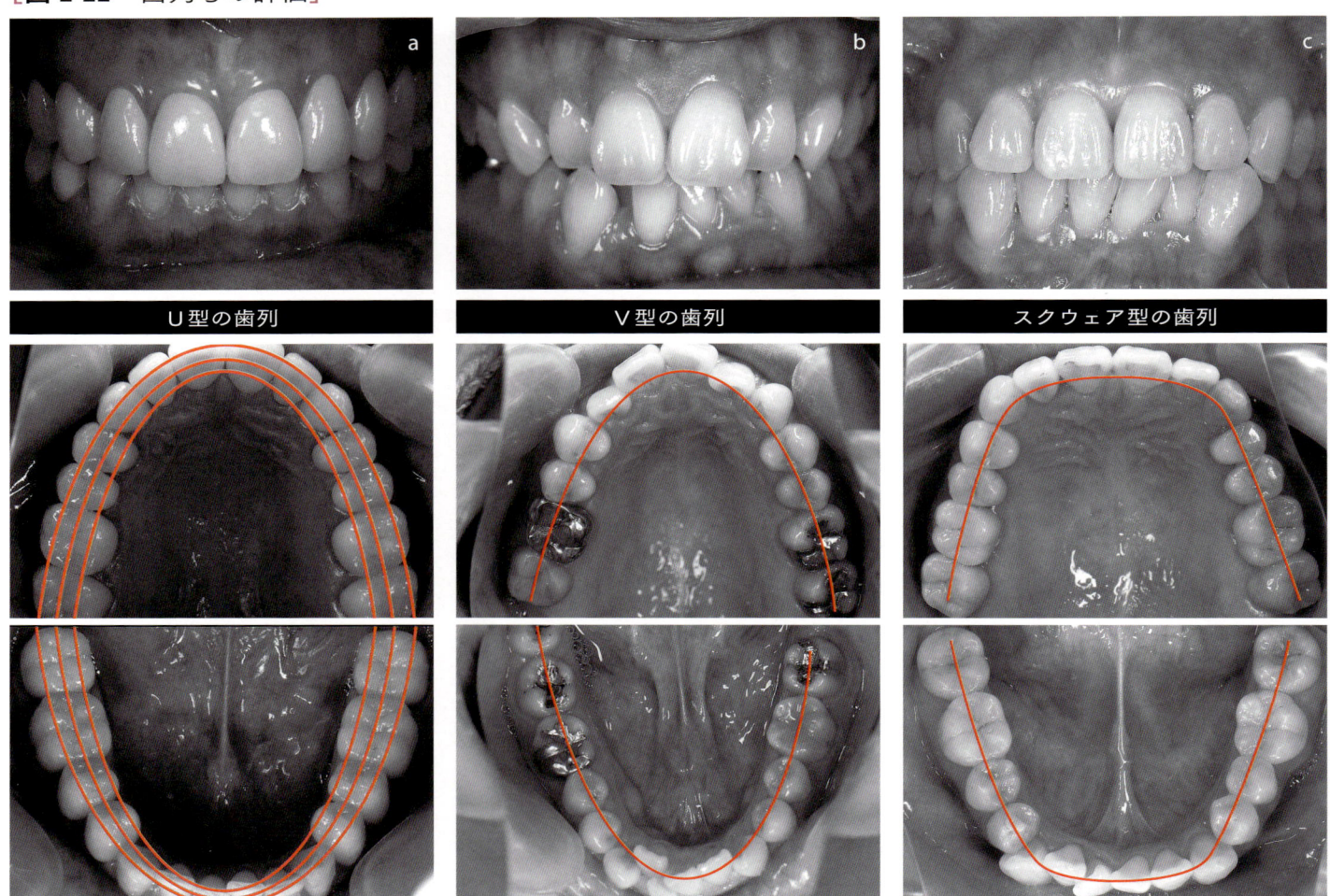

| U型の歯列 | V型の歯列 | スクウェア型の歯列 |

2-22a〜c　咬合面にオクルーザル・イメージナリー・ライン(前歯切縁と臼歯部頬側咬頭頂を結ぶ線[facial cusp line]、臼歯中心窩と舌面中央を結ぶ線[central fosta line]、臼歯部舌側咬頭頂および基底結節を結ぶ線[lingual cusp line]の3本の線)がそれぞれU字型、V字型、スクウェア型を描く。

28　Esthetic Classifications

③ 審美修復治療のための包括的評価（２）

4．歯の評価（Tooth Evaluation）

1973年、Lombardiが「The Journal of Prosthetic Dentistry」に前歯のバランスとして「ゴールデンプロポーション（黄金分割）」を発表した[9]。黄金分割とは、中切歯：側切歯：犬歯の相対的な歯冠幅が、正面から観察したときに1.6：1.0：0.6である場合にもっともバランスが美しく見えるというものである。また、両中切歯の幅径と長さも同じく1.6：1.0であるという。

1993年にPrestonがこの検証を行うため、「The Golden Proportions Revisited」で200名以上の計測を行った。その結果、美しく見える口もとは、Lombardiの報告した上記の数値に完全に合致はしなかったが、やはり近い数値であったと報告している[10]。

一方、Magneは、その著書「Bonded Porcelain Restorations in The Anterior Dentition」において、「黄金分割の厳密な応用は、歯科医学においてはあまりに厳密すぎる」と述べ[2]，調和のとれた前歯でもこのバランスのかぎりではないことが多いと黄金分割へ疑問を呈した。

筆者自身は、黄金分割は完全に参考にできる有意義なガイドラインであるという見解を持っている。あくまでも何ら参考になるものがない場合の審美修復治療において、一つの基準として活用している（図2-23）。

[図2-23　歯の評価：黄金分割]

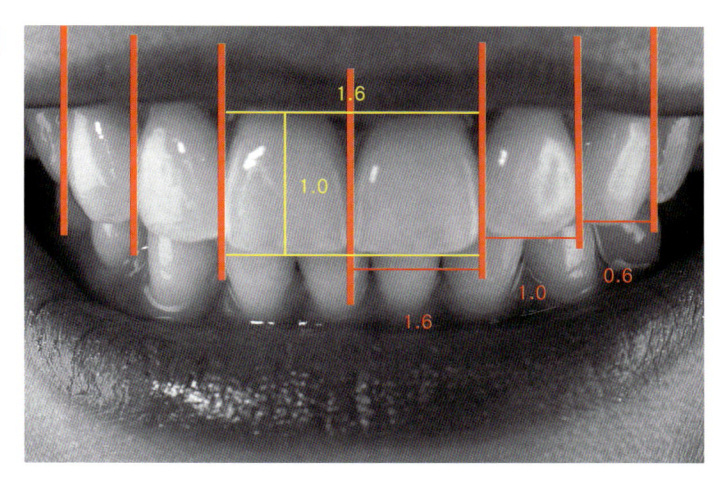

2-23　ポーセレンラミネートベニア修復を6前歯に行った症例。矯正治療後、黄金分割のもと補綴修復を行っている。

Case 2-1　歯科審美のクライテリアに基づき審美修復治療を行った症例

表2-6に示す評価項目について分析を行い、審美修復治療を行った症例を示す。
患者は、矯正治療中の女性である。まず、本クライテリアに従ってさまざまな審美的問題を分析してみる。

顔貌の評価／口唇と歯の関係

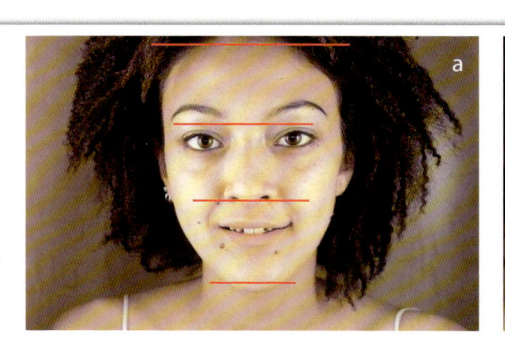

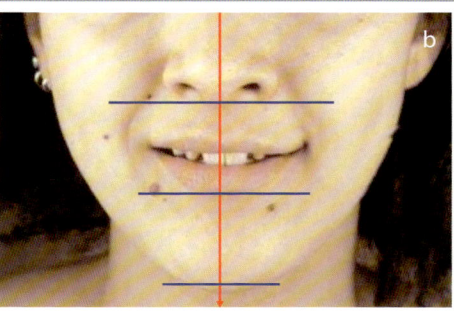

a,b　矯正終了時。
a　顔貌はほぼ3等分された。口唇と歯の関係はアベレージスマイル。
b　下顔面も完全に2等分されている。

Part 1　審美修復治療を成功させるために　29

Chapter 2　審美修復治療のための情報収集と準備

歯列の評価／歯の評価

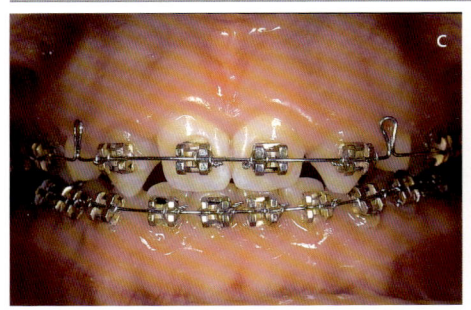

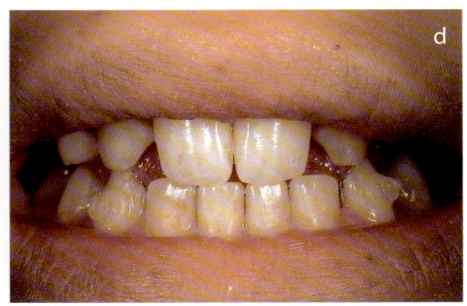

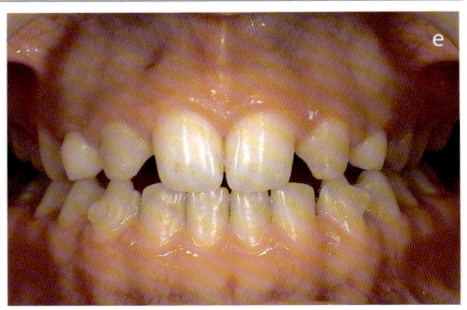

c〜e 矯正治療の結果、歯列はU型であった。これまでの3原則に照合して問題は見当たらず、この患者が抱えているのは歯そのものの問題のみであるということがわかる。

問題点の抽出

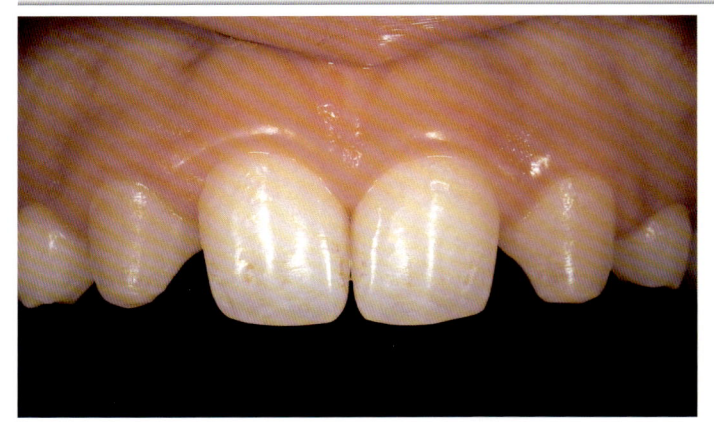

f 問題点として、犬歯が側切歯の位置に移動しており、本来の犬歯の部位には乳歯が存在していた。乳歯は十分使用可能であった。また、乳歯に問題が起きてもインプラントを埋入可能なスペースが維持されていた。その他、歯の形態とサイズが不良・不正であると診断された。また、色調も少し黄色がかっていた。

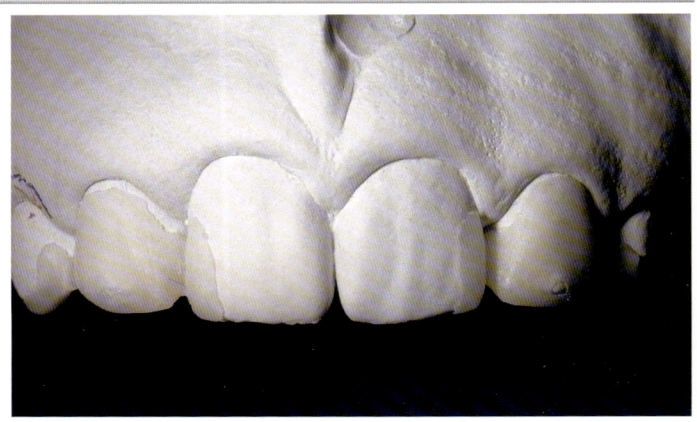

g 以上の分析をもとに、簡単な診断用モックアップガイドステントを製作し、補綴物装着時のシミュレーションとした。これより、満足できる治療結果を予想できた。

Final Restoration

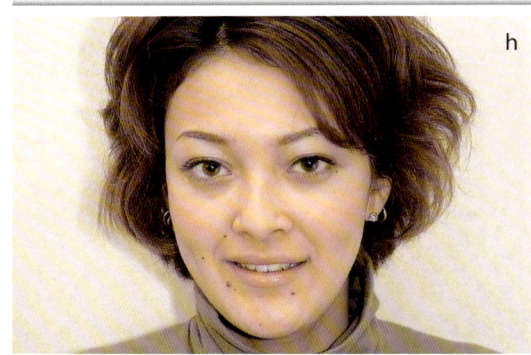

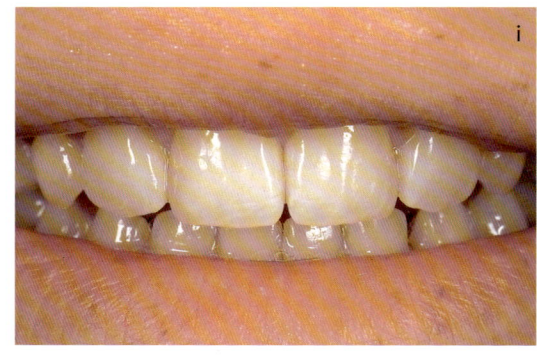

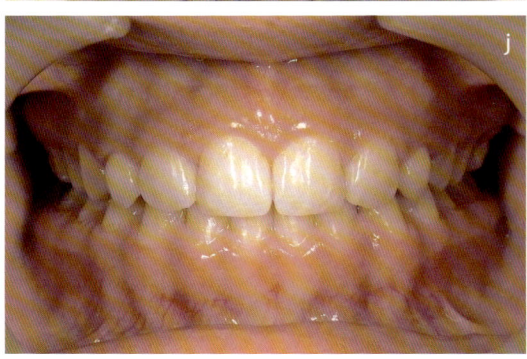

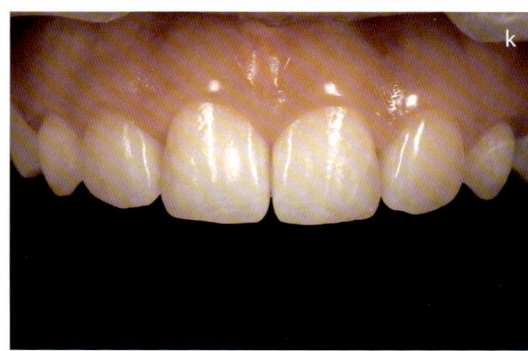

h 術後の顔貌。矯正・修復治療により、顔面のバランスと口元の審美性が確立された。
i 口唇と歯の関係。アベレージスマイル。
j 歯列の評価。矯正治療により咬合平面および各歯の位置が修正され、みごとなU型の歯列弓が完成している。
k ポーセレンラミネートベニアとコンポジットレジンの併用で審美修復治療を行った。この症例は矯正医と患者で術前に十分検討し、患者の希望と年齢（若年者）よりこのような治療方針をとった。

3 審美修復治療のための包括的評価（2）

Final Restoration（つづき）

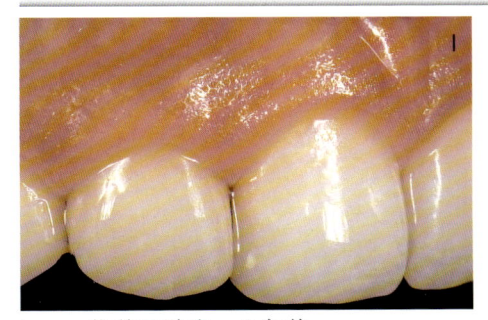

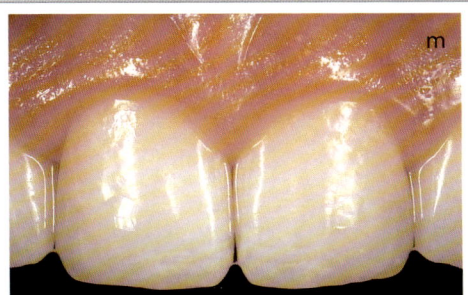

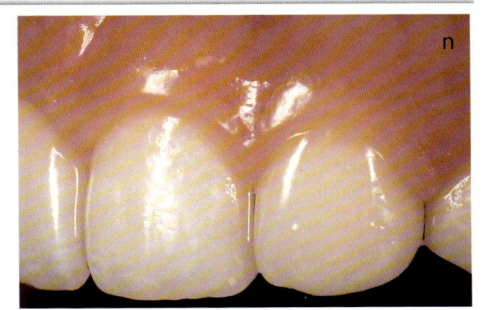

l〜n　術後口腔内。2年後。

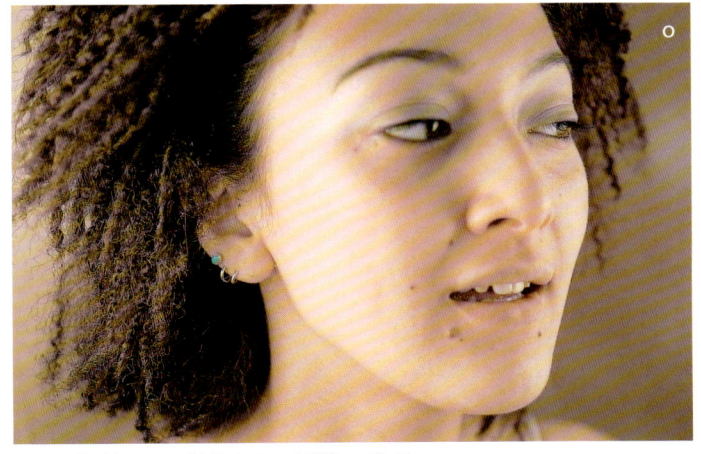

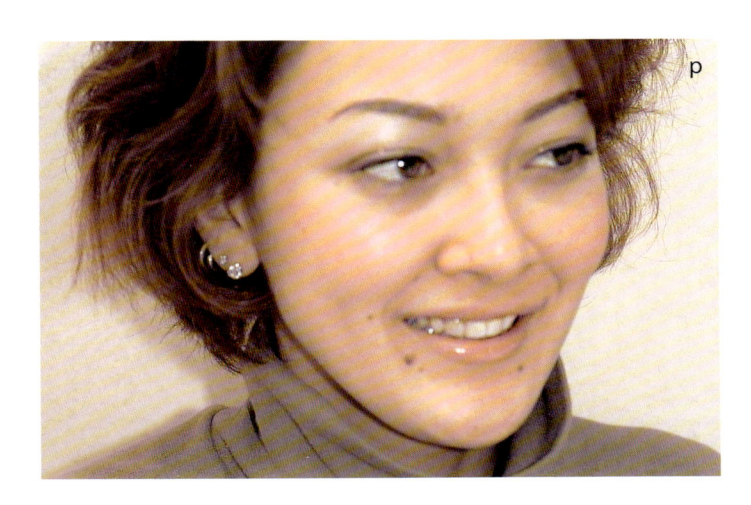

o,p　術前（o）と術後（p）の顔貌の比較。

　本症例では、分析の結果歯の評価のみで問題が抽出されたが、仮に顔貌の垂直関係に問題が認められた場合には、歯の形を少し長くするか、あるいは歯周外科により切端の位置を変更せず歯冠長を適切な長さにすることによって、美しく見えるように調整する治療計画を立てる必要があったかもしれない。
　このように、審美修復の4原則に基づく分析により、各ケースの審美的問題点を照らし出し、最適な治療デザインを導くことができる。

　以上のように、歯は顔貌を構成する上で重要な審美的要素であり、歯と同様に口唇、歯列などにもそれぞれ審美的な原則がある。これらをしっかり理解していなければ、審美修復治療にとりかかることはできない。
　また、これらの審美的原則は歯科医師‐歯科衛生士、歯科医師‐歯科技工士のコミュニケーションにも有用である。実際に補綴物を制作するのは歯科技工士であるため、歯科技工士はこの段階から患者の全体像を把握しておかなければならない。

　前項2であげたエックス線的評価、歯周組織評価、構造力学的評価、機能評価に加え、これらの審美的評価を総合して、審美修復治療のための包括的評価とする。この後、これらの包括的評価で洗い出したプロブレムリストを基に治療計画を立案していく。

Chapter 2 審美修復治療のための情報収集と準備

4 審美修復治療に必要な前準備

[表 2-8 審美歯科に必要な5要素]

・歯の位置	Tooth Position
・歯肉レベル	Tissue Levels
・配列	Arrangement
・カントゥア	Contour
・歯の色	Color

筆者が求めるのは、高度な審美性と、今日的な修復のマテリアルとシステムを追求した審美修復治療である。と同時に今後は、修復治療においても生体に対して侵襲が最小で、最大の機能と審美を与える、MI(minimal intervention)のコンセプトが重要になると考えている。

審美歯科において重要な要素として、歯の位置、歯肉レベルの水平的な対称性、歯の配列(個性をどうもたせるか、また、配列上の制限に対する対応)、カントゥアの処理、歯の色調をどのように口腔内に合わせるか、の五つが挙げられる(表 2-8)。

本項では、これら五つの観点から要求される、審美修復治療の前処置(ブリーチング、ポスト&コアの設定、歯周処置)について説明する。

Case 2-2 審美歯科の5要素を満たした症例

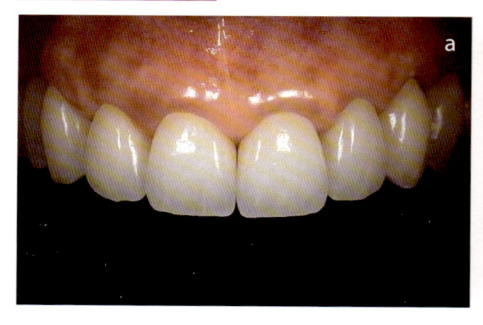

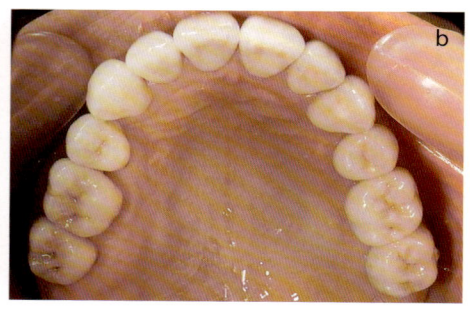

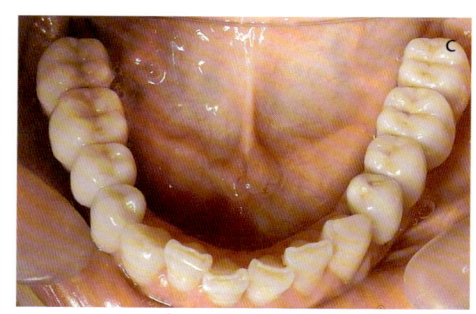

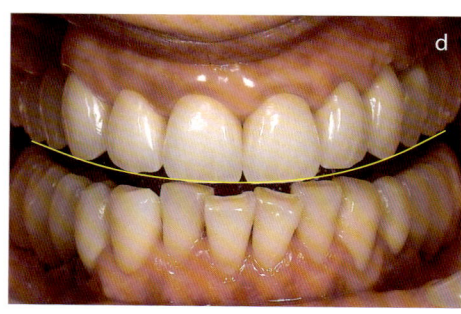

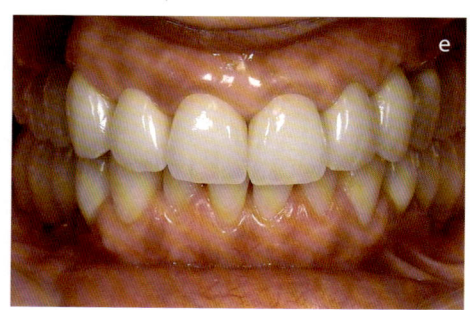

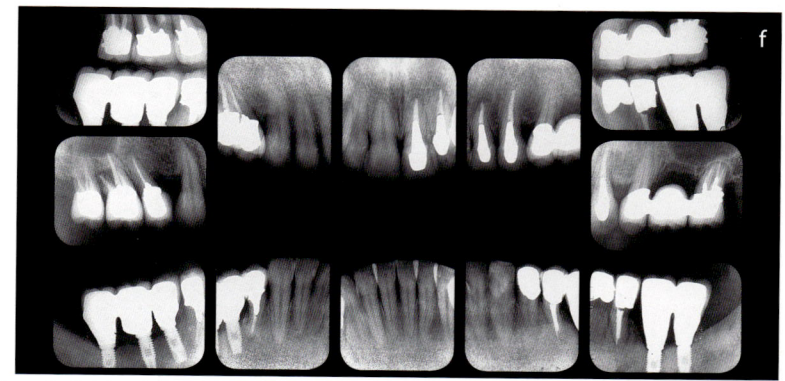

a～f 全体的な咬合再構成における三次元的な咬合平面はとても大切である。歯の位置、歯肉レベル、配列、カントゥア、歯の色という5要素を表現した症例。

1. ブリーチング

1. 患者さんの好み—自然な歯の色調か、より白い歯を望むのか？—

いわゆる「きれいな歯」に不可欠なのが、若さ、清潔感を表現する白い歯である。若さを表現する白が持つ美しさは人類の永遠のテーマであり、その改善は修復治療の重要な前処置となる。

審美修復の対象が前歯のみの場合でも、あるいはフルマウス（咬合再構成）の場合でも、筆者は治療の最初に、患者に修復歯と残存している歯との色調をどのように統一させたいかを必ず尋ね、患者の好み（preference）を確認する。修復する歯の色に自然感を求め、残存歯と変わらないようにしたいのか、それとも改善を望むのか。患者がより高い色調の改善を望む場合には、修復歯の環境整備としてブリーチングを介在させることになる。筆者の診療室では、修復治療を行う患者、行わない患者をあわせた85％がブリーチングを希望している。

2. ブリーチング方法の選択—院内か、院外か？—

ブリーチングの方法には、大別してオフィスブリーチング（院内）とホームブリーチング（院外）がある。

ホームブリーチングは、濃度10％の過酸化尿素を満たしたトレーを、約1か月の間、自宅で1日2時間ほど随意に装着してもらう方法である。これに対し、オフィスブリーチングでは来院してもらう必要はあるが、ホームブリーチングより濃い（30〜35％）過酸化水素水を使用し、実施回数は数回と、ホームブリーチングより少なくて済む。基本的には患者の時間的余裕やモチベーションなどを見極め、各人に適した方法を選択する。

ただし、失活歯のブリーチングは院内でなければ行えない。髄腔内から漂白を行うウォーキングブリーチでは、無髄変色歯に対し、歯の内部（髄腔内）から漂白剤を作用させる方法で、強い薬剤を使用する。1週間に1回の頻度で、2〜3週間繰り返す。

Case 2-3　コンポジットレジン修復前にブリーチングを行った症例（1）

|1 抜髄、根管治療済み。矯正治療を終え、コンポジットレジン修復前の患者。

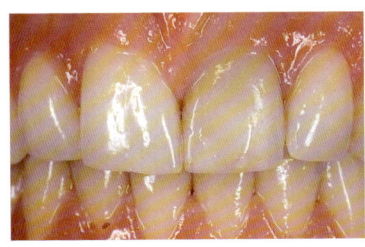

a　患者に、このままの色調でコンポジットレジン修復を行うかと尋ねたところ、患者はもう少し白くしたいと望んだため、修復治療前にブリーチングを行うことにした。

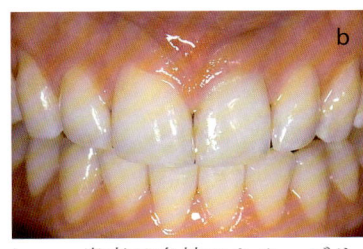

b, c　患者は多忙のため、ブリーチングのための時間を毎日捻出するのが難しいとのことで、無髄歯も有髄歯もオフィスで漂白することとなった。|1 のみウォーキングブリーチ。

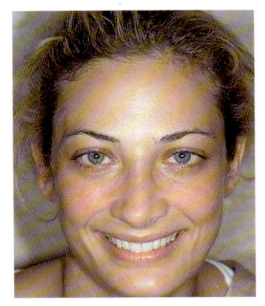

d　術後顔貌。

Chapter 2　審美修復治療のための情報収集と準備

3．ブリーチングの注意点

■変色原因の精査と予後のインフォームド・コンセント

　審美修復治療の実施に関わらず、ブリーチングを行う場合は、どこまで漂白が可能かを術前にはっきりさせておく。そのためには、ブリーチングを始める前に、まずその変色の原因を正確に診断しなくてはならない。すべての歯がブリーチングに同様に反応することはない。

　特にテトラサイクリンによる変色の重度なものに関しては、ブリーチングでは修復不可能な場合があるので、先に患者に伝えておくことが大切である。このような歯を漂白してしまうと、着色部分と白い部分の差がより明確になってしまい、患者は大きな不満を抱えることになる。これだけは気をつけておきたい。

■無髄歯漂白の問題

　有髄歯と無髄歯のどちらもブリーチングの対象で、無髄歯にウォーキングブリーチ（インターナルブリーチ）を実施する場合にはそれを先行して行う。無髄歯に対するウォーキングブリーチは、術式も簡便で漂白効果も高いが、他のブリーチング方法と比較してその結果が予測しにくいため、ウォーキングブリーチによる色調改善を確認した後、それにあわせて通常の（外部からの）ブリーチを行うようにする。また、ウォーキングブリーチは他の方法に比べて後戻り（リバウンド）する可能性が高いことも考慮する必要がある。

■薬剤の漏洩を防ぐ

　ガッタパーチャを歯根内深く除去しすぎてセメント‐エナメル境（CEJ）よりも下に設定してしまうと、インターナルブリーチを行ったときに漂白剤が漏洩し、外部歯根吸収を引き起こす可能性がある。ガッタパーチャを除去したら、必ずレジン強化型グラスアイオノマーセメントなどをガッタパーチャの直上で薄くシールし、薬剤が根管を伝わって、根管外に漏洩することのないようにすることが大切である。

Case 2-4　コンポジットレジン修復前にブリーチングを行った症例（２）

　歯列を矯正し、ブリーチをした後、簡単なコンポジットレジン修復を行った症例。
　漂白をした場合には、漂白歯に対応した色調のコンポジットレジンを充填する。すなわちコンポジットレジンはフィラーを適度に多く含有し、オパシティー（不透明性）が少々高いものでないと、漂白歯に適合した白さが得られない。

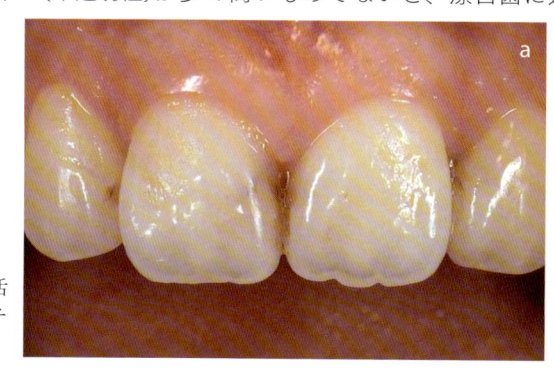

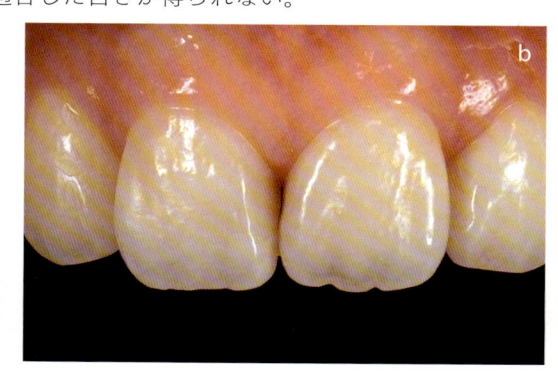

a　ブリーチング前。
b　ブリーチング後。|2（失活歯）にはウォーキングブリーチを行っている。

④ 審美修復治療に必要な前準備

■術前に必ず歯周治療を行う

歯周治療は、必ずブリーチング開始前に行う。ブリーチングはPMTCなどのレギュラーな治療もすべて終えた状態でのぞむ。すなわち、歯肉縁上の歯石を除去し、ステイニングはパミス(P.97参照)で除去し、口腔内に不純物がない状態に整えておかなければならない。

■ブリーチング後は色調の安定を待つ

ブリーチング後に修復治療を行う場合は、漂白歯の色調が完全に落ち着いた(安定した)後に修復歯のためのシェードテイキングを行う。通常は10日前後間隔をおく。筆者は、2週間ほど期間を置くことにしている。漂白歯は独特の色調になり、色調の調和に大きな影響を与える。

Case 2-5　ホームブリーチングを選択した症例

この症例には通常のブリーチにウォーキングブリーチを併用しているが、通常のブリーチはすべてホームブリーチングとした。患者は非常に審美的要求が高く、患者自身による家庭でのブリーチングがしっかり実行されると予測できたからである。

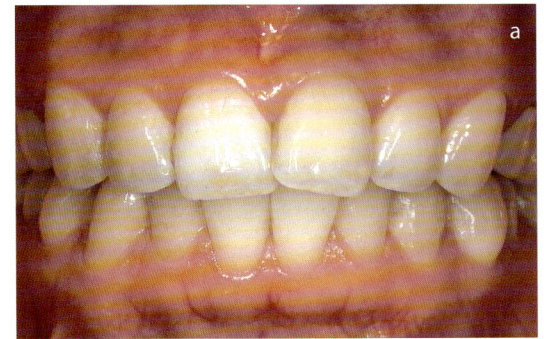

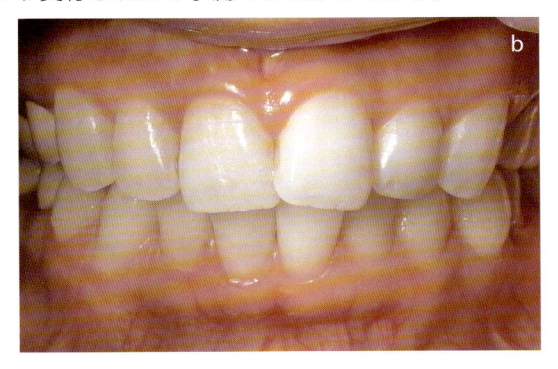

a　ブリーチング前。
b　ブリーチング後。

Case 2-6　修復治療を併用した症例

コンポジットレジン、オールセラミックス、ポーセレンラミネートベニアの混在症例。

a　ブリーチング前の状態：1|変色歯(有髄歯)。|1は修復歯。
b　最初にブリーチングを行ったが、|1の色調には十分な効果が認められなかった。この色調改善のためには修復治療が必要と判断された。

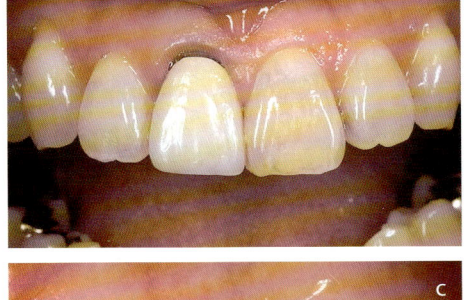

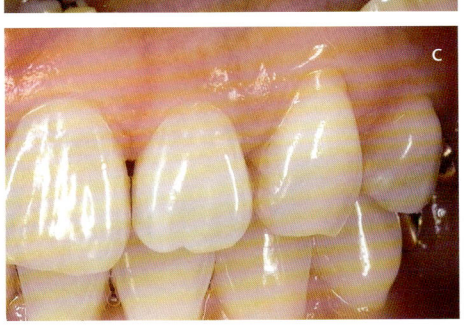

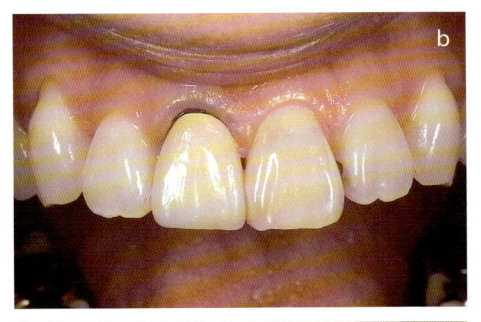

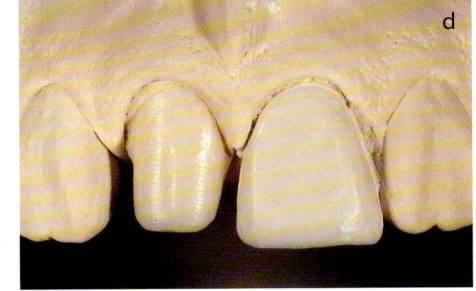

c　ブリーチング後、|2にブリーチシェードのコンポジット充填を行った。
d　|1の補綴物を外してなるべく白いプロビジョナル・レストレーションを装着する。

Part 1　審美修復治療を成功させるために　35

Chapter 2 審美修復治療のための情報収集と準備

e,f MIの概念にのっとり、1| の有髄歯の変色に対してはラミネートベニア(Procera)を選択した。

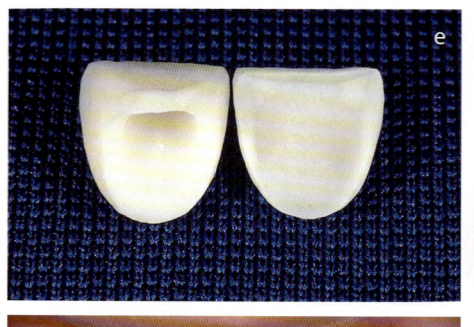

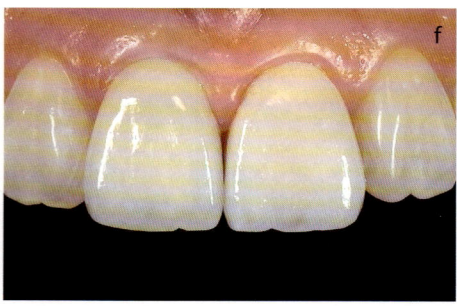

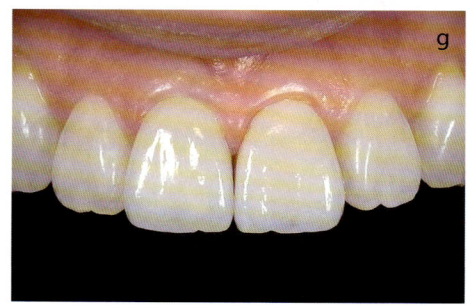

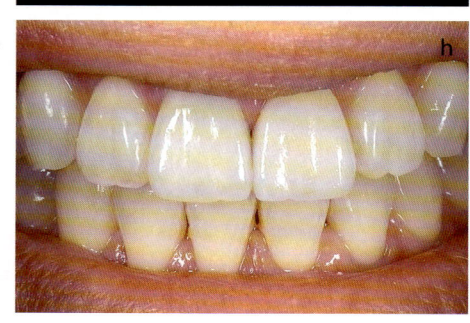

g,h 術後。

2. ポスト&コア

1. ポスト&コアの適応条件

ポスト&コアを設定するかどうかについては、まず前歯と臼歯部をわけて考えるべきである。なぜなら、かかる咬合圧の大きさと方向が、前歯と臼歯ではかなり違うからである(表2-9)。前歯では、できれば4壁近く残っている場合は、可及的に根管形成を行わないようにする。臼歯では、3壁残存歯質が残っている場合(またはこれに準じる場合)は、ポスト&コアは設定しない。また、特に舌側(tensile forceがかかる方)に残存歯質が2mm以上ない場合は必ず設定を避けるべきである。

Sorensen(1990)は、ポスト&コアの設置の有無に関わらず、失敗率に差はなかったと報告している(表2-10)[11]。また、ポスト付きのクラウンの問題点を後藤ら(2005)は表2-11のように報告している[12]。その症例にポスト&コアが本当に必要か否かを見極め、コンポジットレジンや築造用のレジンのみで修復しても大差がないと判断したならば、あえて設定する必要はない。

[表2-9 部位による咬合圧の違い]

	前歯	臼歯
力の大きさ	20kg	50kg
力の方向	斜方向	垂直方向

[表2-10 ポストの有無と失敗率[11]]

		失敗率
ポストなし	832歯(65%)	10.1%
ポストあり	441歯(35%)	キャスト12.7%、パラポスト2.3%

6,000人の患者の1,273の失活歯を調査し、ポストが設置されていなくても失敗率に変化がないことを示した。

[表2-11 ポスト付のクラウン(補綴物)の問題点[12]]

- 修復治療全体の無髄歯と有髄歯を比較した場合、無髄歯のほうが20%成功率が落ちる
- 前歯と臼歯では咬合力(occlusal force)のかかり方が違う
- アクセスホールの開拡度合いを考慮する
- アバットメント・プレパレーション(外形を形成してからポストを装着)

4 審美修復治療に必要な前準備

■クレンチングのある患者への対応

　咀嚼(chewing)と噛みしめ(biting)では、作用する力が約3倍異なる。咀嚼力と噛みしめ力には大きな違いがあることを認識しなければならない。臨床において通常の咀嚼ではまったく問題は発生しないが、クレンチング、ブラキシズムの習癖がある場合は想像を超えた力が出現し、歯根の破折、あるいはクラウン・ブリッジの脱離などを引き起こす(例：**Case7-15**)。

　これらの習癖がある患者に対しては、ポスト＆コアの設置においても、その種類、長さ、太さ、平行関係、使用するセメントを考慮しなければならない。たとえば、ファイバーポストや、可及的に長く、あまり太くなく平行なポスト、またレジンセメントを使用することを薦める。

2．ポスト＆コアの原則

　わが国では補綴治療において失活歯を支台歯として利用する頻度が顕著に高く、欧米と比較して約2.0〜4.5倍という報告もある(福島ら，2001)[13]。この意味では、日本は支台築造において特殊な状況にあると言ってもよいだろう。

■ポスト(ダウエル)の所要要件[14]

　歯根長が平均11〜13mm(犬歯14mm)とすれば、単根の場合約7〜9mmの長さが必要となる。また根管内軟化象牙質の程度により相違はあるが、幅径の1/3以内が歯根破折のリスクを避けるために望ましい。またポストの平行関係は約3°前後が望ましい。さらに、ウェッジ型の形態は維持力が働かないうえ、歯根破折を招く危険性がある。根管治療時にはこの形状を意識すべきである。先端は応力集中を防止するため、角形でなく丸型か紡錘型がよい。また、根管充填材は根尖から約3〜4mm残す。これはこの付近に側枝が多く存在しているためである(図2-24)。

表2-12 ポスト(ダウエル)の所要要件[14]

・歯根長	平均11〜13mm　(犬歯14mm)
・長さ	歯根長の2/3　(単根で平均7.9mm)
・太さ	歯根長径の1/3
・テーパー	3°
・先端	約4mmの根充材　先端形状は丸型

図2-24 ポスト(ダウエル)の所要要件

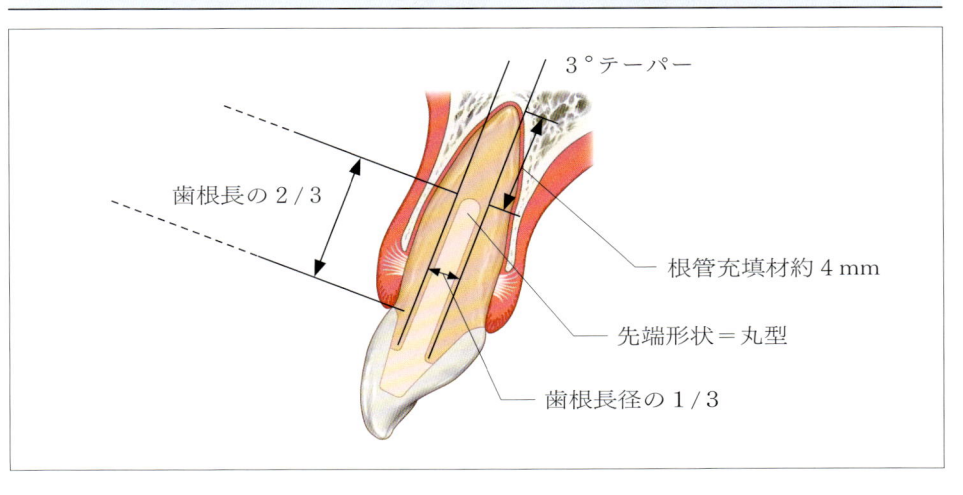

Part 1　審美修復治療を成功させるために

Chapter 2　審美修復治療のための情報収集と準備

■コアの所要条件

[表 2-13　コアの所要条件]

・残存歯質の厚み	1mm以上	} フェルール効果
・残存歯質の高径	1.5mm以上	
・窩洞形態	移行的に	
・根管口部	ベベルを付与	
・窩洞外縁	バットジョイント	

[図 2-25　フェルール]

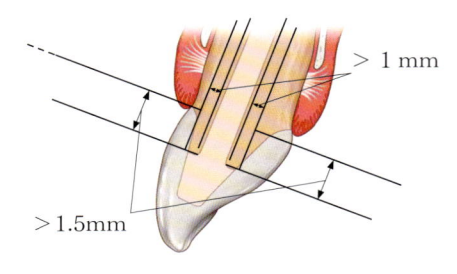

2-25　フェルールとは、「歯冠部または歯根部に適合する金属の輪」と定義されており[15]、実際には歯冠補綴装置のフィニッシュラインから歯冠側寄りの残存歯質を抱えこむ部分を指す[16]。

　コアの所要条件の中で特筆すべきことは残存歯質周縁の長さ・厚さである。Sorensenら（1990）、Libmanら（1995）は、装着されたクラウンの離脱防止に厚さ1mm、長さ1.5mmの残存歯質が必要であると報告した[11,14]。これをフェルール効果（ferrule effect）という（P.7 図1-6も参照）。

　上顎では舌側、下顎では頬側に咬合受圧したときの最初の力（引っ張り力［tensile force］）がかかる（対側は収縮［compression］）。この引っ張り力がかかる方に2mmの残存歯質がないと、これに耐えきれずに結果として離脱などを招く。同じく部位によっても、たとえば前歯であれば舌側に歯質があることで、咬合力の方向からしてフェルール効果がより大きく期待できる。むやみに残存歯質を削除せず、フェルール効果を念頭において形成する必要がある。すなわち、すべての支台歯において上顎は舌側、下顎は唇頬側に残存歯質が存在した方が有利であると推測される。

3．ポスト＆コアにおけるマテリアルの選択

　ポスト＆コアにおいてどのマテリアルを選択するかの決め手となるのは、そのマテリアルの持つ色調である。下地となるコア材料がオールセラミックスを通して透過してしまう可能性を考慮し、コーピングに透過性がある材料を使用する場合はファイバーポストを、透過性が低いものを使用する場合はメタルポストを選択する（表2-14）。

　メタルとファイバー、どちらのマテリアルにもそれぞれリスクは存在する。それを踏まえた上で選択すべきである。

[表 2-14　各種コーピング／アバットメント材とポスト＆コア材の選択]

光の透過性	商品名など（例）	ポスト＆コア
高い	Empress、In-Ceram Spinell、Procera	ファイバー
低い	ジルコニア、In-Ceram Alumina PFM、メタルセラミックス	メタル／ファイバー

　まずメタルポストの場合、引っ張り力がかかるほうに2mmの残存歯質が不足している場合にはポストですべての力（揺さぶり力；jiggling force）を受けることになる。その結果、ポストとクラウンが一体化して脱離してしまうか、破折が起きてしまう現象が起きる。一方、ファイバーポストの

ようにポストが歯質と同じ硬さである場合は、クラウン部にjiggling force が加わるとポストは内面の象牙質と一緒に揺れる(＝高層ビルの共振と同じ現象)。そのためクラウンとポストが一体化しつつ、破折や脱離も起こらない。その代わりにクラウンと支台の間にスペースが生じ、初期的な失敗 (preliminary fail)の発生につながりやすい。しかし無髄歯のために痛みが起こらないため、無自覚のうちに二次う蝕につながる可能性がある。

■キャストダウエル(Cast Dowell)

メタルポスト。従来より使われてきたポスト。残存歯質が少ないと選択できないが、非常に硬く、クラウンとポストが一体化して脱離する可能性がある。その反面、二次う蝕になりにくい。歴史的に日本ではもっとも普及率が高い。

■パラポスト(Para Post)

既成のポストとレジンの組み合わせによるもので、特徴としてポスト＆コアの開拡形成量が少なく、歯質が保存できる。また接着レジンによる結合が強固である。Sorensen(1990)の研究によれば、失敗率はメタルポストよりもかなり低い[11]。

■ファイバーポスト(Fiber Post)

より審美的な結果を望む場合、内面のマテリアルが上部陶材などを通してポストの影として表れてしまうのを防ぐには大変優れたマテリアルで、近年多用されている。ファイバーポストの特徴は、根管内象牙質と弾性と剛性が近似値であり、咬合受圧時に歯根と同等な挙動をするため、歯根破折の防止およびクラウンとポストが一体化して根管より脱離するのが防止されることにある。一方、この利点は逆に支台歯とクラウン間で脱離を起こす可能性につながってもいる。

■セラミックポスト(Ceramic Post)

上記3種に対し、再治療ができないという大きな欠点がある。硬すぎてタービンバーで削れないためである。しかしながら、この硬度によりクラウンと支台歯の脱離現象は防止される。

4．セメントの選択

セメントにはリン酸亜鉛セメント、レジンアイオノマー、レジンの3種がある。

メタルポスト、パラポストに関わらず、筆者は可及的にレジンセメントを使用することを勧める。理由は、レジンセメントがもっとも強力に維持できるためである。また、この強固な接着力と共に、その過程で使用するボンディング剤による封鎖性も二次う蝕防止に役立つ。

しかし、いかなるセメントを使用するにしても、必要な残存歯質の確保と根管内の清掃が重要であり、これがしっかりなされていなければ、合着・接着いずれにもその強度を低下させることに留意する。

Chapter 2 審美修復治療のための情報収集と準備

5．まとめ

ポストの設置は、残存歯のすべての支台歯形成を行い、印象採得を終えた後に行う。先にポストを設置してから全体を形成してはならない。

また、修復治療の前準備として当該歯の根管治療をしっかり行い、コアを設置する場合は残存歯質が1.5〜2mm引っ張り側に存在することが必須である。上顎前歯であれば、舌側に残存歯質がある方が有利である。

アクセスホールは可及的に最小にとどめ、根管内を平行に形成することが望ましい。アクセスホールを開拡しすぎるとテーパーが強くなり、根管の平行性がとりにくくなって、ポストが脱離してしまう可能性がある。

また、根管内外をボンディング材で接着することが重要である。この際、レジン系のセメントを使用するとより有利である。

そして、前述の基準に沿って、ポスト＆コアの設置は各症例に合わせて適宜判断することが重要である。たとえば残存歯質があり、ジルコニアを使用する場合にあえてファイバーポストを設置する必要はないのである。

[表 2-15　ポスト＆コアに求められる臨床的要件]

・適切な根管治療	Root Canal Treatment
・フェルール（2mmの残存歯質）の確保	Ferrule（2mm）
・可及的に根管内は平行に	Parallel Post
・接着系セメントの使用	Bonding
・基準にのっとった材料選択	Material

3．歯周処置

歯周治療と審美修復治療は密接な関係にある。どんなに修復物が審美に優れていても、歯肉の位置に差異があったり、欠損部位の硬・軟組織が不足していては真の審美修復治療とは言い難い。

補綴治療の術前に炎症のコントロールを行い、歯石除去を行うことはもちろんであるが、必要な場合には結合組織移植を行い、歯肉レベルを整える歯周外科処置もまた、（重要な歯周治療の一つであると同時に）審美修復治療において必須の前処置となる。歯間レベルの水平的対称性は、審美修復治療をより高いレベルに引き上げる。

1．リセッションへの対応

以前の修復処置の後で歯肉が変化し、マージン部が歯肉縁から露出してしまう場合がある。このようなケースには、歯肉タイプ（バイオタイプ）を精査し、必要であれば結合組織移植により厚い歯肉を形成することでカバーする。

2．根面修復処置

根面が露出している症例に対しては、根面修復処置を行う。詳細はChapter 6で述べる。

Case 2-7 結合組織移植により歯肉レベルを整えた症例

術後7年が経過する間にリセッションを起こし、金属の色が表面に出てきてしまっている。このようなケースには結合組織移植で、分厚い歯肉を形成して対応する。

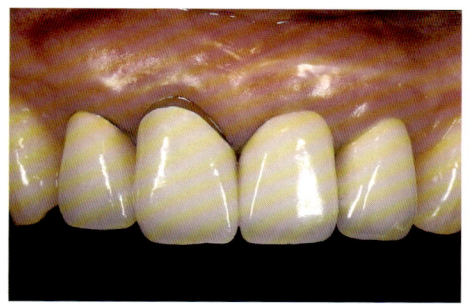

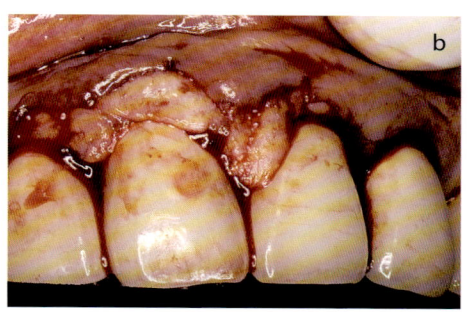

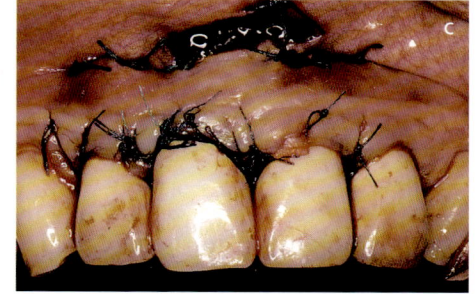

a　メタルマージン部が露出してしまったセラモメタルクラウン。

b,c　歯肉レベルの回復と歯肉のバイオタイプを改善するため、結合組織移植を行った。

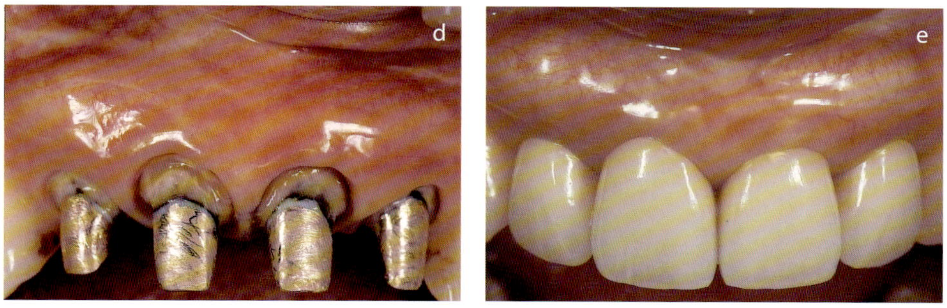

d　歯周外科後、印象採得直前の状態。
e　術後(Procera AllCeram)。

Case 2-8 結合組織移植による根面被覆症例

歯肉の退縮によるマージンの露出を改善したいという患者の希望により、他院での歯冠修復処置の再処置を行った。

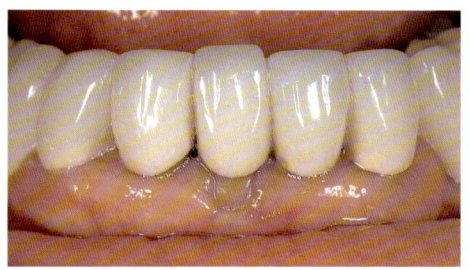

a　術前。[1]の歯肉退縮を認める。

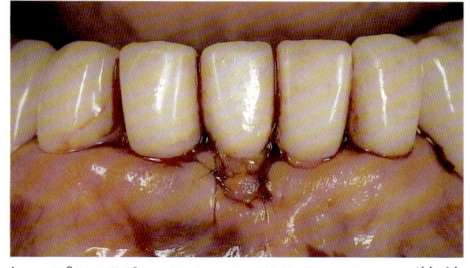

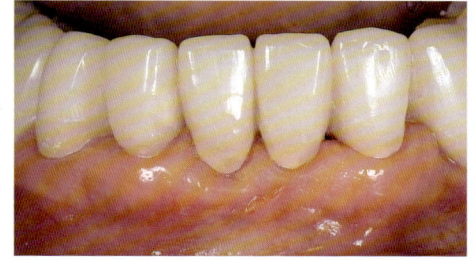

b　プロビジョナル・レストレーション装着後、歯肉を移植し根面被覆を行った。

c　マイクロサージェリーを行っているため術後の治癒は早い。

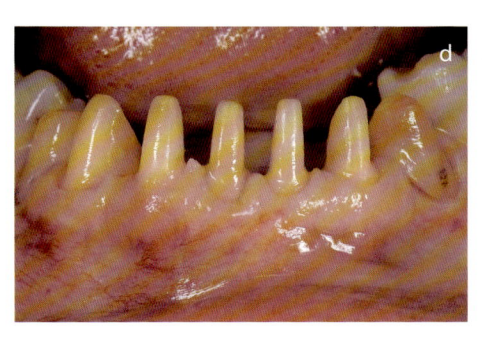

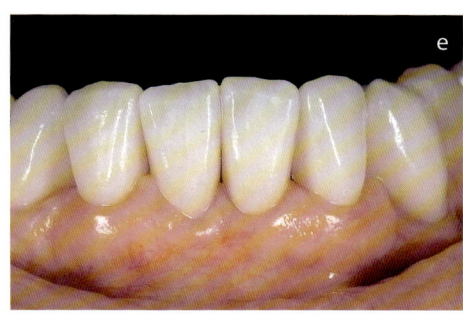

d　根面被覆後、支台歯形成終了時。
e　術後。Procera AllCeram のクラウンを装着。

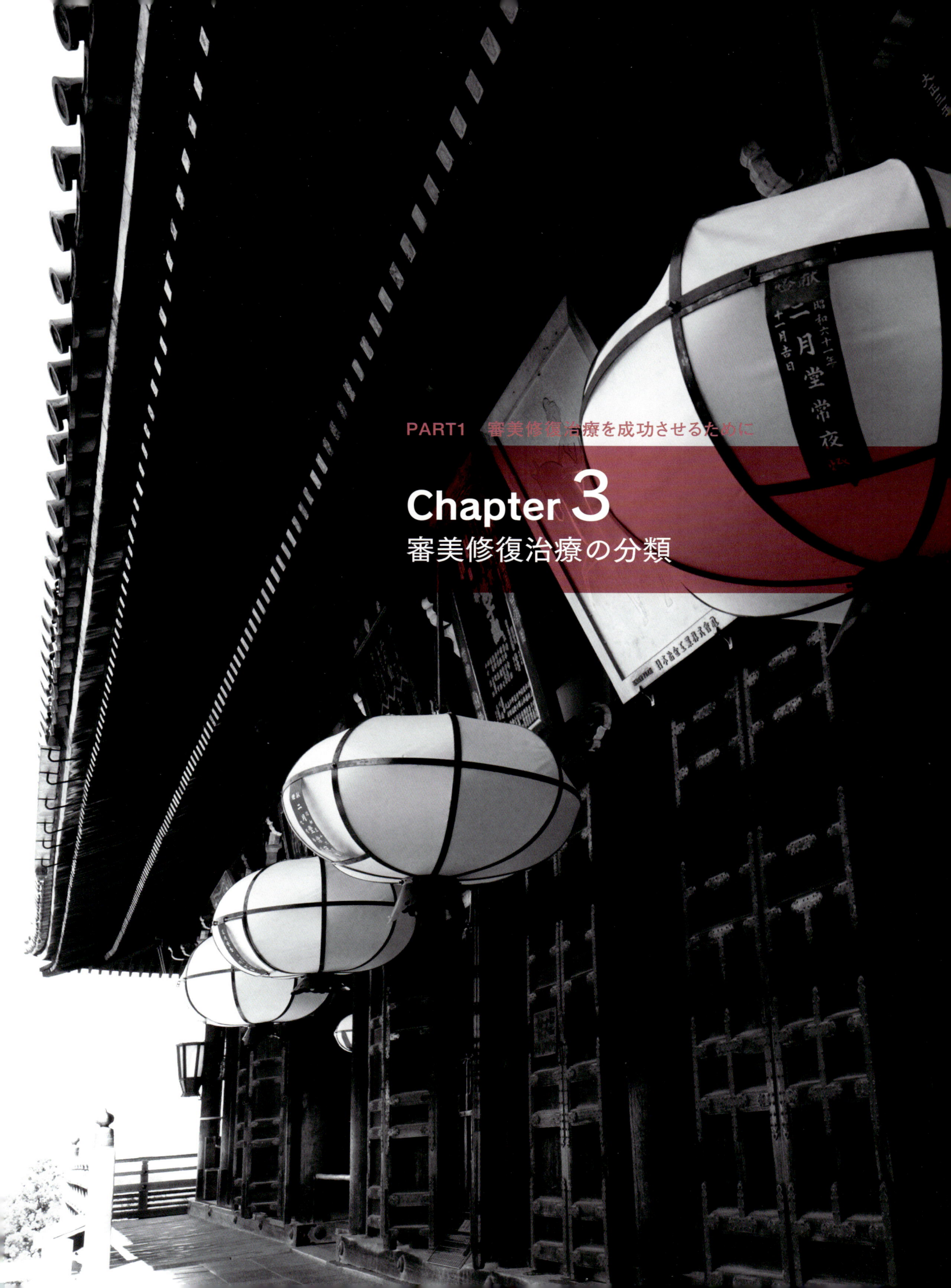

PART1　審美修復治療を成功させるために

Chapter 3
審美修復治療の分類

Todaiji, Nara   Photo ©Tomo.Yun   http://www.yunphoto.net

1 審美修復治療に影響を及ぼす因子

審美修復治療を行う術者にとって、単冠修復と多数歯修復ではどちらの治療が難しいだろうか？

一見、多数歯修復のほうが大変かつ困難であると判断しがちであるが、審美修復治療の技巧的な面から考えると、単純にそうであるとはいえない。なぜなら単冠修復の場合には、残存する天然歯を完全に模倣しなくてはならないという制限が生まれる。一方、多数歯修復の場合は色調や配列・形態などに関する自由度は高くなる。

[図 3-1 単冠修復と多数歯修復]

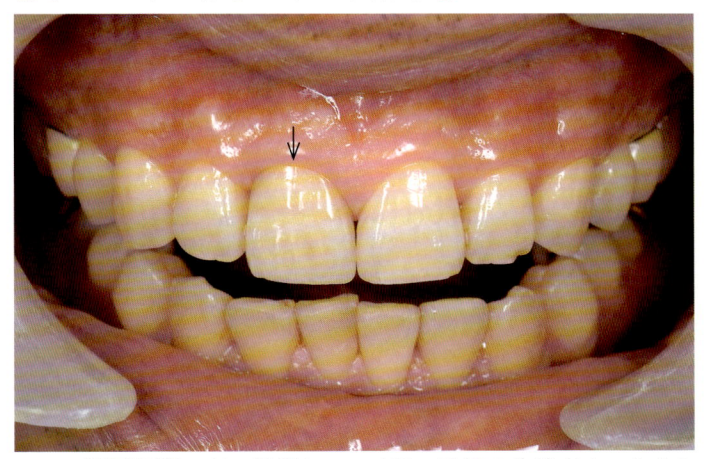

3-1a 単冠修復。1|の修復（Procera）は、妥協の余地がまったくない、限定された修復となる。

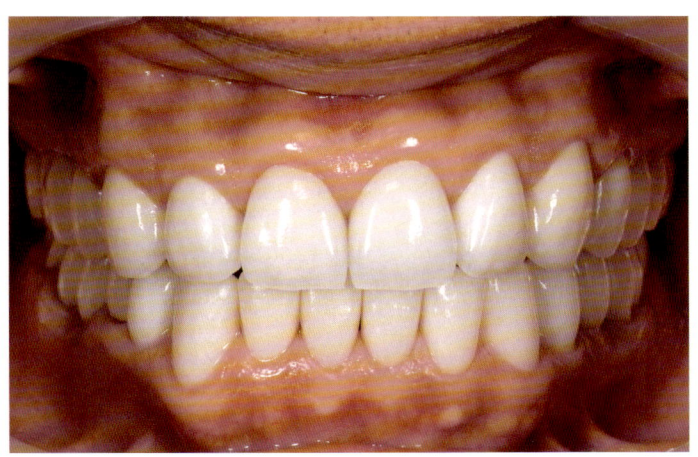

3-1b 29本のオールセラミック修復。多数歯ゆえに、ある程度の自由度が得られている。問題は、多数歯ゆえの治療自体の困難さにある。

審美修復治療に影響を与える主な要因として、**表 3-1**にあげる4点があげられる。

[表 3-1 審美修復治療の難易度に関連する主因子]

歯の位置	Tooth Position
歯周組織の状態	Hard & Soft Tissue
欠損の有無	Edentulous
修復歯数	Restorative Number

Chapter 3　審美修復治療の分類

　歯のポジションは、審美修復治療の成否にもっとも影響を与えるため、適正にコントロールされている必要がある。骨と軟組織の状態が整っていない場合、大きな審美的影響を及ぼすことになる。欠損がある場合には、（抜歯窩は経時的変化があるため）さまざまな処置を行って欠損部の硬・軟組織を自然に整えなくてはならない。また、前述のように単純に単冠修復と多数歯修復は比較できないが、多くの歯を修復することには診療的な煩雑さがある。

　これらのさまざまな要素を総合した上でないと、審美修復治療において、何がより困難な治療となるかという結論を簡単に出すことはできない。

・インプラント補綴の場合

　以上はインプラント修復においてもほぼ同様である。天然歯の位置がインプラントポジションに置き換わるだけで、難易度を作用する要素は同じである。

　図3-2aの場合、ミリポイントで完璧に位置をあわせなくてはいけないし、前後的な位置に関しても、埋入深度についても慎重な設定が必要となる。一方、図3-2bの症例は、8本のインプラント、サブストラクチャー（中間構造体）、12本のクラウンをセメンテーションしている。この場合は、中間構造体の存在によりインプラントポジションにある程度の自由度を与えることができる。

[図3-2　単冠修復と多数歯修復：インプラント補綴の場合]

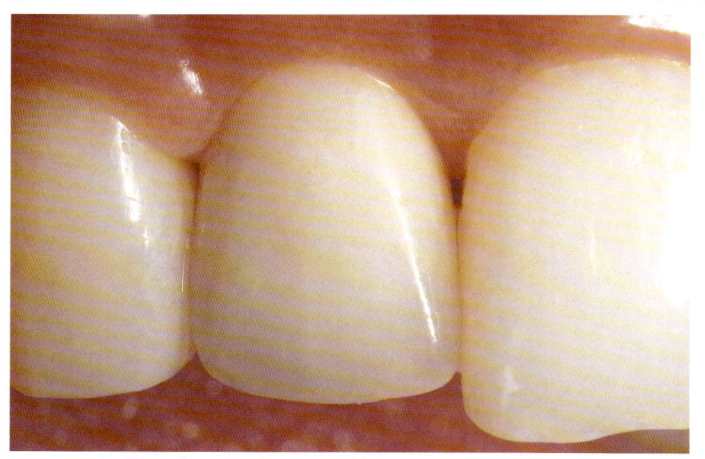

3-2a　2|の単独歯インプラント補綴では、やはりすべてに制限される。

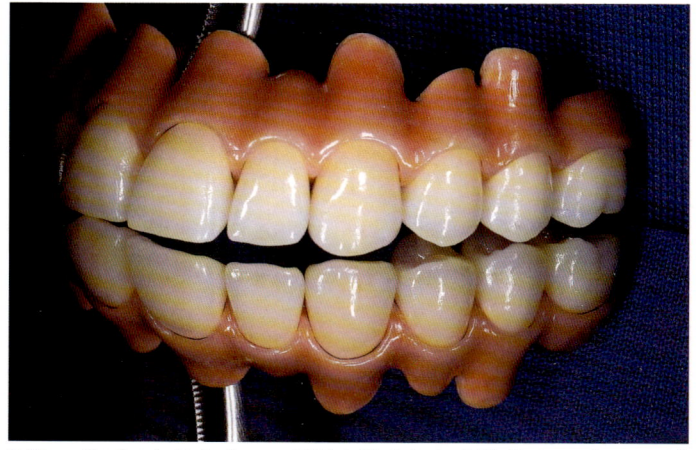

3-2b　サブストラクチャーが組み込まれた多数歯インプラント補綴。ある程度審美修復上の自由度がある。

　このように、審美修復にはさまざまな条件が関与する。次々と新しい材料が市場に登場し、患者の審美に対する要求もレベルを上げるなか、筆者は審美修復治療上の分類（臨床的な難易度）を明確にすることの必要性を感じていた。

② Kay の分類

[表 3-2　Kay's Classification of Altered Dental Esthetics[1]]

Class I	改善の必要があまりない審美修復治療 Intact Esthetic Framework	
Class II	多少の改善を必要とする審美修復治療 Minor Alteration in Esthetic Framework	
Class III	大幅な改善を必要とする審美修復治療 Significant Alteration in Esthetic Framework	
Class IV	顎顔面の改善を必要とする審美修復治療 Orthogenetic Deformities	

　2002年、そんなときに目にしたPRD誌にKayが発表した分類は、まさに求めていたものであった。Kayは、これにより初めて審美修復治療をパターン化し、分類した[1]（表3-2）。

　この分類においてKayが提唱していることを要約すると、患者の状態がClass II～IVである場合は、Class Iの状態となってから審美修復処置を行わなくてはいけないということである。すなわち、審美修復治療開始以前に各症例が抱えるそれらの問題点を解決しなければ、審美修復治療の最高到達点には達し得ないということを示している。

3 Yamazakiの分類Ⅰ・Ⅱ

まだ漠然と感じられたこのKayの分類を基に、より厳密・明確に発展させたものが2005年、QZ誌に発表した山﨑の分類である[2]。筆者は、Kayの分類を下敷きにして、より明確な治療のガイドラインを得るために、治療を詳細にパターン化した。あわせて、修復の方法と材料を分類し、修復治療計画をいっそう明確にさせる基準を作成した。

筆者はまず、どんな治療を必要としている患者であるかで分類した（**表3-3**）。治療は詳細にパターン化し、五つにわけた。この「TypeⅠ〜Ⅲ」は、それぞれKayの分類ClassⅠ〜Ⅲに対応している。

[**表3-3** Yamazaki's ClassificationⅠ（患者の分類）]

TypeⅠ	補綴治療のみの患者 Restorative Patient
TypeⅡ	歯周／矯正治療を必要とする患者 Orthodontics/Periodontics- Restorative Patient
	ⅰ）矯正-補綴修復患者 Orthodontics- Restorative Patient
	ⅱ）歯周-補綴修復患者 Periodontics- Restorative Patient
TypeⅢ	複雑な咬合再構成を必要とする患者 Complex Restorative Patient
	ⅰ）インプラント-補綴修復患者 Implant- Restorative Patient
	ⅱ）複合修復患者 Periodontics- Orthodontics- Implant- Complex Restorative Patient

この分類は審美修復治療にあたって必要な前処理の有無とその分野を明確にするものである。

TypeⅠは、通常の補綴治療のみで、特別な他の分野の処置を必要としない患者である。TypeⅡ・Ⅲは補綴治療に先んじた他の分野の前処置を必要とする症例で、TypeⅡは、矯正治療または歯周治療が必要な患者、TypeⅢは、インプラント治療が必要な患者である。矯正治療をインプラントに併用すべき患者もここに含む。

ベースとしたKayの分類ではClassⅣまで設定されていたが、本分類ではTypeⅣを設けることはせず、大掛かりな外科手術を含んだ症例は除外することとした。

次に、治療方法および、修復の方法と材料を分類した（表3-4）。この基本概念はMI──最小の生体への侵襲で最大の審美・生物学的効果をあげることにある。

[表3-4　Yamazaki's Classification II（修復方法・材料の分類）]

Class I		コンポジットレジン修復 Adhesive Composite Resin
Class II		セラミックスによる修復 Ceramics
	division I	パーシャルベニア Partial Veneers
		ⅰ）ポーセレンインレー＆オンレー 　　Porcelain Inlays & Onlays
		ⅱ）ポーセレンラミネートベニア 　　Porcelain Laminate Veneers
	division II	フルベニア Full Veneers
		ⅰ）オールセラミックス 　　All Ceramics
		ⅱ）メタルセラミックス 　　Metal Ceramics

　Class I は日常臨床に頻繁に使用されるコンポジットレジンによる修復、Class II はセラミックスによる修復とした。Class II は程度によって二つに分け、division I は部分被覆冠、division II は360°削合され装着される全部被覆冠とした。さらにそれぞれ形態もしくは材料別に分類した。

　この分類は非常に臨床的に有用で、症例の難易度がどの程度であるかを理解しやすくなると同時に、どの分野の治療が必要かが明確になる。
　これらの分類に沿って、系統立てて理解することにより、審美修復治療のための鑑別診断を行い、治療目標を明確にすることができるはずである。また、以上の分類を呈示することにより、その症例の特徴、そして審美修復治療の最高の結果を得るために必要となる前処置としての治療が明確になる。

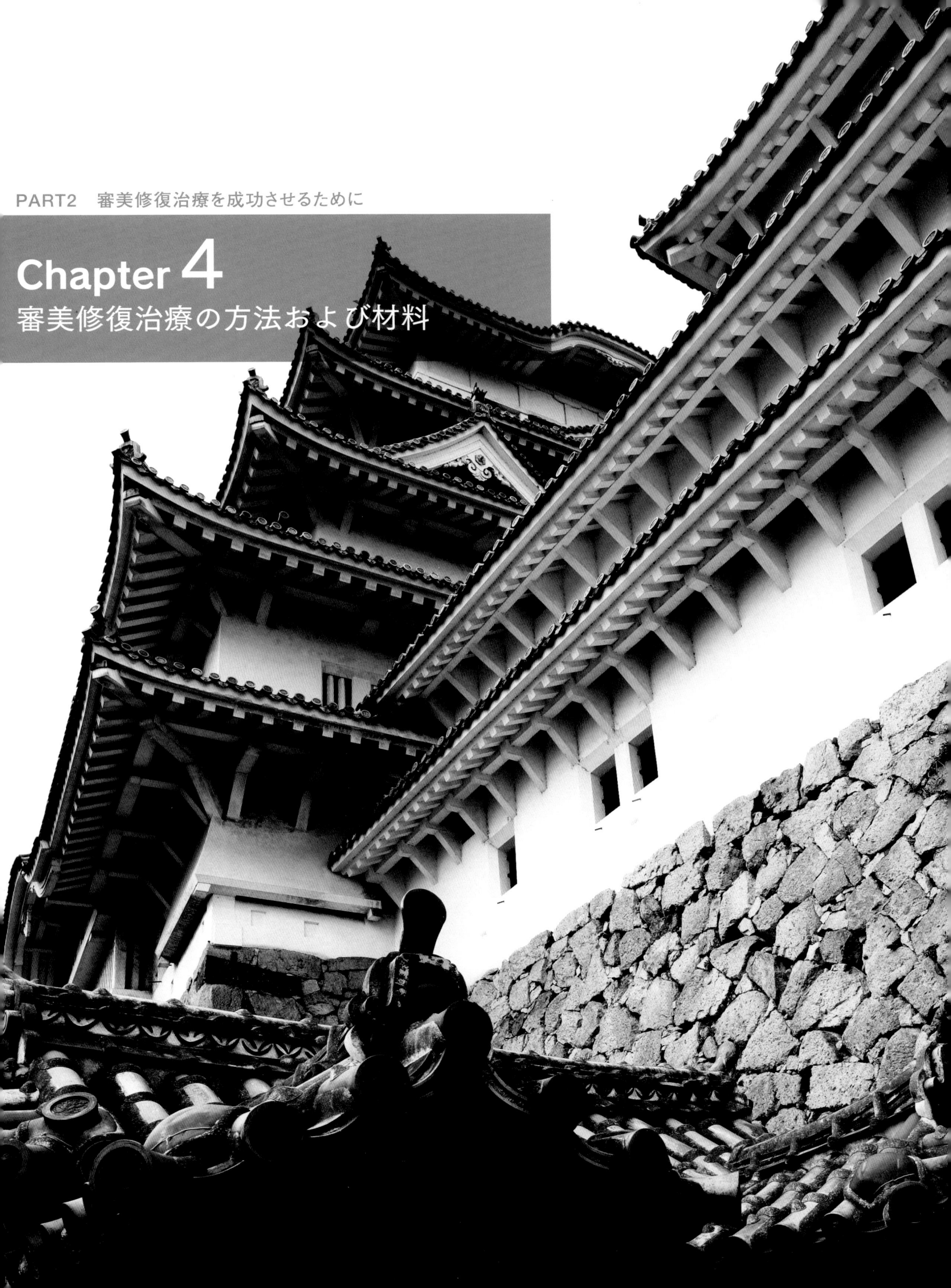

PART2 審美修復治療を成功させるために

Chapter 4
審美修復治療の方法および材料

Himeji Castle, Hyogo   Photo ©Tomo.Yun   http://www.yunphoto.net

審美修復治療の方法および材料　Chapter 4

修復方法・材料の選択

■ Minimal Intervention に基づくマテリアル＆システムの選択

　従来6前歯の審美的修復を行う場合、ほとんどが同一の支台歯形成を行い、同一のマテリアルを用いて補綴物を製作してきた。この方法では、マテリアルが同じことによる色調の安定などのメリットが得られるものの、生体に対し最小の侵襲で最大の審美的・機能的効果を上げるという MI の概念が定着した現在では、その概念に反した修復治療であると言わざるを得ない。

　例として以下に一つのケースを紹介したい。この場合、すでに削られ、オールセラミックスが装着されていた1については360°形成するしか他に方法はないが、修復を新たに行う歯については、ポーセレンラミネートベニア（PLV）を選択できる。また、3|3 は機能改善およびブリッジとするためにメタルセラミックスを選択した。

　このケースで示されるように、特に6前歯を修復する場合には、生体の侵襲が少なく最大の効果が得られる選択を、審美・機能・構造力学・材料学を考慮した上で1歯1歯について行う必要がある。

　本章では、Chapter 3 で示した「Yamazaki の分類（2）」（表 3-4）に基づき、それぞれの修復方法と材料について解説する。

■ 複合修復デザイン症例

　PLV とオールセラミックス、メタルセラミックスが混在する場合、必ず PLV を先に装着する。PLV は薄いため、オールセラミックスやメタルセラミックスに比べて色調のコントロールが難しい。PLV に色調の基準を合わせるために、PLV 装着後、セメント・色調が安定するのを待ち、他の歯の再シェードテイキングと装着まである程度期間をおくことが重要である。

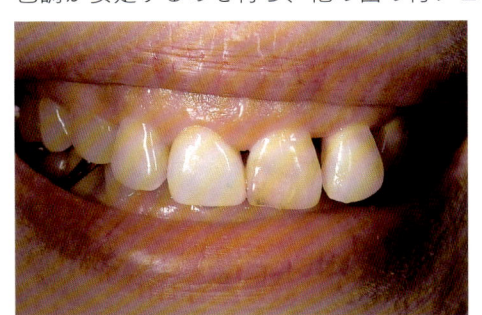

a　初診時。前歯のブラックトライアングルと「前歯が前に出てきた」という主訴で来院。

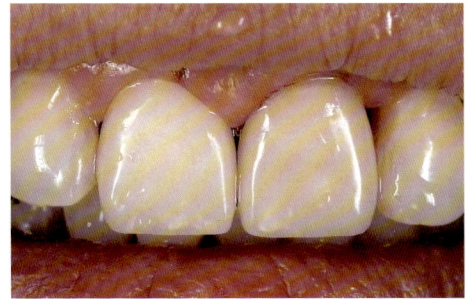

b　通法に従いプロビジョナル・レストレーションを装着。

c　支台歯形成。

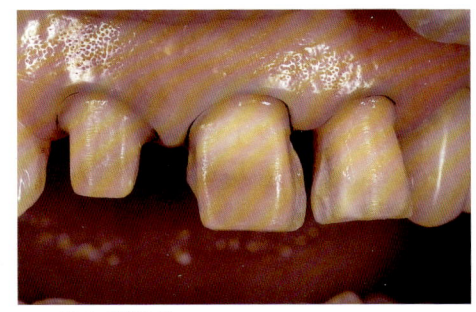

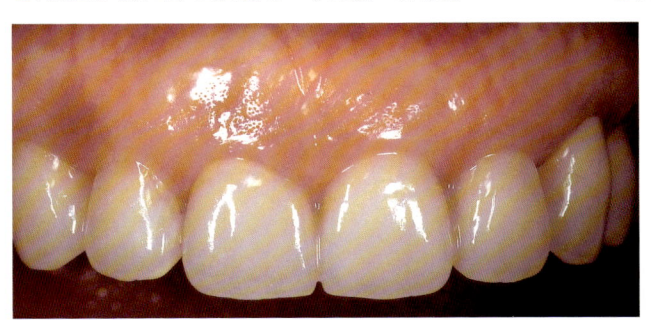

d　術後。3|メタルセラミックス、2|天然歯、1|オールセラミックス、|1 2 PLV、③4⑤メタルセラミックブリッジ。

Chapter 4 審美修復治療の方法および材料

Class I コンポジットレジン修復

修復治療においてもっとも簡便な方法がダイレクトコンポジットレジン修復である。コンポジットレジン修復は、これまでもさまざまな成書で取り上げられている通り、非常にポピュラーで治療の簡便性が高い。1956年に臨床応用されてから50年以上が経過し、その間に製品も進化し続け、すでに破折、脱離、摩耗などの大きな欠点は克服されつつあるという意味で、信頼性も高くなり、広く臨床に取り入れられている(表4-1)。

過去にコンポジットレジン材を用いた審美修復において欠点とされていた点はまず、コンポジットレジンの色調に多様性がなく、色調再現性が低いことであった。特に透明性(translucency)の再現は困難とされていた。しかし、最新のコンポジット材はすでにこれらの問題を解消しており、欠点と呼ぶレベルではなく、かえって審美性をより高めている。

また、脱離しやすいという欠点(debonding；再充填の必要がある)も指摘されてきた。しかしボンディング剤の開発が進んだ現在では、接着のメカニズムが解明され、より強固な接着が得られ、再充填を行うケースに遭遇することはまれとなった。

しかし耐用性(durability；どれくらい長い間持つか)については、まだ完全に解決しているとはいえない。耐用期間については多様な解釈があるが、さまざまなメーカーでの in vivo での研究結果を参照するかぎりは、5年という期間が一つの目安になるというのが個人的見解である。

さらに、再ポリッシュ(研磨)を行ったときに光沢が失われないかどうか(光沢の復元性)も大きな問題となる。現時点でこれは製品による差が大きいと感じている。フィラーの形状により、ある製品についてはかなり復元するが(球状フィラー、ナノフィラー)、別の製品では光沢は戻らないという具合である。

いずれにしろ、これらの欠点を補うためには、術者に相当のテクニックが要求される。特に色調再現については高度な技術を要する(テクニックの詳細はChapter 5以降の各ケースで紹介する)。

表4-1 コンポジットレジン修復の特徴

長所	短所
・簡便 ・必要最小限の形成 ・再治療が容易 ・色調の再現性が高い	・色調(透明性)再現に要する技術力の高さ ・脱離しやすさ ・耐用性

■ コンポジットレジン形成のポイント

コンポジットレジン修復の通法としては、フリーハンドで形成する方法(free hand)と、プリファブのマトリクスを作って圧接する方法(fabricate matrix)の二つがある。両者の特徴を表4-2に示した。

表4-2 各コンポジットレジン修復法の特徴

	Free Hand	Fabricate Matrix
長所	・色調の再現性が高い ・微妙な形態の付与が可能	・形態・機能が確実に再現される ・治療が簡単である
短所	・術者の能力に左右される ・治療時間が長い	・色調の再現性が難しい ・使用範囲が限定される

Class I　コンポジットレジン修復

■ フリーハンド法によるコンポジットレジン修復症例

マイクロスコープによる形成、充填（3層築盛）、ポリッシュを行った。どの部位に充填を行ったかがわからないほど、マージン部の接着は成功している。

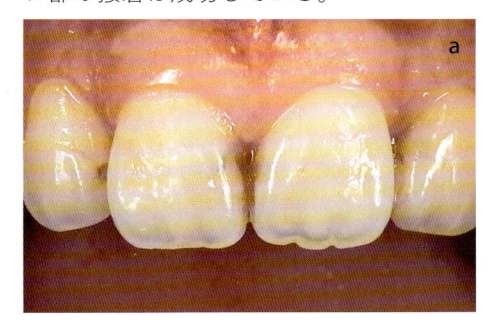

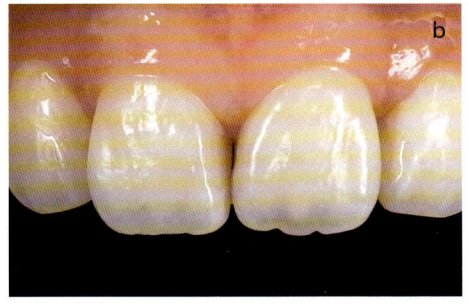

a：術前（矯正治療終了時）。|2 の変色が著しい。また 2 1|1 2 にカリエスが認められる。
b：術後。|2 のインターナルブリーチ後、2 1|1 2 のコンポジットレジン修復を行った。

■ コンポジットレジン修復の基本術式

症例提供：大河雅之先生のご厚意による

1 充填前準備 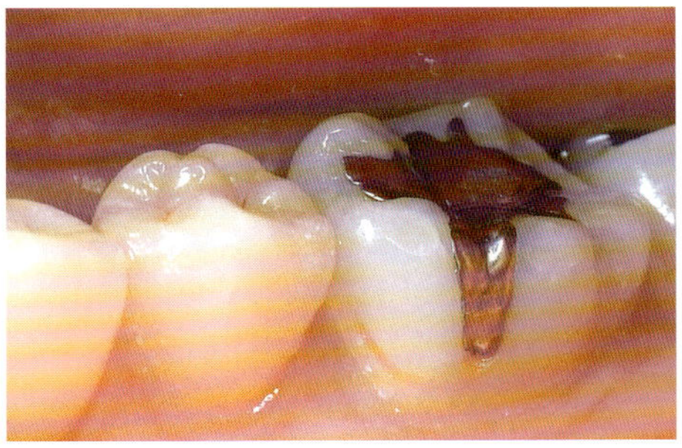
クリーニング、防湿などを行う。

2 窩洞形成 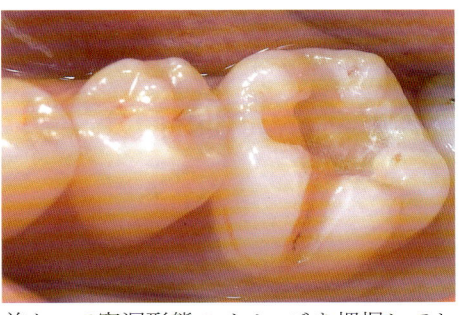
前もって窩洞形態のイメージを把握しておく。MI を考慮し、できるだけエナメル質は保存する。

3 エッチング 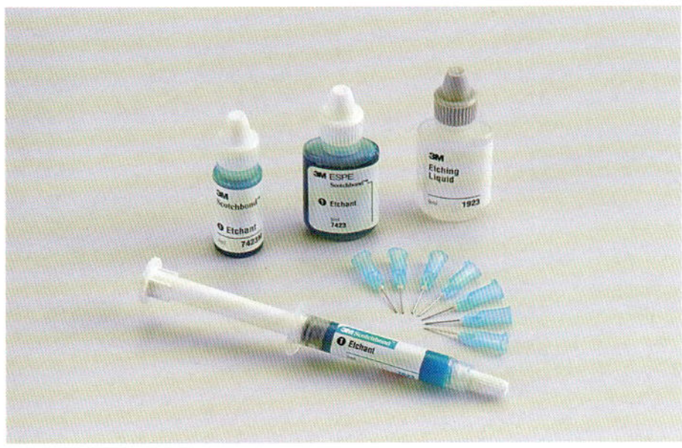
エッチングはエナメル質中心に（3M ESPE エッチャントシステム／3M）。

4 ボンディング 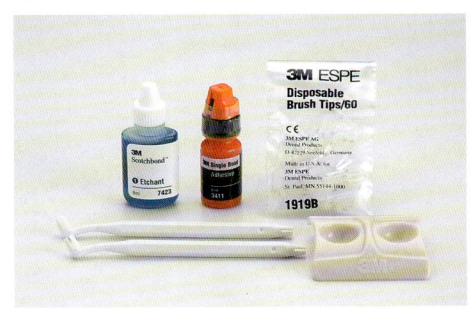
一定の厚みを保持する（アドパー シングルボンド歯科用接着システム／3M）。

5 充填操作（積層充填） 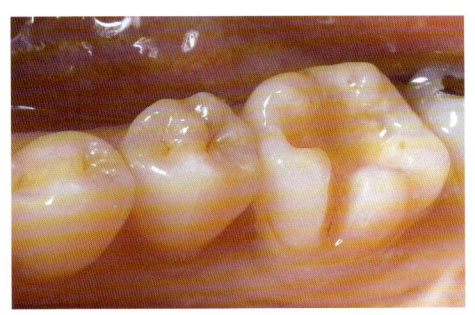
Dentin→Enamel の順で形態付与後、ステイニング（色調修正）を行う。

6 咬合調整 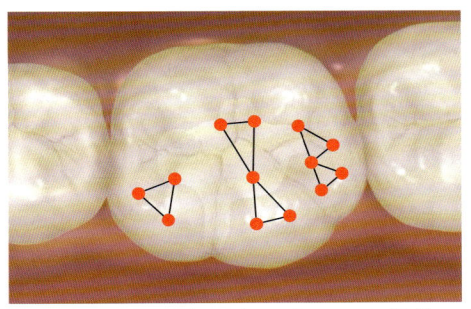
残存歯質との接触分担を行うよう調整する。

7 最終形態修正 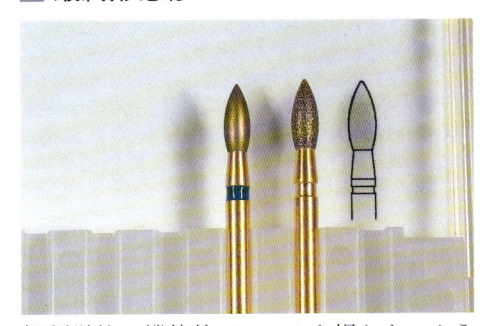
解剖学的、機能的フレームを損なわないよう注意深く修正する（SJCD バーエステティックライン・コンポジット形態修正用 SC1ff、SC1ffff）。

8 研磨 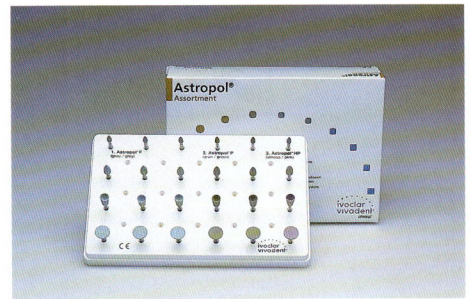
基本的に3種類のシリコーン・ブラシで、軽度の力で研磨する（アストロポリッシャー／Ivoclar Vivadent）。

9 評価 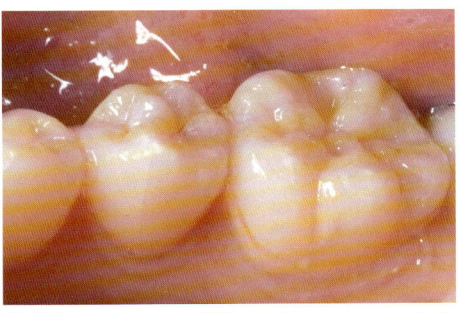
最終的にすべての要件をクリアしているか評価する。

Chapter 4 審美修復治療の方法および材料

ClassⅡ division Ⅰ-ⅰ ポーセレンインレー&オンレー

インレー&オンレー修復において審美性を追求したとき、マテリアルの選択肢となるのはポーセレン、ハイブリッドレジンなどとなる。ここではポーセレンを用いた直接法（光学印象；CEREC 3の場合）、間接法（リフラクトリーダイ）による修復を取り上げる。

ポーセレンを用いたインレー&オンレーには、過去には、破折、マイクロリケージなどさまざまな問題があった。しかしながら現在ではボンディング材やセメントの改良、力学的メカニズムなどの解明が進み、十分に修復治療の一端を担えるレベルになってきた。

部分修復ゆえに残存歯質が保存でき、形態・咬合の付与が容易である一方、短所には技巧的な煩雑さ（マージンの適合）と、形成のルールを順守しなければ破折の危険性があることがあげられる。

[表4-3 ポーセレンインレー&オンレーの特徴]

長所	短所
・容易な形態・咬合付与 ・歯質の保存 ・色調の再現性が高い	・破折 ・マージンの適合

■ ポーセレンインレー&オンレー形成のポイント

ポーセレンインレー形成では、深さ、幅が1.5mm以上あることが求められる。1.5mm以下になると破折のおそれがある（図4-1a）。隣接面に対するスライスカットが隣接面のコンタクトポイントより3mm以上離れてしまっても破折するおそれがある（unsupported porcelain）。また、ボックスを形成する場合は、60°以上開くと物性的に弱くなり、適合性も低くなってしまうため、可及的に60°以内に収める（図4-1b）。ポーセレンオンレーの場合は、さらにクリアランス（スペース）を約2mm確保したほうがよい（図4-2）。

また、窩底の形態も重要である。メタルインレーを装着する場合には、通常は窩底と軸面を直交させるが、ポーセレンインレーの場合、既述したように90°で形成すると鋭角の部分に応力が集中し、セラミックが破折する危険性が高まる。そのため専用のバー（SJCDバー、**Case5-8**参照）を用い、必ず窩底は丸みを持たせて形成するようにする（round off）。

[表4-4 ポーセレンインレー&オンレーの必要条件]

・クリアランス（オンレー）：2mm
・幅と深さ：1.5mm以上
・ボックスの角度：60°以内
・ポーセレンの厚み：隣接面のコンタクトポイントより3mm以内

[図4-1 インレーの必要条件]

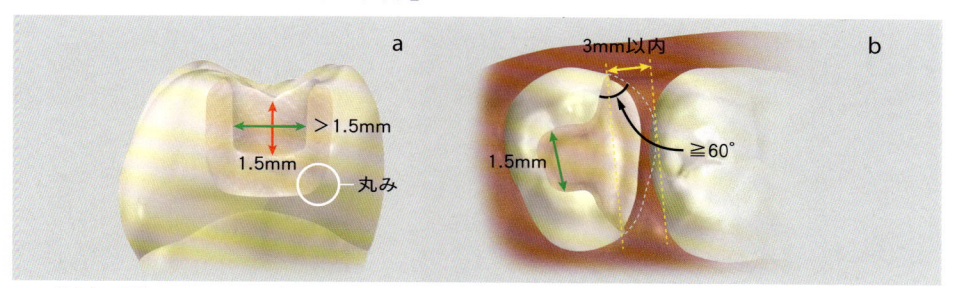

a 破折を避けるため、高さ、深さは1.5mm以上確保する。
b ポーセレンの築盛幅が3mmを超えると支持を失い破折を招く（図4-10参照）。そのため、切断された隣接面から隣接面のコンタクトポイントまでは3mm以内に抑える。また、ボックス形成は60°以内に抑える。

[図4-2 オンレーの必要条件]

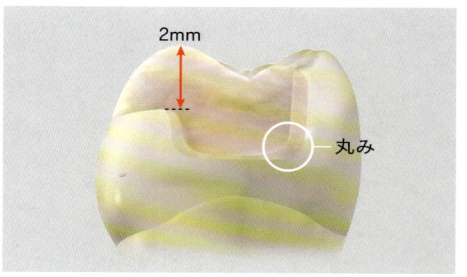

4-2 インレーの条件に加え、クリアランスを2mm確保する。

Class II division I - i　ポーセレンインレー＆オンレー

■ CEREC 3を用いたインレー修復症例

矯正治療後、適合の良いメタルインレーが充填されていたが、審美的な理由からポーセレンインレーでのやり直しを希望された症例。CEREC 3を用いた（CERECについては後述する）。

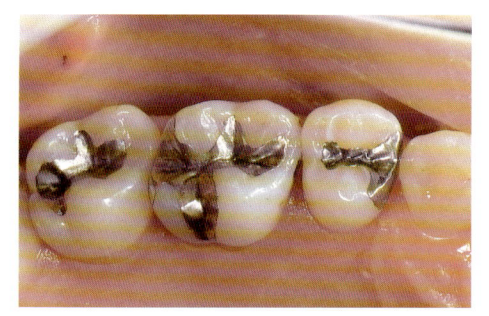

a　術前。

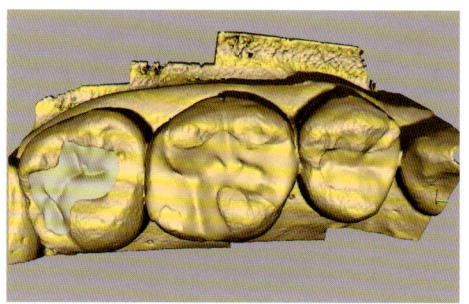

b　形成後、CEREC 3により順次スキャンした 7 インレーのイメージ画像。

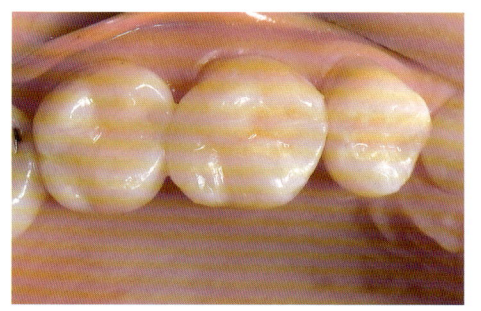

c　術後。正確なマージンの適合と色調の再現が得られた。

■ ポーセレンインレー＆オンレーの基本術式

症例提供：大河雅之先生のご厚意による

1 形成前準備
クリーニング、充填物の除去などを行う。

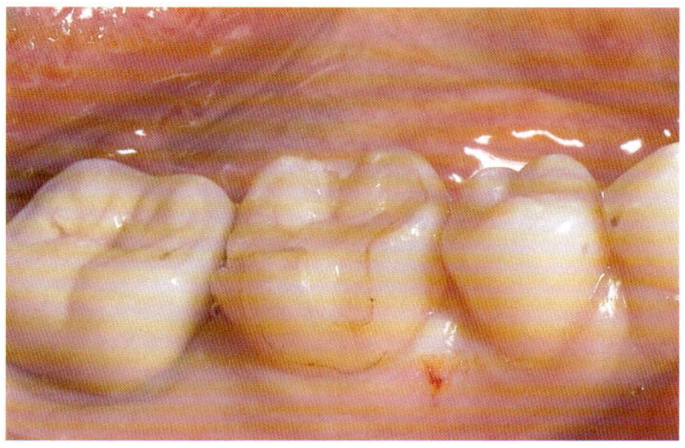

2 窩洞形成
前もって最終形態のイメージを把握しておく。

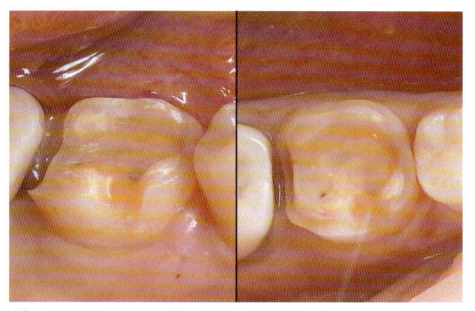

3 印象採得
光学印象（CEREC 3の場合）、または通常の印象を採る。

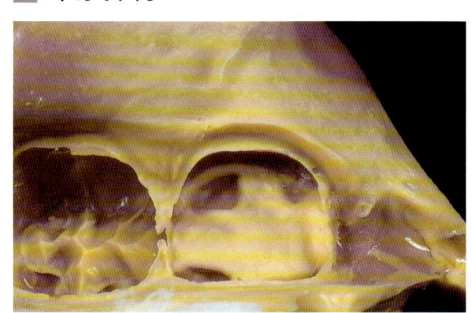

4 咬合採得
中心咬合位でしっかり咬ませる（インプリントバイト／3Mヘルスケア）。

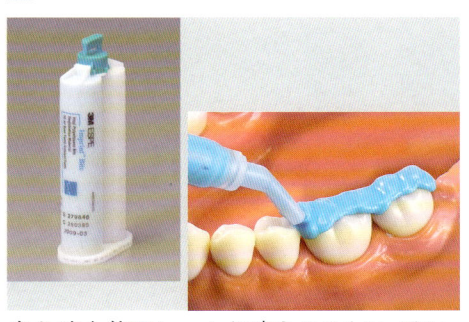

5 プロビジョナル・レストレーション製作
光学印象の場合は不要である（エステファイン／マートリーダー）。

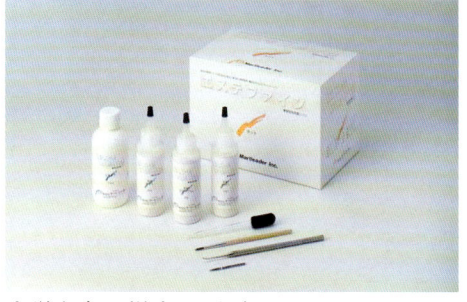

6 模型製作、ポーセレン築盛
チェアサイドで試適を行う。

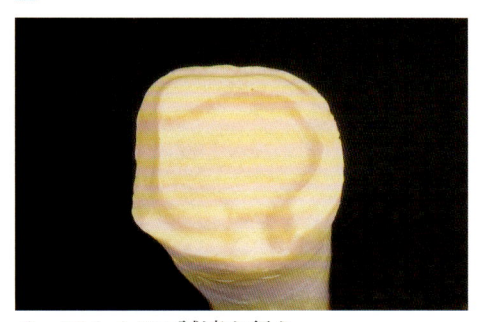

7 エッチング、ボンディング
通法に従い行う。長石系のセラミックを用いた場合は、内面もフッ化水素によりケミカルエッチングを行う。

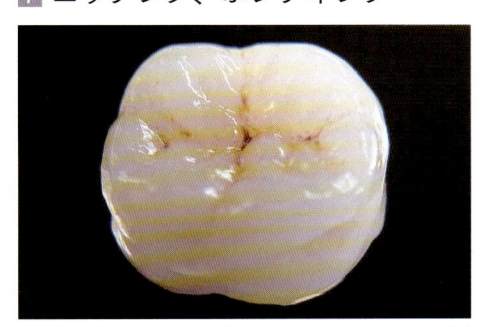

8 セメンテーション
セメント量を十分にしておく。プライマリーキュアで余剰セメントはすべて除去しておく。

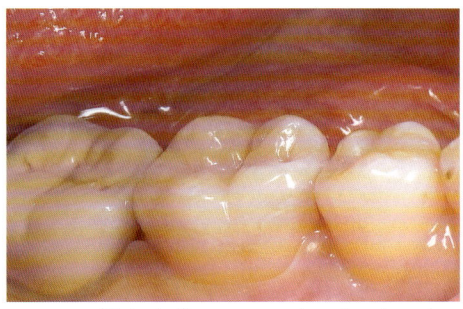

9 咬合・形態修正、評価
咬合をチェックし、必要であれば形態の微調整を行う。

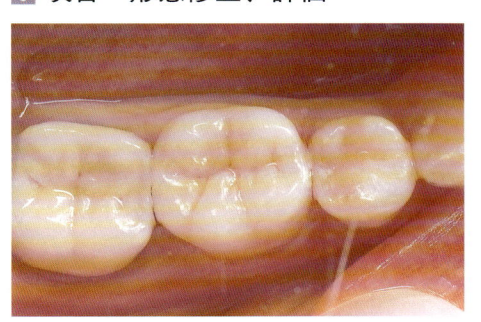

Chapter 4　審美修復治療の方法および材料

ClassⅡ division I - ii ポーセレンラミネートベニア

筆者の臨床経験上、接着および臨床的観点からみれば、エナメル質が50％以上残っていればポーセレンラミネートベニア(以下、PLV)が第一選択肢となりえる。有髄・無髄を問わず、接着においてはエナメル質の存在は非常に有利なためである。また、構造力学的にも、Magneはその著書[1]において、たとえ蝕があってもPLV修復により歯の剛性を回復できると述べている。PLVの適応症は広く、今日では色調改善のみならず、歯冠の形態修正や歯列不正の改善、破折歯などに対する修復処置としても応用されるようになってきている。

PLVの長所は、歯の切削量が少ないことと、より高い審美性が得られやすいことである。360°すべてを形成しないため、患者さんに与える心理的圧迫感が少なく、術者へかかる形成負担も少ない(表4-5)。

[表4-5　ポーセレンラミネートベニアの特徴]

長所	短所
・MI(低侵襲) ・患者の心理的負担が少ない ・形成・印象が容易	・破折、マイクロリケージ ・剥離 ・色調改善が必要(支台歯変色の場合)

ポーセレンラミネートベニア形成のポイント

PLVの形成はコンベックスの形態(凸状)に仕上げることが原則である。歯頚部、歯冠中央部、切端部と三分割して考えることがポイントとなる(図4-3)。各々が平坦にならないように形成していく。その際、エナメル質を最大限保存するため、削り過ぎないように注意する。そのために、デプスカットを用いてオリエンテーショングルーブを設け、あらかじめ形成量を明確化しておく。エナメル質の削除量の目安としては、通常、凸状にすることを意識して、歯頚部はライトシャンファーを設け約0.3〜0.6mm、歯冠中央部では0.5〜0.6mm、切端部では0〜2.5mmとする。よって、できればデプスカットはSV5までにとどめておきたい。しかしながら支台歯の色調によりこの形成量は大きく違ってくる。もしその色調が暗ければ、歯頚部では1.0mm必要であり、歯周縁下にフィニッシュラインを設定しなければならない。

技工作業には、印象をとった模型に薄いホイルを敷いて、そこに直接セラミックを盛るシステム(ホイルテクニック)と、印象採得した模型の印象をさらに採得して耐火模型をつくり、その上にセラミックを盛る方法がある。筆者は適合性の面から、耐火模型(リフラクトリーダイ)を用いる方法を採用している。

[図4-3　削除量の指針[2]]

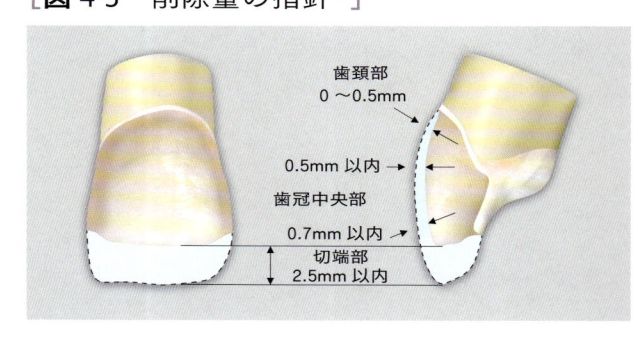

歯頚部　0〜0.5mm
歯冠中央部　0.5mm以内
0.7mm以内
切端部　2.5mm以内

[表4-6　ポーセレンラミネートベニアの必要条件]

・形　　態：コンベックス形態
・全体的な形成量：図4-3参照
・デプスカットの付与：SV5まで
　　　　　　　　　(支台歯が暗い場合を除く)

Class II division I-ii　ポーセレンラミネートベニア

ポーセレンラミネートベニア修復の特徴的な症例

歯の色調と形態、ガミースマイルに不満を持ち来院した患者。歯周外科治療後、PLVを装着し、審美性を改善した。

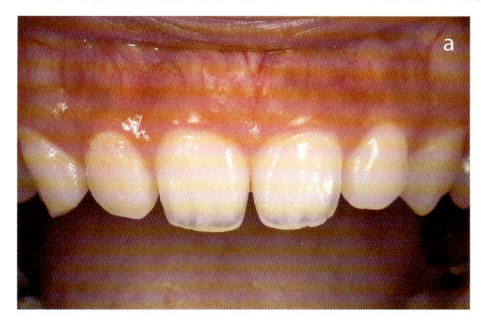

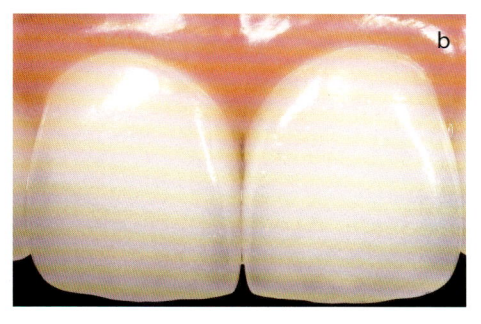

a：術前。
b：術後(下記症例の2年後の状態)。PLVの最大の特徴は、基本的に歯肉縁上あるいはわずかに縁下のために非常に歯周組織の反応が良く、生体親和性に優れる点にある。

ポーセレンラミネートベニア修復の基本術式

1 術後イメージの確認＆前処置

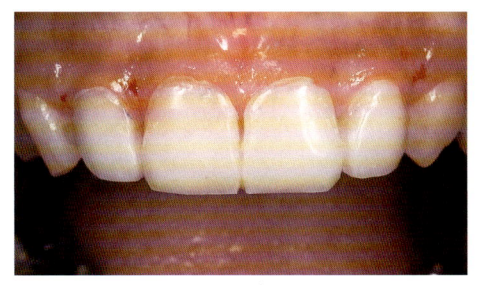

診断用ワックスアップ後、それをもとにモックアップガイドステントをあらかじめ作製し、最終的な歯の形態を決める。必要に応じ歯周整形などの前処置を行う。

2 切縁部の形成

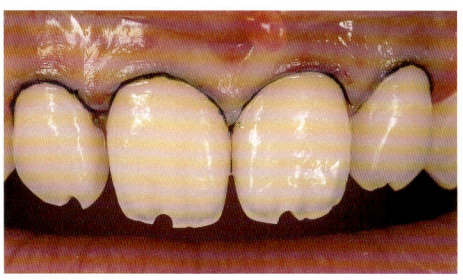

支台歯の色調の明暗によって、支台歯形成のそれぞれの症例に合った削除量を決定する。

3 唇面の形成

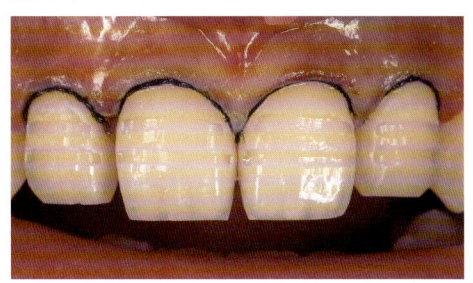

唇面に0.3〜0.6mmのデプスカットを入れる。デプスカットを与えた後、切端をフラットにする。

4 フレアーの形成

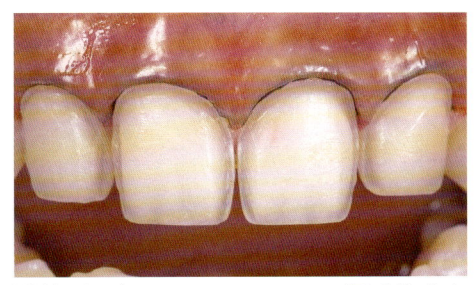

隣接面の各コンタクトエリアの唇舌的中央までフレアーをつけ、最終的な形成を行う。すべての形成部分はスムーズで鋭角がなく、全体は凸面形状とする。

5 印象採得

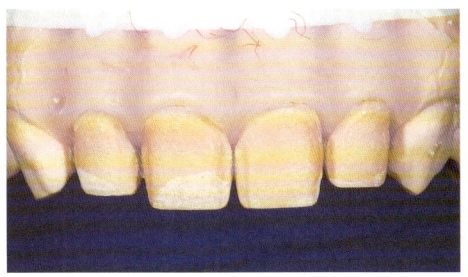

印象採得し、石膏注入後に本模型から耐火模型を製作する。

6 プロビジョナル・レストレーション

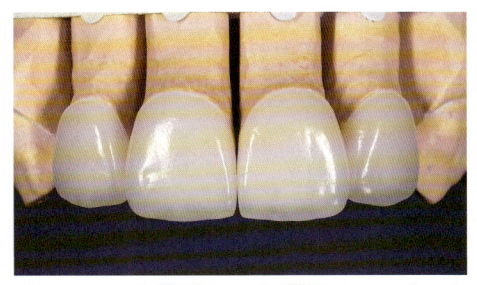

ポーセレンを築盛し、本模型でマージンを修正→スチーマーをかけて内面を清掃→シラン処理。

7 セメンテーション

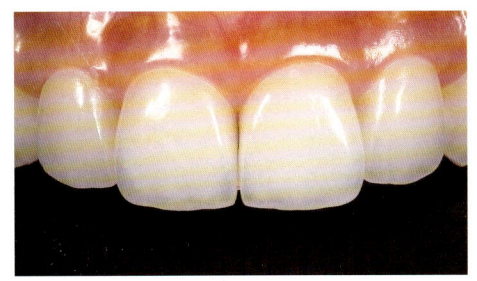

支台歯の研磨を行う。基本的には透明なセメントを用い、マイクロスコープを使用して装着。

8 最終補綴

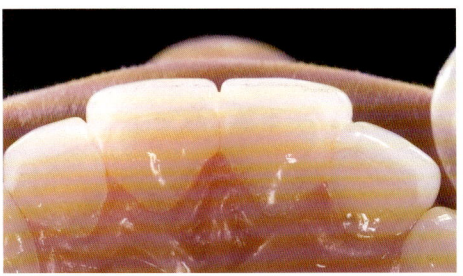

咬合紙を使用し最終的な前方／側方運動のコントロールを行う。

Part 2　分類に基づいた審美修復治療の実際　59

Chapter 4 審美修復治療の方法および材料

ClassⅡ divisionⅡ-ⅰ オールセラミックス

現在オールセラミックスには多種多様な商品が揃う。これまでに筆者はさまざまな材料・システムを試用してきたが、本稿では、現在筆者が使用している国内における代表的なシステム(Empress および e.max、GN-Ⅰ および Aadva、CEREC 3、Procera、Lava、KATANA)を取り上げる。

1. 酸化セラミックスの登場によるオールセラミックスの発展

セラミックスは修復材料として1世紀も前から用いられてきていたが、金属を使わないことにより優れた光透過性を実現し、審美性に優れる一方、常に強度に問題を抱えていた。現在までに非常に多くのオールセラミックシステムが発売されたが、市場に受け入れられ、現在も存在しているものはさほど多くはない。

そんな中、約7〜8年前(※日本の薬事認可取得時)に導入されたのが、CAD/CAM により高強度のコーピング製作を可能にした酸化アルミナ製の Procera AllCeram(現 Procera Crown Alumina)であった。さらに現在では酸化ジルコニウム(ジルコニア)も普及し始めた(表 4-8,9、図 4-4)。酸化アルミナよりもはるかに高い強度を誇るジルコニアの登場により、最大の欠点であった強度不足は完全に解決されたと言える(図 4-5)。ただし、いまだ問題点のいくつかは厳然として残っている。

適応としては前歯部・臼歯部単冠修復をはじめ、ブリッジも条件を満たせば可能である。また、ジルコニアではフルマウスブリッジが可能なシステムも出現している。インレー&オンレー修復についてはポーセレンインレー&オンレーの項を、システムごとの適応は各々の項を参照されたい。

[表 4-7　オールセラミックスの特徴]

長所	短所
・高い審美性 ・生体親和性 ・製品によっては高い強度	・強度(シリカベースアルミナの一部) ・マージンの適合性 ・経済性 ・求められる技術精度の高さ

[表 4-8　主成分によるオールセラミック商品の分類]

主成分の違いによる分類		商品名
シリカベースセラミックス	長石系陶材(Feldspathic porcelain)	各陶材メーカーの前装用陶材
	①リューサイト強化型セラミックス(Leucite-reinforced feldspathic porcelain)	Empress(Ivoclar Vivadent／白水貿易)
	②二ケイ酸リチウム含有セラミックス(Litium-disilicate glass-ceramics)	EmpressⅡ(Ivoclar Vivadent／白水貿易)
酸化セラミックス	③酸化アルミニウムセラミックス(酸化アルミナ)(Aluminum-oxide ceramics)	In-Ceram Alumina／Spinell／Zirconia(VITA／ジーシー)、Procera Crown Alumina(Nobel Biocare)
	④酸化ジルコニウムセラミックス(Zirconium-dioxide ceramics)	ジルコニア*[完全焼結型・部分焼結型](LAVA、GM-1000 など各社 CAD/CAM 販売メーカー)

ここからフレーム材料　機械的強度　低→高

ブロック、フレーム材料としてのオールセラミック商品は主成分で大きく4分割できる。

*通常、材料としてのジルコニアには商品名はなく、各社 CAD/CAM 販売メーカーのシステムの名前で呼ばれることが多い。

(小峰[3]より引用改変)

[図 4-4　歯科用セラミックス一覧[4]]

```
                          歯科用セラミックス
                         ┌───────┴───────┐
            シリカセラミックス              酸化セラミックス
           (silicate ceramics)            (oxide ceramics)
```

シリカセラミックス (silicate ceramics)

- 長石系陶材 (feldspathic ceramic)
  - 切削加工方式 (grinding)
    - Sirona CEREC Blocs
    - Sirona CEREC Blocs (Polychromatic)
    - VITABLOCS Mark II
    - VITABLOCS TriLuxe
  - 加圧成形方式 (pressing)
    - VITA PM
- ガラスセラミックス (glass ceramic)
  - 切削加工方式 (grinding)
    - DC Cream
    - DC Cristall
    - KaVo Everest G-Blank
    - ProCAD
  - 加圧成形方式 (pressing)
    - Empress 1
    - HeraCeramPress
- 二ケイ酸リチウム (lithium-disilicate)
  - 切削加工方式 (grinding)
    - IPS e.max CAD
  - 加圧成形方式 (pressing)
    - Empress 2
    - IPS e.max Press
    - IPS e.max ZirPress

酸化セラミックス (oxide ceramics)

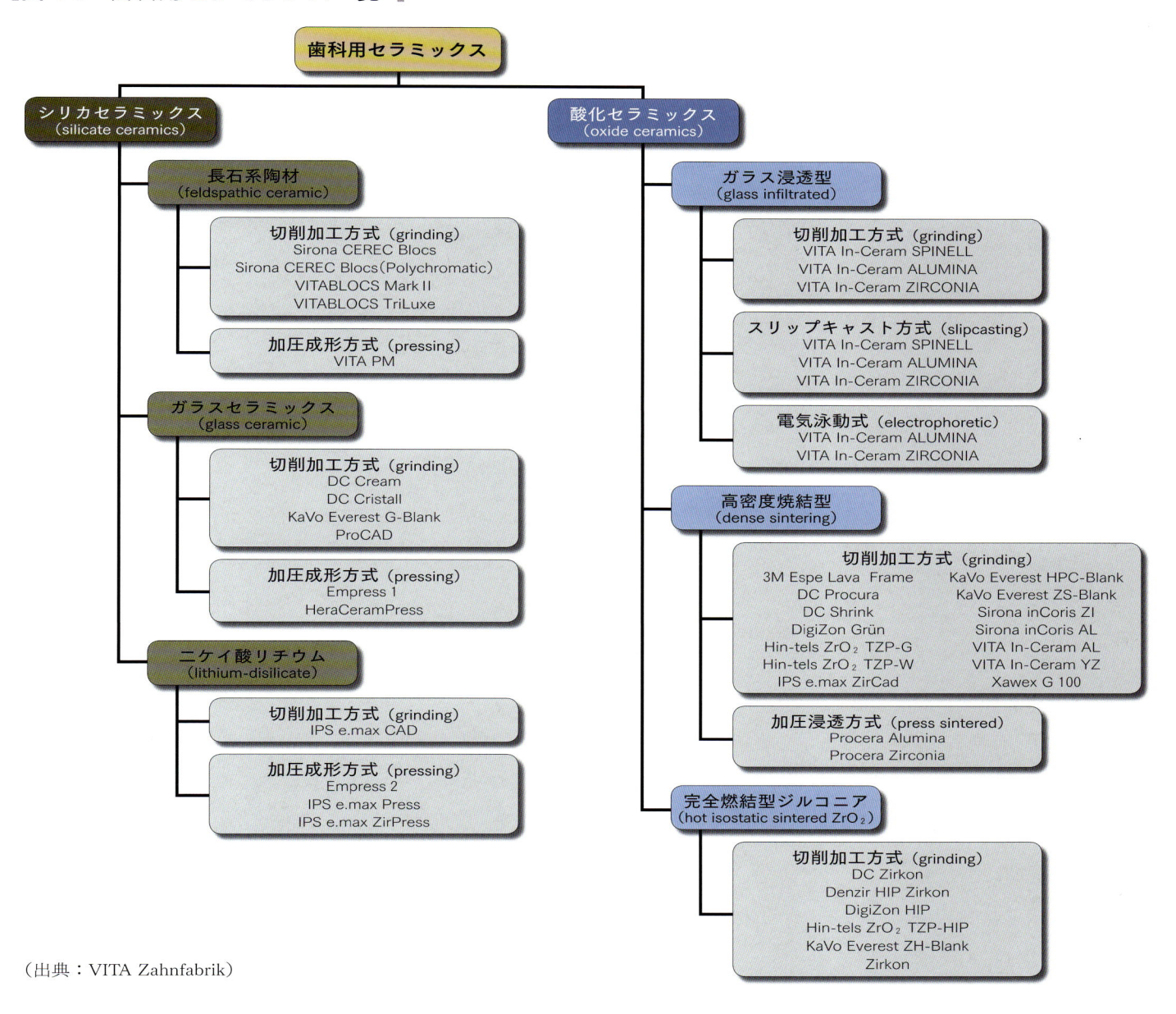

- ガラス浸透型 (glass infiltrated)
  - 切削加工方式 (grinding)
    - VITA In-Ceram SPINELL
    - VITA In-Ceram ALUMINA
    - VITA In-Ceram ZIRCONIA
  - スリップキャスト方式 (slipcasting)
    - VITA In-Ceram SPINELL
    - VITA In-Ceram ALUMINA
    - VITA In-Ceram ZIRCONIA
  - 電気泳動式 (electrophoretic)
    - VITA In-Ceram ALUMINA
    - VITA In-Ceram ZIRCONIA
- 高密度焼結型 (dense sintering)
  - 切削加工方式 (grinding)
    - 3M Espe Lava Frame
    - DC Procura
    - DC Shrink
    - DigiZon Grün
    - Hin-tels ZrO$_2$ TZP-G
    - Hin-tels ZrO$_2$ TZP-W
    - IPS e.max ZirCad
    - KaVo Everest HPC-Blank
    - KaVo Everest ZS-Blank
    - Sirona inCoris ZI
    - Sirona inCoris AL
    - VITA In-Ceram AL
    - VITA In-Ceram YZ
    - Xawex G 100
  - 加圧浸透方式 (press sintered)
    - Procera Alumina
    - Procera Zirconia
- 完全燃結型ジルコニア (hot isostatic sintered ZrO$_2$)
  - 切削加工方式 (grinding)
    - DC Zirkon
    - Denzir HIP Zirkon
    - DigiZon HIP
    - Hin-tels ZrO$_2$ TZP-HIP
    - KaVo Everest ZH-Blank
    - Zirkon

（出典：VITA Zahnfabrik）

[表 4-9　マテリアルの特性による分類[4]]

シリカセラミックス
　曲げ強度：約100～450Mpa、亀裂強度：最大 2 Mpa m$^{1/2}$
- ガラスセラミックス
- 長石系陶材
- 二ケイ酸リチウム

酸化セラミックス
　曲げ強度：約300～600Mpa、亀裂強度：最大 4 Mpa m$^{1/2}$
- a）焼結反応型セラミック（reaction sintered ceramic）
  - Everest-HPC（Zircon）
- b）ガラス浸透酸化セラミック
  - In-Ceram Spinell
  - In-Ceram Alumina
  - In-Ceram Zirconia
- c）多結晶酸化セラミック（glass-free）
  　曲げ強度：約600～1,300Mpa
  　亀裂強度：2～7 Mpa m$^{1/2}$
  - アルミナ（In-Ceram AL、Procera Alumina）
  - ジルコニア（部分焼結型・加圧成形型）

Chapter 4　審美修復治療の方法および材料

[図 4-5　ジルコニアの強度：各種コーピング用セラミックスによる3ユニットブリッジの疲労実験結果(MPa)[5]]

	商品名	初期状態	5年後
二ケイ酸リチウム含有セラミックス	Empress II	289	82
酸化アルミナ	CEREC(Mark II)	88	32
酸化アルミナ	In-Ceram Alumina	666	125
酸化ジルコニウム	Lava	1345	615*

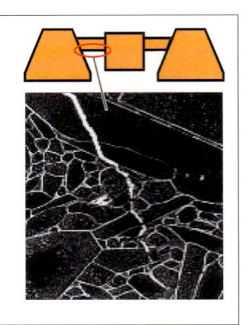

*3M ESPEによるデータ

4-5　研究施設において、ヒトの咀嚼力相応の力(615MPa)を5年間分かけ、各種セラミックスによる3ユニットブリッジのフレームの疲労度を調べた。
　5年後、Lavaではブリッジでもっとも脆弱となるジョイント部において、2％のマイクロクラックが起きた(写真)。しかし実際にはこの上に築盛したセラミックスにカバーされるため、強度はさらに増すと考えられ、筆者としては十分満足できる値である(基本的に、強度500Mpa以上であればブリッジ適応と考える)。

[表 4-10　ジルコニアの焼成法]

- セミシンター　　　半焼成して削る方法(Proceraなど)
- グリーンステージ　柔らかいものを削りだす方法(ナノジルコニア)
- シンター　　　　　完全焼成後、削り出す方法

半焼成でも十分な強度が得られること、また製法上無理がなく、適合が良好であることから、筆者はセミシンターを推奨する。

2．酸化ジルコニウムの特徴

　今世紀後半にかけては、金属にジルコニアがとってかわる時代になるだろう。本書で取り上げるシステムのうち、ジルコニアを扱えるCAD/CAMシステムはe.max、CEREC 3、Procera、Lava、Aadva、KATANAである。ジルコニアに対応したシステムには、他にEverest、Cerconなどがあり、それぞれに適応症や焼成法(表4-10)が異なる。

　現状では、ジルコニアに関する研究はまだ期間が短く、症例数も少ないものの、ブリッジの成功率は100％と報告されている。筆者も、ジルコニアではフレーム自体が割れることはないと予想している。その一方、約15％の症例で、コーピング上に築盛したベニアリングポーセレンにチップが生じている[3]。これには、コーピング上の陶材は2mm以内で均一に築盛されなくてはいけない(unsupported porcelain；図4-10参照)が、現時点において、スキャン時に自動的にフレームワークのカットバックのデザインを設定できるシステムはCEREC 3とKATANAのみであることが関係しているかもしれない(国内では2008年4月中にProcera、Lava等も対応可能になる予定)。

　また、かつてはマージンの適合性に懸念がもたれていたが、現在では各社とも25μm前後まで向上し、十分に満足できるものとなっている(図4-6)。しかし、ポンティック両側においては、臨床的に適合が甘くなる傾向を感じている。

　ジルコニアのパウダーに関しては低温劣化が懸念されていたが、現在では既に温度80℃、湿度85％の条件で2,000時間経過時にようやくわずかに劣化が確認されるレベルにまで到達しており[6]、実際にはここまで厳しい環境下となることはあり得ないため、臨床上問題はまったくないと考える。

　今後は、より長期的なリサーチや、ジルコニアのフレームとフレーム上に築盛する陶材のマテリアルとの相性(接着に関しては現在のところメタルセラミックスとほぼ同等と言われている)に関するデータが待たれる。

[図 4-6　ジルコニアのマージンの適合]

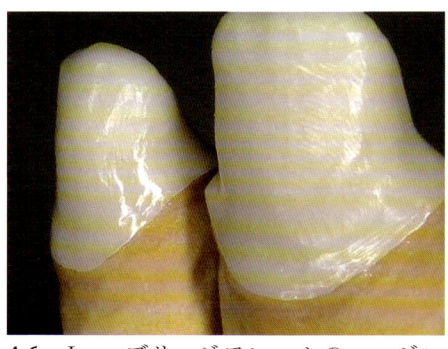

4-6　LavaブリッジフレームのマージンのCAD/CAMによって平均25μmの適合が得られることは驚異的である。歯科技工士による適合がおよそ20μmであることを鑑みると、CAD/CAMによって平均25μmの適合が得られることは驚異的である。

オールセラミック修復における形成のポイント[7]

1. フィニッシュラインの選択

現在、セラミックスにおけるフィニッシュラインのデザインには①ショルダー（90°、135°、round-end）と②シャンファーがある。90°のショルダー形成は、適合精度・強度にもっとも優れるが、フィニッシュラインが階段状のプレパレーション（ladder preparation）になりがちで、形成の難易度が非常に高くなってしまう。特に歯肉のバイオタイプが中間型または thin scalloped の場合には難しい。そのため筆者はメタルセラミック修復ではスロープドショルダーを採用してきたが、オールセラミック修復では陶材の先端が細くなると（ポーセレンマージンを与えた場合には特に）強度的に不安が残るため、この選択肢はない。結論として、オールセラミック修復において筆者が推奨するフィニッシュラインのデザインは、① accentuated chamfer と② round-end shoulder で、いずれもバーのコーナーが90°と鋭角でなく、丸みを帯びたデザインとする（図 4-7）。これらの形成は専用のバーで行う。

[図 4-7 オールセラミック修復におけるフィニッシュライン]

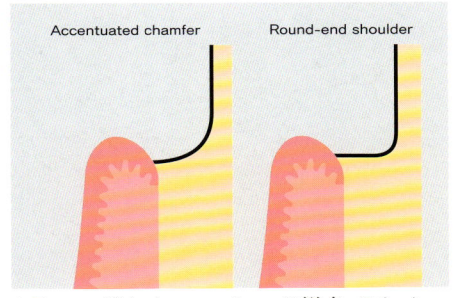

4-7 いずれもコーナーが鋭角でなく、角のないデザインとする。また審美的観点から、位置設定は歯肉溝内とする。

2. 支台歯形成時の必要削除量・形成量

従来、オールセラミックスの補綴物に破折が多く見られた原因の一つには、支台歯の削除量が不足し、コーピングの厚みが薄すぎたこともあると筆者は考える。メタルセラミック修復では、平均0.2〜0.5mm（前歯〜臼歯）前後のコーピングの上に陶材を築盛して1,200Mpa程度の強度が得られる。しかしジルコニアを除くオールセラミックスのコーピング強度はおよそ130〜680Mpaと、メタルセラミックスの半分に満たない。そのため、各メーカー指定のコーピングの厚み（0.4mm〜）は必ず保持しなくてはならない。

また、筆者が従来推奨している、審美修復における理想的な支台歯形成量を図 4-8 に示す。築盛されるポーセレン量を考慮すると、オールセラミック修復における辺縁形態の削除量はメタル同様に0.7〜1.0mm とする。これ以上削除してシャンファーが広がると、コーピングの辺縁も薄くなるため、応力の集中を招き、適合精度も落ちる。accentuated chamfer および round-end shoulder 用形成バーの先端径は約1.5mmなので、削除量は半円を使用するため約0.7mm（＝1.5mm÷2）となる。そのため通常どおり削った後で修正・強調すれば、最終的な削除量は 1 mm 弱となる。

[図 4-8 審美修復に必要とされる支台歯形成量・角度]

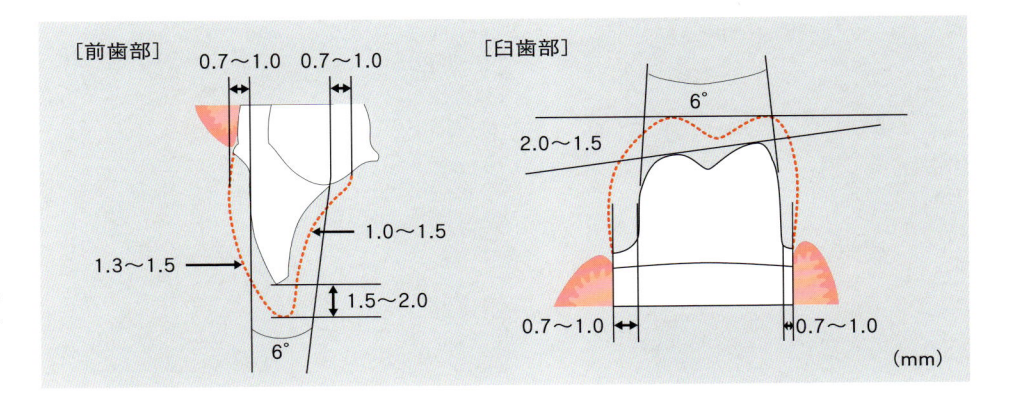

4-8 この値より不足あるいは過度な形成がなされれば、審美性や構造力学的に支障をきたすおそれがある。

Chapter 4　審美修復治療の方法および材料

[表4-11　支台歯形成の主な要点]

- フィニッシュラインに連続性があり、明瞭である(accentuated chamferもしくはround-end shoulder)
- 必要最小限のクリアランス(スペース)を確保する
- すべての軸面、切端に丸みを与える(鋭角がないこと)
- 切端には一定の厚みが必要(各種バーの円周により異なる。プレス系システムは除く)

また、ジルコニアの場合も、形成テーパーは同様に6°前後とし、支台歯長3.5mm以上とする。ただしこれは従来のグラスアイオノマー系セメントによるセメンテーション時に機能を満たす条件であり、より強固であるレジン系セメントを使用した場合は必ずしも当てはまらない。形成量は審美性・機能性(構造力学)を考慮して決定する。

3．CAD/CAMシステムを用いた際の注意点

■ CAM時のミリングバーの太さに注意

CAM時に使用する各種CAD/CAMシステムのミリングバーの太さより、形成された支台歯の切端が細ければ、当然セラミックブロックを意図する形状に削り出すことはできなくなる(図4-9)。そのため支台歯の切端の厚みは、ミリングバーの太さに留意して決定する必要がある(各社のバーの太さをあらかじめ認識しておく)。

■ 削りすぎてしまった時はダブルスキャニングで

仮に支台歯の形成量が多くなってしまい、築盛される陶材の厚みが3mmを超えると、破折を招きやすくなる(unsupported porcelain；図4-10)。このような場合は、必要な形にワックスアップした支台歯を再度スキャニングし、部分的にコーピングの厚みを増やすことで築盛陶材の厚みを均等に調整する(図4-11)。ただし、現時点ではすべてのCAD/CAMシステムがダブルスキャニングに対応しているわけではないので注意する。

[図4-9　支台歯先端＞ミリングバー]

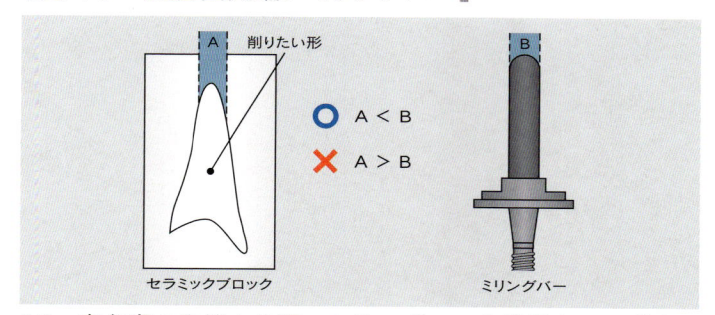

4-9　支台歯の先端より細いミリングバーを使用する。形成された支台歯の切端がCAM時に使用するミリングバーの太さより細い場合、セラミックブロックを意図する形状に削り出せない。

[図4-10　Unsupported Porcelain]

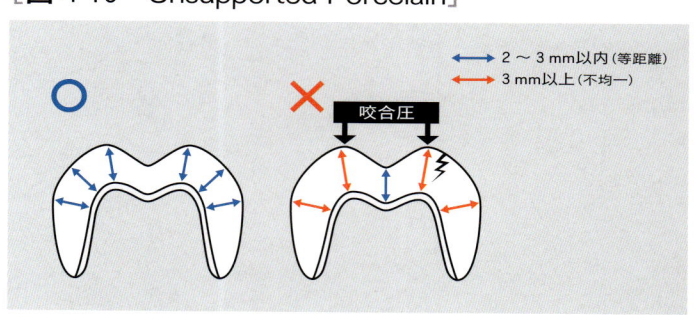

4-10　支台歯形成量が3mm以上の厚みになると、ポーセレンが支持(裏打ち)を失い、クラック・破折を招きやすい。ポーセレンの築盛量は3mm以内とし、等幅となるよう築盛するのが望ましい。

[図4-11　ダブルスキャニングによるリカバリー]

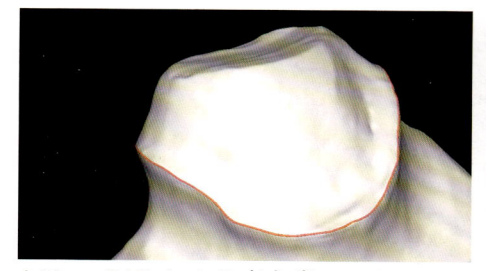

4-11a　CADによる支台歯のスキャニング(インサイドスキャニング)。その後、支台模型に対して削りすぎた分をワックスアップし、ポーセレンの築盛量が3mm以下になるように調節。

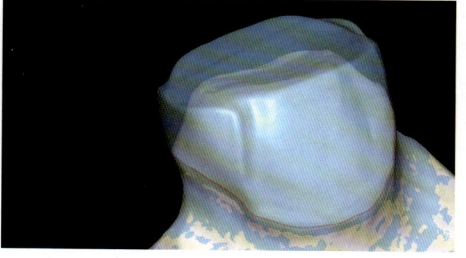

4-11b　理想的となった最終形態をワックスアップし、カットバックした模型を再度スキャニング(アウトサイドスキャニング)。これによるコーピングの厚みの不均一は問題とはならない。

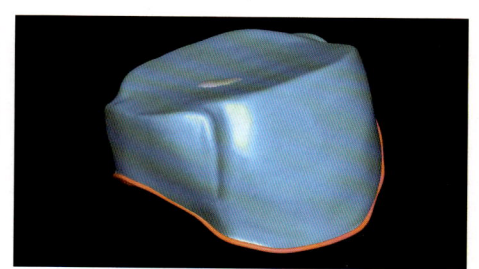

4-11c　完成。

4. ジルコニアのセメント選択

酸化ジルコニアを用いた場合のセメンテーションでは、審美優先とするか、機能優先とするかという患者の希望および適応箇所によって、表4-12に示すようにセメントを使い分ける。前述の支台歯形成量を満たしていれば、グラスアイオノマー系セメントでも臨床的には前歯・臼歯ともに十分維持が得られる。

[表4-12　ジルコニアのセメント選択]
Cementation for Zirconia

	前歯	臼歯
審美優先	レジン系セメント	レジン系セメント
機能優先	グラスアイオノマー系セメント	レジン系セメントまたはグラスアイオノマー系セメント

[図4-12　歯科用測色装置]

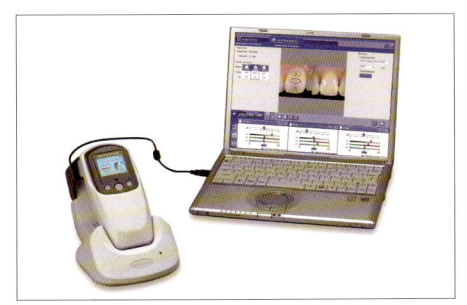

4-12　Crystaleye Spectrophotometer(オリンパス／ペントロン・ジャパン)。撮影画像より正確な色分析を行う。技工所でも製作した補綴物を口腔内と同一環境下で撮影でき、歯と比較することができる。

5. 測色の標準化

オールセラミック修復において、患者の歯の正確な色情報を把握することは歯科技工士にとって非常に重要である。

従来のシェードガイドによるシェードテイキングでは、人の視覚による色照合となるためにラボとのコミュニケーションにおいて正確な色情報の伝達が難しく、患者の歯の色調と補綴物との色調に誤差が生じる場合があった。歯科用測色装置(図4-12)を用いて分析することにより、シェードテイキング環境を統一することができ、ラボサイドとのコミュニケーションが円滑となる。また製作された補綴物とクリスタルアイの各シェードとを比較することにより(特に明度)、その製作補綴物の良否がすばやく判定できる。そのため、当院ではすべての審美症例に使用している。

[図4-13　測色装置を利用したProcera修復]

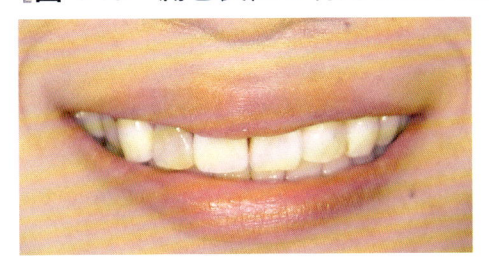

4-13a　術前。両側切歯の色調の不調和が認められる。

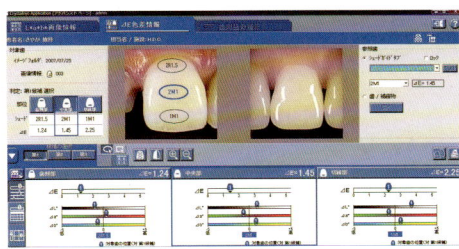

4-13b　クリスタルアイによる隣在歯の色調採得。

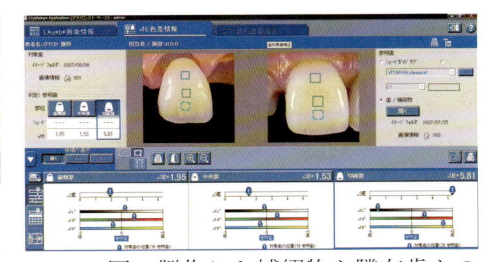

4-13c　同、製作した補綴物と隣在歯との色調の比較。

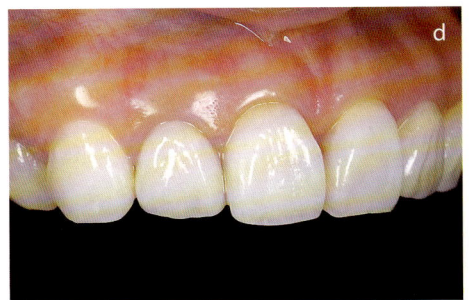

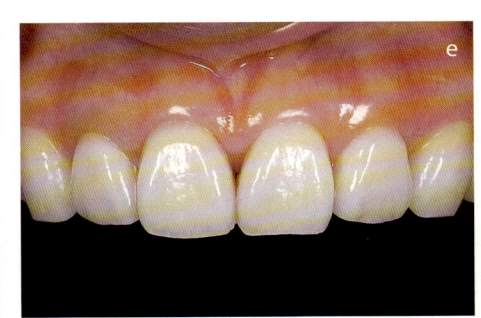

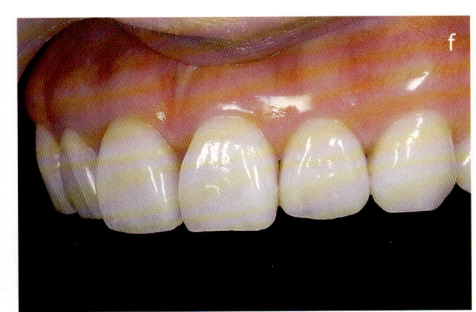

4-13d〜f　術後。隣在歯と調和した色調が見られる。2|2オールセラミッククラウン(Procera)。

Chapter 4　審美修復治療の方法および材料

1　IPS Empress／IPS e.max （Ivoclar Vivadent／白水貿易）

■ 特徴

[図 4-14　EmpressⅡの光の透過性]

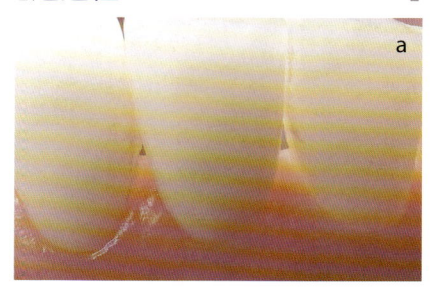

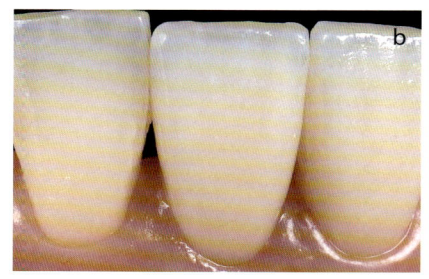

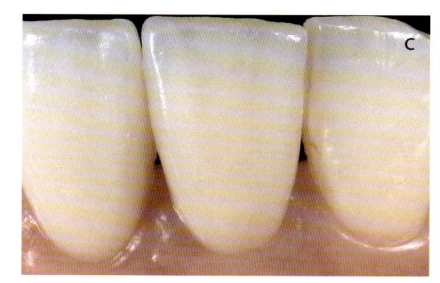

　日本で最大のマーケットシェアをもつオールセラミックシステムである。現時点において国内で認可されているものと世界で流通しているものには少し違いがあるが、ここでは国内で認可されているものを中心に取り上げる。

　Empress および EmpressⅡ（現在はそれぞれ IPS Empress Esthetic、IPS e.max Press に移行）のセラミックマテリアルとしての最大の特徴は、光の透過性（light transmission）が非常に良い点にある。現在流通しているマテリアルの中でも、IPS Empress Esthetic、IPS e.max Press および VITA In-Ceram Spinell はもっとも優れた光透過性を示す。また、リューサイトの結晶自体が天然歯の色質と非常に近接しているため、色調再現にも優れている。図 4-14 でも天然歯と色調が同調しているのがわかるだろう。光透過性に優れていることはすなわち下地の色が反映されることを意味し、そのため無髄歯であれば必ず白色のポスト（ファイバーポストまたはセラミックポスト）が必要となる。

　短所としては、仮着や口腔外での咬合調整が難しく（Procera Crown Alumina／Zirconia では可能）、原則的にセメンテーションした後に咬合調整を行わなくてはならない点があげられる。咬合器上でのクロスマウント（P.153 keypoint 参照）は必須である。また使用セメントにも制限がある（レジンセメント以外は使用不可）。

4-14　2|2 は天然歯、1|1 は EmpressⅡ によるクラウン。後ろから光をあてると、EmpressⅡ の光透過性は天然歯とほぼ同等であることがわかる。

[表 4-13　IPS Empress／IPS e.max の適応一覧]

適応	可		否			
	IPS Empress		IPS e.max			
	Esthetic	CAD	Press	ZirPress	ZirCAD*	CAD
ステイニング法(Fully Anatomic)						
インレー／オンレー	○	○	×	×	×	×
ベニア	○	○	○	○	×	○
前歯部クラウン	○	○	○	×	×	○
臼歯部クラウン	○	○	○	×	×	○
3ユニットブリッジ(前歯部)	×	×	○	×	×	×
3ユニットブリッジ(小臼歯部)	×	×	○	×	×	×
レイヤリング法(Layered)						
ベニア	○	○	○	○	×	○
前歯部クラウン	○	○	○	○	○	○
臼歯部クラウン	×	×	○	○	○	○
3ユニットブリッジ(前歯部)	×	×	○	○	○	×
3ユニットブリッジ(小臼歯部)	×	×	○	○	○	×
3ユニットブリッジ(臼歯部)	×	×	×	○	○	×
4〜6ユニットブリッジ(前歯部)	×	×	×	×	○	×
4〜6ユニットブリッジ(臼歯部)	×	×	×	×	○	×
インレーブリッジ	×	×	×	○	○	×

*国内未承認製品

製造プロセス

IPS Empress Esthetic／IPS e.max Press は CAD/CAM システムのようにフレームワークを切削するのではなく、ホットプレスをかける方法で製造される（加圧成形法）。製造段階でリューサイトの結晶を付与し、焼成を完了したインゴットを専用の電気炉EP5000で920℃（レイヤリング法の場合、後述）または1,075℃（ステイニング法の場合）にて真空吸引下300ニュートンで加圧注入することによって成形する。

色調再現には2通りの方法がある。

■ ステイニング法

ワックスアップして作り上げた最終形態にインゴットを流し、後から色付け（表面ステインのみ）を行う。

■ レイヤリング法

ホットプレスをかけて作り上げたセラミックコアフレームに、従来のメタルセラミック修復のように、ポーセレン（専用ベニア陶材）を築盛してステインを付与する。

ステイニング法はプレスのみで作り上げるため均質な物性が得られるが、どちらがより自然感を再現し、高い審美性を追求できるかという観点から、筆者はレイヤリング法を支持している。

また、現在ではさらに進化したさまざまなシステムが開発され、ジルコニアのフレームに専用プレスマテリアルをプレスして仕上げることができるようになっている他、CAD/CAMによるミリング式でも製作が可能である（表4-14）。この方法により、臨床的に高いレベルの審美性と強度を獲得することができるようになった。

[表4-14　IPS Empressシステムおよび IPS e.maxシステム]

	IPS Empress	IPS e.max
加圧成形法	IPS Empress Esthetic	IPS e.max Press
		IPS e.max ZirPress
CAD/CAM（切削加工法）	IPS Empress CAD	IPS e.max ZirCAD*
		IPS e.max CAD
前装用ポーセレン	IPS Empress Esthetic Veneer	IPS e.max Ceram
	IPS Empress Universal Shade/Stains	

*国内未承認製品

EmpressⅡによる前歯修復

根管治療ののち、プロビジョナルを装着した。EmpressⅡを装着してセメンテーションした。EmpressⅡはセメンテーション前に口腔外に取り出して咬合調整することができないため、特に本症例のような前歯舌面のケースに関しては、クロスマウント法によりプロビジョナルから厳密に咬合運動路を印記してうまく再現しておかないと、装着後の口腔内での調整が大変になってしまう。

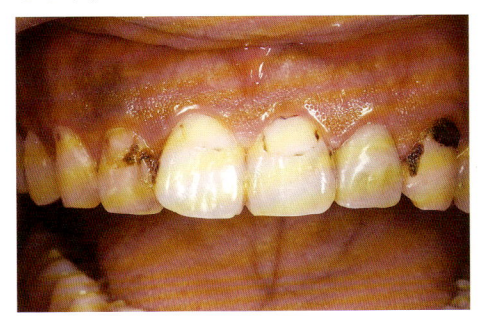

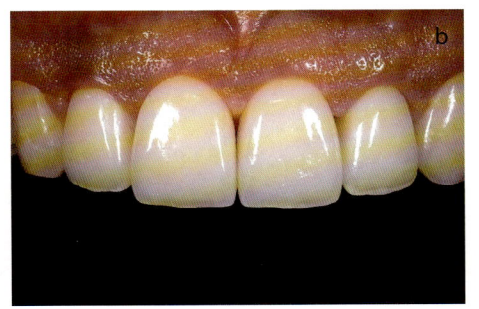

a　術前。
b,c　術後。咬合調整された舌面（c）。

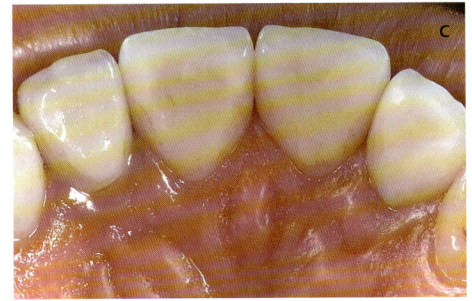

Chapter 4　審美修復治療の方法および材料

2　GN-Ⅰ／Aadva（ジーシー）

■ 特徴

　GN-Ⅰはジーシーとニコンで共同開発（※現在はジーシーとまつうら工業が製作）した、国産のCAD/CAMシステムである。日本の歯科診療に合ったクオリティと効率化が計られている。

　GN-Ⅰのコーピングにはすべて、VITA In-Ceram ブロックをミリングし、フレームワークを作製して使用する。漂白歯ともっとも相性が良いマテリアルがVITA In-Ceram Spinellである。Spinellはマグネシウムの含有量が多いために蛍光性（fluorescence）が高く、漂白歯と調和する。ただし、Empress同様、Spinellも破壊靱性値が非常に低く（In-Ceram Spinellの曲げ強度はIn-Ceram Aluminaのフレームの約75％）、脆弱なマテリアルである。このようなマテリアルは必ずレジン系セメントで接着することで強度を獲得する。

　GN-Ⅰシステムでは、通常のCAD/CAMを一体とした「フルシステム」のほか、「サテライトラボ」も選択できる。このパックでは歯科医院ではCAD部分のみを購入し、計測したデータを加工センター（ジーシー本社など）に送信することでミリング工程の外注を可能にしている。筆者はスキャナによる外注を活用している。

　また、現在では酸化ジルコニウムに対応したGM-1000ミリングマシーンを導入したAadvaシステムも登場している（センター方式）。GM-1000ではさまざまなインプラントアバットメントと単冠、および4ユニットまでのブリッジが適応となる。

[表4-15　GN-Ⅰ／Aadvaの適応一覧]

適　応	可　否	使用マテリアル
インレー／オンレー	○	リューサイト結晶化ガラス、シリカ粉末・ポリメタクリル酸エステル、チタン合金
ベニア	×	
部分被覆冠	○	リューサイト結晶化ガラス、シリカ粉末・ポリメタクリル酸エステル、チタン合金
クラウン	○	リューサイト結晶化ガラス、シリカ粉末・ポリメタクリル酸エステル、チタン合金
コーピング	○	部分安定化ジルコニア、VITA In-Ceram Alumina（アルミナ）、VITA In-Ceram Spinell（アルミナ、マグネシア）、VITA In-Ceram Zirconia（部分安定化ジルコニア、アルミナ）
3ユニットブリッジ（フレームワーク）	○	部分安定化ジルコニア、VITA In-Ceram Alumina（アルミナ）、VITA In-Ceram Spinell（アルミナ、マグネシア）、VITA In-Ceram Zirconia（部分安定化ジルコニア、アルミナ）
4ユニットブリッジ（フレームワーク）	○*	部分安定化ジルコニア

* スパン34mmまで
※その他、カスタマイズドアバットメント（部分安定化ジルコニア、純チタン、チタン合金）にも適応可
※個々の適応デザインごとに複数のブロックが使用できる

■ 製造プロセス

　GN-Ⅰ、GM-1000ともに支台歯のスキャニングはすべて3Dレーザーセンサーで行う。レーザーセンサーによる5軸（縦、横、高さ、模型の回転、レーザーセンサーの180°回転）計測（図4-15）により、アンダーカット部まで

細部にわたってデータ化することができる[8]。レーザーは黒色によく反応するため、黒色色素を含有するCAD/CAM専用の石膏（CADストーン／ジーシー）を印象模型に使用するとより良好なレーザーの反射が期待でき、ディテールをもっとも細かくスキャニングすることが可能である。

　ミリング加工を行うセンターラボでは、注水下で処理しながら、内面と外面を切削した後、スチーマーで清掃する。この状態ではまだ柔らかく、マージンも完全には合っていないが、これをガラス浸潤（sintering）させ、焼成（firing）して、マージンを修正（optimize）しながらセラミックコーピングが完成する。最終的に完成したマージンの切断面をみると、高い精度を持っていることが確認できる。

[図4-15　GN-Ⅰ／GM-1000の5軸計測]

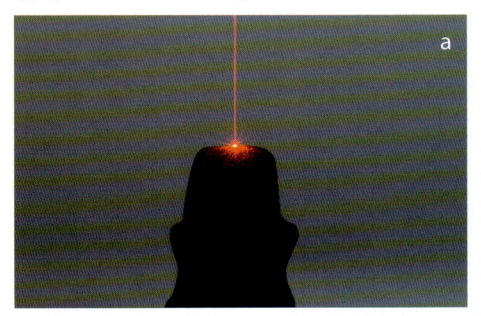

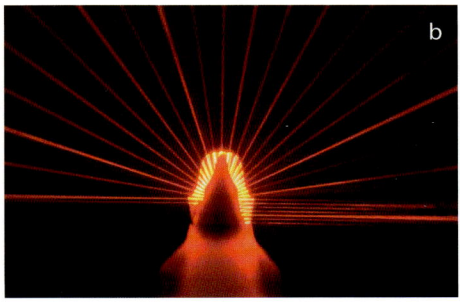

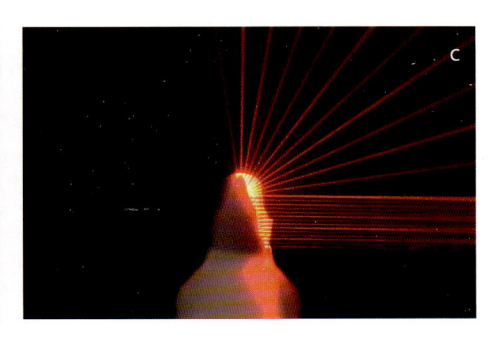

4-15　GN-ⅠによるレーザーLOCK計測（イメージ）。

GN-Ⅰによる前歯審美修復

　メタルセラミッククラウンが中切歯2本に装着されていた。審美的理由からこれを外し、ブリーチング後、GN-Ⅰ In-Ceram Aluminaブロックを用いてクラウンコーピングを製作し、ベニアリングし、クラウンを装着した。光の透過性も良い。

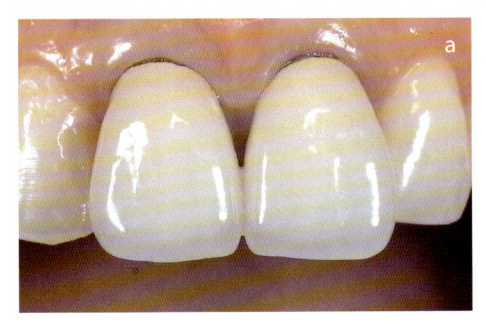

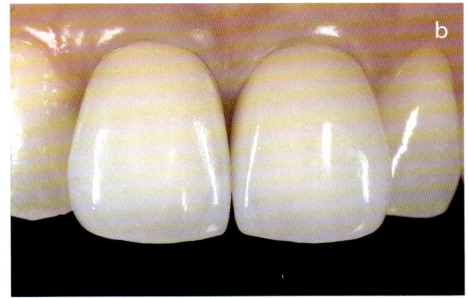

a　術前。
b　術後。

Aadvaによるブリッジ製作

　1|1が予後不良のため、抜歯となった。隣在歯を形成し、Aadvaにより製作したジルコニアフレームワークに陶材を築盛した4ユニットブリッジを装着した。

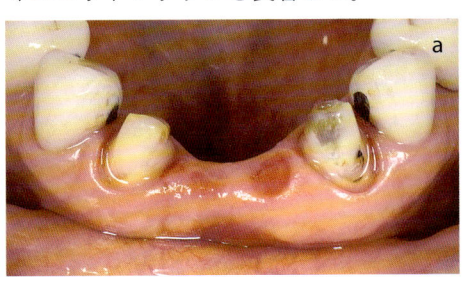

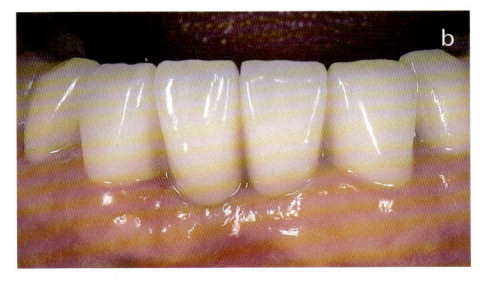

a　術前。1|1欠損に対し②1|1②の4ユニットブリッジを計画した。
b　スパンが短かったため、3ユニット用のブロックで4ユニット分削切して製作している。

Chapter 4 審美修復治療の方法および材料

3 CEREC 3 （Sirona）

■ 特徴

CEREC 3は、その最大の特長としてその日中に補綴物を完成させることができる（1 day treatment）CAD/CAMシステムである。また、コンピュータのさまざまなソフトウェア技能を活用することにより、使用範囲が広い点も特長である。ポーセレンインレー＆オンレー、VITA TriLuxeやinCorisなどのブロックを使用したクラウン、ブリッジ、ポーセレンラミネートベニア修復、In-Ceram Aluminaブロックを用いてコーピングを製作し、その上にセラミックを築盛する方法や、現在ではジルコニアフレームなど、CEREC 3のソフトウェア（CEREC 3D）は多様な修復方法に対応している（表4-17）。

また、光学印象はできないが、レーザースキャンを行えるCEREC inLabシステムもある。inLabシステムはCEREC 3同様の完成修復物、あるいはコーピング、フレームワークは製作できる。

［表4-16　CEREC 3の長所］

- 短時間で完成する（1 day treatment）
- 適切な適合性（optimal fit）
- 強度が高い：ブロックを削り出すことにより、パウダー＆リキッドで陶材を築盛するインレー、オンレー、クラウンよりも高い強度が得られる
- 汎用性（wide range）：いろいろな修復方法に利用できる

［表4-17　CEREC 3の適応一覧］

適応	可（直接法）	否（間接法）	使用マテリアル
インレー／オンレー	○	○	ガラスセラミック（長石、リューサイト）：CEREC Blocs(Sirona)、MKⅡ(Vita)、IPS EmpressCAD(Ivoclar) コンポジットレジン：MZ100(3M)
ベニア	○	○	ガラスセラミック（長石、リューサイト）：CEREC Blocs(Sirona)、MKⅡ(Vita)、IPS EmpressCAD(Ivoclar) コンポジットレジン：MZ100(3M)
部分被覆冠	○	○	ガラスセラミック（長石、リューサイト）：CEREC Blocs(Sirona)、MKⅡ(Vita)、IPS EmpressCAD(Ivoclar) コンポジットレジン：MZ100(3M)
クラウン	○	○	ガラスセラミック（長石、二ケイ酸リチウム、リューサイト）：CEREC Blocs(Sirona)、MKⅡ(Vita)、IPS e.maxCAD LT(Ivoclar)、IPS EmpressCAD(Ivoclar) コンポジットレジン：MZ100(3M)
クラウンコーピング	×	○	ガラスセラミック（二ケイ酸リチウム）：IPS e.maxMO(Ivoclar)* 酸化アルミナ：inCoris AL(Sirona)、In-Ceram AL(Vita)、In-Ceram Spinell(Vita)、In-Ceram Alumina(Vita)、In-Ceram Zirconia(Vita) 酸化ジルコニア：inCoris ZI(Sirona)、In-Ceram YZ(Vita)
3ユニットブリッジ（フレームワーク）	×	○	酸化ジルコニア：inCoris ZI(Sirona)、IPS e.max ZirCAD(Ivoclar)*、In-Ceram YZ(Vita) 酸化アルミナ：inCoris AL(Sirona)、In-Ceram AL(Vita)、In-Ceram Alumina(Vita)、In-Ceram Zirconia(Vita) レジン（テック用）：CADtemp(Vita)*
4ユニットブリッジ（フレームワーク）	×	○	酸化ジルコニア：inCoris ZI(Sirona)、IPS e.max(Ivoclar)、In-Ceram YZ(Vita) レジン（テック用）：CADtemp(Vita)*
5ユニットブリッジ（フレームワーク）	×	○	酸化ジルコニア：inCoris ZI(Sirona)、IPS e.max(Ivoclar)、In-Ceram YZ(Vita) レジン（テック用）：CADtemp(Vita)*
それ以上のブリッジ	×	○	酸化ジルコニア：inCoris ZI(Sirona)、IPS e.max(Ivoclar)、In-Ceram YZ(Vita)

*国内未承認製品

■ 製造プロセス

CEREC 3は光学印象をベースとしており、口腔内を直接カメラで撮影し、そのデータをコンピュータに取り込んでミリング工程に移ることができる。光学印象をとるとコンピュータ上に模型が再現され、それにコン

ピュータ上でさまざまな操作を加えることで、スキャニングが完了となるのである。

　直接印象となるため、他のCAD/CAMシステムのように模型のスキャニングを必要とせず、支台歯形成さえきちんと行われていれば、印象採得に起因する失敗を避けられる。また、プロビジョナル・レストレーションの製作も不要である[9]（→1 day treatment）。

　たとえばインレーの場合、隣接面コンタクト調整時にどれくらいのきつさを求めるかが重要となる。弱すぎると隣接面にフードインパクションを起こしてしまう。CEREC 3Dソフトウェアでは、この調整に関しても、サーモグラフィーのように、コンタクト強さがカラーコードで画面上に表示される（強くあてたいときは赤など）。そのため正確で簡単なコンタクト調整が可能である。さらに、対合歯と咬合させる際にどのような咬合接触点をつけるかなど、すべてコンピュータ画面上で、細かい点まで自在にコントロールできる（図4-16c）。

　一方、CEREC inLabは歯科技工所用のCAD/CAMシステムである。こちらは通常のCAD/CAM同様、印象採得後、支台歯模型をレーザーセンサーでスキャンする。

[図4-16　CEREC 3Dの光学印象によるスキャニング]

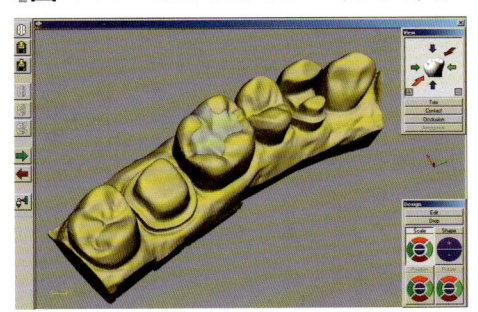

4-16a　インレーの完成予想形態。

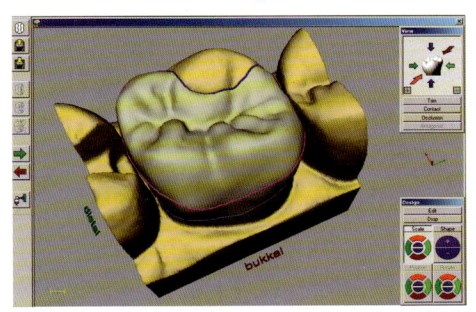

4-16b　形態修正をコンピュータ上で操作可能。頬面カントゥアの修正を行っている。

4-16c　隣接面の接触の強さ（着色表示）と形状を、自在にコントロールできる。

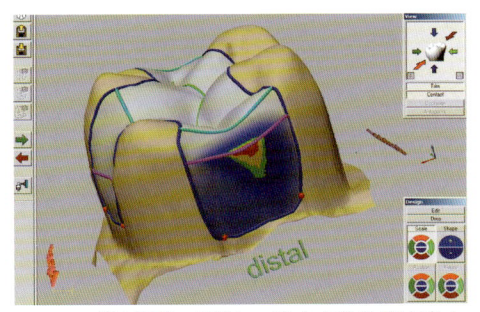

CEREC 3にてコーピングを製作した症例

　すでにオールセラミックスの補綴物が装着されている状態だが、歯肉が腫脹している。この場合、まずその鑑別診断をしなくてはならない。ブラッシングが不適切なのか、カントゥアが悪いのか、金属アレルギーなのか、それともマージンの設定位置が悪いのだろうか？
　診断の結果、この症例ではマージンの位置が深く設定されすぎ、生物学的幅径を侵してしまっていたことが原因とわかった。外科手術にてマージン修正後、印象採得し、VITA In-Ceram Aluminaをコーピングに使用することにした。

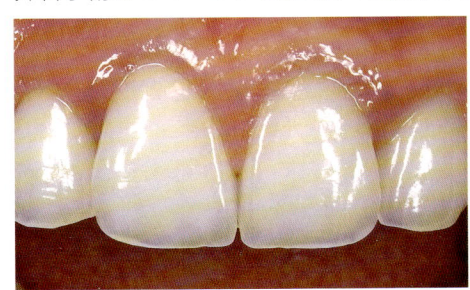

a　術前。

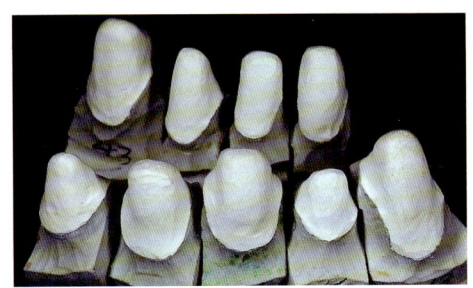

b　コーピング。

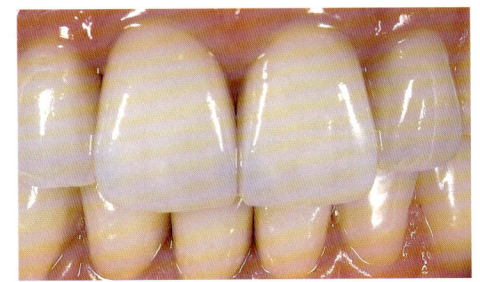

c　術後。

4 Procera (Nobel Biocare)

■ 特徴

周知のとおり、CADとCAMを切り離し、各歯科医院／技工所ではCADのみを行い、CAM部分はデジタルスキャンデータを製作所(幕張プラント／千葉県)へ送信し、工場生産に任せるセンター方式のシステムである。

Proceraシステムで用いる高純度アルミナコーピング材・Procera AllCeram(現Procera Crown Alumina)は高強度の酸化アルミナのはしりである。現在ではさらに強度の高いジルコニアも扱うことができるようになった。

99.5%以上の高純度アルミナでできたこのコーピング材の光の透過性は、ジルコニアなどとは異なり微少な光の透過性がある。そのため基本的には支台歯の色調をコントロールしておいたほうが良いが、支台歯が少し暗かったり、わずかな着色が施してあっても使用することができる。しかし、その程度によっては光が透過し色調が変化するので注意が必要である。

[表4-18 Proceraの適応一覧]

適　応	可　否	使用マテリアル
インレー／オンレー	×	―
ベニア	○	高密度焼結型アルミナ
部分被覆冠	×	―
クラウン(コーピング)	○	高密度焼結型アルミナ　　：Procera Crown Alumina 高密度焼結型ジルコニア：Procera Crown Zirconia
3ユニットブリッジ(フレームワーク)	○	高密度焼結型ジルコニア：Procera Crown Zirconia
4ユニットブリッジ(フレームワーク)	○	高密度焼結型ジルコニア：Procera Crown Zirconia
5ユニットブリッジ(フレームワーク)	○	高密度焼結型ジルコニア：Procera Crown Zirconia
それ以上のブリッジ(フレームワーク)	○*	高密度焼結型ジルコニア：Procera Crown Zirconia

* 14ユニットまで
※その他、インプラントブリッジ(高密度焼結型ジルコニアブロック、チタンプレート)、アバットメント(高密度焼結型ジルコニア、アルミナ、チタン)にも適応可

製造プロセス

マージンを含む支台模型をスキャンして得られた情報(データ)がコンピュータに取り込まれたら、画面上でマージンを設定する。

データを製作所へ送信すると、製作所ではまず最初にリフラクトリーダイのようなスタンプモデル(リフラクトリーモデル)を製作する。そこに酸化アルミナ粒が2tの圧で加えられ、その後焼成してコーピングが完成する。

[図4-17　コンピュータ上のコーピングのデザイニング]

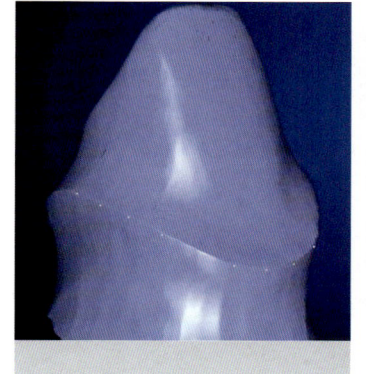

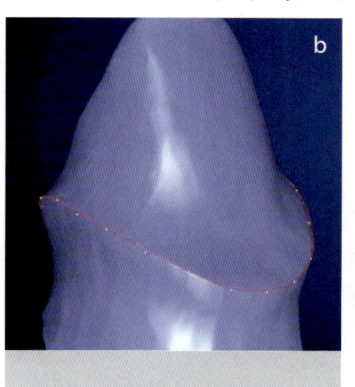

4-17a　スキャニングにより取り込まれた支台模型データ。

4-17b, c　画面上で拡大された支台模型データ。フィニッシュラインの微調整を行う。

4-17d　製作されるコーピングのイメージ画像が表示される。

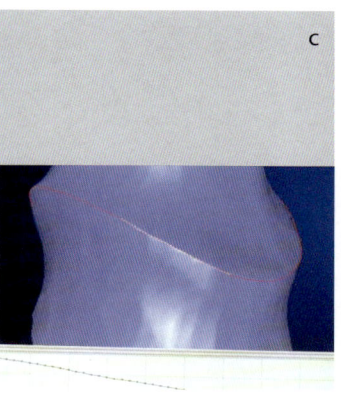

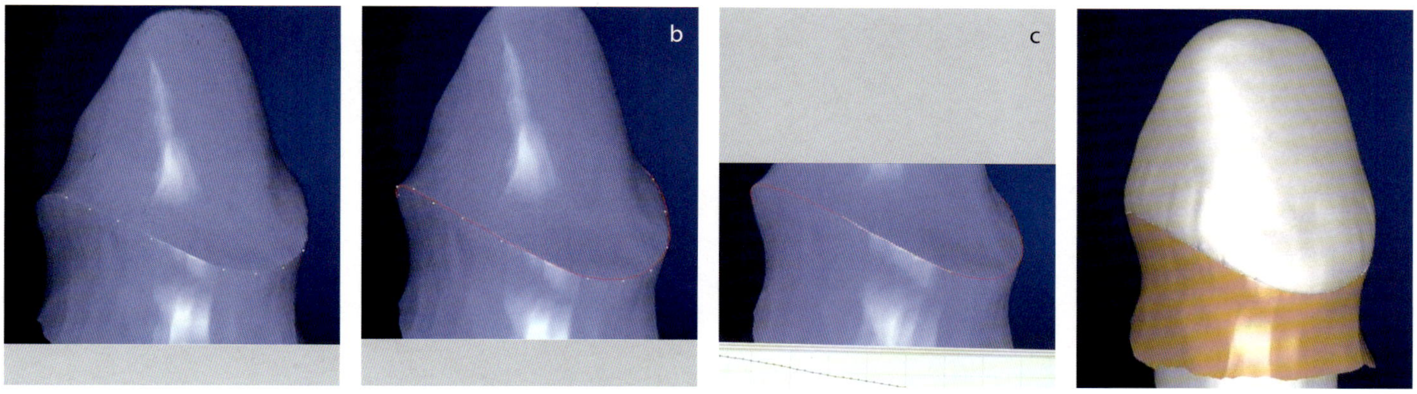

Procera によるフルマウス症例

筆者にとって初のProcera症例(1999年)。オールセラミックスのフルマウス症例では仮着は避けたい。そのため、できれば最終的な形態にあわせたプロビジョナルを製作し、部分的に印象をとってセメンテーションを行った(シークエンシャルセメンテーション)。初診でワックスアップをし直して、上下プロビジョナル29本を製作した。まず下顎をセメンテーションして、上顎にとりかかる。上下顎の対合歯がセラミックとセラミックであれば咬合調整は大変な作業になってしまうが、これにより対合歯のプロビジョナルとレジンで少々の調整を行えばよいことになる。

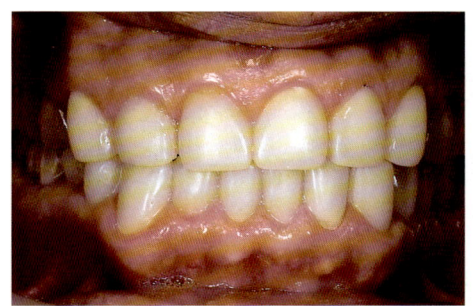

a　術前。

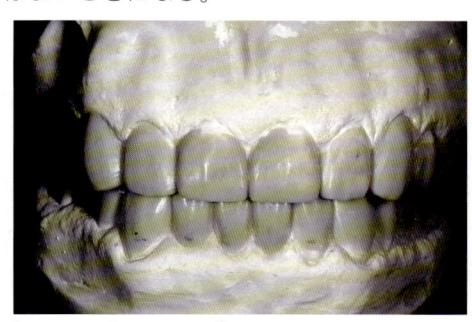

b　ワックスアップ。

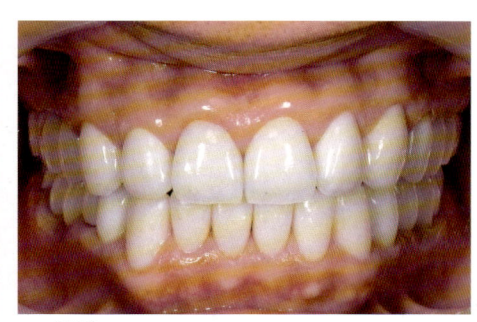

c　術後。

5 KATANA （ノリタケデンタルサプライ）

■ 特徴

ジルコニアフレーム製作用 CAD/CAM システム。印象模型を製作し、支台歯のトリミングを行ってセンターラボ（カタナプロダクションセンター）へ送ると、センターラボではスキャニング、ミリングがなされ、ジルコニアコーピング、ジルコニアフレームが配送されるシステムである。

素材面での特長として、ジルコニアフレームの色調が9色（白色＋カラードフレーム8色）揃っている点と、未焼成ブロックによるミリング加工、セラミック専業メーカーとして豊富なデータを基にした焼成プログラムの採用によって高い適合精度が得られる点があげられる。また装置面では、高精度レーザースキャナーを採用し、ブリッジ症例においてもデジタルスキャニング（ワックスフレームのスキャン）が可能である。また、同社のジルコニア用ポーセレン（セラビアン ZR）との組み合わせによる焼付強度や耐チッピング性のアドバンテージは非常に高いと思われる。

[表 4-19 KATANA の適応一覧]

適 応	可 否	使用マテリアル
インレー／オンレー	×	
ベニア	×	
部分被覆冠	×	
クラウン（コーピング）	○	（イットリア添加型）部分安定化ジルコニア
3ユニットブリッジ（フレームワーク）	○	（イットリア添加型）部分安定化ジルコニア
4ユニットブリッジ（フレームワーク）	○	（イットリア添加型）部分安定化ジルコニア
5ユニットブリッジ（フレームワーク）	○	（イットリア添加型）部分安定化ジルコニア
6ユニットブリッジ（フレームワーク）	○	（イットリア添加型）部分安定化ジルコニア

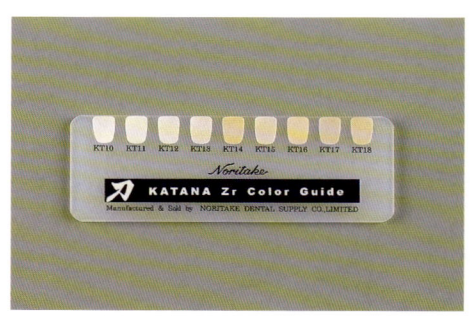

4-18a　カタナジルコニアカラーガイド。

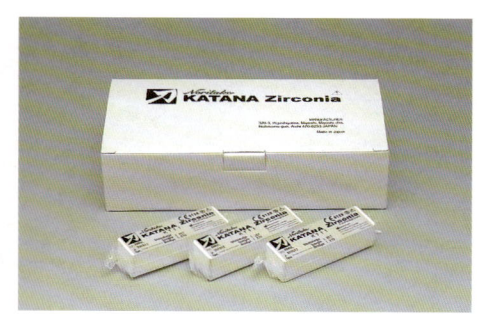

4-18b　カタナジルコニアブロック。

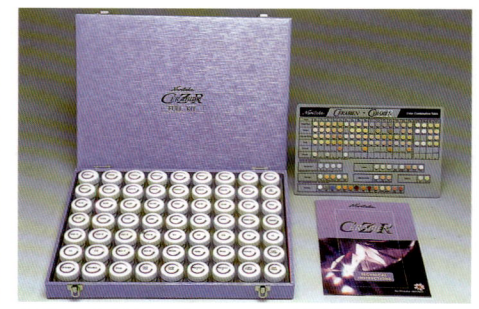

4-18c　同社のジルコニア専用陶材・セラビアン ZR。

Class II division II - i　オールセラミックス

KATANA

製造プロセス

支台歯形成、印象採得を行い、模型をセンターラボへ送付する。CAD/CAM過程は通常のシステムと同様で、模型のスキャニングを行い、デザイニングしたデータをミリングマシーンにインプットすると、ジルコニアのフレームワークが削り出されて焼成された後、配送される。

[図4-19　KATANAスキャナー／ミリングマシーン]

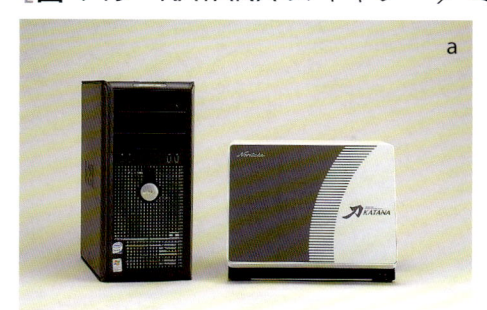

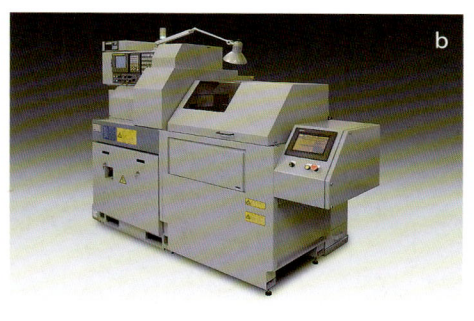

4-19a, b　KATANAスキャナー（a）およびミリングマシーン（b）。KATANAで使用されるジルコニアブロックの組成はZrO$_2$ 94.4％、Y$_2$O$_3$ 5.4％。曲げ強度は1,200MPaである。6ユニットブリッジまで対応可能。

KATANAセンターラボを利用した前歯修復

前歯・臼歯補綴を希望して来院した女性の症例。装着されていた前歯の補綴物は不適確で、色の不透明さが高く、マージンラインが露出し、歯肉にもシャドウが現れてしまっていた。支台歯形成、印象採得後、KATANAのセンターラボに送った。ポーセレンパウダーはジルコニア専用陶材（セラビアンZR／ノリタケデンタルサプライ）を使用した（セラミスト：林 直樹先生）。

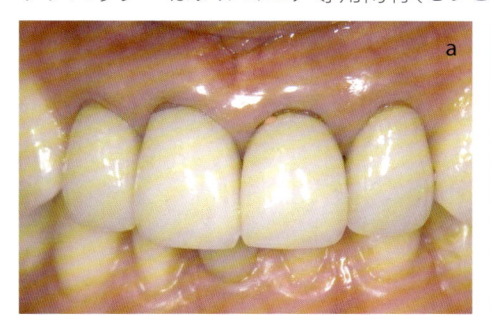

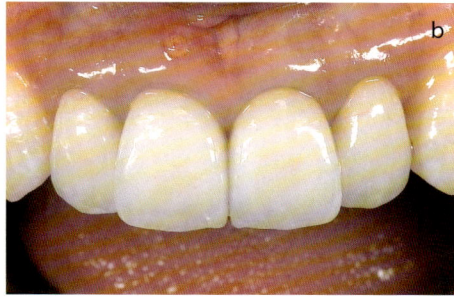

a　術前。
b　術後。

Part 2　分類に基づいた審美修復治療の実際

6 Lava （3M ESPE）

■ 特徴

　3M ESPE社のLavaシステムは、1980年代にドイツで開発に着手され、欧米では2003年、国内では2006年に発売された。Lavaシステムの大きな特長は、次の3点である。

1．3D光学式スキャニングにより、より精緻なデータ解析が可能。
2．ジルコニアのミリング専門のシステムとして開発されているため、ジルコニアの収縮率を解析するソフトウェアの能力に優れ、強度と精度を最大化させる。
3．独自のマテリアルの製法による、長期耐久性と、ミリング後の金属イオンによる着色法により、より高い信頼性と審美性を有する。

　また、Lavaシステムは、単なるジルコニアを加工するためのCAD/CAMシステムとは異なり、いずれ到来するであろうdigital dentistryを見据えたシステムである点も大きな特長であるといえる。
　フレームワークは、グリーンステージ（焼結前）のジルコニアブロックを使用して製作する。ブロック（Lavaフレーム）のカラーバリエーションは8色が揃う（筆者はそのうち4色前後を使用）。また、ジョイントの面積制限は7 cm^2、全長42mm、高さ12mmまでのフレームが製作可能である。

[**表**4-20　Lavaの適応一覧]

適　応	可　否	使用マテリアル
インレー／オンレー	×	
ベニア	×	
部分被覆冠	×	
クラウン（コーピング）	○	（イットリア添加型）部分安定化ジルコニア
3ユニットブリッジ（フレームワーク）	○*	（イットリア添加型）部分安定化ジルコニア
4ユニットブリッジ（フレームワーク）	○*	（イットリア添加型）部分安定化ジルコニア
5ユニットブリッジ（フレームワーク）	○*	（イットリア添加型）部分安定化ジルコニア
6ユニットブリッジ（フレームワーク）	○**	（イットリア添加型）部分安定化ジルコニア

* 連続するポンティックは最大1歯まで、小臼歯までの延長ブリッジが可能
** 連続するポンティックは最大2歯まで、小臼歯までの延長ブリッジが可能（最大42mm）
※その他、メリーランドブリッジ、インレー／オンレーブリッジ、インプラントアバットメント（チタンベース［支台セメント接着式のみ］）、コーヌスクラウン内冠にも適応可

製造プロセス

ミリングマシン自体が大型で高価なため、ミリングに特化したミリングセンターとして技工所と提携したセンター方式をとっている。これにより、スキャナー（計測器）を持たない歯科医院や歯科技工所でも計測用の模型を送るだけでジルコニアフレームを手に入れることができる。

ミリングセンターでは、まずLavaスキャナーでスキャニングを行う。Lavaスキャナーではポーセレンスペースの厚みを均等化するために（＝unsupported porcelainを避ける）、ダブルスキャニングも行うことができる。ジルコニアは温度に関して非常に繊細に反応するため、シンタリングには専用のファーネスが用いられ、焼結時の収縮率をブロックごとにインプットしてコンピュータで補正しながらミリングが行われる。

一方でLavaスキャンSTという計測器単体の販売もしており、フレームのデザインを重視する技工所にも対応している。このLavaスキャンSTシステムは、来るべきdigital dentistryのプラットフォームになるものとして、欧米では既にレーザーシンタリング用の鋳造機や３Dプリンター向けにデータの互換性をもち、ジルコニア以外のマテリアルにも対応している（2009年国内導入予定）。

図4-20　Lavaシステムにおけるミリングセンターでのワークフロー

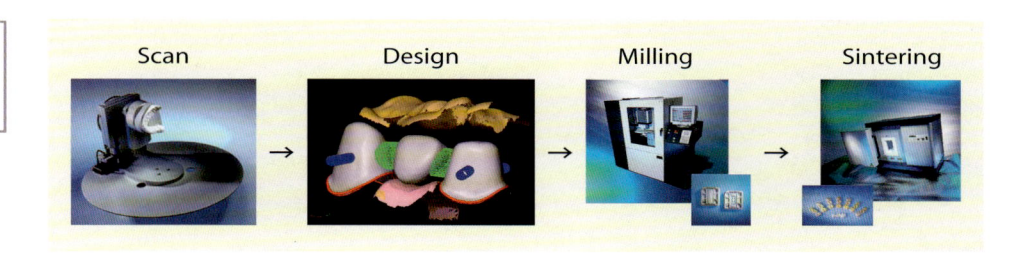

Lavaによるフルマウス症例

口腔内全体の治療を希望して来院。矯正やインプラントなどさまざまな治療を行い、フルマウス・リコンストラクションを終了した。

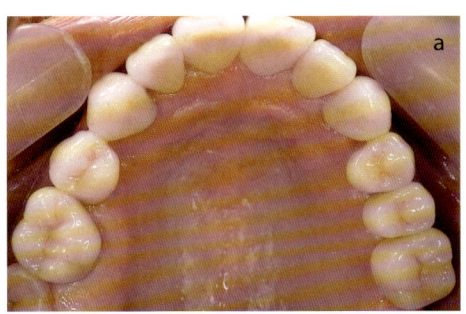

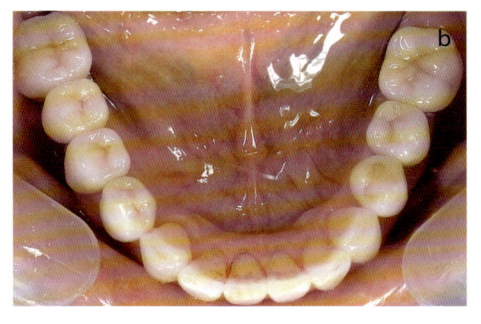

a, b　術後上顎（a）、術後下顎（b）。歯列の整合性、審美性が十分改善された。

Chapter 4 審美修復治療の方法および材料

Class II division II - ii　メタルセラミックス

[表 4-21　メタルセラミックスの特徴]

長所	短所
・長期的な研究の裏打ちによる信頼性 ・適応の広さ ・フレームワークの薄さ(PFM)	・光の透過性 ・テクニック・センシティブ(ポーセレンマージンの場合)

[図 4-21　PFMの構造[10]]

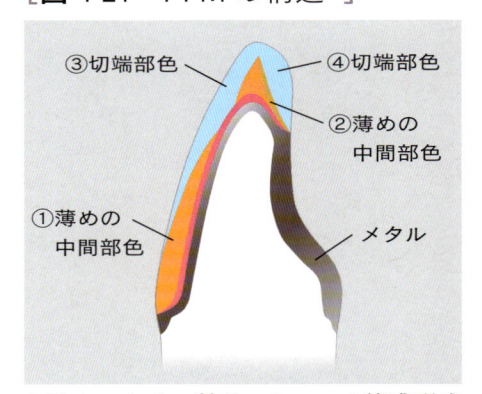

4-21　エナメル質ポーセレンの築盛形成の構造(犬歯の例)。金属色を遮蔽するために、まずはオペーシャス・デンティンを置く。その上に中間部色、切端部色などさまざまなポーセレンを築盛し、最終的な形と色を合わせていく。

メタルセラミック修復に関しては、いまさら特筆すべきことはないほど、現在に至るまでの長期にわたる臨床的なノウハウと、それに基づく信頼が蓄積されている。オールセラミックスの進化、特にジルコニアの出現によってその使用範囲はかなり減少したことは否めないが、依然として筆者の審美修復治療においてもメタルセラミックスを選択する機会はある。

周知のごとく、オールセラミック修復は通常ポーセレン製のフレームに裏打ちされるが、そのフレームが金属製であるとメタルセラミック修復、すなわち金属焼付けポーセレン(porcelain fused metal；以下PFM)となる。金属表面に酸化膜を付与し、セラミックスと酸化膜を結合させることにより、強固なボンディング(接着)を可能とする。過去にはPFMで形成が不足した際の最大の構造的な問題は金属の厚みであったが、現在ではオールセラミックスのフレームを凌ぐほどの非常に少ない金属量(厚さ約0.3mm)でフレーム(またはコーピング)が製作できるようになった。

蝋着(後法、前法)のテクニックを用いることで広範な症例に対応できることがPFMのもう一つの大きな利点であったが、CAD/CAMシステムの開発が進んだ現在では、オールセラミックスでも幅広いデザインが可能になり、ジルコニアの登場により、メタルセラミックスの圧倒的な強度の優位性も失われつつある。しかし、20年、30年と長期的に維持されてきた実績を兼ね備えているのは、やはり現時点ではPFMをおいて他にない。また、従来型のセメンテーションで処置が行える点にも臨床的な安心感がある。

PFMが現代的ではないとされるゆえんは、ひとえに光の透過性にある。金属は光を反射しないため、そのまま光が中にこもって抜けていくことがない。これにより非常に不透明な感じを与えることは否めない。

■■ 金属焼付けポーセレン形成のポイント

1．Geller Modification

特に形成量が不足しがちな歯頸部では、金属が歯肉へ漏出してしまうなどの問題があり、かつては金属部分に金を巻くなどの工夫を施してきた。特に前歯の審美性、歯頸部1/3部分の光の透過性の問題に対しては、メタルコーピングのフィニッシュラインをカットバックして上げ、代わりに光の透過性に優れたポーセレンマージンを与えるGeller modificationが有効である(図4-22)。このとき、ショルダー部のデザインは、メタルトゥショルダーもしくはメタルオフショルダーが最善であると考える(図4-23)。

2．ポーセレンマージンの諸問題

ポーセレンマージンは光の透過性は良いが、製作上の問題がある。マージン部にポーセレンを足した後、焼成を行うが、焼結時にはポーセレンが収縮し、上に引かれてきてしまう現象が避けられない。そのため、再度ポー

[図 4-22　Geller Modification によるセラモメタル・クラウン]

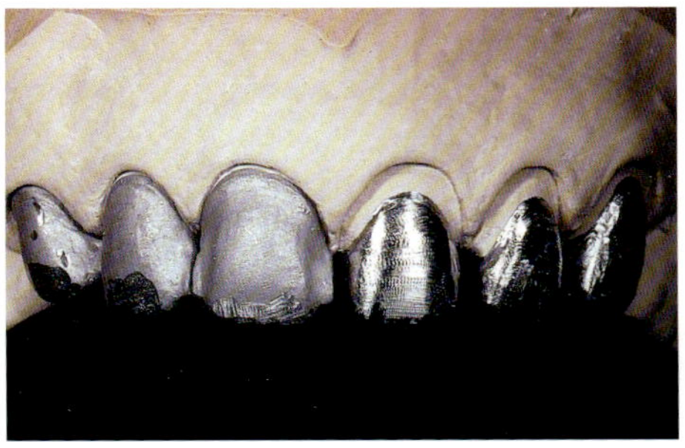

4-22a　メタルカットバックデザインの比較。1 2 3はポーセレン・マージン用にメタルをカットバックしている。

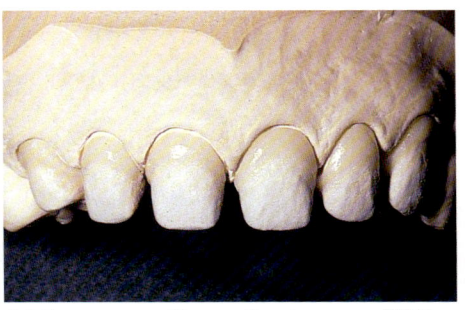

4-22b　ショルダー・ポーセレンの築盛。

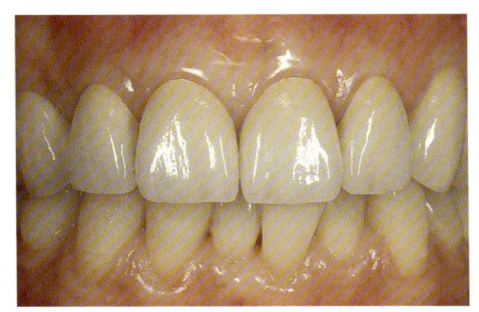

4-22c　完成したセラモメタル・クラウンを装着。この方法により強度と審美性の両立が得られる。

[図 4-23　Geller Modification のテクニック]

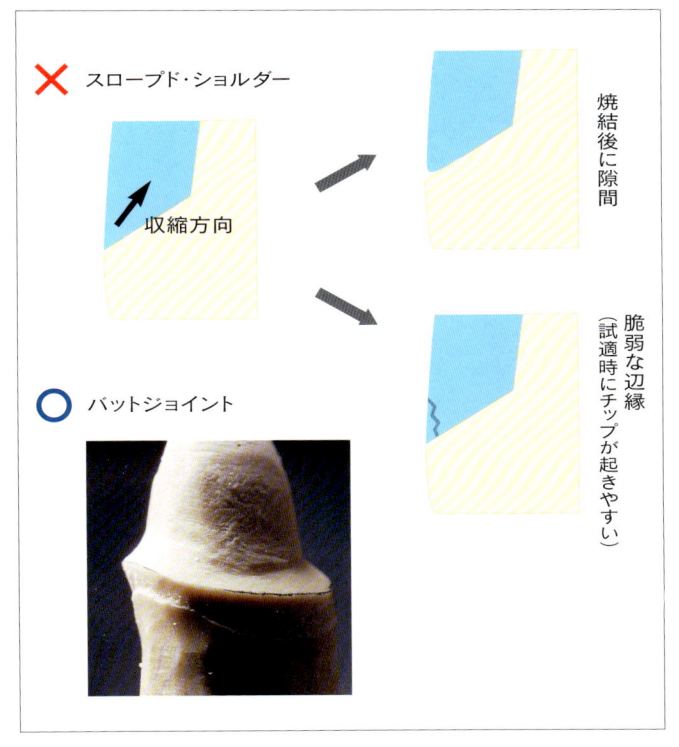

✕ スロープド・ショルダー
収縮方向
焼結後に隙間
脆弱な辺縁（試適時にチップが起きやすい）
◯ バットジョイント

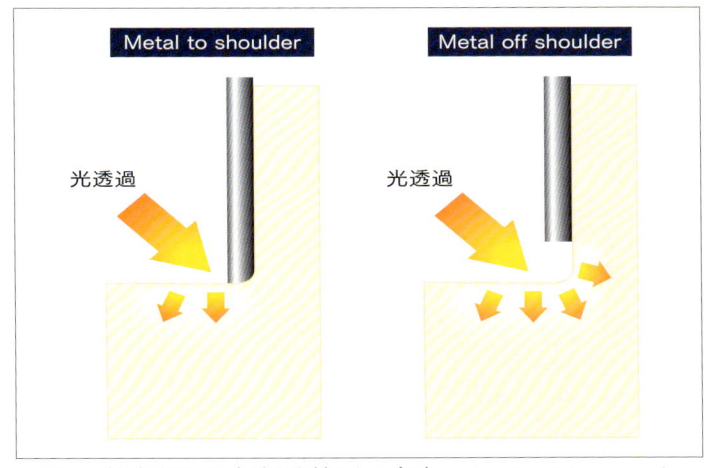

Metal to shoulder　　Metal off shoulder
光透過　　光透過

4-23b　前歯部では頬側隣接面の歯肉より1.5～2.0mmメタルコーピングをカットバックする。これにより歯頸部の光の透過性が増し、いっそう明るくなる。咬合に強く関与する犬歯は、側方力の問題からショルダー部のみに留める。

4-23a　マージンはバットジョイントに仕上げる。スロープド・ショルダーの形成はポーセレン焼成時に引かれやすく、修正も困難で、試適時に辺縁がチップしやすい。

セレンを補足し、マージンを合わせる作業を行うが、平均で2回、特殊な場合は3度も焼結を繰り返さないと隙間が生じてしまうという難しさがある（図4-24）。

このような材質上の問題から、ポーセレンマージンにするならば、スキャンさえできればCAD/CAMで行うほうが容易で優位性は高いと筆者は考える。しかし、より色調の自然感を追求するために、CAD/CAMでコーピングを製作し、たとえば唇側のショルダー部のみを少々カットバックしてそこにポーセレンマージンを築盛した場合、その強度が30％落ちるという研究もある[11]。コーピングをカットしてマージンポーセレンと接合することにより、圧縮力に対応できなくなってしまうためである。

また、すべてメタルで作った上にセラミックを築盛した場合（メタルマージン）と、Geller modificationでメタルコーピングをカットバックし、ポーセレンマージンにした場合では、ポーセレンマージンのほうが破折強度が

Chapter 4　審美修復治療の方法および材料

[図 4-24　ポーセレン焼結時の収縮への対応]

4-24　ショルダー・ポーセレンの量と凹凸により、マージンはオープンにしたりクローズにしたりする。

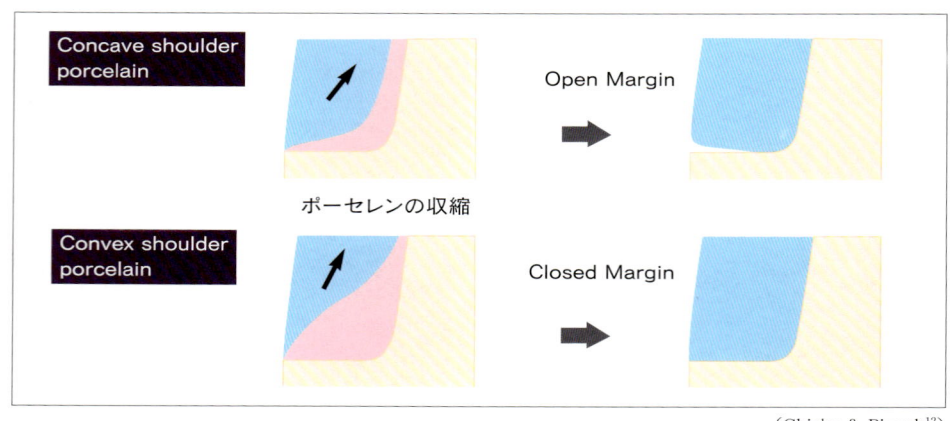

(Chiche & Pinault[12])

[図 4-25　ポーセレン・マージンの強度]

4-25　強度試験によると、ポーセレンマージンはメタルマージンよりむしろ強度が高いことが示された。しかし装着されていない状態（試適時）では非常にもろいことに注意しなくてはならない。

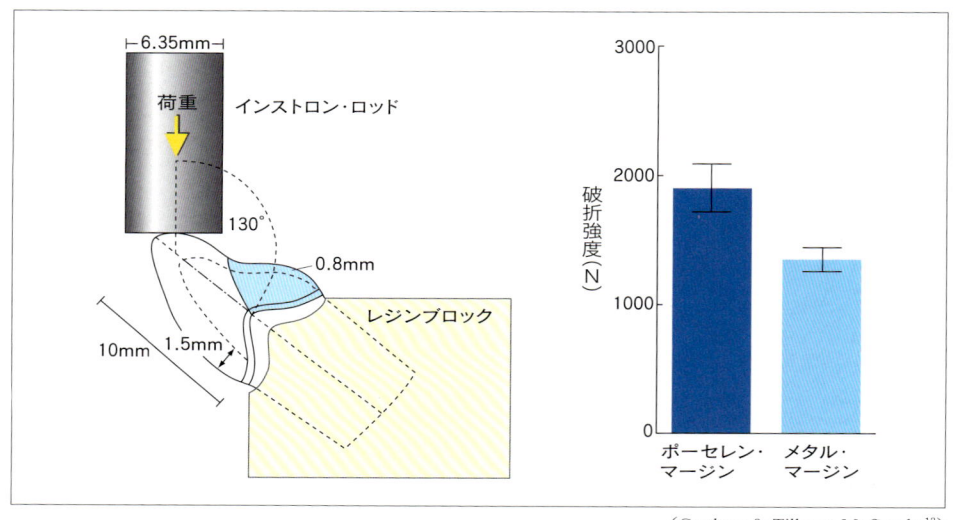

(Gardner & Tillman-McCombs[13])

高いという実験結果が発表されている（図 4-25）[13]。これは興味深い結果だが、それだけポーセレンの接着の力（バンディング・エージェント）が強いのだろうか。

これらの結果を総合すると、同じようにカットバックして、片方はジルコニアで製作し、片一方はメタルで製作した場合、メタルセラミックスに対し、ジルコニアは30％強度が落ちると推測されるため、コーピング、フレームですべてマージン部を被覆する必要がある。

■ メタルセラミック修復の長期症例

　CAD/CAMと比較して不利な点が多いとはいえ、筆者の臨床においても長期的に維持されているのはメタルセラミック症例である。本症例は、約20年前に両側切歯をセメンテーションした。長石系のしっかりとした高融のポーセレンを使い、PFMを行ったが、20年たっても、光沢に関しても大きな経年劣化は認められない。

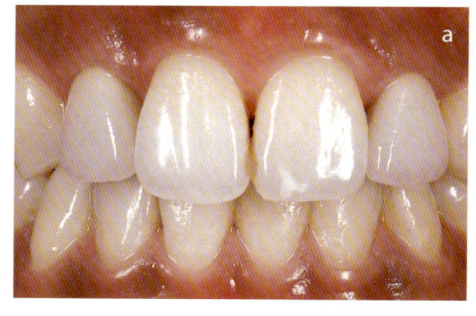

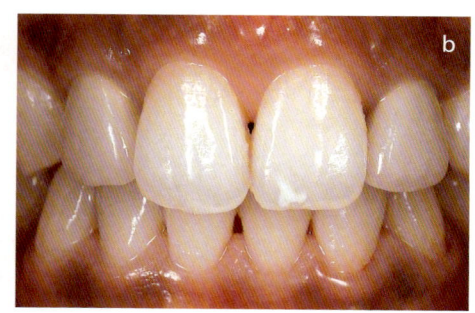

a　術直後。
b　20年後。

80　Esthetic Classifications

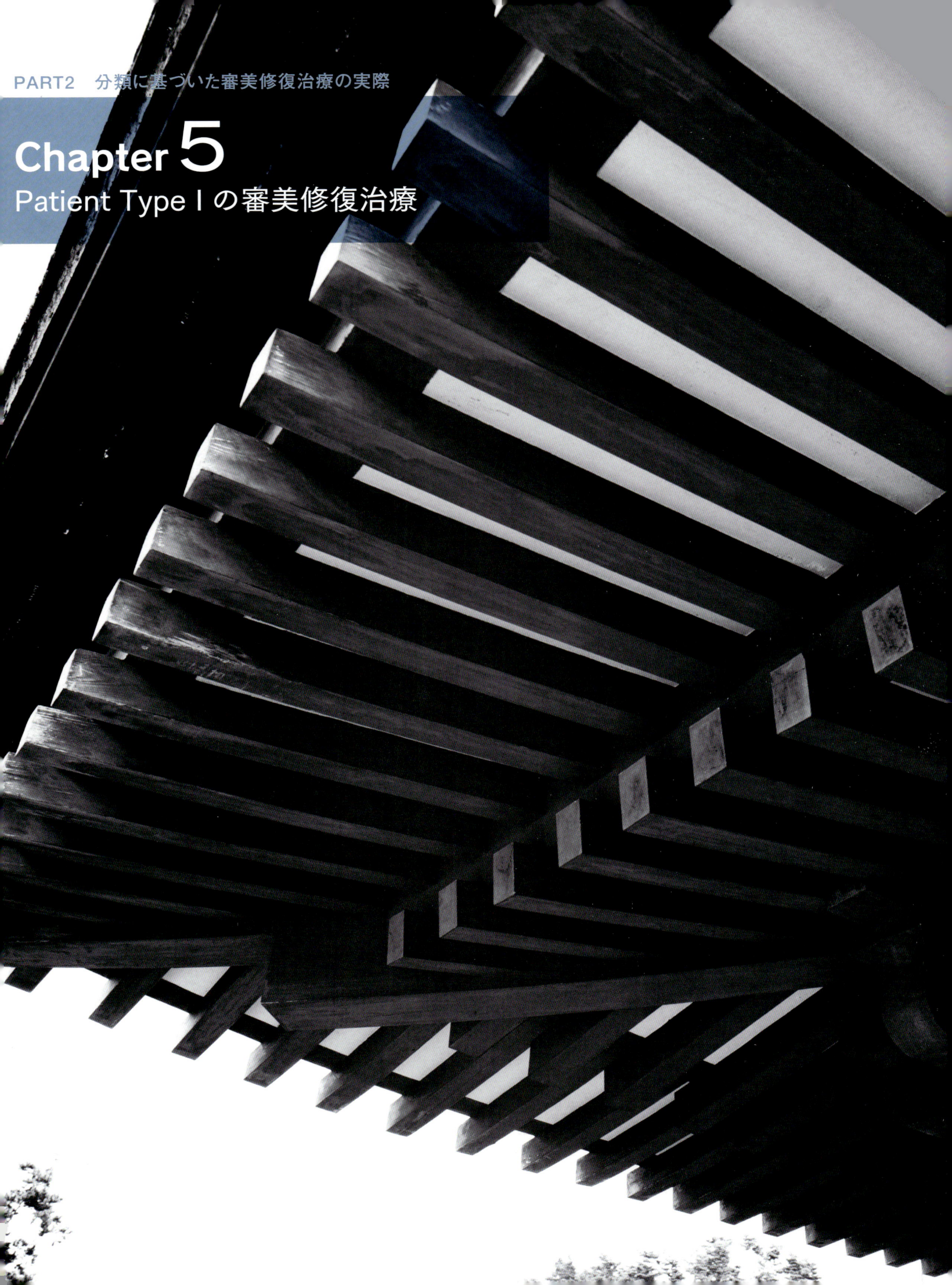

PART2　分類に基づいた審美修復治療の実際

Chapter 5
Patient Type I の審美修復治療

Itsukushima Shrine, Hiroshima   Photo ©Tomo.Yun   http://www.yunphoto.net

Type I 補綴治療のみの患者

▪▪高度な審美性を達成させるためには、すべての患者をType Iに分類できる状態に整えなければいけない

　筆者の審美修復治療プランニングの特徴は、すべての患者を、どんな複雑な症例であれ、さまざまな手術、あるいは矯正やインプラントなどによって、修復治療を行える一定の状態までまず回復させることにある。

　Chapter 1、2で述べてきたように、審美修復は包括的な要素によって構成されている。そのため、構造破壊や歯列破壊のない、ある程度状態の整った段階で修復治療に入ることが非常に大切となる。すなわち、Chapter 3で示した「Yamazakiの分類（1）」に従って、初診時にPatient Type II、Type IIIに分類される患者であっても、"back to Type I" —— Type Iの状態に回復させることによって、最高クラスの審美性が獲得できると考える。

　初診時にType II・Type IIIに分類される患者は、構造に関する治療を行ったり、歯周組織の不足を補ったり、あるいは歯の位置を修正し不正咬合を治療するなど、補綴治療以外の分野でも改善の必要があるとみなされる。一方、Type Iに分類される、補綴治療のみで審美修復治療が完了する患者は、フレームワークの損傷は少ない。つまり、スタートからゴールまでを通して、1人の担当医（GPあるいは補綴専門医）が、すべて治療を担当できると言える。

　では、Type Iの症例において、審美性を確立するためにもっとも重要なことは何だろうか。

　一つは、すばらしい審美的感性を持つ、腕のよい歯科技工士と組むことである。もう一つは、術前の診断・診査を確実に行えることである。その症例の審美性において何が欠けているか、またその症例でもっとも問題となっているのはどこか、ということを的確に見抜き、それらを理想的な形に持っていくことである。

Chapter 5　Patient Type I の審美修復治療

部位別のコンポジットレジン修復

CASE 5-1　Class I　コンポジットレジン修復
前歯歯間離開への対応（1）

∷ Before Treatment

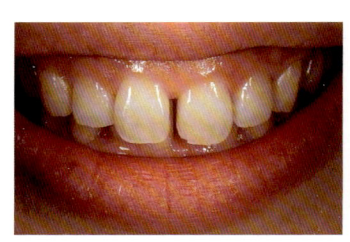

5-1-1a 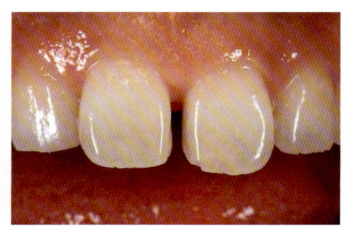　5-1-1b

27歳女性。正中離開によるスペース閉鎖を主訴として来院。正中を合わせて診査したところ、①歯の歯冠長と歯冠幅径のバランスが崩れている、②積層法を注意深く行わないと、光が透過して色調が暗くなる恐れがある、と診断された。

最初のデンティン色は既存のマトリックスで築盛し、その後エナメル色を積層して、コンポジットレジンによるスペース閉鎖を行った。

∷ Final Restoration

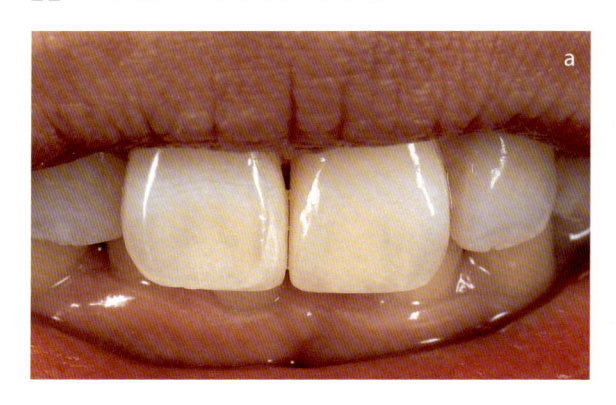

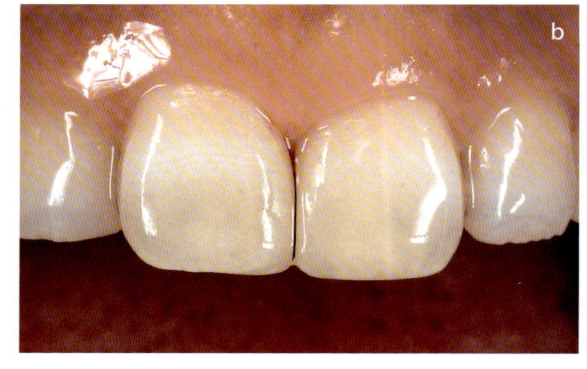

5-1-2a, b　修復後、3年経過した状態。正中離開は、難易度は高いがコンポジットレジン修復で対応できる。充填3年後、クラックも起きず順調に経過している本症例からは、Chapter 4 に挙げたコンポジットレジンの三つの短所もかなり改善されていることがわかる。

CASE 5-2　Class I　コンポジットレジン修復
前歯歯間離開への対応（2）

∷ Before Treatment

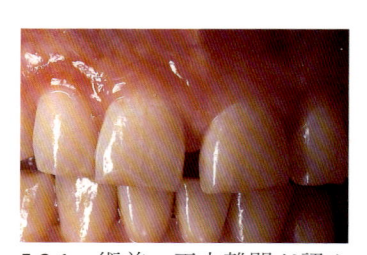

5-2-1　術前。正中離開が認められる。

正中離開によるスペース閉鎖を主訴に来院したが、患者は歯を削りたくないと強く希望したため、積層法によるコンポジットレジン修復を行うこととした。

舌側にシェルを用いて最初の積層を行い、次々に色相を重ねた。

∷ Final Restoration

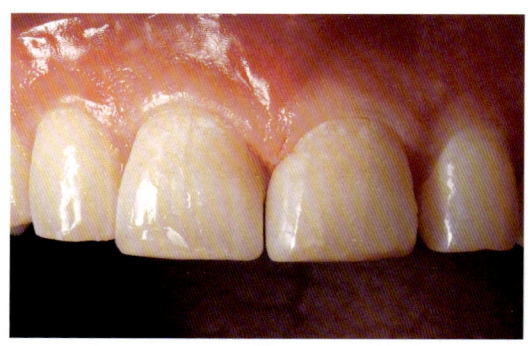

5-2-2　Case5-1と同様に、三層築盛を行い空隙を閉鎖した。

84　Esthetic Classifications

CASE 5-3　Class I　コンポジットレジン修復
臼歯部咬合面のコンポジットレジン修復

▪ Before Treatment

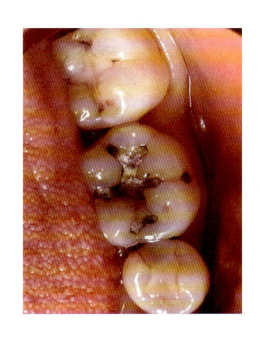

5-3-1　それぞれレジンインレー、アマルガムが充填されており、二次カリエスが認められたが、分析の結果、他に問題点はみつからなかった。

臼歯部に充填された補綴物の色調に不満があり、自然感を求めて来院した24歳の女性。臼歯部咬合面であったが、コンポジットレジンによる置き換えが可能であると判断した。

✓ keypoint

臼歯部咬合面にコンポジットレジン修復を行う場合のルール

　コンポジットレジンは臼歯部の咬合面に長期間使用できるのだろうか。筆者は、コンポジットレジンが材質的に本当に咬合を保持できるのか、その耐用性に疑問を持っている。現在のところ、臼歯部へかかる垂直咬合圧に対するwear（摩耗）の程度に関する正確なデータはほとんど発表されていない。

　そのため、臼歯部のコンポジット修復は、理想的には咬頭頂と咬頭頂を結んだその約1/3以内が望ましい（図5-3-2）。これを超えると破折の危険が高まるが、これ以下の窩洞であれば、かなりの耐用性がある（いわゆる予知性が高い）と考えている。なぜなら、窩洞が1/3以内であれば下顎のAコンタクト（機能咬頭頂）は天然歯がしっかり咬んでいるからである。コンポジットの場合は、わずかに咬耗してしまう可能性が高いため、直接咬合に参加することは難しい。残存歯質のいずれかに咬合接触が存在していたほうが、強度、破折抵抗性の面からも有利である。

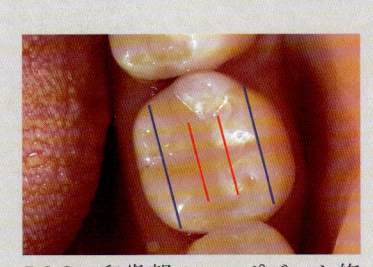

[図5-3-3　咬頭のひずみ]

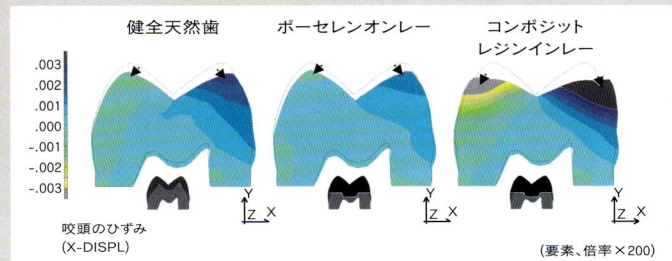

5-3-2　臼歯部のコンポジット修復は、咬頭頂と咬頭頂を結んだその約1/3以内が望ましい。

5-3-3　各窩洞形態別および使用材料別に示した、咬頭のひずみ量と、そのX軸方向への変位量。コンポジットレジン製のインレー／オンレーでは、修復歯において歯冠部分のひずみが増大した（Magne[1]より一部改変して転載）。

▪ Final Restoration

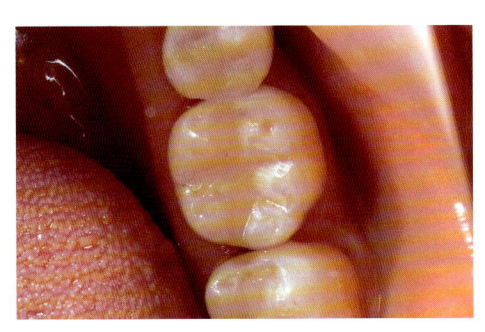

5-3-4　充填後、患者の希望により、あえてステイン色は付与しなかった。二層の充填により終了。すべて機能咬頭頂は歯質により支持されている。構造的にかなりの耐用性があると思われる。

Chapter 5　Patient Type I の審美修復治療

CAD/CAM によるポーセレンインレー＆オンレー

CASE 5-4　Class II division 1-i　ポーセレンインレー＆オンレー
CEREC 3によりフレームを作製したインレーブリッジ

■ Before Treatment

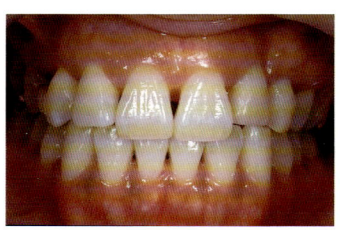

5-4-1a　矯正治療終了後。ブラックトライアングルが見られる。

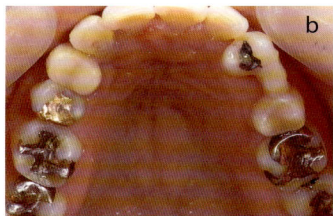

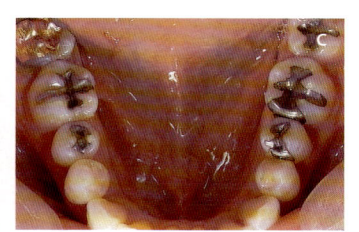

5-4-1b, c　さまざまな審美的問題をかかえている。矯正治療を行ったが、3|の欠損に伴い、上顎左側臼歯部のスペースが発生した。

Problem List
- 3|の欠損による残存歯の配列、形態不良
- 患者の強い希望による歯の見え具合の要改善
- 上顎左側臼歯部の欠損スペース

矯正治療終了後来院。患者は古い充填物をすべて白色に替えることを希望した。
　口腔内にはいろいろな補綴物が装着されており、それに伴いさまざまな修復デザインの選択が必要となる。結果、ポーセレンラミネートベニア修復、インレー、フルクラウン、インレーのセラミックブリッジ形成などを選択することとなった。

■ Final Restoration

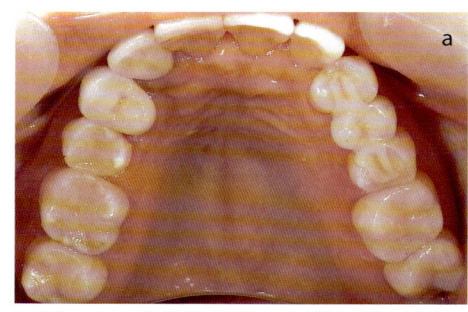

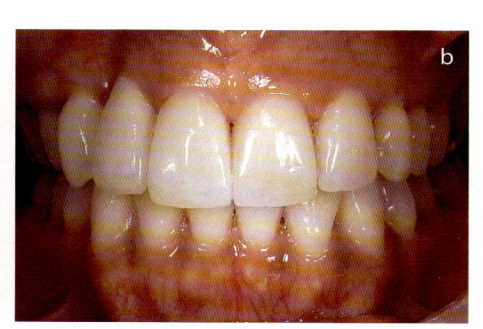

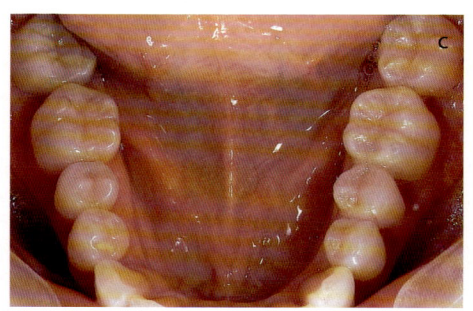

5-4-2a〜c　前歯はPLV、上顎右側にはオールセラミックスおよびポーセレンインレー、左側にはCEREC 3を用いて作製したインレーブリッジを装着。

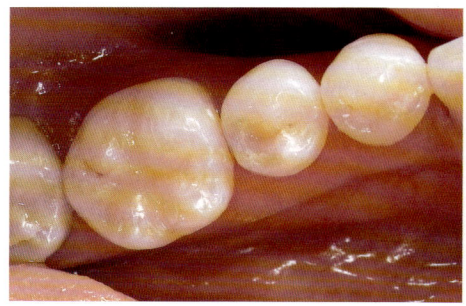

5-4-2d

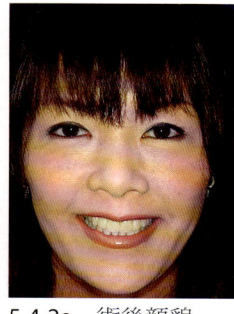

5-4-2e　術後顔貌。

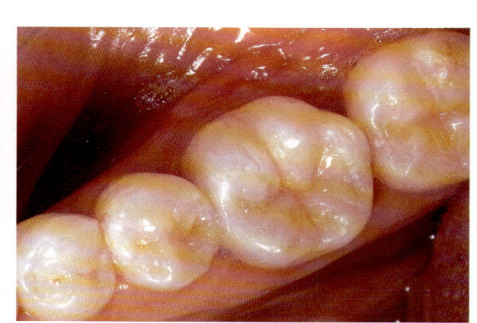

5-4-2f

86　Esthetic Classifications

CASE 5-5　Class II division 1-i　ポーセレンインレー&オンレー
CEREC 3により反対側データを利用したポーセレンオンレー

Before Treatment

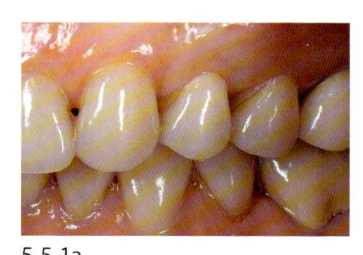

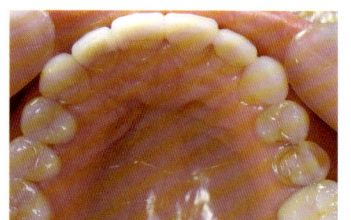

5-5-1a　　　5-5-1b

過去に装着したオールセラミックスが破折し来院。CEREC 3で右側第一、第二小臼歯の形態をコンピュータ上に取り込み、それをそのまま反転させて左側第一、第二小臼歯にさしかえた。

Final Restoration

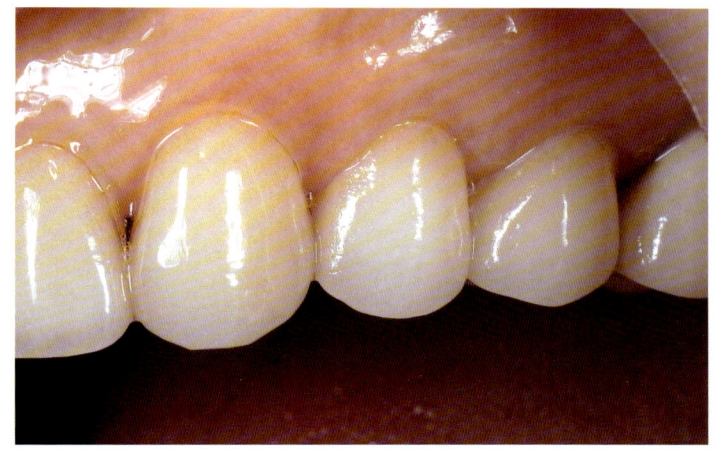

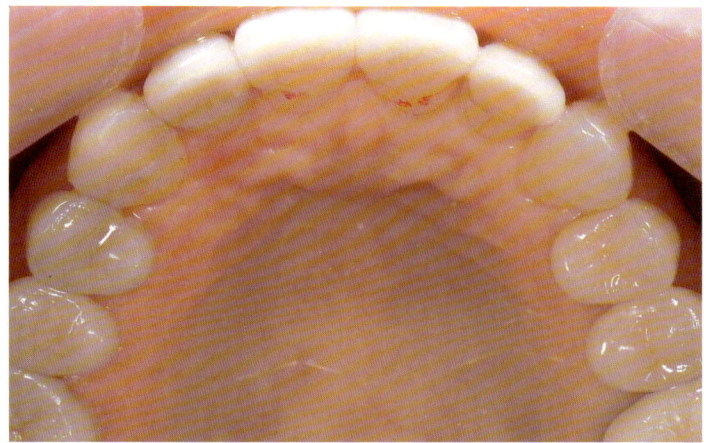

5-5-2a

5-5-2b

✓ keypoint

最新器材による治療時間の短縮

　CEREC 3Dソフトウェアのひとつ、「バイオジェネリックアルゴリズム（Biogeneric Algorism）」は、インレー&オンレー設計にあたって、スキャンした残存歯質の形態から、失われた本来の解剖学的形態を推測して修復物の歯冠形態を自動的に設計する、新しい歯冠形態の構築方法である。

　このソフトウェアにより、CEREC 3では対合歯のデータを反転して該当歯のデータとして利用することができ、時間的にも1日で完成することができる（具体的なステップについてはCase5-11を参照）。

　さらに、色調再現に関しても、VITA TriLuxeブロックを使用したため、わずかにステイニングを施したのみで済み、患者、術者の負担が大幅に軽減された。

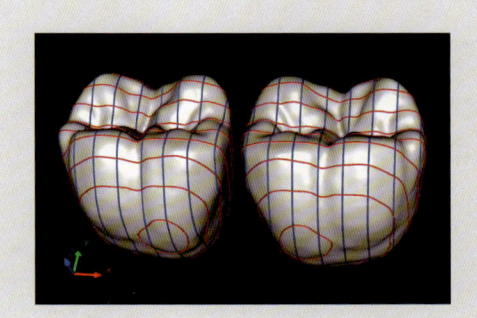

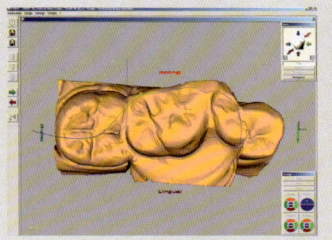

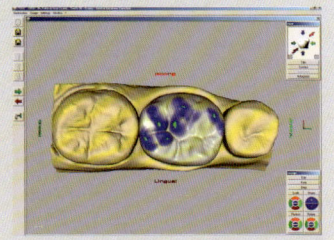

5-5-3a〜c　Biogeneric Algorism搭載のCEREC 3による修復物製作画面（別症例）。

Chapter 5 Patient Type I の審美修復治療

ポーセレンラミネートベニアによる前歯修復

CASE 5-6　Class II division I-ii　ポーセレンラミネートベニア
スマイルラインの改善

Before Treatment

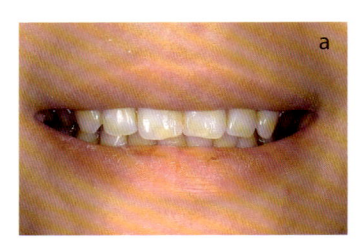

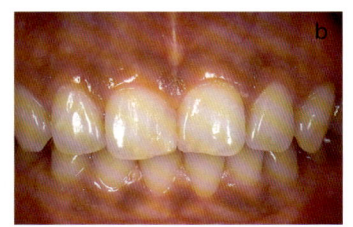

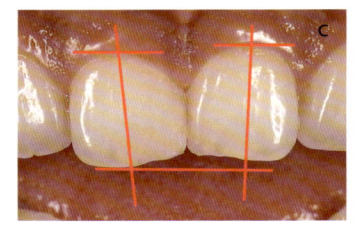

5-6-1a～c　不均一な歯肉レベルとインサイザルエッジ。歯軸の歪みも認められる。色調も少し茶色・黄色がかっている。

5年前に矯正治療を終了した患者。前歯切端のライン(スマイルライン)に不満を持って来院した。

分析の結果、歯肉レベルとインサイザルエッジの差異(disclepancy)があった。また、矯正治療後のリラップスによって歯軸の方向が少し曲がってしまっていた(incline)。

Ultra thin venner(非常に薄いベニア)は色調と形を変える場合のみに用いる特殊なラミネートベニアであるが、この患者は他に大きな問題が認められなかったため、これを適用した。

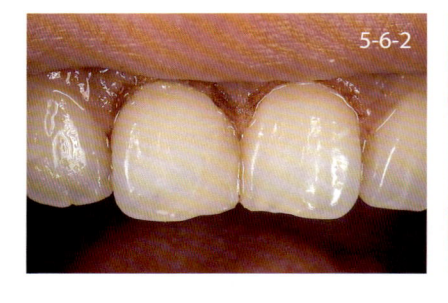

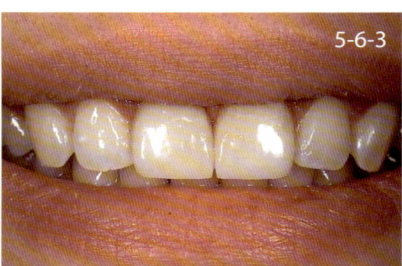

5-6-2　補綴物形成によって歯のインサイザルエッジは調整することができるが、歯肉ラインは調整できないため、レーザーを使用して歯肉切除により歯肉ラインをそろえる。

5-6-3　歯を削らないで(エステティック)モックアップガイドステントをつくり、患者の口腔に装着して患者自身に術後イメージを持っていただく。このイメージに満足していただけるかどうかが非常に重要である。

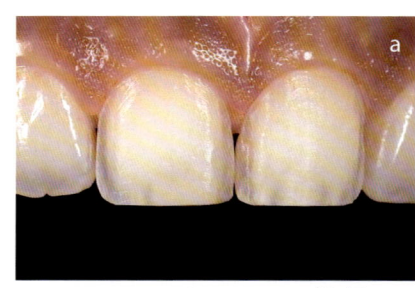

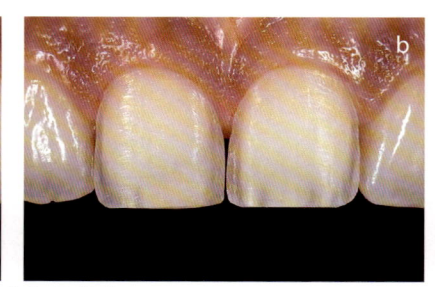

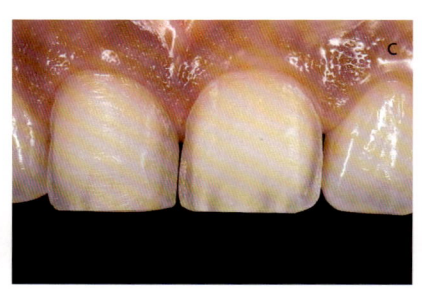

5-6-4a～c　マイクロスコープを用いた支台歯形成。

もしも修復治療の選択肢としてポーセレンラミネートベニアというコンセプトを知らなかったなら、「インバーテッドカーブ(図5-6-7)を修正したい」という患者の不満に対応するために、支台歯を360°切削して、補綴物を装着する可能性が高い。ラミネートベニアに対する知識と技術を習得することは、MIの概念に合致した治療へつながる。

CASE 5-6 スマイルラインの改善

Final Restoration

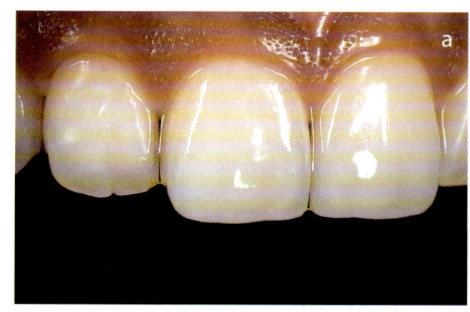

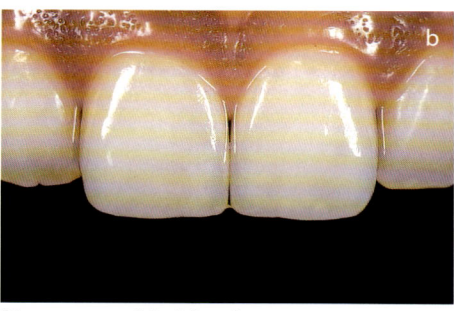

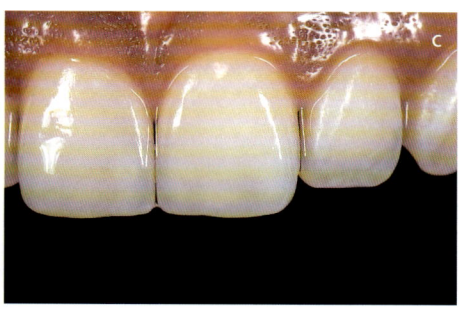

5-6-5a〜c 本症例ではトータルでも切端遠心部に1.0mm、頬面遠心部に0.3mmのみしか形成していない。かなり明確に形成のディテールが計算されていることが読み取れるだろう。支台歯を映し出すよう、透明度の高いセラミックスを歯頚部・切端に築盛した（レンズエフェクト；P.91 keypoint参照）。

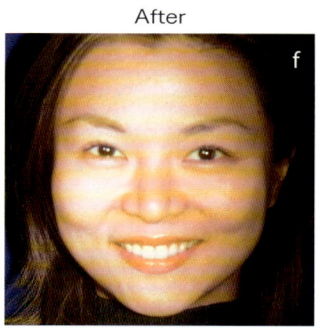

Before / After

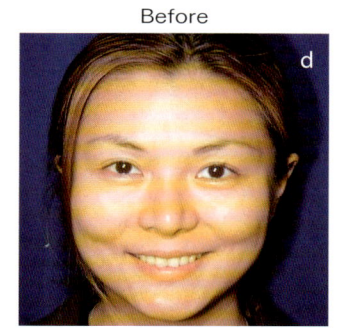

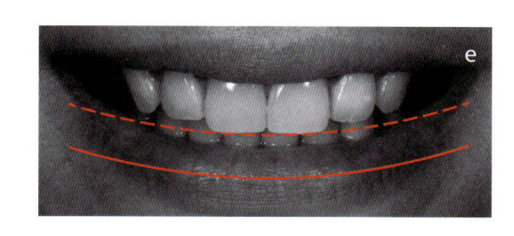

5-6-5d〜f インサイザルエッジの長さが改善され、下唇と同調したビビッドで若々しいスマイルが完成した。

✓ keypoint

スマイルライン

患者がもっとも不満を感じていたのはスマイルラインである。

図5-6-7は、歯の咬耗や筋力の低下などにより、加齢によりスマイルラインにどのような変化が起きるか（aging effect）を示したPascal Magneらの書「Bonded porcelain restorations in the anterior dentition」[2]から転載した図である。

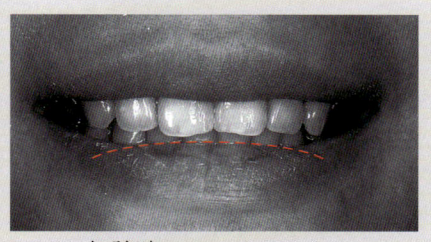

[図5-6-7 Magneによる切縁の輪郭の分析[2]]

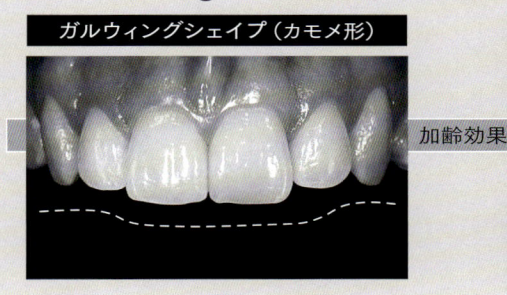

ガルウィングシェイプ（カモメ形） → 加齢効果 → インバーテッドカーブ（逆湾曲）

歯冠長を適正に保ち、前歯のインサイザルエッジが下唇と合致している。かもめが翼を広げたような形をしていることため、gull wing shapeと呼ぶ。これは、若々しく、自然感を強調したスマイルラインである。

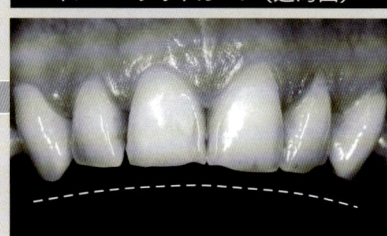

ガルシェイプにひきかえ非常に加齢を感じさせるラインで、スマイル時には、かえって下顎の前歯だけが目立ってしまう。また、下唇との不調和によりスマイル時の上下の整合性が失われている。

5-6-6 初診時のスマイルライン。ノーマルなガルウィングシェイプのスマイルラインと比較してみると、著明なインバーテッドカーブであることがわかる。

Part 2 分類に基づいた審美修復治療の実際 89

Chapter 5　Patient Type I の審美修復治療

CASE 5-7　Class II division 1-ii　ポーセレンラミネートベニア
支台歯を生かした色調再現

■ Before Treatment

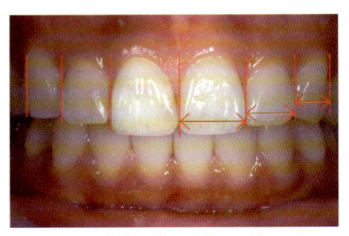

5-7-1a　中切歯が少し長いために、中切歯：側切歯：犬歯の見え具合を1.6：1：0.6とするゴールデンプロポーションを満たしていない。

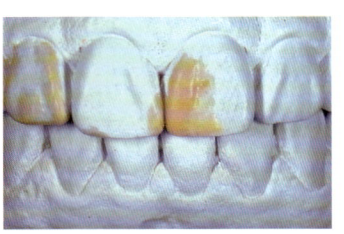

5-7-1b　少し歯を切削し歯冠長を短くすることで、形態および幅径のバランスをとる。

舌側の矯正治療を終えた後の状態である。前歯部のサイズ、形態、色調の改善を主訴に来院した。
　歯の色は少し暗いが、筆者は当初、患者の主張する前歯のサイズについては問題を感じなかった。しかし、ゴールデンプロポーションに基づく計測を行うと、1 は1.6を満たしていなかった。歯冠長が少し長いために、そのぶんだけ幅径が不足してみえていた。

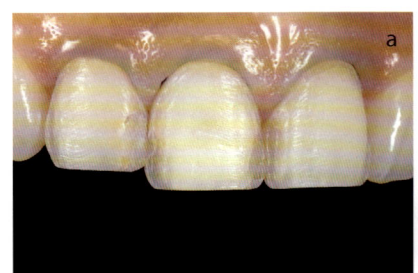

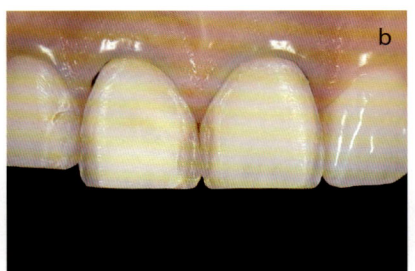

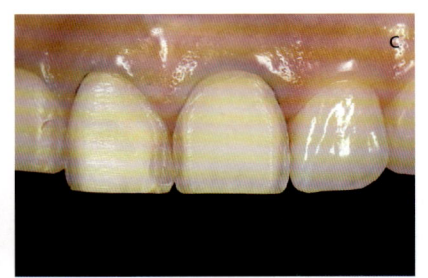

5-7-2a〜c　マイクロスコープによる支台歯形成。

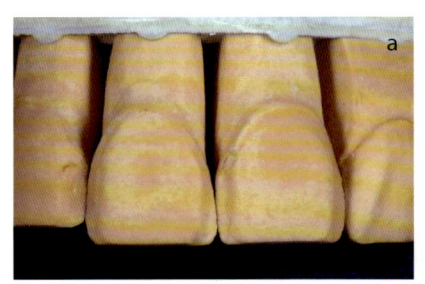

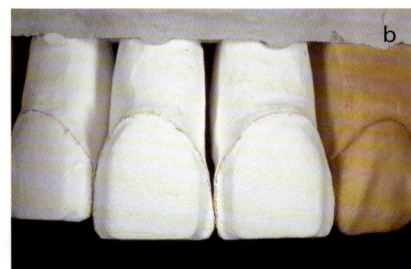

5-7-3a, b　印象模型およびそれを印象採得したリフラクトリーダイ。この製作法がより正確を期すると思われる。

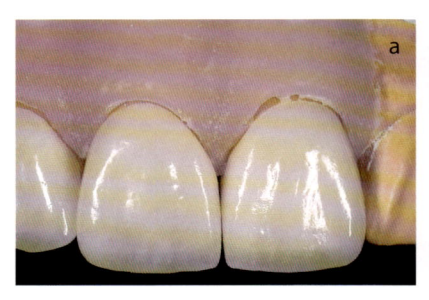

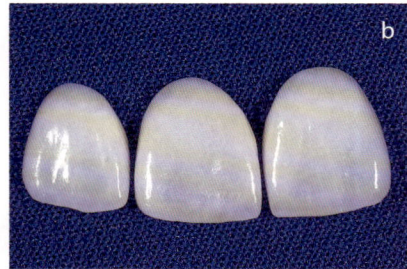

5-7-4a, b　レンズエフェクトによる切端の translucency および歯頸部のクリアポーセレンに注目。

90　Esthetic Classifications

ポーセレンラミネートベニアによる前歯修復
CASE 5-7　支台歯を生かした色調再現

■ Final Restoration

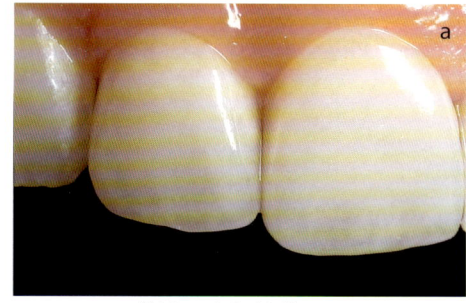

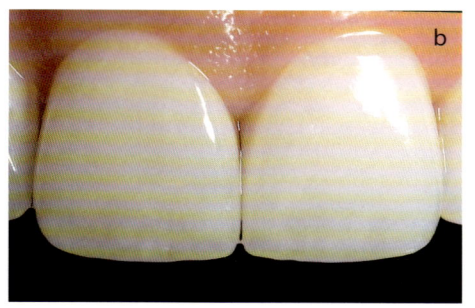

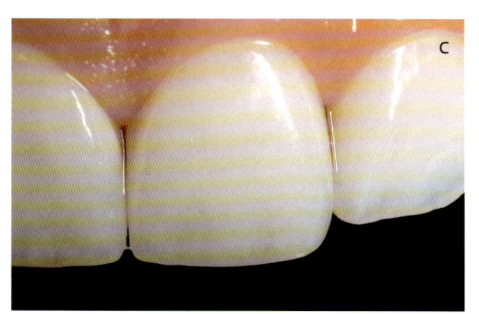

5-7-5a〜c　微妙な内部特徴が再現された。歯周組織との調和にも注目。

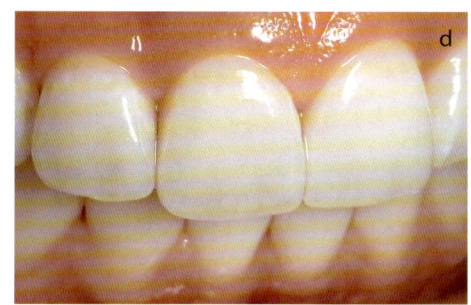

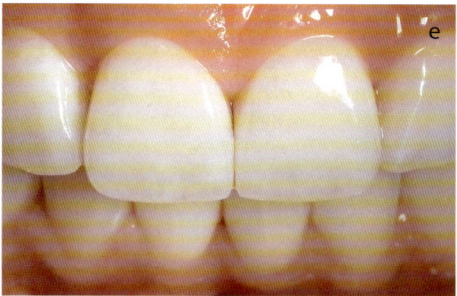

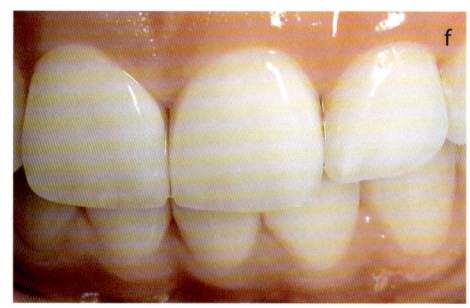

5-7-5d〜f　色の問題についてはオフィスブリーチングを行った。修復歯は周囲の天然歯とみごとに調和している。

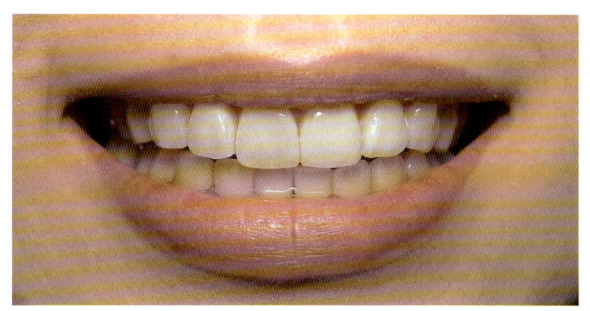

5-7-5g　リップラインとスマイルラインのバランスに注目。

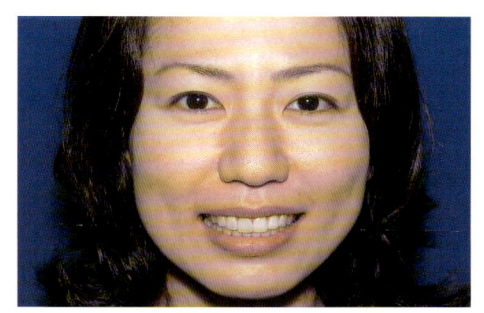

5-7-5h　顔貌とも調和し、自然な笑顔が得られた。

✓ keypoint

レンズエフェクト

　カラーセメントで色調を調整しようとすると非常に難しいため、色調のコントロールはラミネートベニア本体で行っておくべきである。

　該当歯に変色が認められない場合、すなわち支台歯着色の認められない場合には、クリアポーセレンを適用できる。無理にさまざまなセラミックを積層して天然歯に同調させようとするのではなく、透明なクリアポーセレンを用いることで、表面にこの歯頚部と切端の色調をそのまま映しこむことができる。これをレンズエフェクトという。

　このテクニックにより、補綴部位を天然歯とうまく同調させて見せることができる。歯頚部では支台歯の元来の色調が浮かび上がることで調和が得られ、切端でもきれいな天然歯の色彩が現れ、エナメル小柱が自然と読み取れる。

Part 2　分類に基づいた審美修復治療の実際　91

Chapter 5　Patient Type I の審美修復治療

CASE 5 - 8　Class II division I - ii　ポーセレンラミネートベニア
矯正治療を伴わない前歯配列の修正

■ Before Treatment

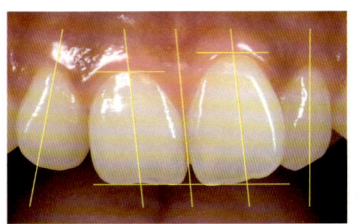

5-8-1a　正中線のずれと歯肉レベルの差異、インサイザルエッジの差異が認められる。

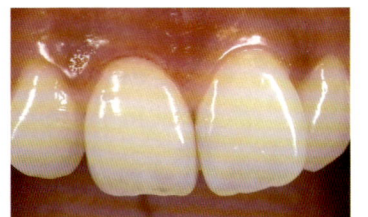

5-8-1b　歯肉レベルと色調を整えた。

前歯の配列に不満があり来院した30歳女性。本来なら矯正治療の対象となる症例である。しかし患者はジャズシンガーという職業柄、矯正治療が行えず、また、短期間で治療を終えることを望んでいた。そのため、補綴矯正により解決をはかることになった。

前準備として、歯肉レベルが異なっていたためにレーザーで少々歯肉切除を行ったのち、ホワイトニングを行った。

通常は、まずワックスアップした支台歯模型にシリコーンパテを圧接し、次に割断したシリコーンパテを支台歯に戻すことでどれくらいのクリアランスがあるかを計測する(ノートブックテクニック)。しかし筆者は本症例の診断用ワックスアップをよく観察し、深度はSJCD esthetic lineバーのラミネートベニア用デプスカットバーでイニシャルデプスを付与した。

デプスカットについては、形成前にどのバーを使用してどこにどの程度入れるのか、イメージを把握しておく(足す場合にはあまり削る必要がないなど)。

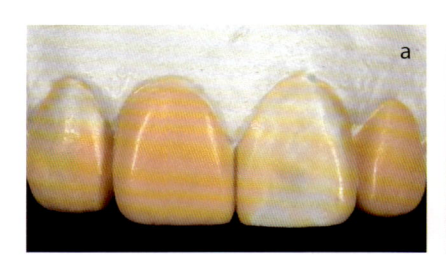

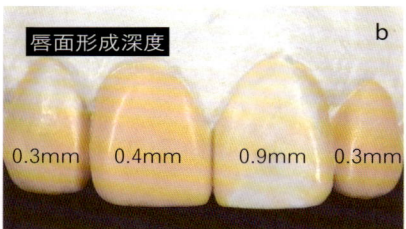

唇面形成深度　0.3mm　0.4mm　0.9mm　0.3mm

5-8-2a, b　診断用ワックスアップ。この段階で、もっとも削る必要がある部分(白っぽくワックスの少ないところ)は0.9mmで、逆に足す必要のある部分(ワックスの濃いところ)は0.3mmであった。正中を修正する場合、両中切歯近心の形成をかなり口蓋側寄りまで進展させないと、技工的に難しくなる。

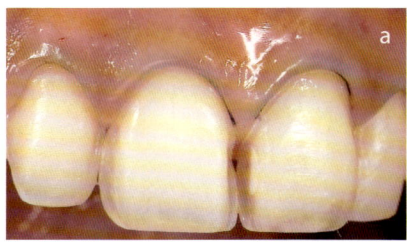

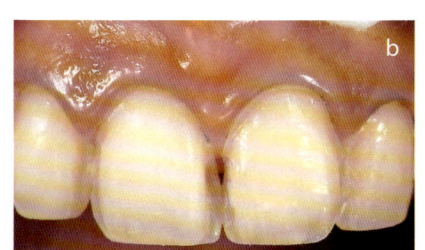

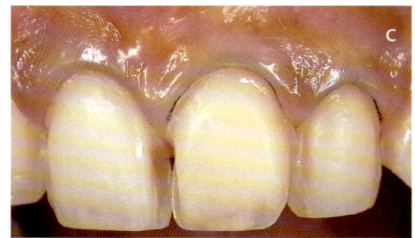

5-8-3a〜c　正中線を修正する場合は隣接面を深くカットする。0.9mm削った部分は、象牙質が露出して黄色くなっているのがわかる。その他は0.3mm前後の形成のみにとどめた。これらはすべてマイクロスコープ下で形成した。

ポーセレンラミネートベニアによる前歯修復

CASE 5-8　矯正治療を伴わない前歯配列の修正

■ Final Restoration

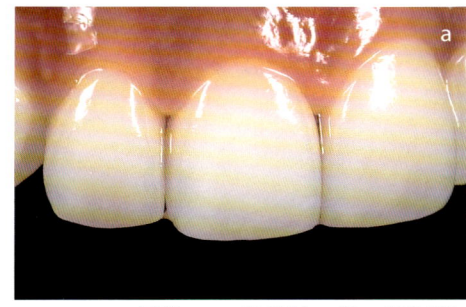

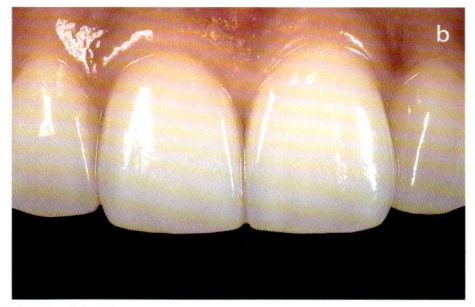

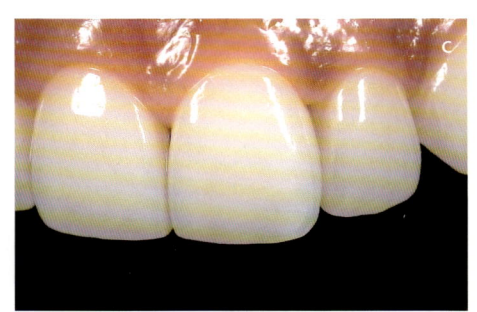

5-8-4a～c　最終 PLV 装着時。歯の軸配列、形態に注目。

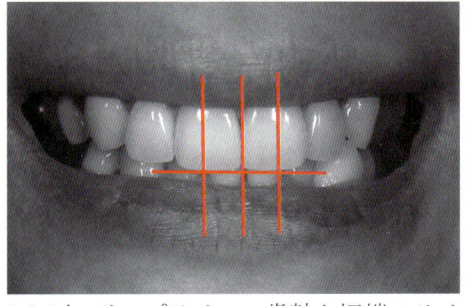

5-8-4d　リップライン。歯軸と切端のラインが整えられた。

Before　　　　　　　　　After

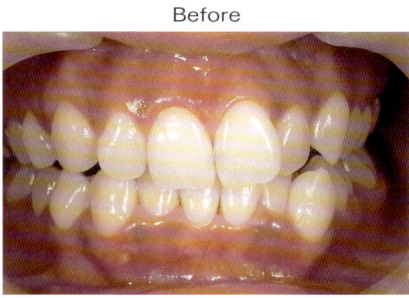

5-8-4e　　　　　　　　　5-8-4f

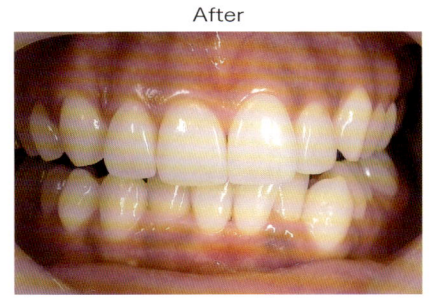

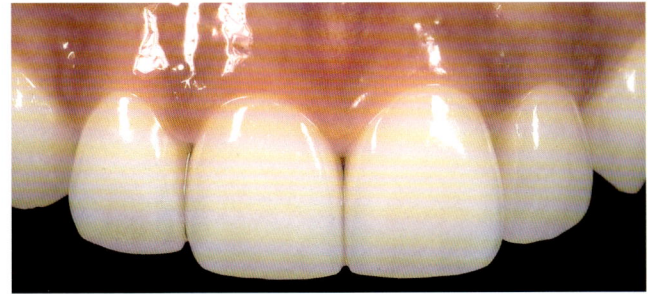

5-8-4g　抜髄もせずに、PLV のみでここまでの審美修復が行えた。PLV などの接着歯学は患者に非常に福音をもたらすということを再認識すべきである。

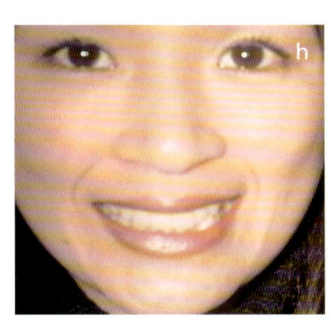

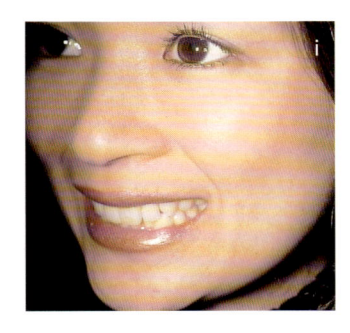

5-8-4h,i　術後顔貌。

本ステップにおける使用器材

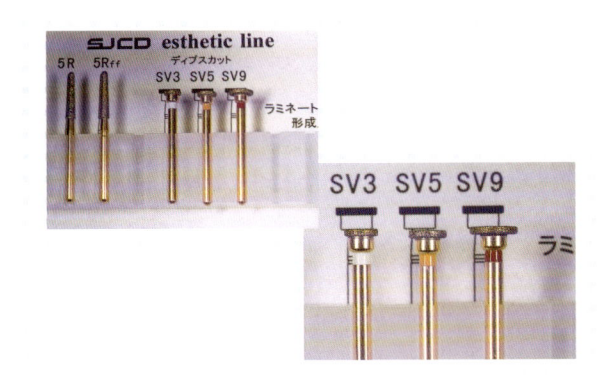

　5R と 5Rff（コーズとファイン）と、SV3、SV5、SV9のデプスカットで構成されている。
　5R は粗いバーで5Rff は最終的な仕上げ用。5Rff の先端は直径0.6mm で、フィニッシュラインが約0.3～0.4mm 程度つくように設定されている。デプスカットで形成量を定める。SV3が0.3mm、SV5が0.5mm、SV9は0.9mm である。筆者がもっとも多用しているのは SV3。

製品名　バー・セット　SJCD esthetic line／ラミネートベニア形成用バー
製造　　（有）バイオテックジャパン
問合先　（有）バイオテックジャパン　電話：03-3400-5133

Part 2　分類に基づいた審美修復治療の実際　93

Chapter 5　Patient Type I の審美修復治療

CAD/CAM によるオールセラミック修復

CASE 5-9　Class II division II-i　オールセラミックス
GN-I　—マイクロリケージへの対応—

■ Before Treatment

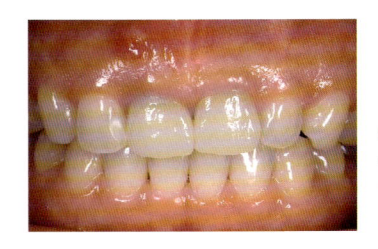

5-9-1　オールセラミック修復であるにもかかわらず、歯頚部が黒くなってしまっていた。

オールセラミックスが既に装着されていたが、不適切な根管治療で、根尖病巣ができてしまっていた。また、よく診るとセメンテーションがしっかりされておらず、さらにマージンの適合も悪く、その結果、マイクロリケージ（微少漏洩）をきたしていた。また、歯の色調にも問題があった。

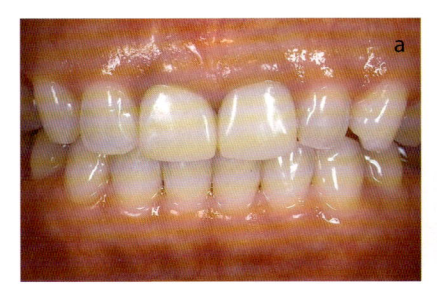

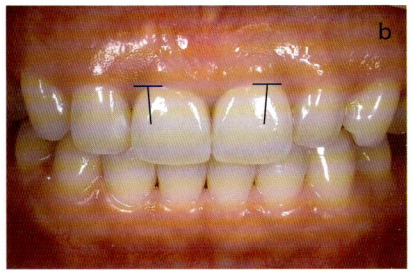

5-9-2a　クラウン除去後、プロビジョナルを装着し、再根管治療を行いポスト＆コアを装着した。その後通法に従い形成等を行い、オールセラミックスを装着した。
5-9-2b　歯軸および歯肉の頂点位置も修正された。

■ Final Restoration

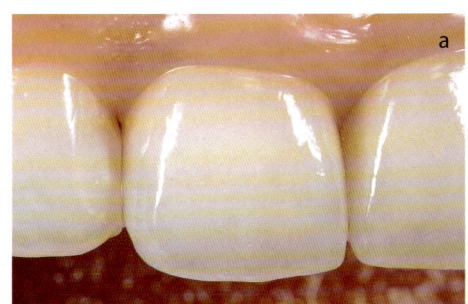

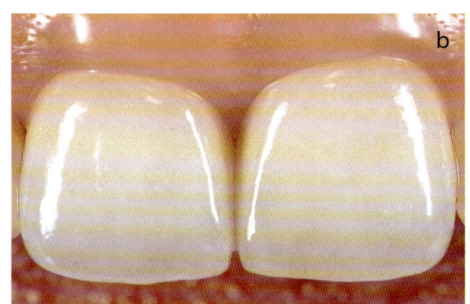

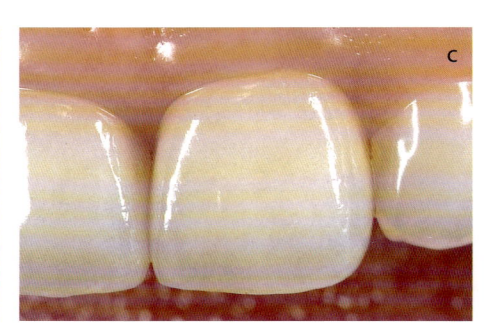

5-9-3a〜c　最初に前歯を漂白し、それに色調を合わせてセラミックスを2本装着した。

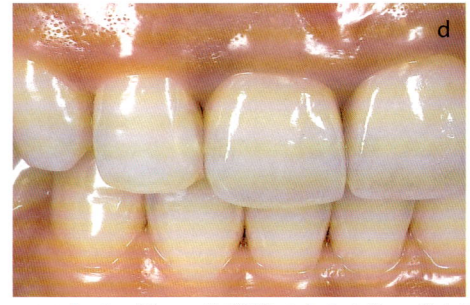

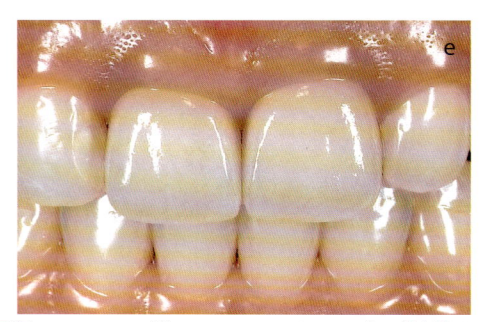

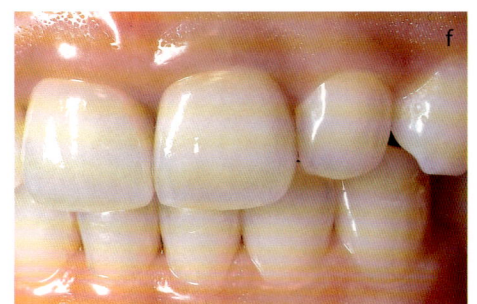

5-9-3d〜f　新しい修復歯はうまく他の歯と同調している。特にハイラスターの表面性状を忠実に再現できた。

94　Esthetic Classifications

✓keypoint

歯軸の傾斜と歯肉輪郭の頂点の原則

図 5-9-4a～d は Magne ら「Bonded porcelain restorations in the anterior dentition」[2] からの転載である。このなかで Magne は、「クラウンやベニア修復に対する歯冠形成は、歯肉のこの基本的形態を尊重しなくてはならない。圧排コードの適切な挿入位置が問題解決の手助けになる」と述べている。

標準的歯列 / **咬耗した歯列**

5-9-4a, b　歯の主軸は、切縁‐根尖方向で遠心に傾いている。遠心根尖側の傾斜は中切歯（黄線）から犬歯（黒線）にかけて強くなる傾向がある。

5-9-4c, d　歯肉の頂点（歯肉外形のもっとも根尖側）は、歯の中心に対し遠心に位置する傾向がある。その結果、歯の歯頸部は頂点がずれた三角形を呈する。Rufenacht[3] によれば、この原則は上顎側切歯および下顎切歯には必ずしも当てはまらない。そのため、歯肉の頂点を歯軸に沿って中心におくことができる。

CASE 5-10　Class II division II - i　オールセラミックス
GN-I　―漂白歯への対応―

:: Before Treatment

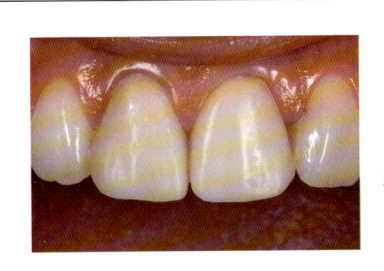

5-10-1　プロビジョナルに不満を持ち来院。主訴は前歯の漂白であった。

プロビジョナル・レストレーションを装着した状態で来院。患者は装着されたプロビジョナルの形態に不満を持ち、またブリーチングを強く希望していた。分析の結果、再度プロビジョナルの形態修正を患者の希望通りに行い、その後十分な支台歯形成を行った。

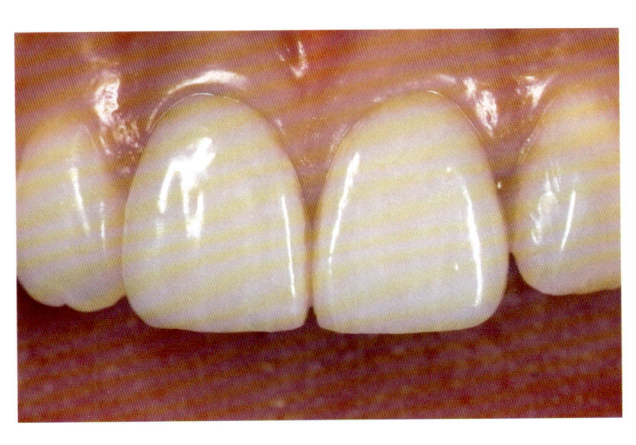

5-10-2　形態修正を加え、再製作されたプロビジョナル・レストレーション。

Chapter 5　Patient Type I の審美修復治療

印象採得時やレジンセメント接着時に、支台歯・歯頸部周囲をどのように清掃すべきだろうか。以下に筆者の方法を紹介する。この段階で清掃性が損なわれれば、どれだけ自然感ある色調が再現されていても、接着能が低下してしまう。

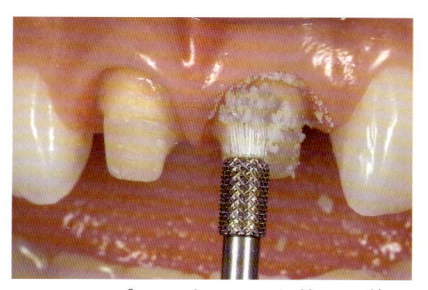

5-10-3a　プロビジョナルを外した後、微小震度を伴ったブラシ（ソニックフレックス）の先に、パミス（オイルレスの磨き砂）を用いて、支台歯と歯肉の周囲を注水しないで磨き上げ清掃する。

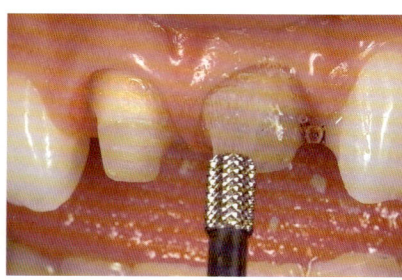

5-10-3b　その後注水下で同様に清掃する。磨き砂には接着阻害因子であるオイルが入っていないことが重要である。

5-10-3c　支台歯の研磨終了後、注水下で周囲を清掃し、コードで圧排して印象採得する。

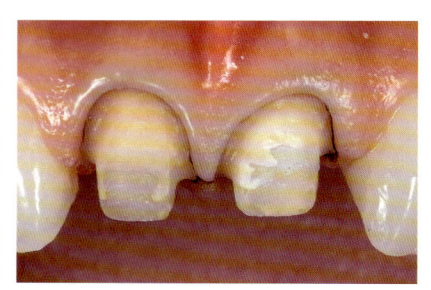

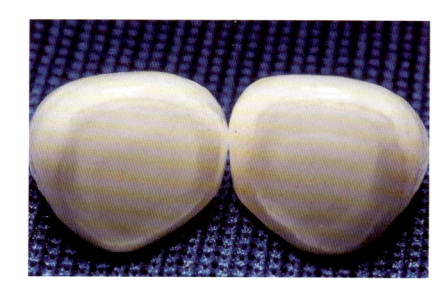

5-10-4　高度な漂白歯と調和するマテリアル選択。VITA In-Ceram Spinell でフレームワークをつくり、その上にポーセレンを築盛した。この患者は上顎の前歯・白歯を可及的に漂白しており、4 3 2|2 3 4 は天然歯である。このような状況に調和するマテリアルは Spinell である。ただし必ずレジン系のセメントで接着する。

■ Final Restoration

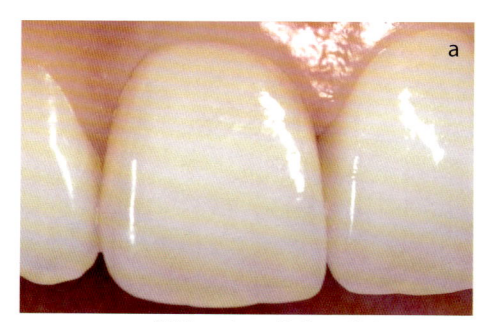

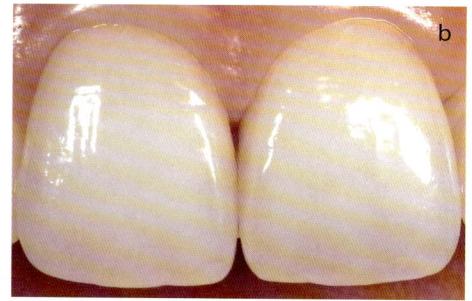

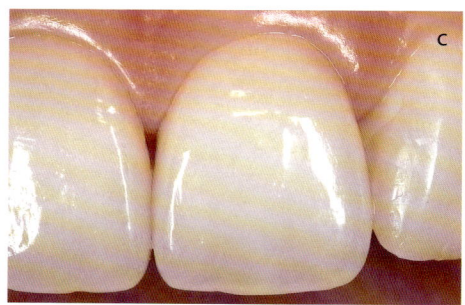

5-10-5a～c　術後5年の状態。微細な内部特徴（インターナル・キャラクタライゼーション）が再現された。

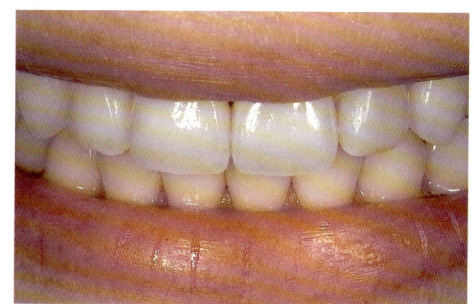

5-10-5d　リップライン。

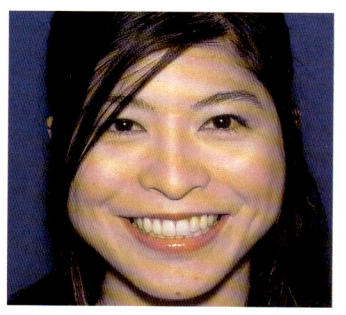

5-10-5e　スマイル時の顔貌。

本ステップにおける使用器材

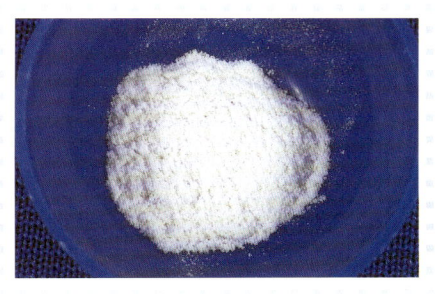

オイルレスの研磨剤。

製品名　ポリビムス（パミス）
製造　　ベンザーデンタル
問合先　株式会社城楠歯科商会　電話：03-3829-2221

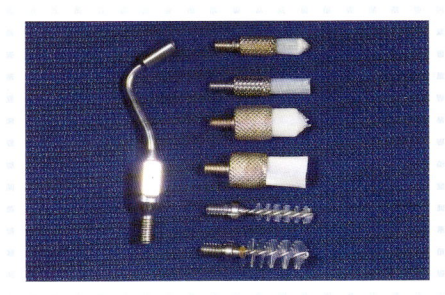

微小震度を伴った研磨用ブラシ。
ポーセレンラミネートベニア形成においては、写真いちばん上のブラシに水を使わずにパミスをつけて研磨し、研磨後に水洗する。

製品名　ソニックフレックス
製造　　KaVo
問合先　株式会社城楠歯科商会　電話：03-3829-2221

CASE 5-11　Class Ⅱ division Ⅱ-ⅰ　オールセラミックス
CEREC 3　―破折歯の即日修復―

Before Treatment

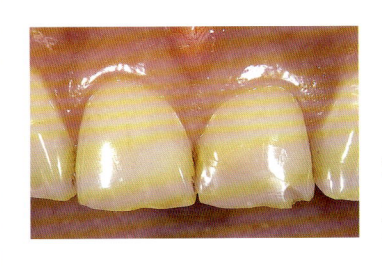

5-11-1　レジン充填後、事故により歯牙破折を起こしてしまった。

患者は上顎|1の歯冠破折により緊急に来院した。「明日海外へ戻る」とのことなので、即日修復（CEREC 3の1 day treatment）を行う必要があった。

エックス線写真より歯髄に問題がないことを確認した後、唇・頬側にまたがる形成を行い、CERECシステムにしたがってオールセラミック修復を計画した。

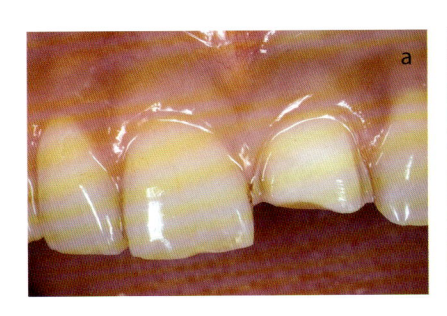

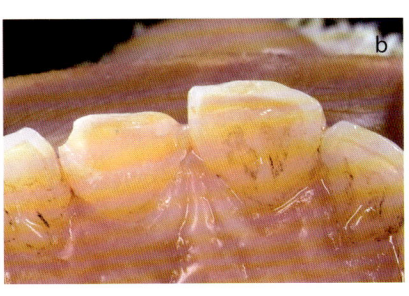

5-11-2a,b　支台歯形成。

Chapter 5　Patient Type I の審美修復治療

歯の破折に沿って唇・頬側にまたがる支台歯形成を行った後、CEREC 3により、印象採得→スキャニング→ミリング→調整と行い、最後にステイニングして完成した。すべての工程は1.5時間で行われた。

Final Restoration

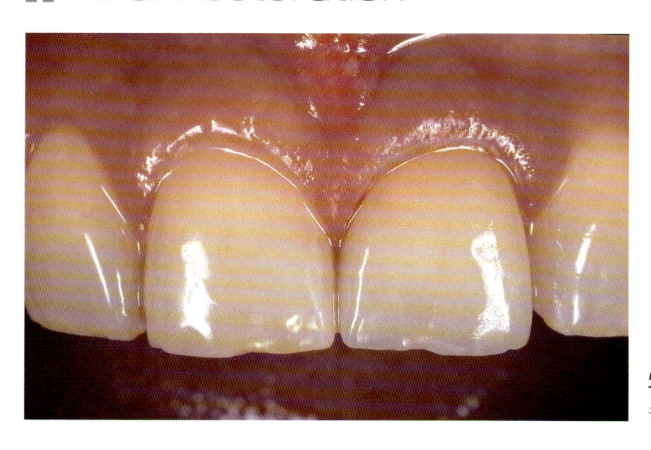

5-11-3　セラミックブロックは VITA TriLuxe を使用した。また、反対側同各歯の形態を反転させ、同じ形態とした。

keypoint

CEREC 3 による 1 Day Treatment

1 通法に従い形成
マージンが歯周縁下であれば歯肉圧排を行う

2 光学印象 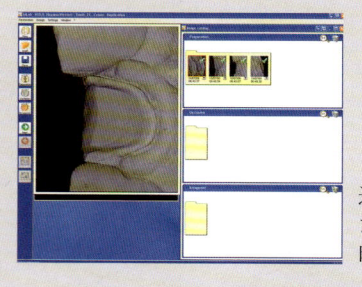
通常の印象時は石膏硬化剤を混入し、模型製作した後、レーザースキャニングあるいは模型の光学印象を行う

3 スキャニングとデザイニング

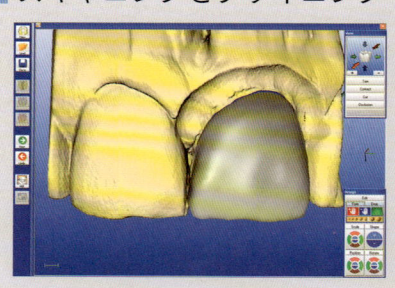

4 修復物別にブロックの選択および設置

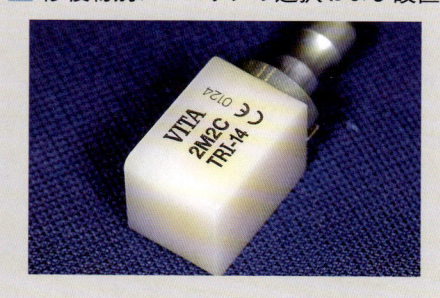

5 ミリング
時間は修復物の種類により違うが、約20分位

6 口腔内での試適あるいは模型上での調整
必要であればグレイズあるいは研磨する

7 レジンセメントによる装着

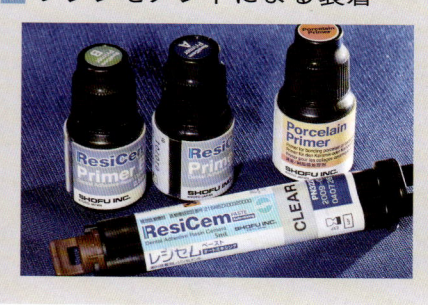

8 最終咬合調整および研磨

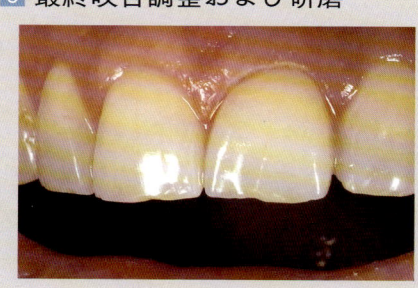

Esthetic Classifications

CAD/CAMによるオールセラミック修復
CASE 5-12　CEREC inLab ―フレームワークへの適用―

CASE 5-12　Class Ⅱ division Ⅱ-ⅰ　オールセラミックス
CEREC inLab　―フレームワークへの適用―

■ Before Treatment

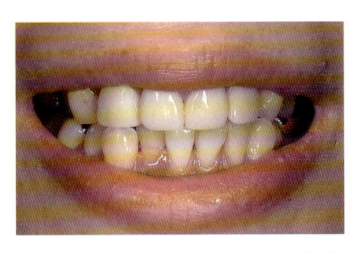

5-12-1a　前歯の審美性に不満を持って来院。

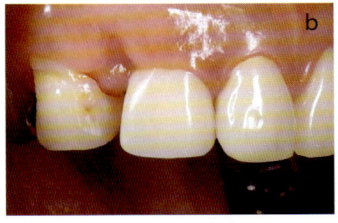

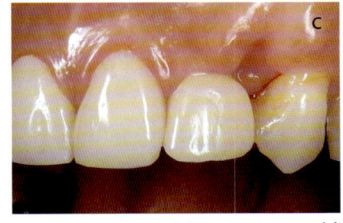

5-12-1b, c　犬歯が抜歯されているため、スムーズなカントゥア付与のために形成深さを深く設定する必要がある。

犬歯を抜歯された状態で来院。すでにプロビジョナル・レストレーションが装着されていた。
犬歯が失われているために歯の形態が把握しにくく、小臼歯を犬歯化してバランスをとることとした。歯の形態(サイズ、シェイプ)は患者の希望を考慮した。

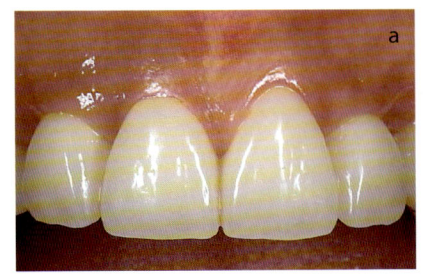

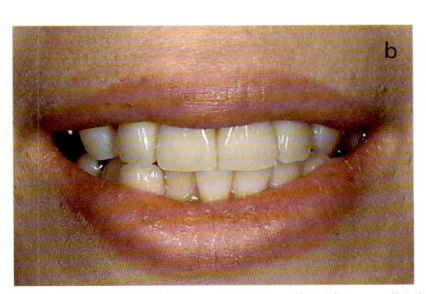

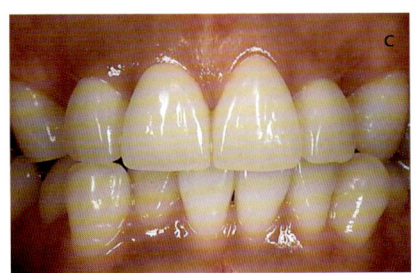

5-12-2a～c　プロビジョナル・レストレーションを装着し、口唇・歯列との調和をはかった。歯の形態もバランスがとれるよう、形態修正を行った。その後、再び支台歯形成を行い、プロビジョナルを再製した。また下顎前歯は漂白し、色調をコントロールした。

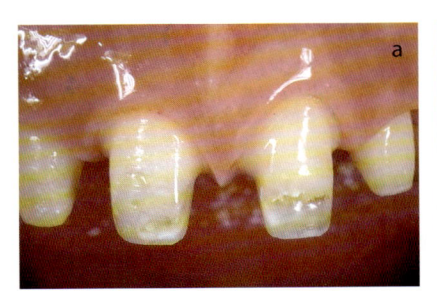

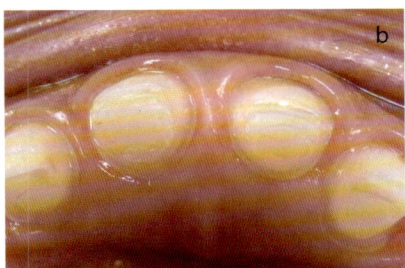

5-12-3a, b　マイクロスコープにより360°支台歯形成を行った。2|2遠心はマージンをやや深く設定し、自然感のあるカントゥアを形成するようにした。歯周組織との調和に注目。

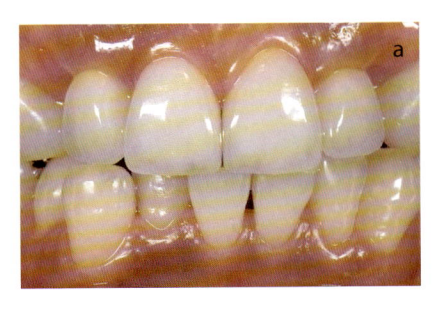

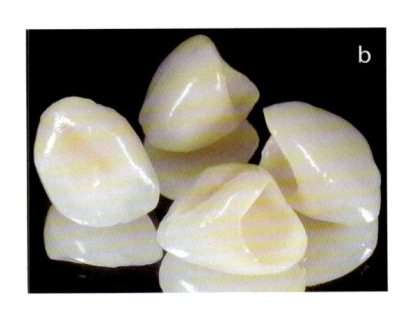

5-12-4a, b　CEREC inLabでアルミナフレームワークを製作し、その上にセラミックスを築盛した。

Part 2　分類に基づいた審美修復治療の実際　99

Chapter 5　Patient Type I の審美修復治療

:: Final Restoration

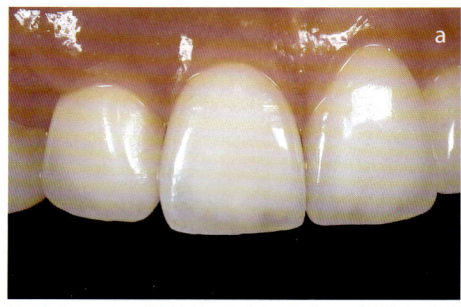

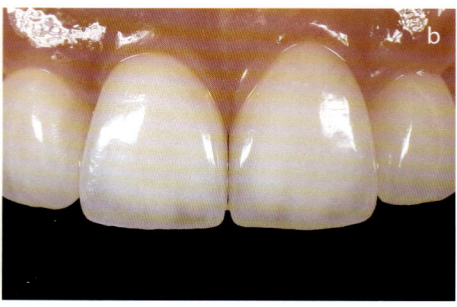

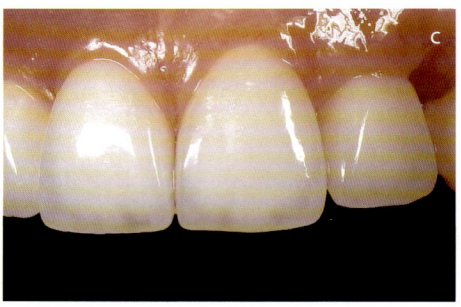

5-12-5a〜c　歯科技工士により、自然な内部特徴（インターナル・キャラクタライゼーション）が再現された。

CASE 5-13　Class II division II - i　オールセラミックス
CEREC 3　―コーピングへの適用―

:: Before Treatment

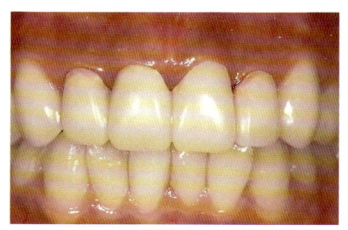

5-13-1a　前歯の審美性改善を希望して来院。

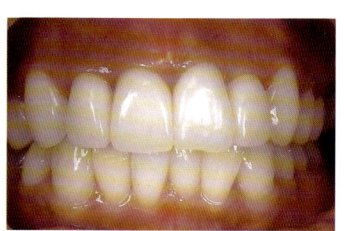

5-13-1b　プロビジョナル装着後、ブリーチングを行った。

前歯にプロビジョナルが装着された状態で来院。不適切なプロビジョナルを再製作し、患者の希望するより白い歯を求めて、ブリーチングを行った。

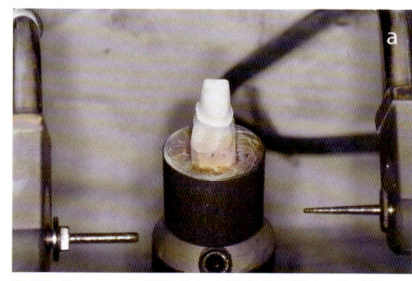

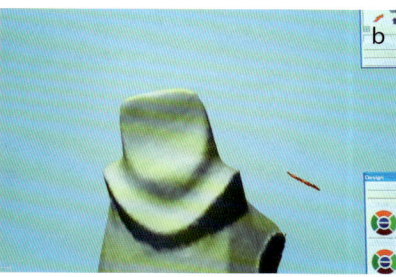

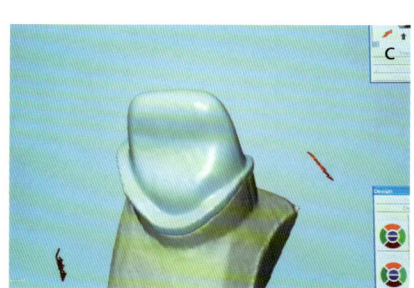

5-13-2a〜c　形成し印象採得した後、CEREC 3によりスキャンを行い、アルミナフレームを完成した。

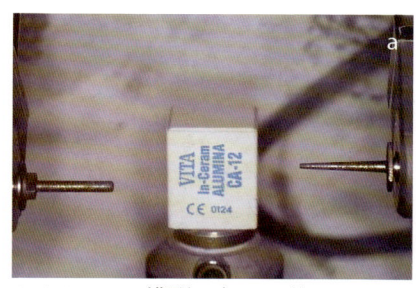

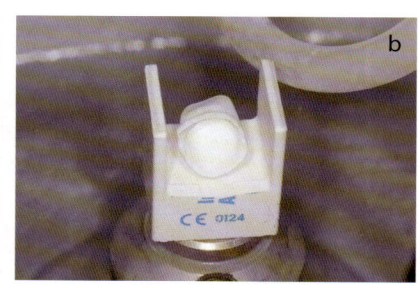

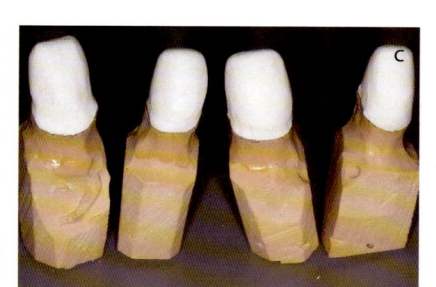

5-13-3a〜c　模型に収めた後、マージンを調整し、シンタリングおよびファイヤリングを行った。

CAD/CAM によるオールセラミック修復

CASE 5-13　CEREC 3　―コーピングへの適用―

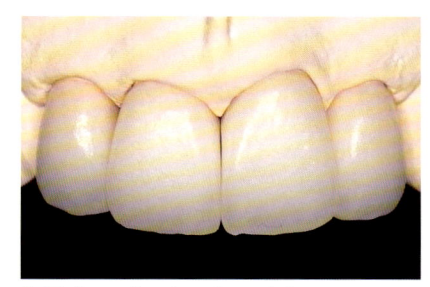

5-13-4a　ビスケットベイク。

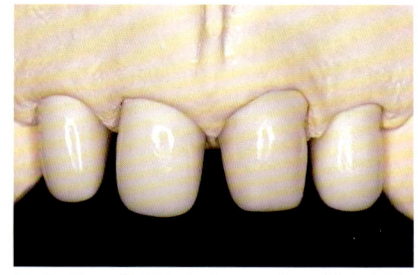

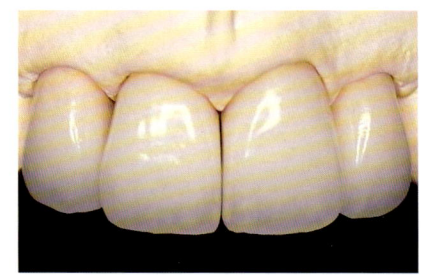

5-13-4b　CEREC 3でミリングされたコーピング。

5-13-4c　ステイニングされた最終クラウン。

Final Restoration

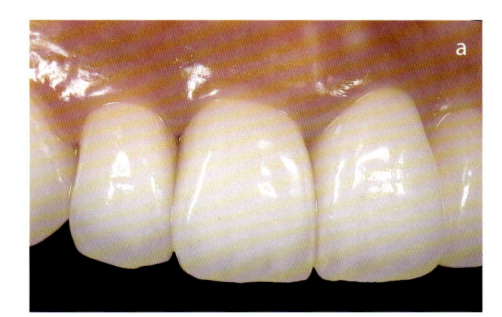

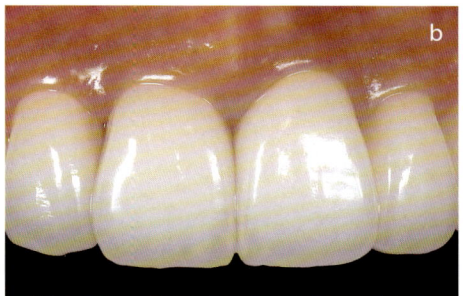

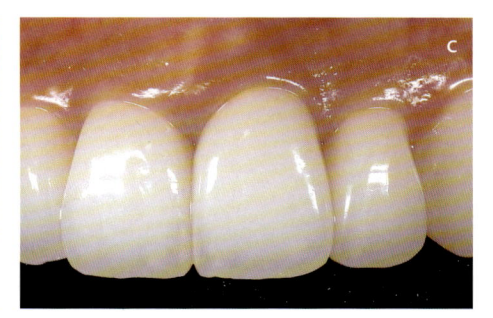

5-13-5a～c　最終装着。見事に再現されたオールセラミッククラウン。

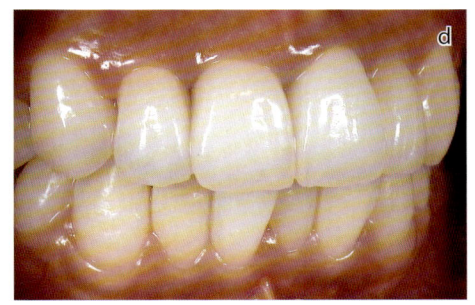

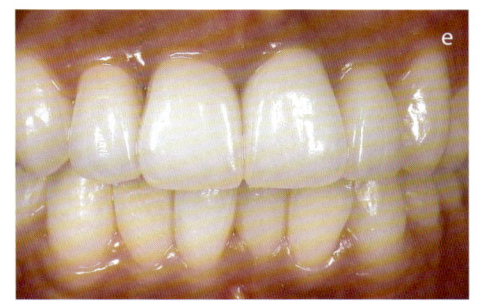

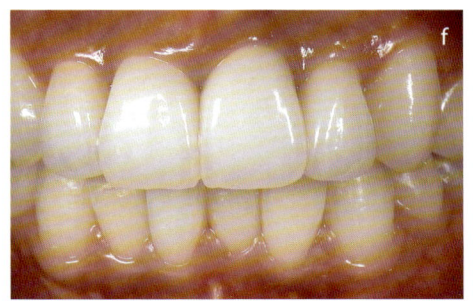

5-13-5d～f　漂白された他の天然歯とも同調している。

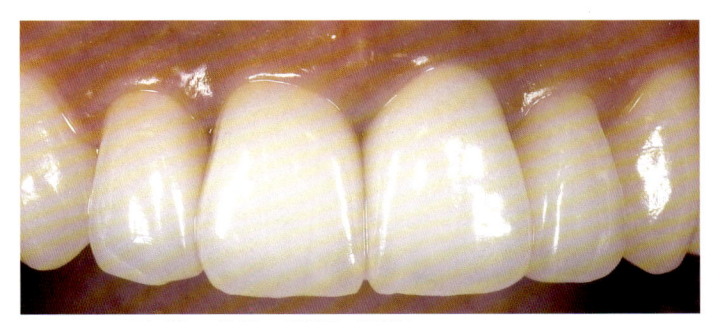

5-13-5g　2年後の状態。順調に経過している。

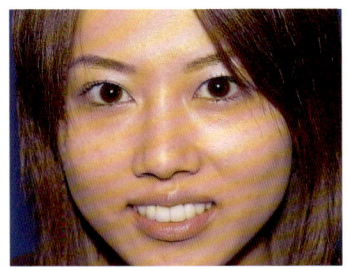

5-13-5h

Part 2　分類に基づいた審美修復治療の実際　101

Chapter 5　Patient Type I の審美修復治療

各種オールセラミックスとポーセレンパウダーの選択

現在、わが国で市販されているオールセラミックス用陶材(ポーセレンパウダー)にはさまざまなものがある。これらのうち、いずれのパウダーを選択したらよいのかというのは非常に難しい問題である。たしかにわずかな特徴と正常の違いはあるが、同一ファミリーであればそれほど大きな違いはないように思われる。しかしながら、歯科技工士はそのわずかな違いから自分にとって使い勝手の良いものを選択しており、その結果が高度な審美性へと結び付く。

ここでは、オールセラミックスとポーセレンパウダーの相性を、それぞれの臨症例を基に検討する。

CASE 5-14　Class II division II-i　オールセラミックス
Empress II × エリス

■ Before Treatment

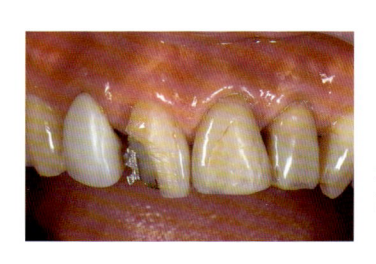

5-14-1　前歯部の審美障害を主訴に来院。根管治療が必要であった。

初診時、前歯は形態不全で、審美性も欠如していた。
自然感のある審美性を回復するため、Empress II を用いて修正した。

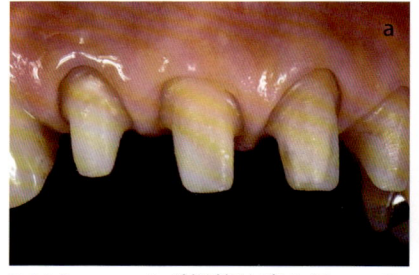

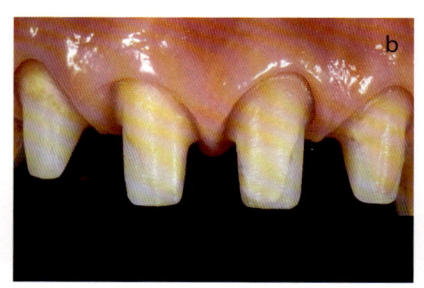

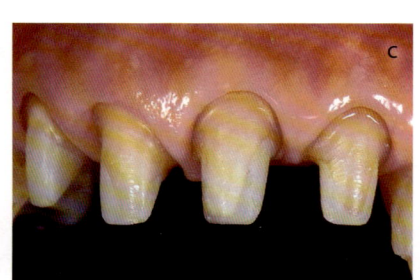

5-14-2a〜c　まず根管治療を行い、その後ファイバーポストを装着し、印象直前の支台歯形成を行った。

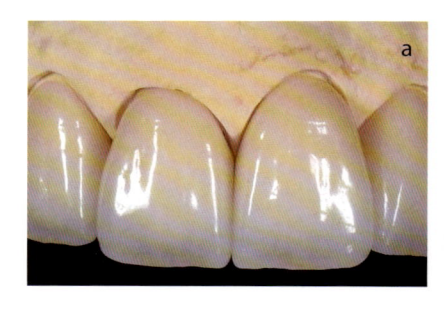

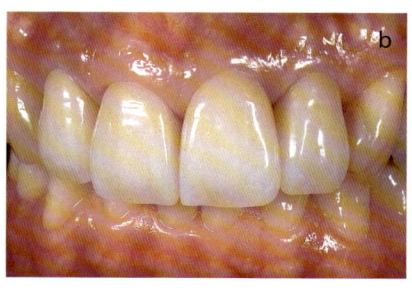

5-14-3a, b　印象採得後、模型を製作し、プレスを行った(レイヤリング法)。その後、セラミックスを築盛し、最終セメンテーションを行った。

各種オールセラミックスとポーセレンパウダーの選択

CASE 5-14　Empress II×エリス

　この症例においてもっとも留意すべきポイントは、根管治療後のポストを白色にする点と、セメンテーション時のセメント色を慎重に選択し、クラウンと同調させることである。これらは、特に透過性のあるEmpress系のセラミックスを使用するケースにおいては重要な問題となる。

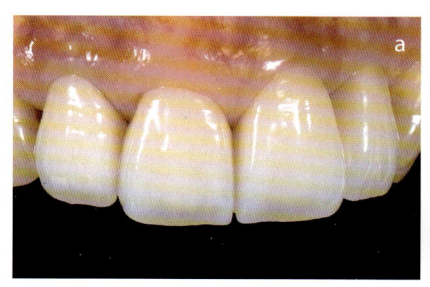

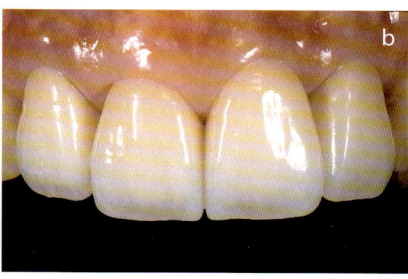

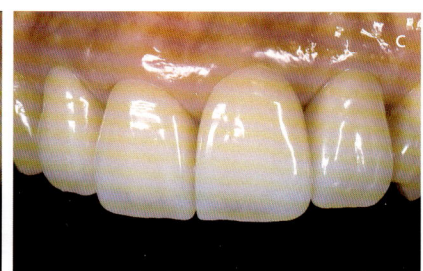

5-14-4a～c　ほとんど天然歯と同調した、自然感のある色調・形態が再現された。

■ Final Restoration

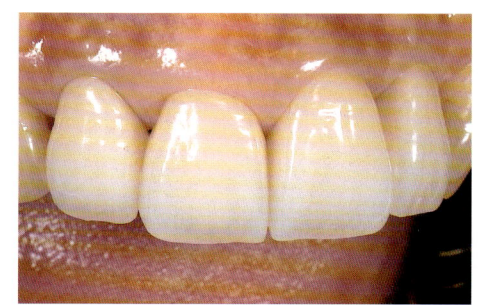

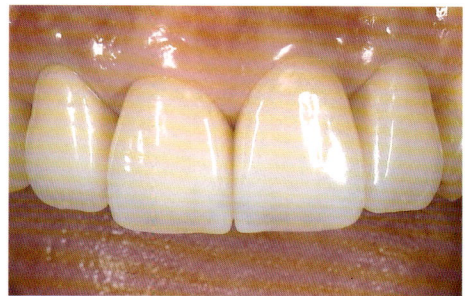

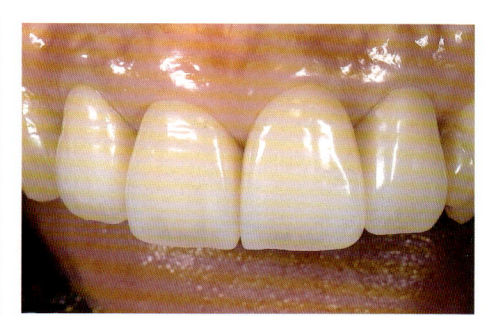

5-14-5a～c　術後2年経過。

本ケースに使用したポーセレンパウダー

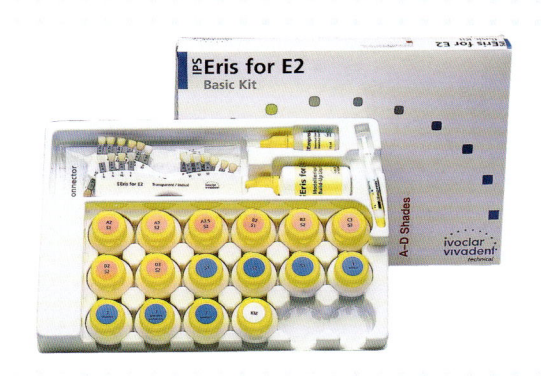

　天然歯に含まれるハイドロキシアパタイト結晶を含有させ、天然歯と同様な工学的特性を現す。
　エリスはEmpressの中でもっとも色調再現に優れたマテリアルであり、ある程度の強度が期待できる。ただし、調整時の実感や、術後の経過から、エリスには摩耗(wear)の問題があるように感じているため、咬合力の強いブラキサー患者への適用、小臼歯・大臼歯への使用は控えている。

製品名　IPSエンプレス2エリス
製造　　白水貿易株式会社
問合先　白水貿易株式会社　電話：06-6396-4400

Part 2　分類に基づいた審美修復治療の実際　103

Chapter 5　Patient Type I の審美修復治療

CASE 5-15　Class II division II-i　オールセラミックス
Procera AllCeram ×ヴィンテージAL（1）

▉ Before Treatment

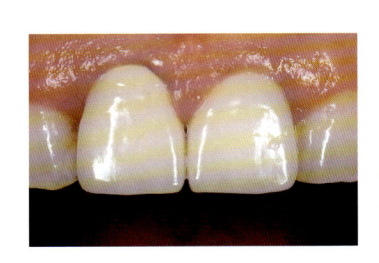

5-15-1　術前。歯肉レベルの差異と、セラミックの不透明感の強さが認められる。

患者は歯肉周囲が紫色に変色していることに不満があり、さらに、現状よりもっと自然で透明感のあるクラウンを希望していた。
そこで、メタルセラミックスよりオールセラミックスのほうが希望に添えることを説明し、治療することとなった。

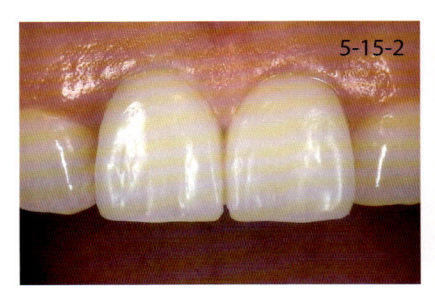

5-15-2　プロビジョナル・レストレーションを装着し、形成を行った。
5-15-3　印象採得後、スキャンしてコーピングを製作し、その上へヴィンテージALを築盛した。明るく、非常に美しい。

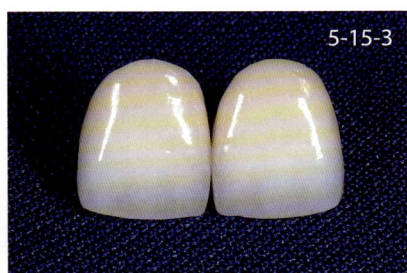

▉ Final Restoration

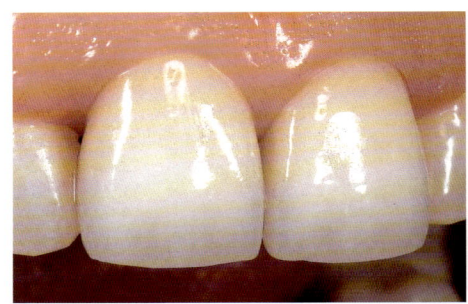

5-15-4a 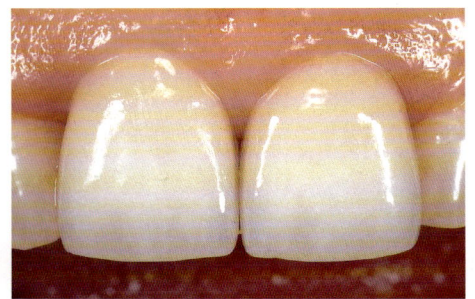　　　5-15-4b 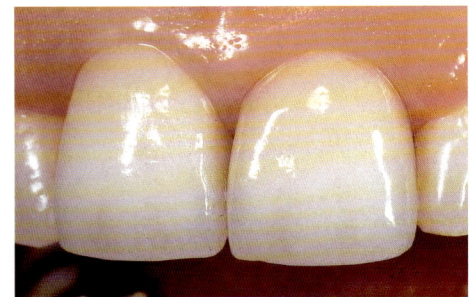　　　5-15-4c

✓ keypoint

アンブレラエフェクト

　上顎6前歯の修復に関しては、必ず上唇がかかる部位であるため、それが「傘」のようになってこれらの歯頸部がその影になるということを認識しておくことが重要である。このように上顎6前歯が常に歯頸部が暗くなることをアンブレラエフェクト（umbrella effect）と呼ぶ。
　このため、この部位に光の透過性の悪いマテリアルを用いれば、より暗く見えてしまう。そこで、オールセラミックスの持つ明るさ（光の透過性）がメタルセラミックスに対するアドバンテージとなる。

CASE 5-16　Class II division II - i　オールセラミックス
Procera AllCeram ×ヴィンテージ AL（2）

Before Treatment

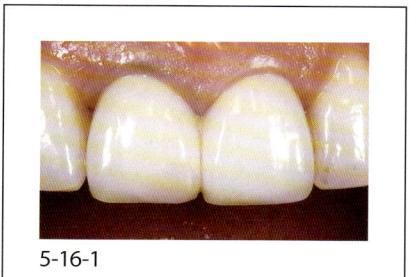

5-16-1

初診時、ポーセレン破折と歯頚部のディスカラレーションが見られた。患者は「もう少し歯を長く見えるようにしたい」と希望していた。

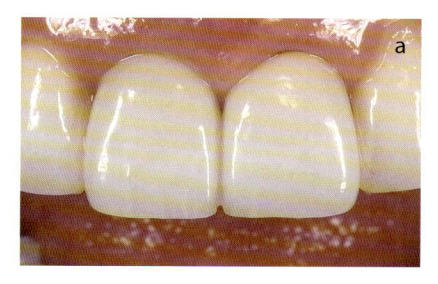

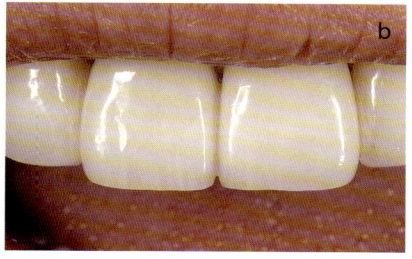

5-16-2a, b　プロビジョナル・レストレーションにより患者の希望を再現した。

Final Restoration

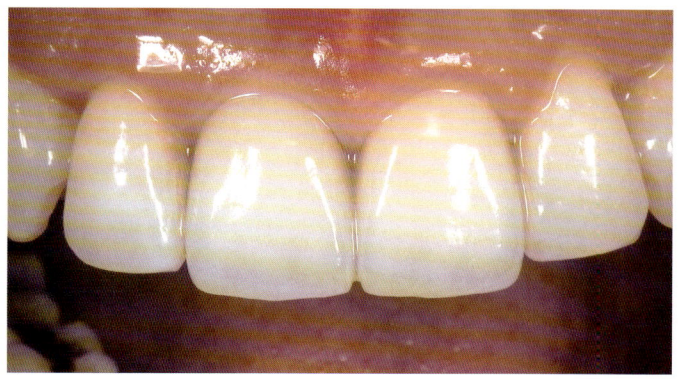

5-16-3a　Procera AllCeram の装着。自然感のあるインターナル・キャラクタライゼーションが表現された。

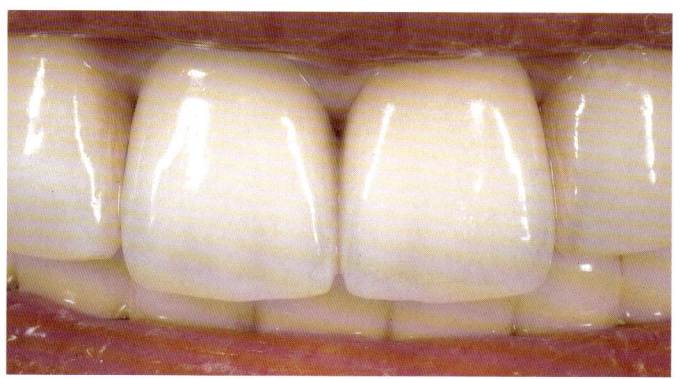

5-16-3b　上唇がかぶってもアンブレラエフェクトを最小限に留めることができる、オールセラミックスの特長が生きている。

本ケースに使用したポーセレンパウダー

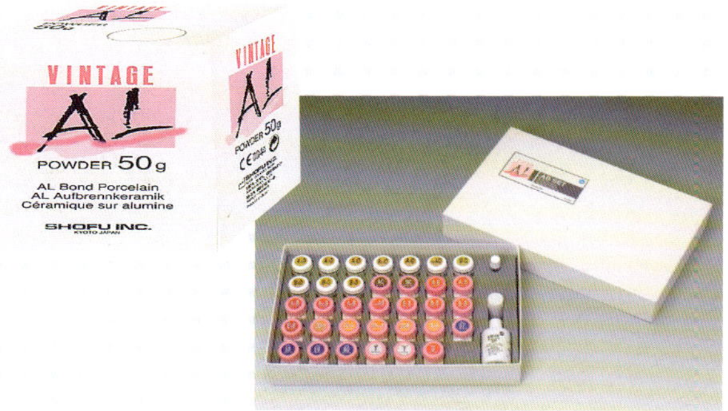

アルミナコーピング用の歯科用陶材。エナメルの色調が豊富である。
　筆者の感触では、ヴィンテージ AL は、酸化アルミナフレームと非常に相性が良いと思われる。

製品名　ヴィンテージ AL
製造　　株式会社松風
問合先　株式会社松風　電話：（代）075-561-1112
　　　　http://shofu.co.jp

Chapter 5　Patient Type I の審美修復治療

CASE 5-17　Class II division II-i　オールセラミックス
Procera AllCeram ×ノーベルロンド

■ Before Treatment

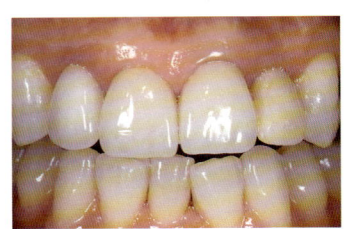

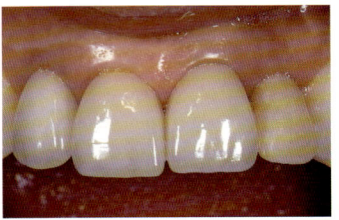

5-17-1a　　5-17-1b

海外にてオールセラミックスのプロビジョナル・レストレーションが装着されていたが、両中切歯を含め、2 1|1 2 の再生を希望し来院。
歯そのものは審美的であったが、切端レベルの不揃いと、各クラウンの色調の同一性に欠けていた。

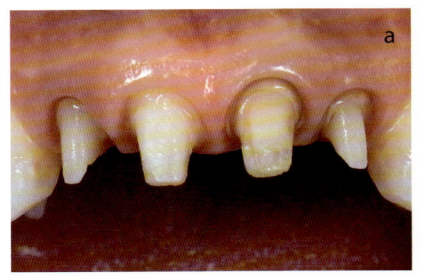

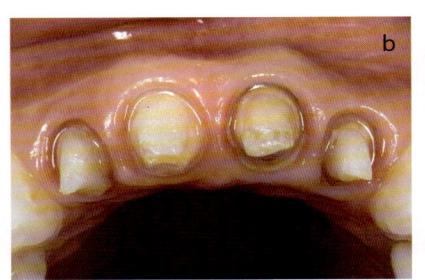

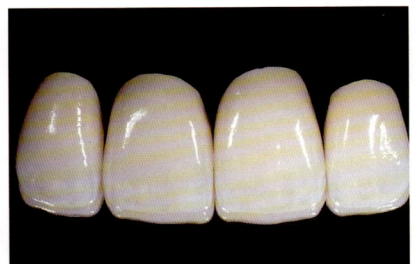

5-17-2a, b　マイクロスコープにより支台歯形成を行い、ファイバーポストを装着した。

5-17-3

■ Final Restoration

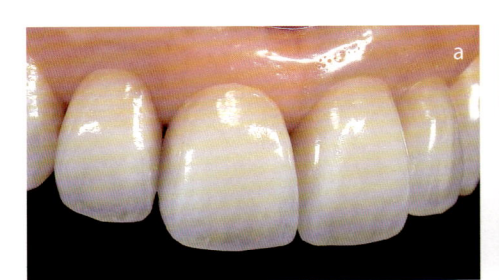

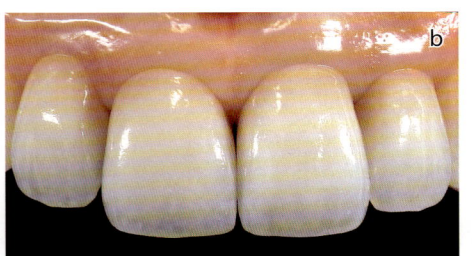

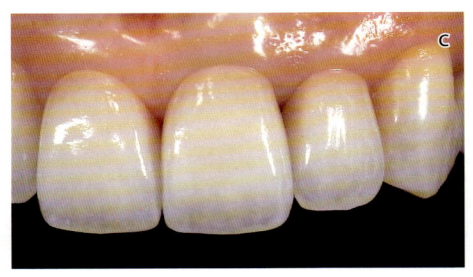

5-17-4a〜c　上顎のみブリーチングを行った。非常に美しい仕上がりを得た。

本ケースに使用したポーセレンパウダー

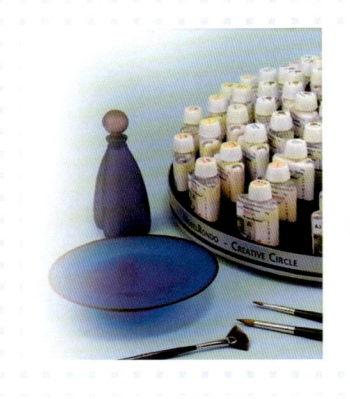

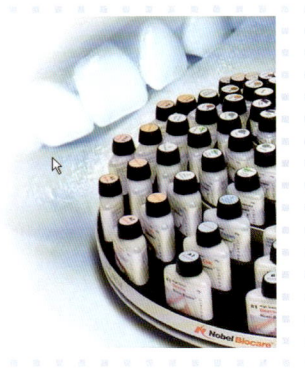

ノーベルロンドは Procera 用に Dr. ヘーゲンバースがアルミナ、ジルコニアフレームにあわせてそれぞれ開発したパウダーである。このパウダーは色調の再現に優れていると同時に、築盛作業が容易であることが特長である。また、パウダーボトルは人間工学に基づいて整理・整頓できるように作られている。

製品名　　ノーベルロンド
製造　　　Wieland
問合先　　ノーベル・バイオケア・ジャパン株式会社
　　　　　電話：(代)03-6717-6191
　　　　　http://www.nobelbiocare.co.jp/

審美性の高いメタルセラミック修復

CASE 5-18　Class II division II - ii　メタルセラミックス
メタルセラミックスによる審美的クラウン

■ Before Treatment

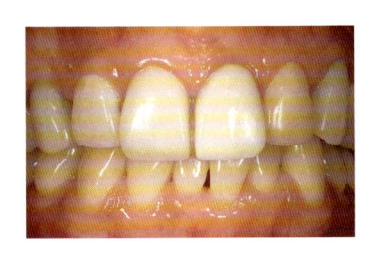

5-18-1　ラミネートベニアが変色を起こしている。マージンの適合が悪く、歯周組織に問題が生じている。また、不透明性が強く、審美的とはいえない。

1995年、ラミネートベニアの破折を主訴に来院。マージンの不適合により歯肉の炎症をきたしていた。前歯咬合（3|欠損）の再構成のため、メタルセラミックスにより修復することとなった。

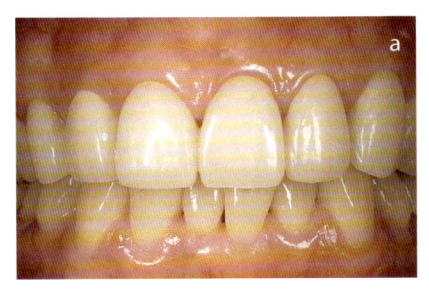

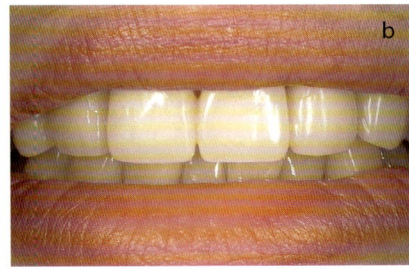

5-18-2a　歯周組織を改善した後、プロビジョナルを装着した。
5-18-2b　口唇との関係、歯の長さ、配列を修正した。

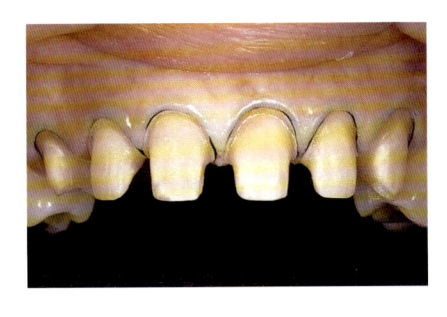

5-18-3　支台歯形成後、印象採得を行った。歯肉のマネージメントに注目。

✓ keypoint

Geller Modificationによる審美性の高いセラモメタル・クラウンの製作

　長期的な実績を持つメタルセラミック修復とはいえ、現在の審美優先の時代に満足いく結果を得るためにはやはり、マージン部のメタルをカットバックしたGeller modificationのような、審美性に配慮した方法で対応する必要がある（P.79 図4-22）。
　機能面でも、既述のようにポーセレンマージンとしても十分な強度が得られるという研究結果がある。色調に関しても、さまざまなマテリアルの改良および技術の進歩により、テクニックを習得している歯科技工士にとっては、現在ではオールセラミックスと同等のレベルに達しているものと思われる。
　また何よりも、メタルセラミックスの持つ過去からの信頼性は他に代えがたい。

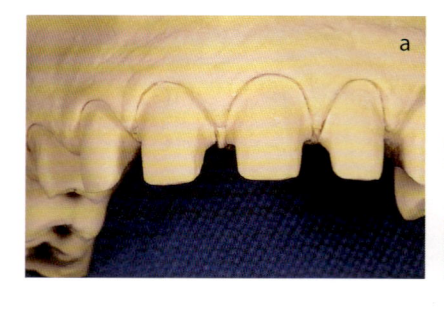

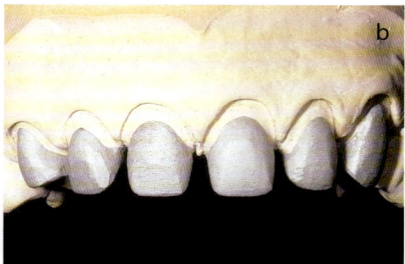

Chapter 5 Patient Type I の審美修復治療

5-18-4a 印象採得模型。明瞭なバットジョイントのマージンが得られた。
5-18-4b ポーセレンマージンのためのメタルカットバックデザイン。

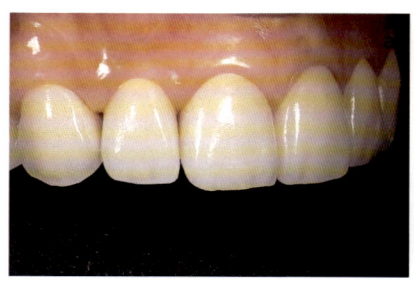

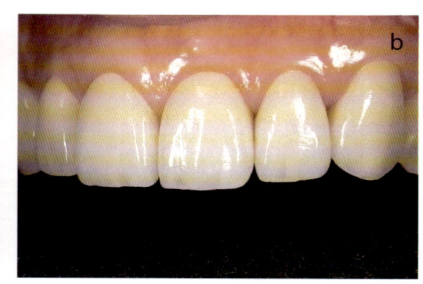

5-18-5a, b 装着されたセラモメタル・クラウン。歯肉の状態と審美性が改善された（技工担当：土屋 覚先生）。

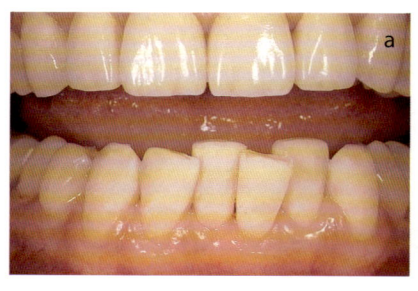

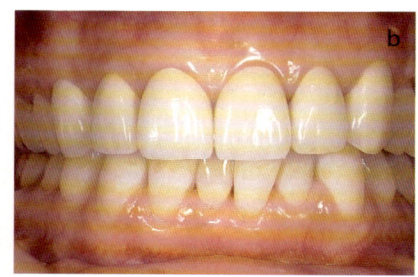

5-18-6a, b ホワイトニングによる下顎前歯の色調修正。上下前歯の色調が調和した。

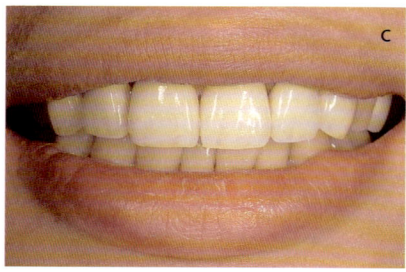

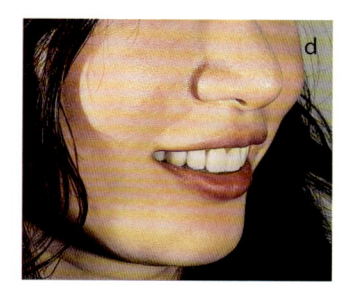

5-18-6c, d 口唇および顔貌との調和。

∷ Final Restoration

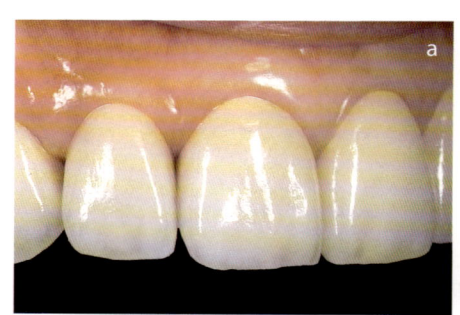

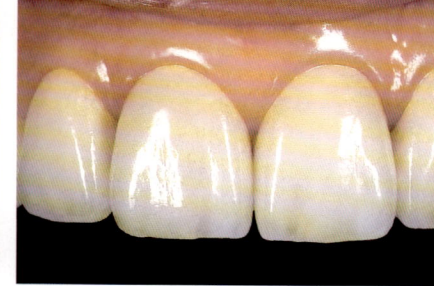

5-18-7a〜c 術後10年経過時。

✓ keypoint

予知性の高い印象採得

1．前準備

印象採得を正確に行えることは、これまでの治療結果を技工操作へ移行させるために非常に重要な要件である。印象採得の成否は、印象採得前の準備がどれだけ確実になされているかに大きく左右される（表5-18-1）。

[表 5-18-1　印象採得前の操作]

- 炎症のコントロール
- 明瞭な形成限界
- プロビジョナル・レストレーションの良好な辺縁適合性

2．印象材の選択

印象材は、システムや各製品の特性を知ったうえで、症例ごとに適したものを選択する必要がある。

[表 5-18-2　症例に応じた印象材の選択]

適用症例	各種付加型シリコーン印象材の製品例	
天然歯症例	アクアジル ウルトラ（デンツプライ）	超親水性シリコーン印象材
	テイク1（Kerr Japan／サイブロン・デンタル）	付加重合型シリコーン印象材
インプラント症例	インプレガムソフトミディアムボディ*	ポリエーテルラバー精密印象材
	インプレガム ペンタ*	ポリエーテルラバー精密印象材
天然歯とインプラントのコンビネーション症例	インプリントⅡ・Ⅲ*	親水性付加型シリコーン印象材
	インプリントⅡペンタ*	ヘビー ボディ付加型シリコーン印象材
	ポジション ペンタ*	高弾性付加型シリコーン印象材
	ペンタ ミックス2*	印象材自動練和器（印象材をセットしてボタンを押すだけで、自動的に均質な練和ペーストをトレー上に得られる）

*(3M ESPE)

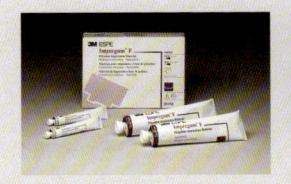

Impregum 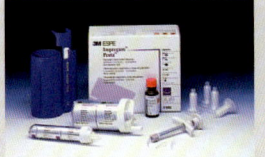　　Impregum Penta 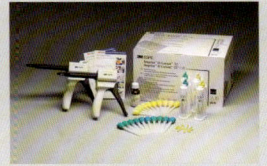　　Implint Ⅱ 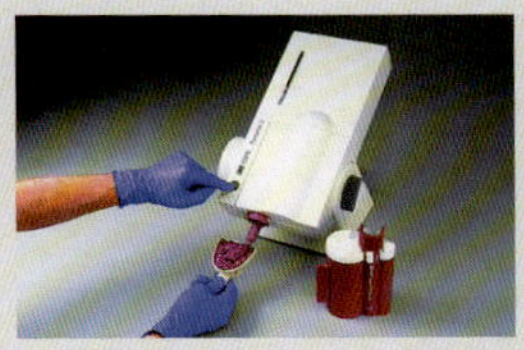　　Implint Ⅱ Penta 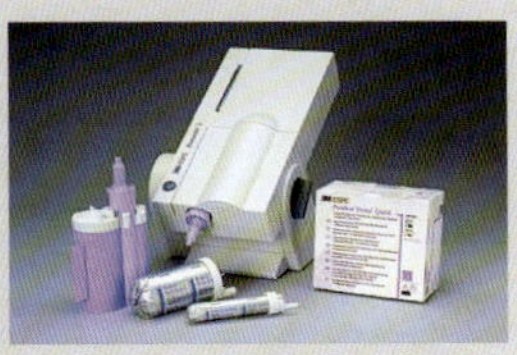　　Position Penta

3．シリンジのカスタマイズ

筆者はメーカーが発売している既成のシリンジではなく、安価なコストで済むカスタムのシリンジを使用している。

練和した印象材をシリンジタイプで支台歯周囲に注入した後、その周囲に軽度のエアーをかけ、トレータイプで圧接し、そのまま保持する。取り出すときは決してねじらないで、垂直方向に下げ取り出す。

[図 5-18-8　シリンジの工夫]

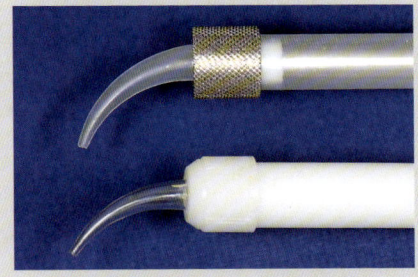

5-18-8　筆者がカスタマイズしたシリンジ。

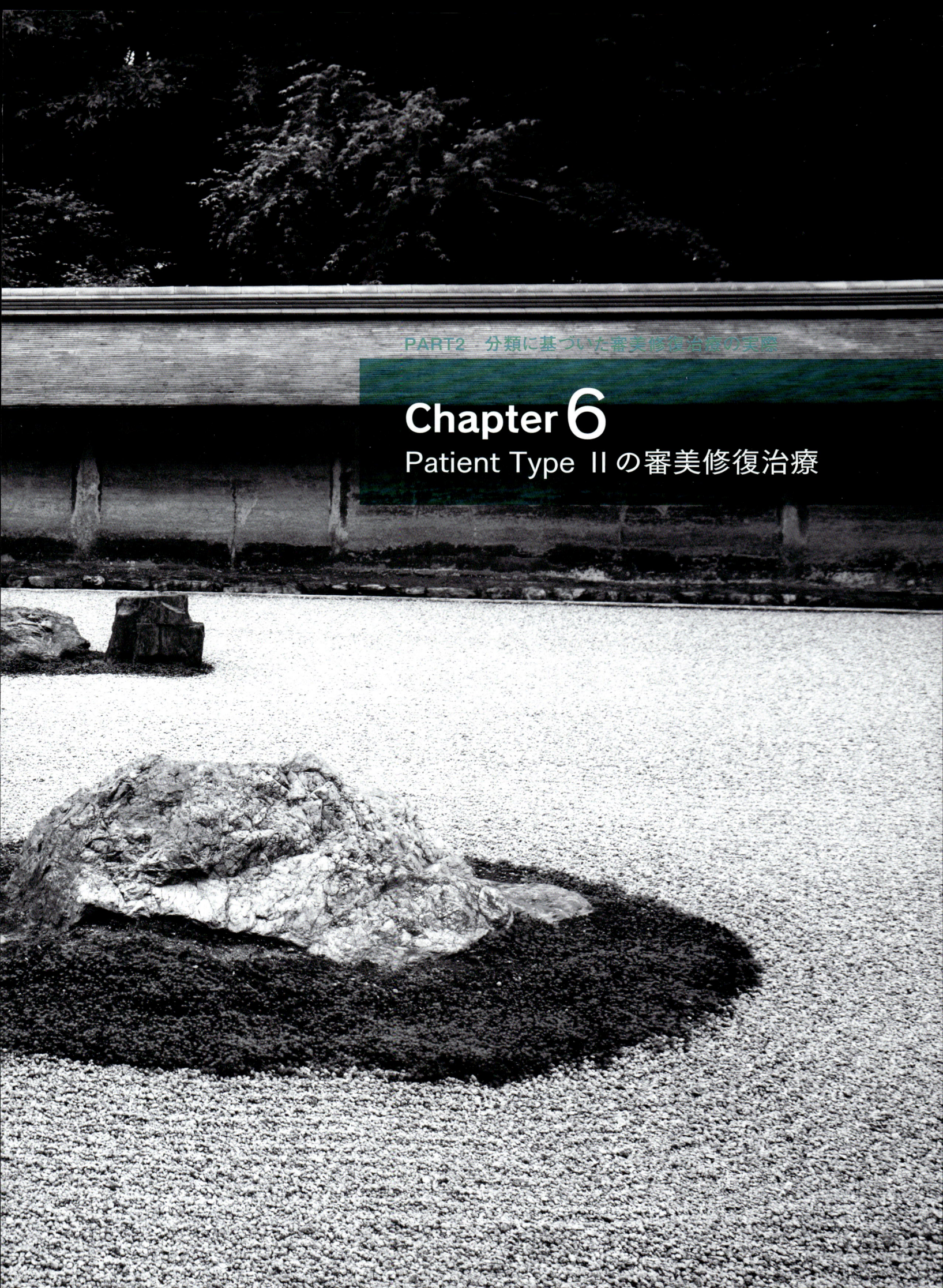

PART2 分類に基づいた審美修復治療の実際

Chapter 6
Patient Type II の審美修復治療

Ryoanji, Kyoto   Photo Stanislav Komogorov (shutterstock images)

Type II division i 矯正 - 補綴修復患者

■矯正専門医とのInterdisciplinary Treatment

　Type I の患者(Yamazaki の分類(1))とは違い、基本的に補綴治療を行うため(＝Type I の状態まで改善するため)に、矯正治療もしくは歯周治療が必要となるのがType II の患者である。Type II 以上の患者に対する治療では、たとえば歯列不正を伴う症例で矯正医との連携が必要となるように、各分野の専門医とのインターディシプリナリー・トリートメント(interdisciplinary treatment)＊が大きな鍵となってくる。

　矯正治療を必要とするType II division i の患者の治療に際しては、Chapter 2 で示した「審美歯科に必要な5要素」(P.32 **表 2-8**)―歯の位置、歯肉レベル、配列、カントゥア、歯の色―のうち、歯の位置、歯肉レベル、配列に関しては矯正医が、歯の形、色調に関しては補綴医がそれぞれ担当し、連携しながら洗練された高度な審美治療を目指すことになる(**表 6-1**)。

　矯正医と補綴医はその症例に対し相互に治療の目的を確認し、治療の最終ゴールの結果の共通した想定をする。これらに従い治療順序の組み立てを行い、矯正治療中の口腔内管理を行い、計画通りの矯正 - 補綴治療を遂行する。また、歯肉レベル(歯肉の水平的対称性)のマネージメントは歯周専門医のみが歯肉切除／移植などによって扱える項目のように思われるが、矯正治療でも、圧下・挺出により、歯 - 歯肉複合体(dento-gingival complex)自体を動かすことによって整えることが可能である。

　このように、矯正専門医との連携は治療自体の質を高めるだけでなく、修復治療を容易にすることにもなる。

　ここでは、前歯部の審美改善を行う際、いかに矯正治療が審美 - 機能における治療結果に大きな影響を与えるか、さまざまな症例を通して呈示したいと思う。

> ＊Interdisciplinary Treatment とは
> 複雑な症例において、各分野の高度な技術、知識を持った専門医がその能力を発揮して診断・治療を行い、これらの連携により最終的にレベルの高い治療結果を得ること。

[**表 6-1**　矯正医と補綴医の連携治療における共有事項]

- 治療目的の確立
- 治療ゴールの想定
- 治療順序の組み立て
- 治療時の口腔内管理
- 補綴治療への移行

Chapter 6　Patient Type II の審美修復治療

不正咬合を伴う前歯の審美修復治療

CASE 6-1　Class II division 1-ii　ポーセレンラミネートベニア
咬合関係と歯肉レベルの改善を要する前歯修復

■ Before Treatment

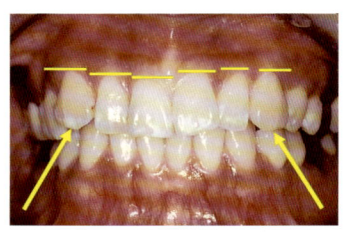

6-1-1　アンテリアガイダンスが成立していない。歯肉レベルのインバーテッド・カーブと犬歯の高位付着が認められる。

Problem List

- 側方運動（バランスドオクルージョン）
- 咬合平面の不揃い
- 歯肉レベルの差異
- 歯の白斑

前歯白斑を主訴に来院。両側の犬歯が高位付着しており、咬合に参加できていないことが明確である。犬歯誘導ができないために両側性のバランスドオクルージョンをきたしている。実際、患者は仕事が終わった後の疲労感が激しく、クレンチングの習癖もあるということであった。また、歯肉レベルに差異があり、インバーテッド・カーブを呈して歯肉の水平的対称性が失われていた。さらに咬合平面の左右の不揃いも確認された。

患者の歯肉のバイオタイプは非常に薄い thin-scalloped である。この歯肉タイプでは、360°形成の補綴物を歯肉縁下に装着した場合、歯肉との良好なバランスを保つことは非常に難しい。そのため、軟組織に対しても、本症例の修復デザインは歯肉辺縁、縁上でコントロールできるポーセレンラミネートベニアを選択した。

矯正治療による歯肉レベルの調整

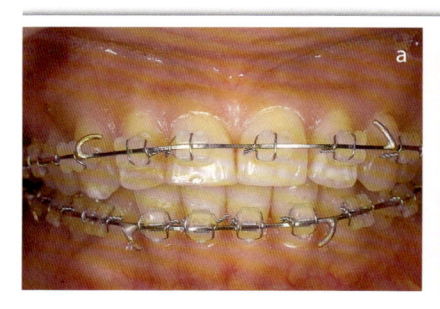

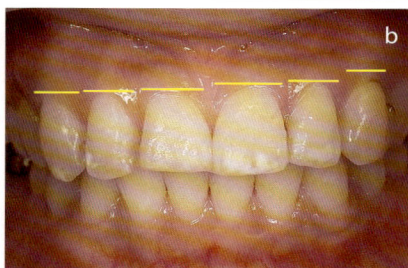

6-1-2a　矯正治療時。矯正治療では通常は切端レベルを整えるが、ここでは歯肉レベルの整合性に配慮するように矯正医に依頼（矯正治療担当：菊池薫先生）。

6-1-2b　矯正治療終了時。歯肉レベルの high-low-high の関係が整えられた。切端の過不足は修復治療によって変更できる。切端レベルで評価すると矯正治療は失敗に見えるが、歯肉レベルの調和こそがこの矯正治療の目的である。矯正‐補綴治療の連携なくしては達成しえない。

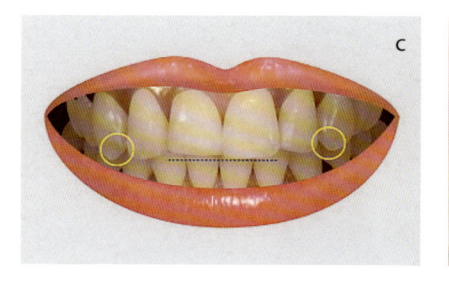

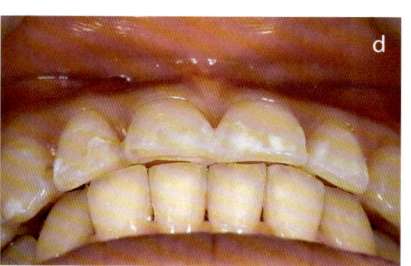

6-1-2c　切端の過不足を示す図。前歯切端の長さが不足しているが、犬歯のI級関係は得られた。

6-1-2d　ポーセレンラミネートベニアによる修復を予定しているため、矯正治療で咬合接触を整えておく。

CASE 6-1 咬合関係と歯肉レベルの改善を要する前歯修復

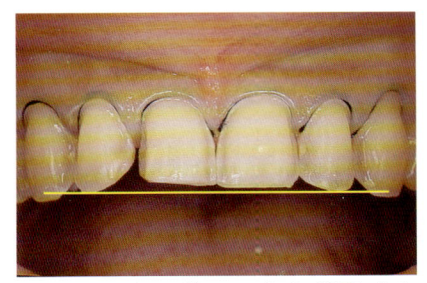

6-1-3 通法に従って支台歯形成を行った。中切歯2本はバットジョイント。犬歯・側切歯に歯の位置が良好なため、もっとも保守的にエナメル質を保存させた(most conservative prep)。ほんのわずかに唇側切端を削ったのみである。

6-1-4 切削後、ポーセレンラミネートベニアを築盛し、装着した。難易度の高いテクニックではあるが、本症例ではほぼ理想的に前歯部の審美性の改善と歯肉レベルの整合性が得られた。

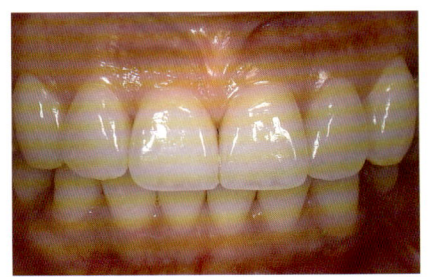

▪ Final Restoration

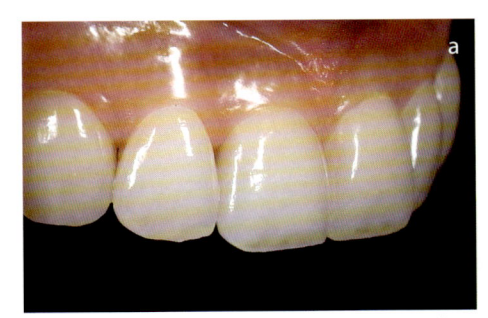

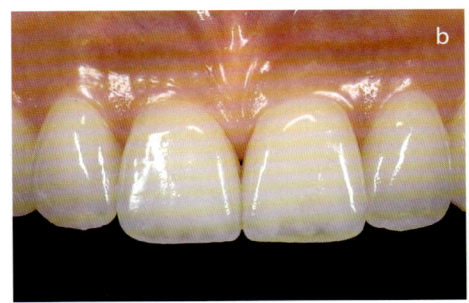

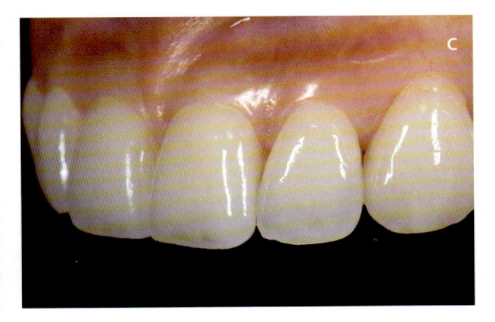

6-1-5a〜c 歯間乳頭は歯肉の半分まで満たされている。

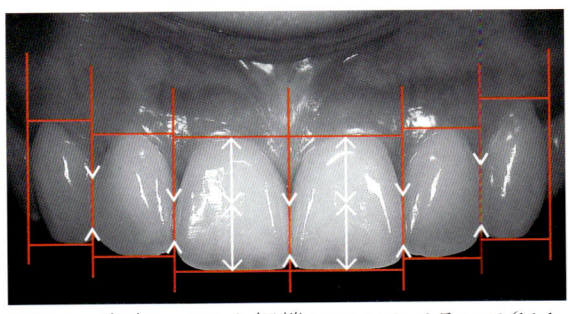

6-1-5d 歯肉レベルと切端レベルのバランス(high-low-high)を獲得した。ジンジバルエンブレージャー、インサイザルエンブレージャーの各々のバランスに注目。

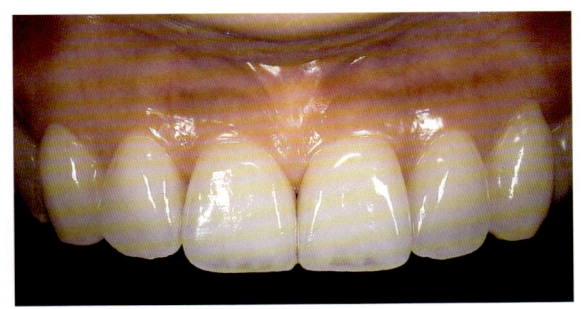

6-1-5e 修復物がゴールデンプロポーションを獲得している。

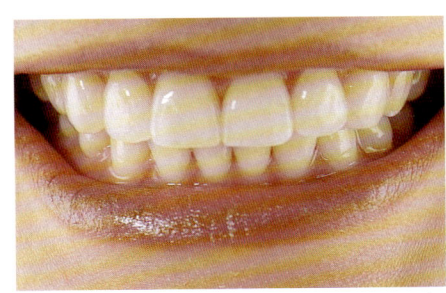

6-1-5f リップバランス。審美的に理想に近いアベレージスマイル。咬合平面もコントロールされている。

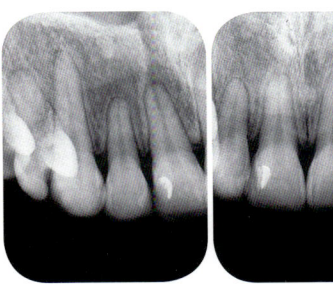

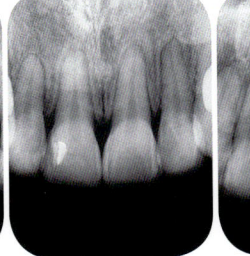

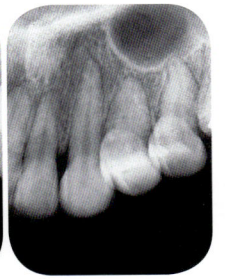

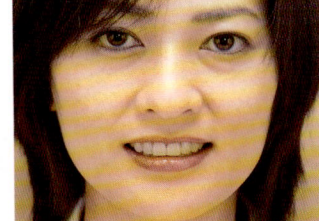

6-1-5g エックス線的にも良好。圧下による骨の吸収もみられない。

6-1-5h 術後顔貌。

Chapter 6　Patient Type II の審美修復治療

CASE 6-2　Class II division II-ii　メタルセラミックス
犬歯の交叉咬合　—（1）メタルセラミックスによる修復—

Before Treatment

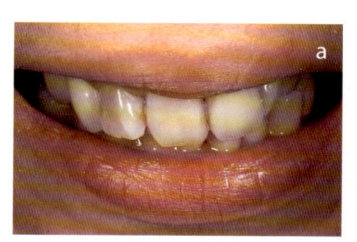

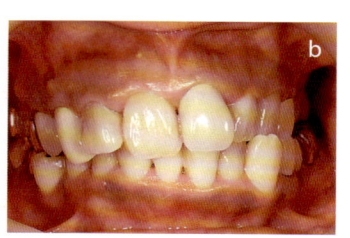

6-2-1a, b　著しい歯軸の歪みが認められる。4|4抜歯後、スタンダードエッジワイズ法を用いて矯正治療を行うこととした。

Problem List

・犬歯を含めた交叉咬合
・変色歯
・咬合平面の乱れ

1996年初診。不正咬合を伴う変色歯が多数存在している。審美修復を希望していたが、この状態では審美-機能改善は困難であるため矯正治療との連携治療を行った。

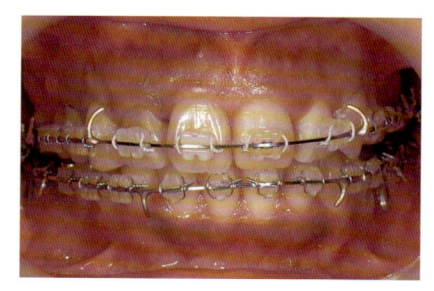

6-2-2a　矯正治療時（矯正治療担当：菊池 薫先生）。プロビジョナル装着後8か月経過。下顎はフィックスリテーナーを使用したが、上顎はプロビジョナルでほとんど連結しているため、リテーナーは使用していない。

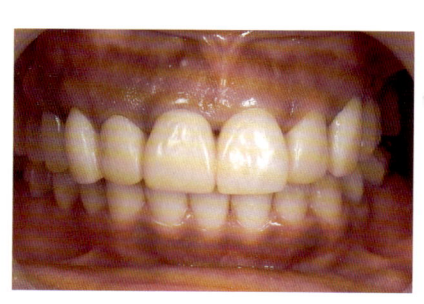

6-2-2b　矯正治療終了直前。プロビジョナル装着後1年経過。

　このように歯軸が傾斜している歯を含むII級の咬合関係の歯列に矯正治療を行った場合、単冠で修復すれば4前歯が戻ろうとする現象（リラップス）が起きる可能性がある。そのため、4前歯を連結する必要があった。
　現在であれば、ジルコニアの splinted framework（連結したフレームワーク）の適応になるであろうが、治療当時はオールセラミックス（ジルコニア）という選択肢はなかったため（まだジルコニアが登場していなかった）、本症例では後鑞着を行い、4前歯を連結する必要性からメタルセラミック修復とした（セラミックス舌側に金属の小さなスペースを設け、そこに鑞を流して固定する）。

不正咬合を伴う前歯の審美修復治療

CASE 6-2　犬歯の交叉咬合　―(1)メタルセラミックスによる修復―

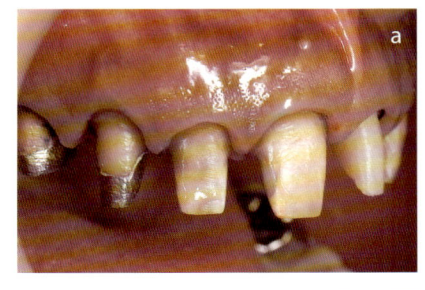

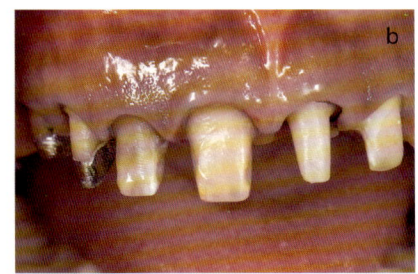

6-2-3a, b　最終支台歯形成を行った。メタルセラミックスを用いるため、通常より少し深くフィニッシュラインを設置。

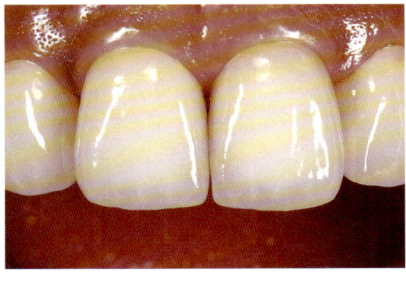

6-2-4　クロスマウント法(P.153 keypoint 参照)で前歯のガイドを最終補綴物に移行させた後鑞着をし、最終補綴物を装着した。

Final Restoration

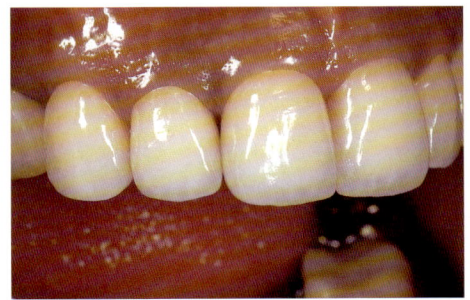

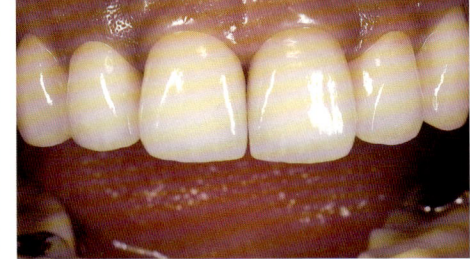

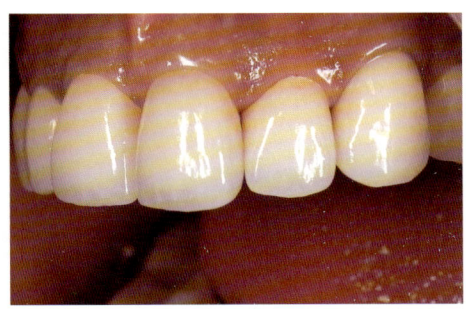

6-2-5a

6-2-5b

6-2-5c

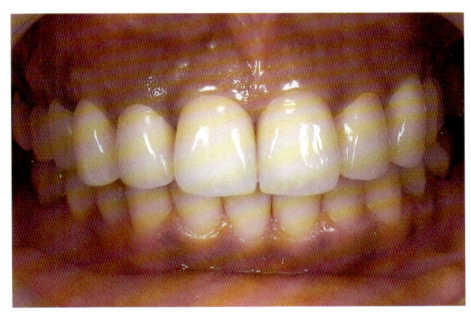

6-2-5d　メタルセラミックス装着時。ほぼ理想的な治療結果が得られた。

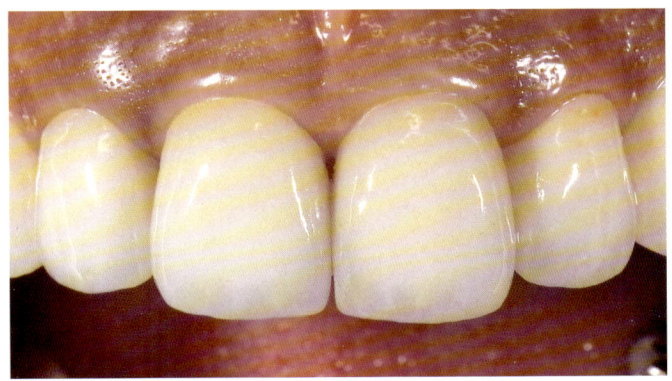

6-2-5e　3年後のリコール時。歯列‐切端‐歯肉レベルの整合性に注目。

Part 2　分類に基づいた審美修復治療の実際　117

Chapter 6　Patient Type II の審美修復治療

CASE 6-3　Class II division II-i　オールセラミックス（Procera）
犬歯の交叉咬合　―（2）オールセラミックスによる修復―

■ Before Treatment

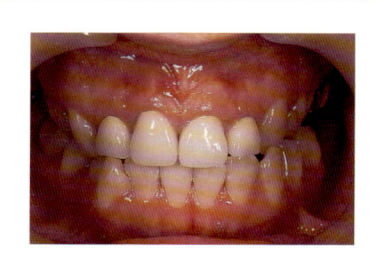

6-3-1

前歯部の補綴物（色調および形態）に不満があり、再補綴を希望して来院したが、左側犬歯の交叉咬合（クロスバイト）を含む不正咬合が見られたため、審美修復治療前に矯正治療を行うことを勧めた。

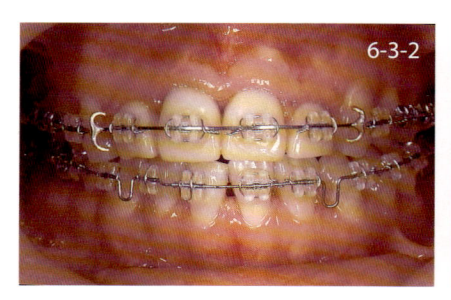

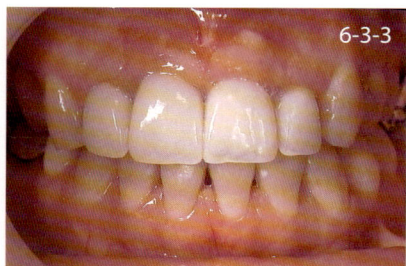

6-3-2　矯正治療時（矯正治療担当：与五沢文夫先生）。プロビジョナル・レストレーション装着。元来の歯軸方向を再現し、矯正治療を開始した。
6-3-3　矯正治療終了後、最終プロビジョナル装着時。

■ Final Restoration

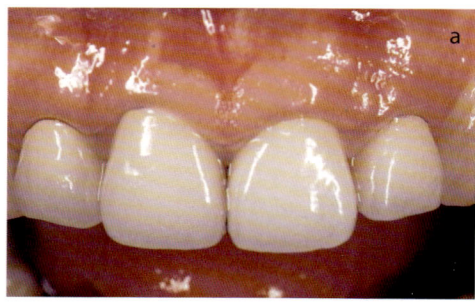

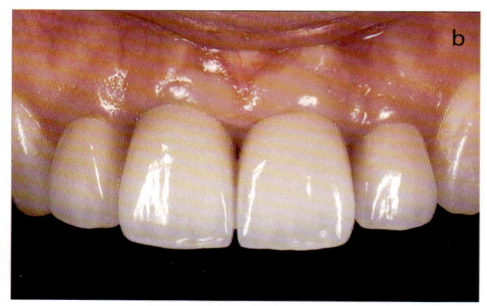

6-3-4a, b　術前（a）と術後（b）の比較。形態と歯肉レベルが改善された。

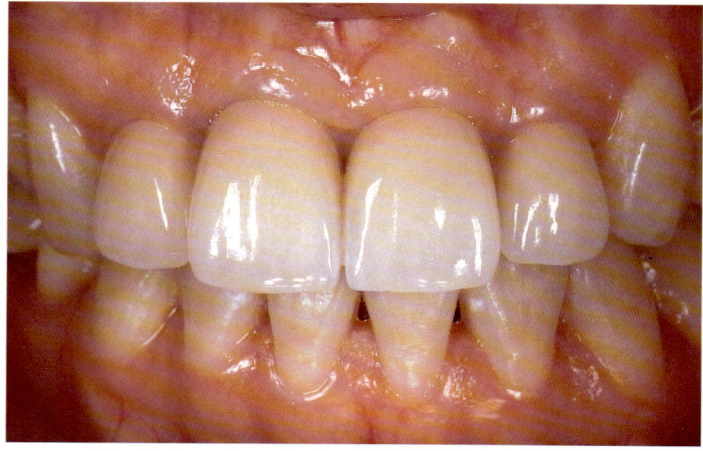

6-3-4c　矯正治療によって犬歯に I 級の咬合関係が得られた。

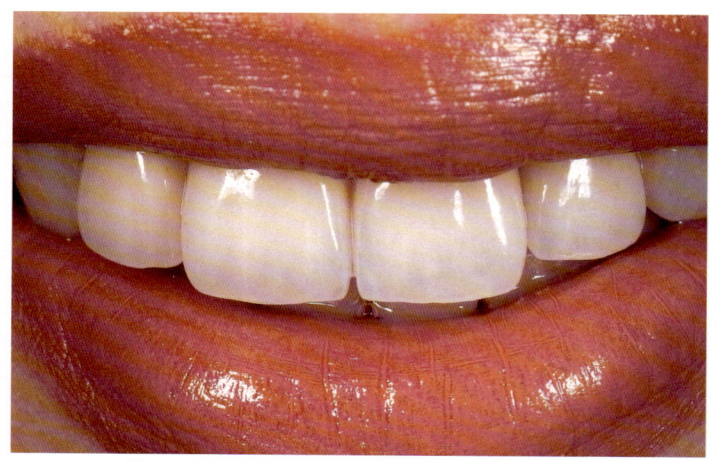

6-3-4d　口唇とも美しく調和している。

118　Esthetic Classifications

CASE 6－4　下顎前突と開咬を伴う前歯部の審美改善

CASE 6－4　ClassⅡ divisionⅡ－ⅰ　オールセラミックス（Procera）
下顎前突と開咬を伴う前歯部の審美改善

Before Treatment

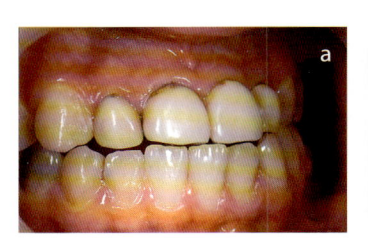

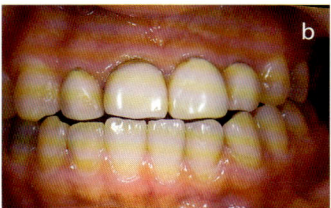

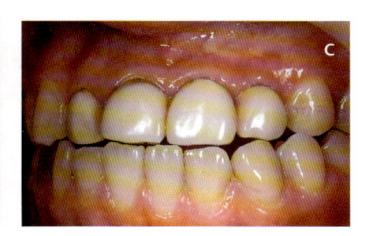

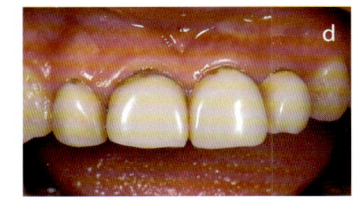

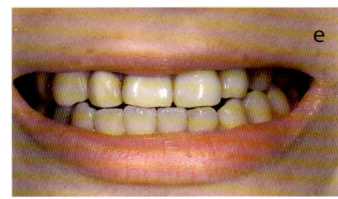

Problem List

・前歯部開咬および臼歯部の交叉咬合
・審美性の欠如

歯冠長の短いクラウンが前歯部に装着されていた。
下顎前突で開咬を伴うこの症例では、咬合・審美を根本的に改善するためには矯正治療が必須となる。
オリジナルの歯冠長をそのまま再現した不正咬合を再現し、矯正治療を開始した。

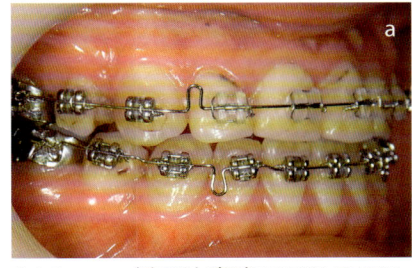

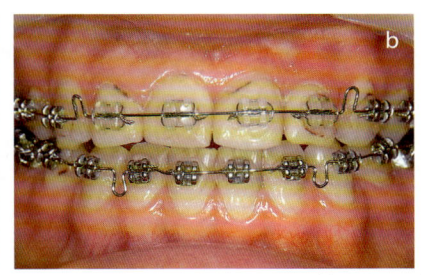

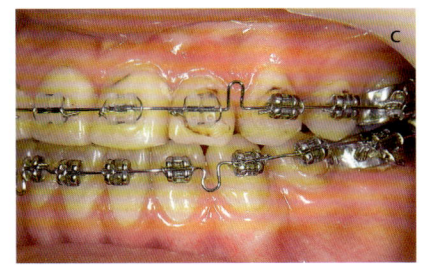

6-4-1a〜e　咬合の関係においては、前方運動時、臼歯部に干渉が認められた。

6-4-2a〜c　矯正治療時（矯正治療担当：与五沢文夫先生）。最終段階で前歯部の咬合接触のチェックを慎重に行い、矯正医に指示した。

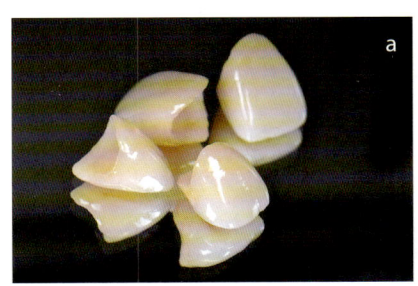

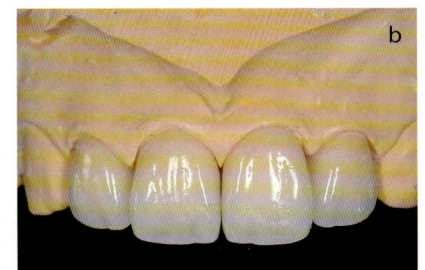

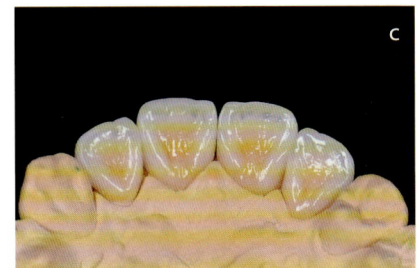

6-4-3a〜c　支台歯形成・印象採得後、オールセラミックスの製作に移った。

Part 2　分類に基づいた審美修復治療の実際　119

Chapter 6　Patient Type II の審美修復治療

■ Final Restoration

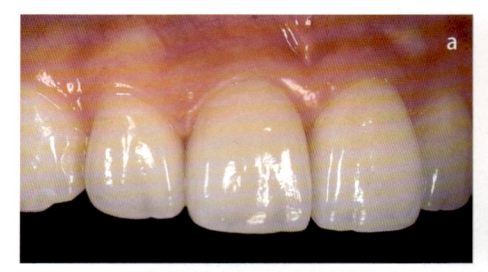

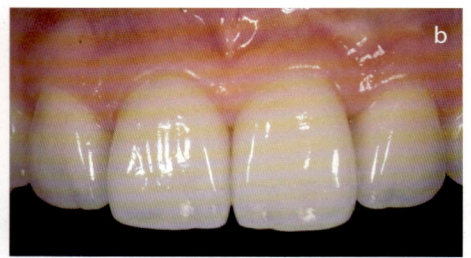

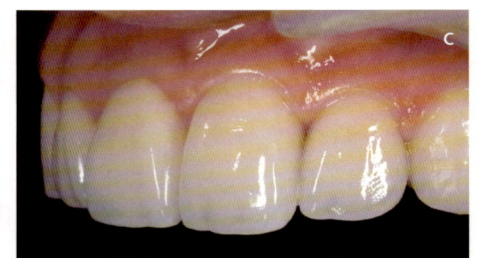

6-4-4a〜c　歯冠長が適切な審美的クラウンが装着された。

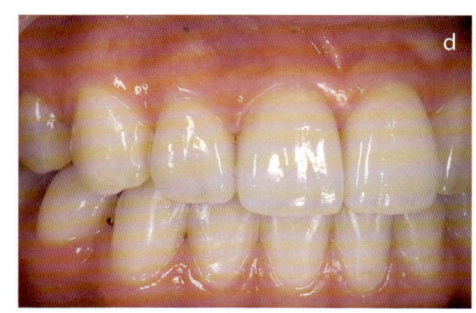

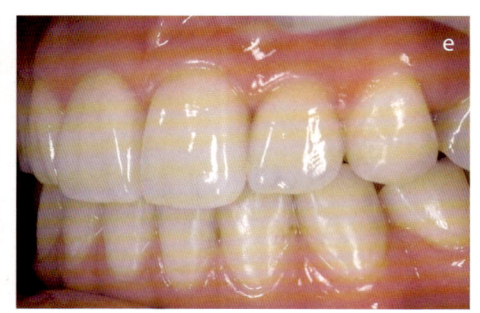

6-4-4d, e　矯正治療により犬歯のⅠ級が得られた。

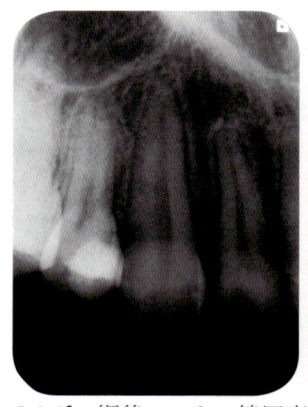

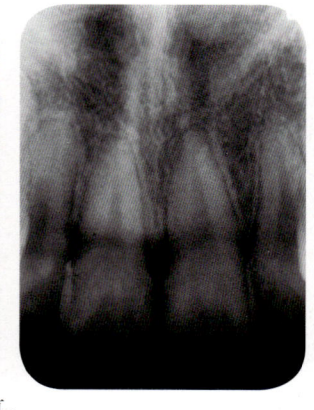

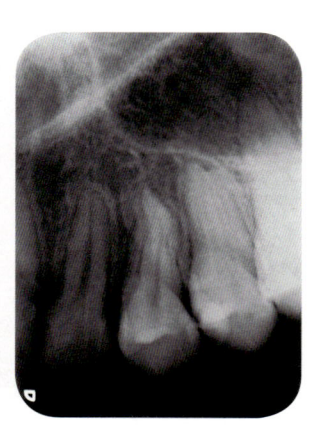

6-4-4f　術後エックス線写真。

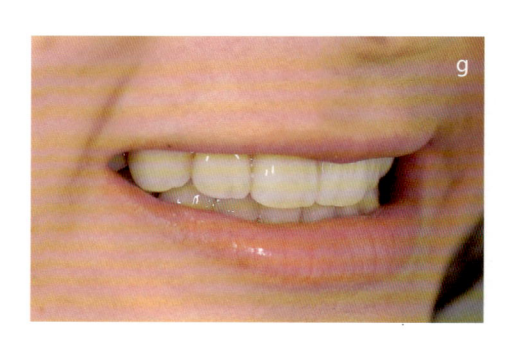

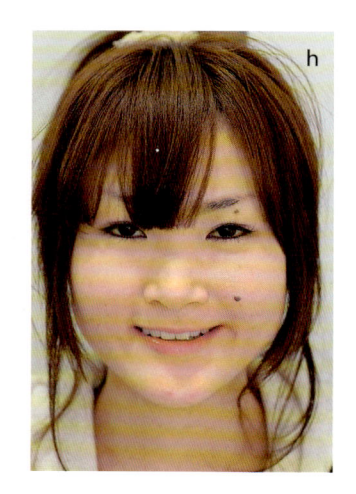

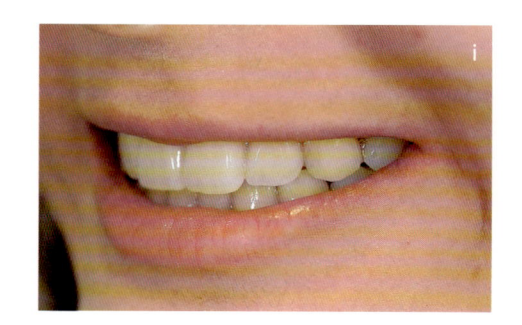

6-4-4g〜i　口唇と調和したクラウン。

Type II division ii 歯周-補綴修復患者

∷歯周専門医とのInterdisciplinary Treatment　　　　　　　　　　　　　　　　by　鈴木 真名

　Type IIの患者で、歯肉および歯槽骨において連続性を欠く場合には、歯周専門医とのインターディシプリナリー・アプローチが必要となる。歯周専門医は機能性そして審美性の回復を目的として再建術、あるいは切除術を適応させることでバランスのとれた歯周組織の連続性を回復させる。特に、高い審美性を要求される場合には、詳細に計算された外科処置を補綴医と計画し実践することが必要であり、歯周専門医にもマイクロサージェリーなどに代表される、より高いレベルの専門的技術が必要となる。

1. Periodontal Microsurgery

　拡大視野のもとで行う歯周形成外科処置を一般的にperiodontal microsurgeryという。拡大の意義は単に視力の低下を補うところにではなく、拡大がもたらす視野の変化によって手術そのものが変化することにある。拡大は手技をより精密で正確なものに変えると共に、その術式も変化させる。さらにこれは器具の変化にも繋がってくる。
　現在の審美修復は歯肉レベルを考慮せずに考えることはできない。そして外科処置の精度は補綴医がこだわる歯の形態そのものに直結してくる。したがって、よりレベルの高い審美修復を求めるにはmicrosurgeryは非常に有用な手術体系といえる。

2. Ridge Augmentation

　欠損歯槽堤に審美修復を適応させる際、それがブリッジでもインプラントでも、ridge augmentationを必要とする場合が極めて多い。ridge augmentationは垂直的・水平的な歯肉レベルを揃える目的で行われる。
　欠損歯槽堤の欠損の状態および治療方針の選択(ブリッジまたはインプラント)によって術式は大きく変化するが、大まかに言えばブリッジにはsoft tissue ridge augmentation、インプラントにはhard and soft tissue ridge augmentationが用いられる傾向にあると考えられる。

3. Root Coverage Procedure

　歯根面が露出している場合、一般的にroot coverage procedureが適応される。これにより垂直的な歯肉レベルが回復できる。しかしながら、実際の臨床では歯肉レベルは足したり引いたりしながら連続性を獲得していく。すなわち増す場合はroot coverage、切除する場合にはcrown lengthening procedureを用いる。また、root coverageは審美的要求に対応するだけでなく、口蓋からの結合組織移植を用いれば歯肉を厚く抵抗性のあるものに変えることができる。このことは補綴物の維持・安定にも有意義である。

Chapter 6　Patient Type II の審美修復治療

歯槽堤欠損を伴う前歯修復

CASE 6-5　Class II division II-i　オールセラミックス（ジルコニア）
Lava システムを用いたジルコニア修復

■ Before Treatment

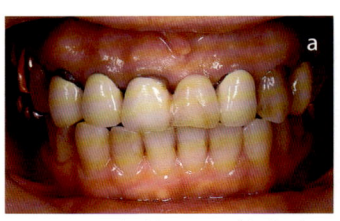

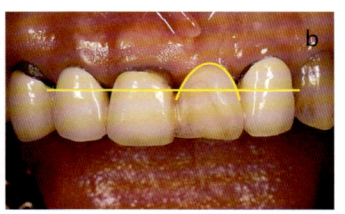

Problem List

- メタルアレルギー
- 不良な補綴物装着
- ポンティックに食渣の停滞
- 根管治療の不備

6-5-1a, b　主訴である前歯ポンティック部は、歯槽堤の歯肉が不足していたが、乳頭の高さはそれほど低くない。

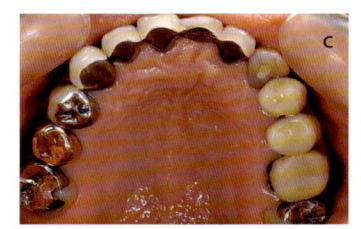

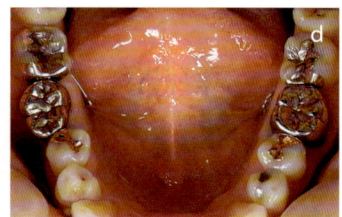

6-5-1c, d　同咬合面。多数のメタルクラウンが見られる。

2003年初診。患者の主訴は前歯ポンティック部に食物が詰まることであった。前医では矯正治療を勧められたが、補綴治療での改善を希望して来院した。

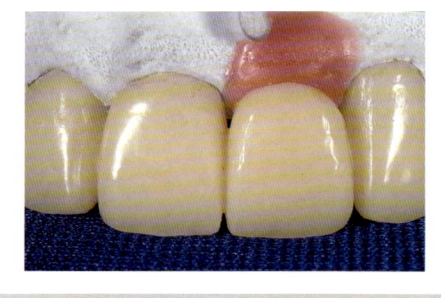

6-5-2　まず軟組織の不足部にワックスを築盛した模型で、どの程度不足しているかを歯周外科医に示し、結合組織移植量の多少を把握してもらう。治療開始時にはまだ CEREC 3 は使用していなかったが、現在ならば CEREC 3 による光学印象採得を行って、どの程度軟組織が必要かをコンピュータで三次元的に計測することができる。

✓ keypoint

歯槽堤欠損

　歯間乳頭の垂直的な高さはある程度支持されているため、本症例の pontic-gingival complex は、歯槽堤欠損の程度が Seibert の分類（表 6-5-1）における Class I と診断された（図 6-5-3）。また、Wang[1] の HVC 分類では、Class H-S と診断できる。

　このように、歯間乳頭が垂直的な距離を保っている場合は、治療の難易度はそれほど高くない。

[表 6-5-1　Seibert の分類[2]]

Class I	：歯槽堤の高さは正常で、頰舌的な幅が狭くなった場合
Class II	：歯槽堤の頰舌的な幅は失われず、高さのみが減少した場合
Class III	：歯槽堤の高さも頰舌的な幅も減少した場合

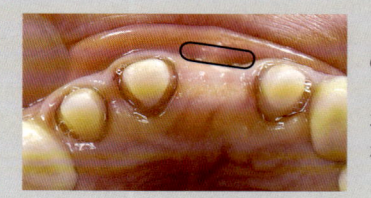

6-5-3　頰側のみ歯肉が不足している状態。Class I の歯槽堤欠損と診断された。

122　Esthetic Classifications

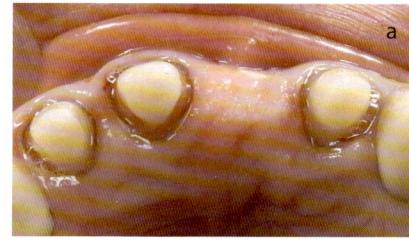

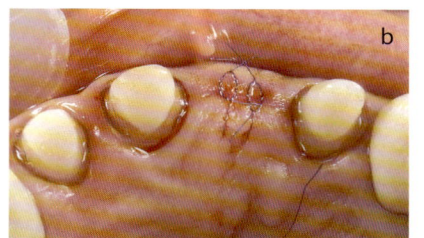

歯槽堤欠損を伴う前歯修復

CASE 6-5　Lava システムを用いたジルコニア修復

6-5-4a, b　ペリオドンタル・マイクロサージェリーにて結合組織を移植した。ペリオドンタル・マイクロサージェリーでは通常の治療法より数段良好な創傷治癒が得られる。

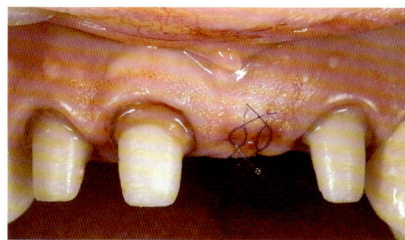

6-5-4c　サンドウィッチ法で十分な歯肉の幅が得られた。トンネリングテクニックでエンベロープフラップを形成し、移植片をフラップ内に挿入して、クーロにて縫合した（歯周治療担当：鈴木真名先生）。

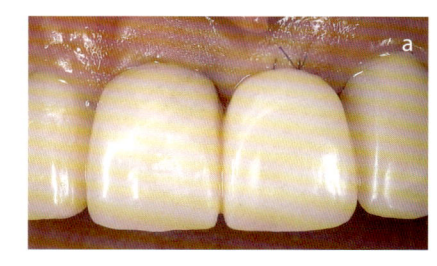

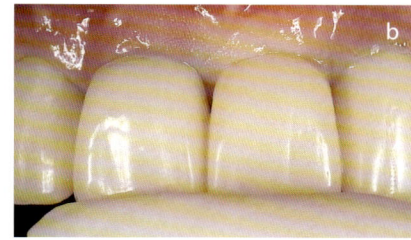

6-5-5a, b　3か月後、オベイトポンティックを形成した。ポンティックを少し削合した（a）。

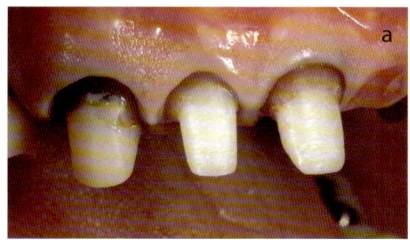

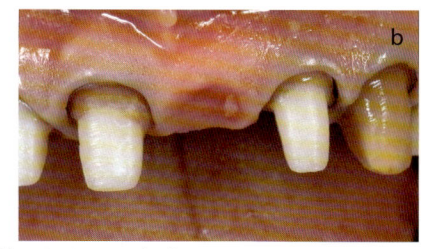

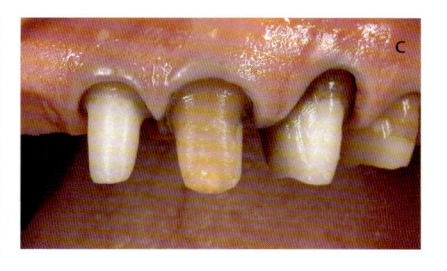

6-5-6a〜c　オベイトポンティックの形態がきれいに完成している。

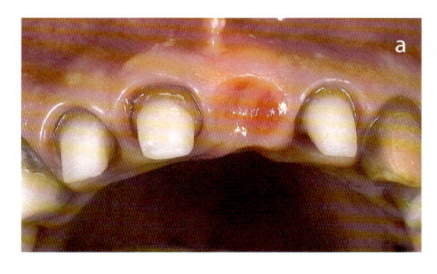

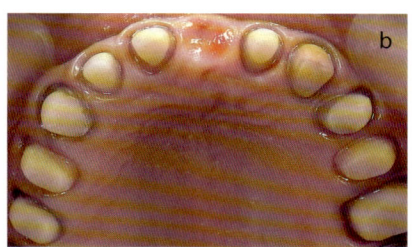

6-5-7a, b　上顎咬合面。多数の根管治療済みの支台歯が存在している。マイクロスコープ下で根管治療を行った後、ファイバーポストを装着した（担当：澤田則宏先生）。

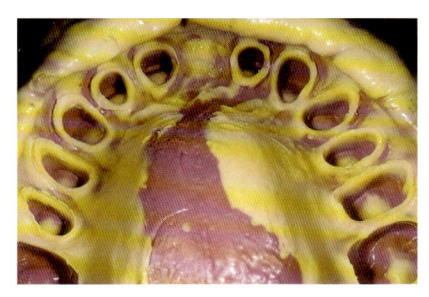

6-5-8　インプリントIIを用いたペンタシステム（3M ESPE）にて全体の印象採得を行った。マイクロ形成を行っているため、非常に明瞭なフィニッシュラインが得られている。

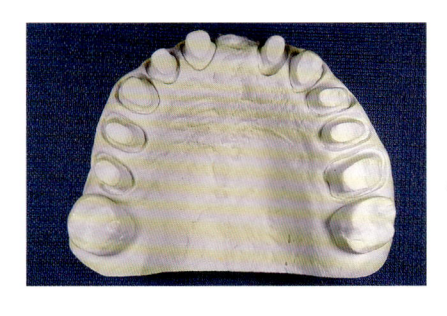

6-5-9　支台歯形成が確実に行われ、明確なフィニッシュラインの印象が得られていることは完成度の高い補綴に不可欠である。どれだけ CAD/CAM システムが有用であろうが、マージンが均等かつ明確に再現されていなければ何も得られない。

Part 2　分類に基づいた審美修復治療の実際

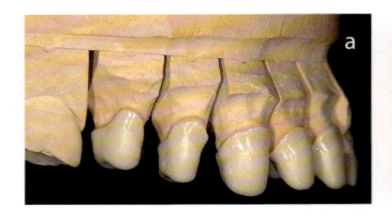

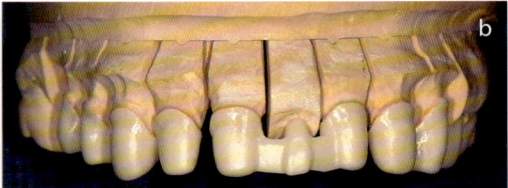

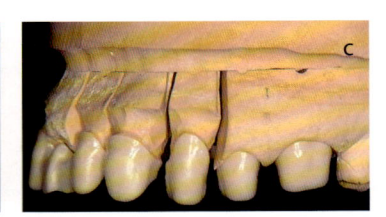

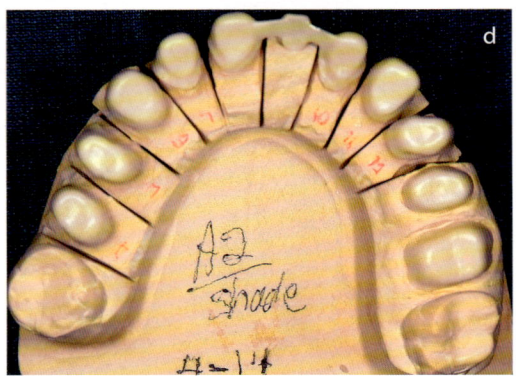

Chapter 6　Patient Type II の審美修復治療

6-5-10a〜d　Lavaによるフレームワーク製作。印象模型をドイツ・3M ESPE社に送付した。後日、ドイツ・シーフィールドにて製作されたフレームワークが配送された。

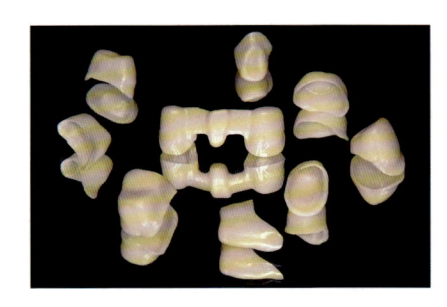

6-5-10e　Lavaシステムではジョイントの満足できる強度は面積で7 cm²以上とされているため、フレームワークは細くても幅があることで強度上の問題はない。色調は、Lavaの8色のブロックの中から、A2シェードを選択した。

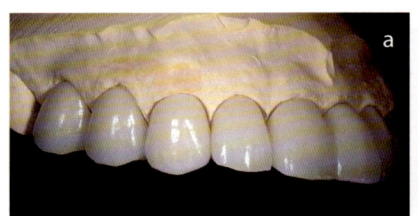

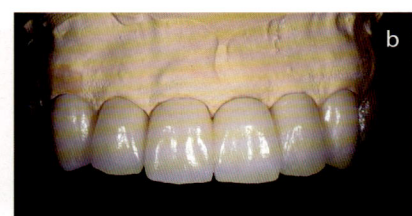

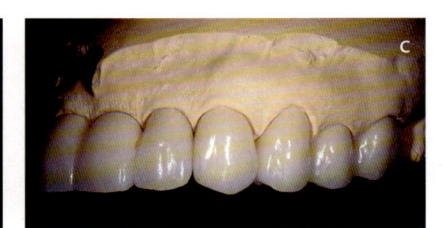

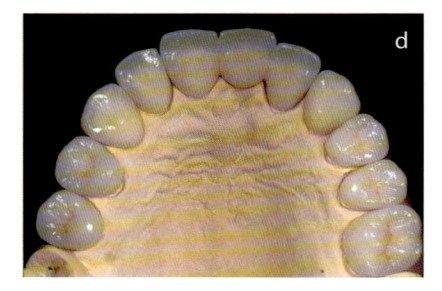

6-5-11a〜d　フレームワーク上にポーセレンを築盛した。

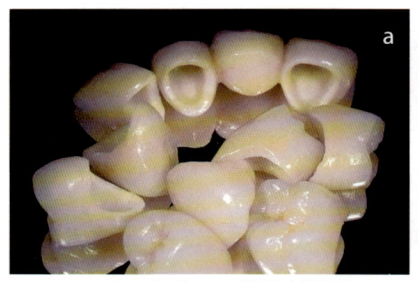

6-5-12a〜d　完成した最終補綴物。

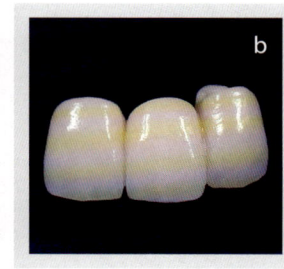

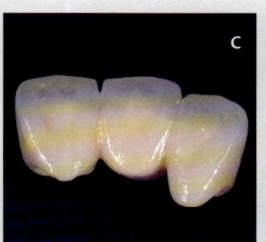

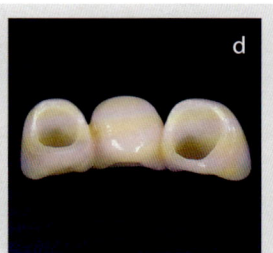

124　Esthetic Classifications

CASE 6-5 Lavaシステムを用いたジルコニア修復

■ Final Restoration

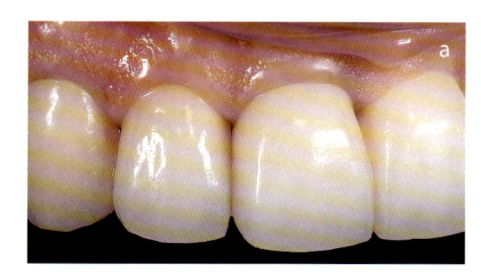

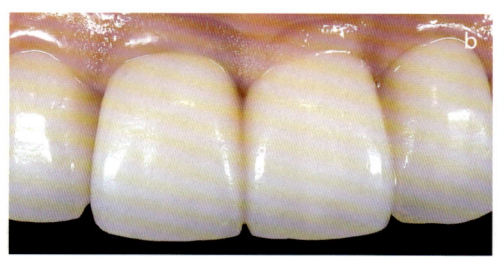

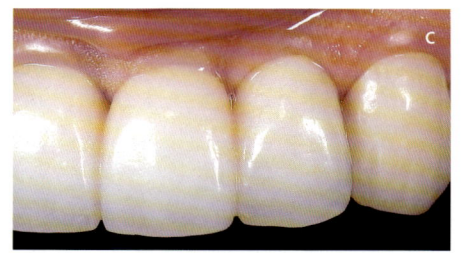

6-5-13a〜c　結合組織移植後3.5年。前歯部・臼歯部はLavaジルコニア、$\frac{6|7}{7|7}$のみポーセレンオンレー。ポンティック部の歯肉に注目。

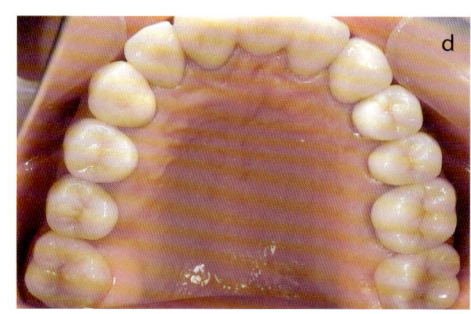

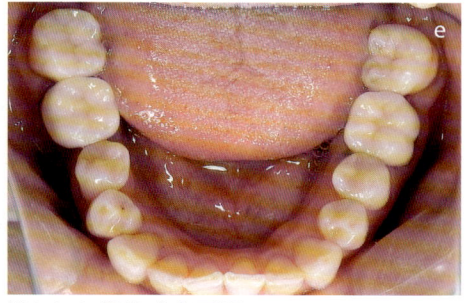

6-5-13d,e　術前と比較して審美性が著しく改善された術後咬合面観。

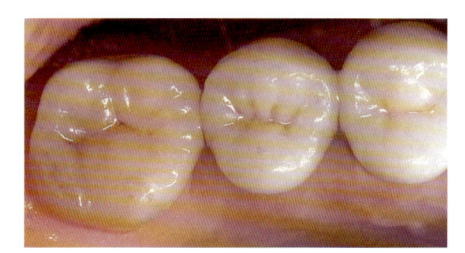

6-5-13f　$\underline{6|}$はポーセレンオンレー。

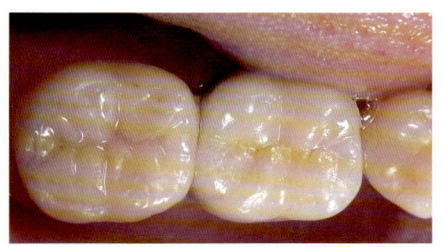

6-5-13g　$\underline{|6}$Procera、$\underline{|7}$ポーセレンオンレー。

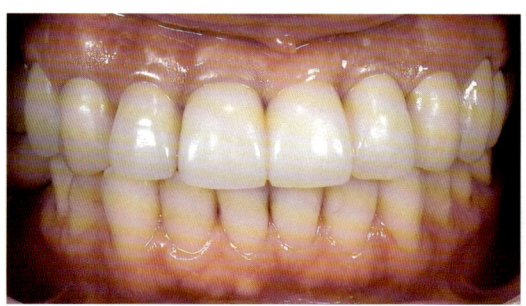

6-5-13j　術後3.5年。

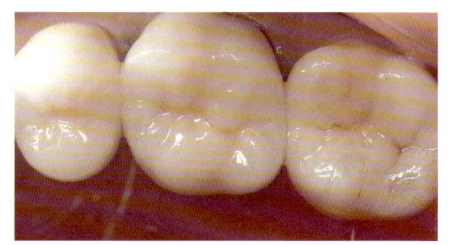

6-5-13h　$|\underline{7}$はポーセレンオンレー。

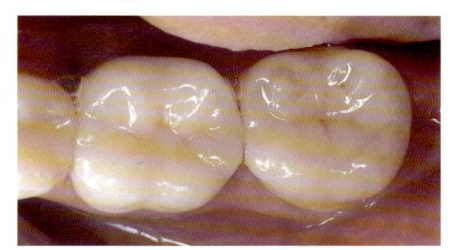

6-5-13i　$|\underline{6}$ Procera、$|\underline{7}$ポーセレンオンレー。

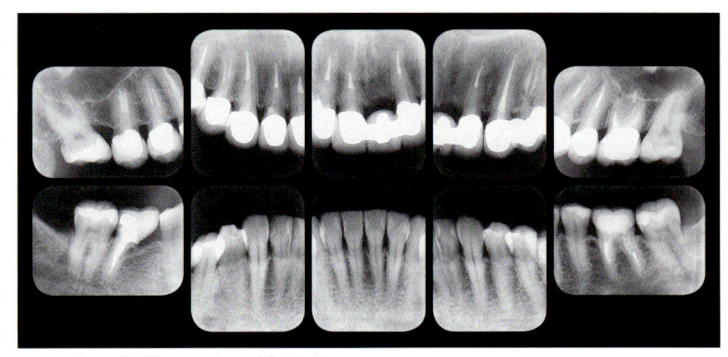

6-5-13k　術後エックス線写真。

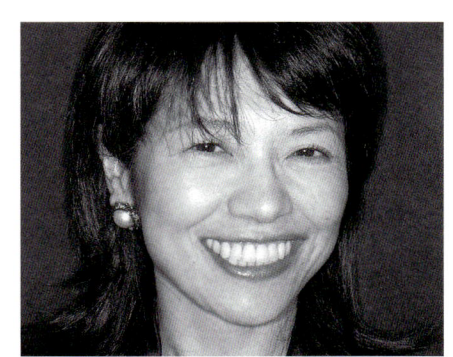

6-5-13l　術後顔貌。

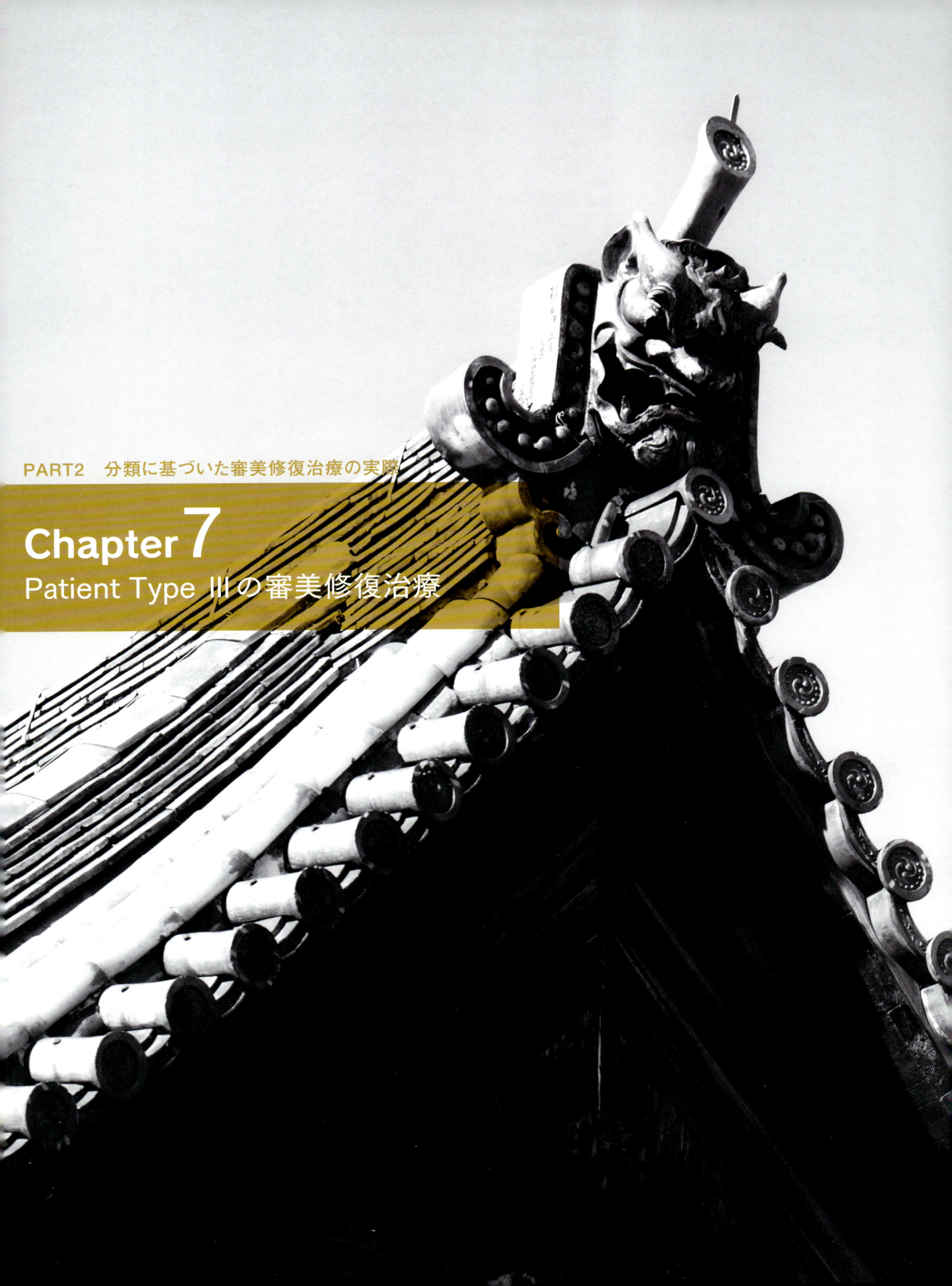

PART2　分類に基づいた審美修復治療の実際

Chapter 7
Patient Type Ⅲ の審美修復治療

To-ji, Kyoto   Photo ©Tomo.Yun   http://www.yunphoto.net

Type III division i インプラント−補綴修復患者

■ インプラント−補綴修復症例の分類

　Sulikowskiは、欠損歯列の補綴治療にあたって、患者の口腔状態の崩壊程度を3段階に分類した[1]。それにならい、筆者はインプラント修復を伴う患者について、崩壊程度によって**表7-1**のようにさらに詳細に分類した。

　この分類では、口腔内の既存の歯列欠損状態により、minimal structural loss は1〜2本の部分的なインプラント埋入を必要とする症例とし、moderate structural loss は複数のインプラント埋入が上下顎に及ぶ症例とした。そして major structural loss は上下顎いずれかの多数歯インプラント埋入で、水平的・垂直的に骨吸収を伴う症例とした。なお、moderate structural loss の「すれ違い欠損」とは、上下顎それぞれの反対側が片側遊離端欠損を呈している状態を示す。

　この分類により、修復治療の欠損を伴う歯列において、実践的で明確な治療の指針と治療範囲が決定される。

表7-1　インプラント支持補綴の分類
Implant Supported Prosthesis

1. 最小の歯列崩壊
   Minimal Structural Loss　　（1、2箇所の欠損）
2. 中等度の歯列崩壊
   Moderate Structural Loss　　（上下顎に及ぶ数箇所の欠損）
   - Unilateral Distal Extension　（片側遊離端欠損）
   - Bilateral Distal Extension　（両側遊離端欠損）
   - Cross Distal Extension　　（すれ違い欠損）
3. 最大の歯列崩壊
   Major Structural Loss　　（骨吸収を伴う広範囲欠損）
   - Minor Bone Loss　　（わずかな骨吸収）
   - Average Bone Loss　　（通常の骨吸収）
   - Severe Bone Loss　　（多大な骨吸収）

表7-2　インプラント補綴における一般的な治療順序

［一次手術前］
- 基本データ収集　　Basic Data Gathering
- 診断用ワックスアップ　　Diagnostic Wax Up
- エックス線分析　　Radiographic Analysis
- 外科用テンプレート　　Surgical Guide

［二次手術後］
- 印象採得　　Impression
- プロビジョナル・レストレーション　　Provisional Restoration
- アバットメントの選択　　Abutment Selection
- 上部構造製作　　Superstructure

Chapter 7　Patient Type III の審美修復治療

Minimal Structural Loss —審美的なインプラント修復—

　Minimal structural loss は歯列全体でみると問題は少ないが、1〜2本の欠損があり、部分的にインプラント埋入を必要とする症例である。
　はじめに、単独歯インプラント修復と複数歯欠損インプラント修復の外科補綴手法の違いについて解説する。

1．単独歯インプラント（Single Tooth Implant）

　1995年に発表された抜歯後のインプラント埋入時期に関する分類（表7-3）に従って、以下に補綴的手法を中心に single tooth implant を考察していく。この分類のうち、③ late implantations は healed site（治癒骨）へ埋入するものであるため、前歯部への埋入を中心に扱う本項では、①②についてのみ解説する。

[表7-3　抜歯後インプラント埋入における時期の分類[2]]
Timing for Implantations

①即時インプラント埋入（抜歯後即時もしくは2、3日以内） 　Immediate Implantations ②待時（早期）インプラント埋入（抜歯後6〜8週以内） 　Delayed Implantations ③インプラントの遅延埋入（抜歯後6か月以内） 　Late Implantations

■即時埋入（Immediate Implantations）
　この言葉は、即時修復（immediate restoration；インプラント埋入後即時にテンポラリークラウンを装着する）と、即時荷重（immediate loading；インプラント埋入と同時に補綴物を装着し、荷重させる。いわゆる1回法）という二つの解釈が可能だが、筆者は単独歯あるいは数歯においては即時に咬合へ参加させる（機能を与える）ことは行っていない（多数歯欠損即時修復荷重については後述）。本書では「即時修復」を指す。ここでもっとも重要なことはその適応症の選択である。

■待時埋入（Delayed Implantations）
　Delayed implantations では抜歯後1.5か月前後でインプラント埋入を行うが、この時期が重要で、これを過ぎると骨の吸収は著しくなる。また、当該部位への埋入前・中・後に骨造成や軟組織移植などのさまざまな処置を行うことが可能である。
　患者が一次手術を終えた状態で来院し、シンプルな二次手術で済む場合（歯周組織移植や骨移植等の処置を伴わない場合）には、パンチング・テクニック（tissue punch technique）を用いる。これは歯肉浸潤麻酔を行い、ディスポーザブルティッシュパンチ（ブレードかレーザー）で上部の組織を除去し

てインプラントへアクセスする外科的テクニックである。

インプラント周囲組織の審美性をマネージメントするために、パンチングでインプラントを露出させた後、印象採得してすぐに低めのスモールヒーリングアバットメントを装着する。次にプロビジョナル・レストレーションを製作し、カスタムインプレッションコーピングを使用してプロビジョナルにより創出された三次元的な歯肉をそのままアバットメントに移行させて、その上に審美的な補綴物製作を行う（表7-4）。

[**表7-4** 通常の補綴によるインプラント周囲組織の審美的なマネージメント]

スモールヒーリングアバットメント → プロビジョナル・レストレーション → カスタムインプレッションコーピング → カスタムアバットメントの選択 → 審美的な最終補綴物

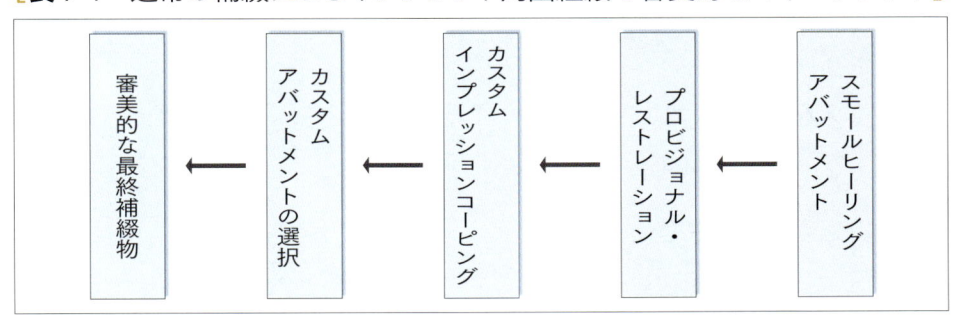

[**表7-5** カスタムアバットメントにおけるマテリアルの選択肢]
- チタン
- 酸化アルミナ
- ジルコニア

補綴医の選択肢として、インプラントのカスタムアバットメントのマテリアルにはチタンと酸化アルミナ、ジルコニアがあるが（表7-5）、審美領域(esthetic zone)では、その強度により通常ジルコニアが用いられることが多い。審美領域とはスマイル時に口唇より露出し、目に入る部分であるが[2]、筆者は少なくとも $\frac{5}{5}\mp\frac{5}{5}$ は審美領域であると捉え、チタン製ではなく、ジルコニアのアバットメントを用いるべきであると考える。

2．複数歯欠損インプラント修復（Multiple Tooth Implant）

純粋に1本のみの単独歯インプラント修復と、並列の複数歯インプラント修復では、残存歯列の状態が異なるために審美的マネージメントの難しさも違ってくる。

たとえば並列インプラントの中間部には、隣在歯による骨支持が期待できない。Salamaらは、インプラント間の歯間乳頭について、インプラント間の距離を3～4mmあけることで垂直的な軟組織高さ平均4.5mmを確保できるとしている（表7-6）[4,5]。

[**表7-6** 歯間乳頭のパラメータ[4,5]]

Class	隣接する修復物	近接限界	垂直的軟組織の高さ
1	天然歯—天然歯	1mm	4.5～5mm
2	天然歯—ポンティック	N/A	平均6.75mm（5～8mm）
3	ポンティック—ポンティック	N/A	平均6.5mm（5～9mm）
4	天然歯—インプラント	1.5mm	平均6.5mm（5～9mm）
5	インプラント—ポンティック	N/A	平均5.75mm（5～9mm）
6	インプラント—インプラント	3mm	平均4.5mm（4～7mm）

Chapter 7　Patient Type III の審美修復治療

CASE 7-1　Class II division II-i　オールセラミックス（Procera）
即時埋入の単独歯インプラント修復

■ Before Treatment

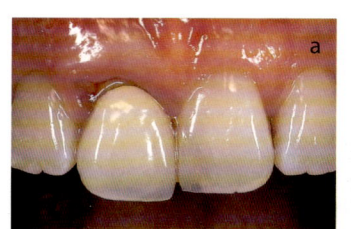

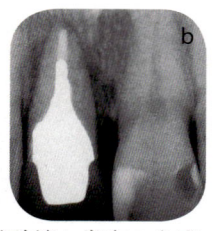

7-1-1a, b　初診時。歯根周囲の骨破壊と歯肉の炎症が認められる。

右側中切歯は保存不可能な状態であった。患者は仕事柄、即日の暫間修復物装着を希望した。
抜歯後即時インプラント埋入に際し、中切歯よりやや円周の大きいインプラントを選択した。

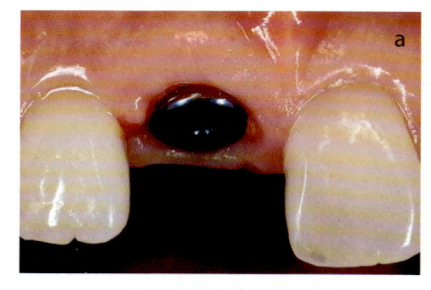

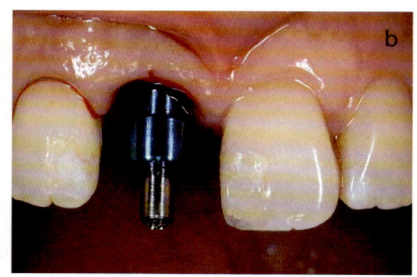

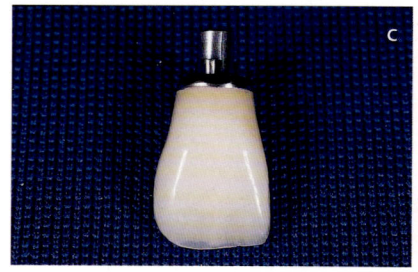

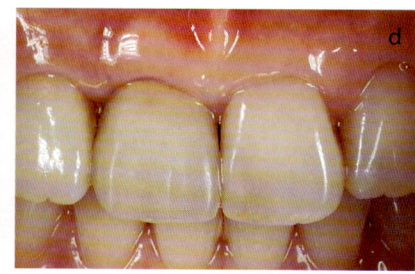

7-1-2a〜d　補綴物を撤去して即時にインプラントを埋入し、印象採得後、即時にテンポラリークラウンを装着した。荷重はしていない。

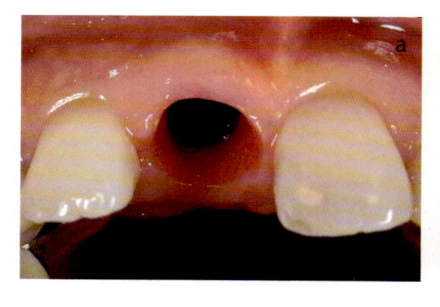

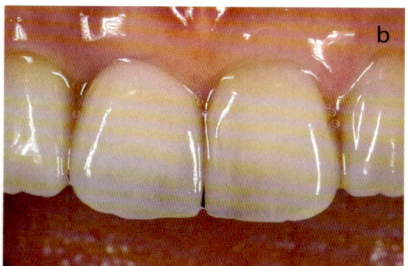

7-1-3a　4か月後。テンポラリークラウンを外すと、歯肉は美しく成形されていた。
7-1-3b　Procera によりスキャンを行い、アバットメント接続後、Procera AllCeram 製のクラウンを装着して完成した。

再治療（交通事故による歯の破折）

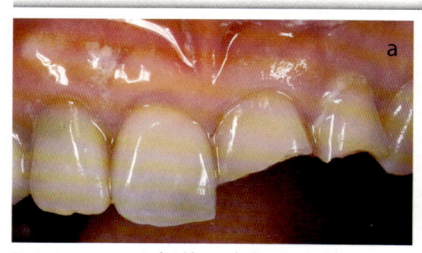

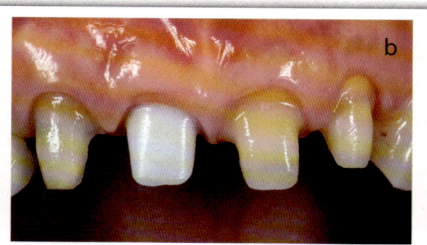

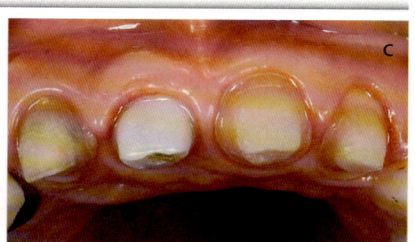

7-1-4a〜c　1年後、自転車事故で天然歯の|1 2 が破折。根管治療後、2 1|1 2 を再治療した。

132　Esthetic Classifications

Minimal Structural Loss ―審美的なインプラント修復―

CASE 7-2　即時埋入の複数歯インプラント修復　―（1）並列したインプラント間の乳頭保存―

Final Restoration

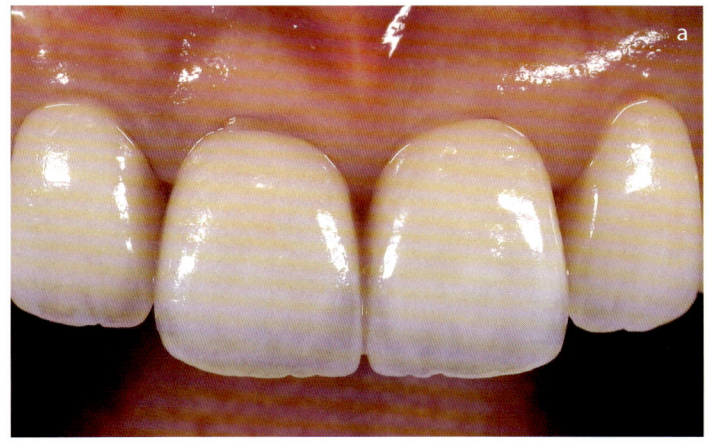

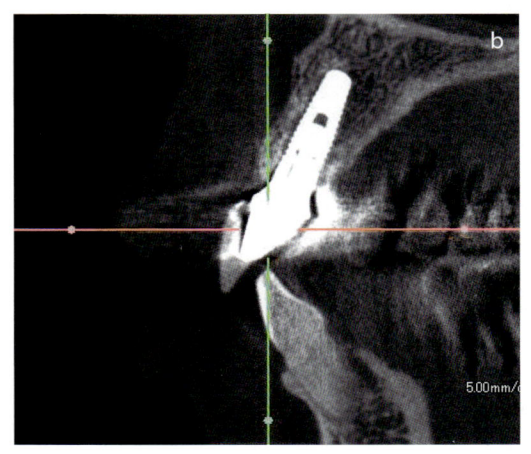

7-1-5a, b　再治療後3年経過。CT画像からは良好な骨の状態がうかがえる。

CASE 7-2　Class II division II-i　オールセラミックス（ジルコニア）
即時埋入の複数歯インプラント修復
―（1）並列したインプラント間の乳頭保存―

Before Treatment

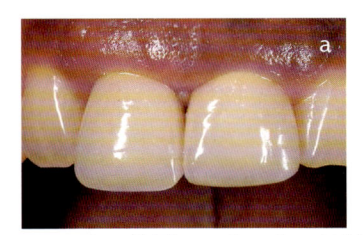

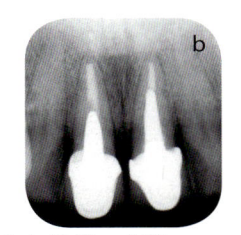

7-2-1a, b　前医にてクラウンが仮着された状態で来院。

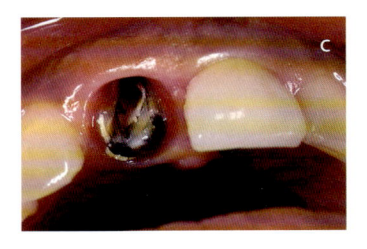

7-2-1c　1|の歯根破折が認められた。

上顎両中切歯打撲による 1| の動揺および疼痛を主訴に来院した35歳男性。歯肉の炎症や自発痛は認めず、圧痛は軽度であったが、診査の結果、1| には破折が認められた。また、反対側|1 の歯根中央部より唇側にかけて縦破折が認められた。

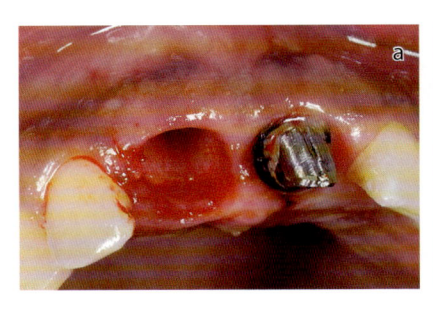

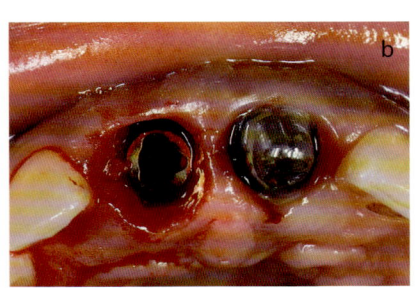

7-2-2a, b　周囲骨にダメージを与えないよう、慎重に上顎中切歯を抜歯。2歯を同時に抜歯せず、1歯ずつ抜歯する。最初に1歯を抜歯即時フラップレスで埋入し、その間の支持骨は隣在歯により保持させる。次に同様に反対側を抜歯即時フラップレスでインプラントを埋入することで、両中切歯間の支持骨を最小限の吸収で済ませる。

Part 2　分類に基づいた審美修復治療の実際　133

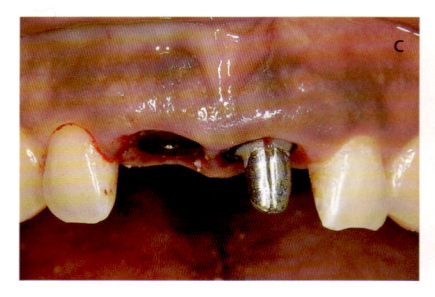

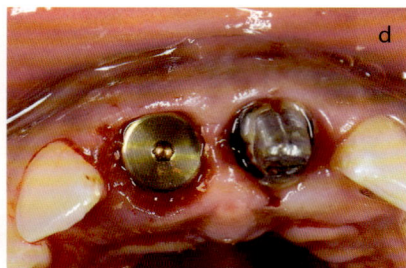

Chapter 7　Patient Type Ⅲの審美修復治療

7-2-2c, d　ヒーリングアバットメントを接続。プロファイルの大きなものを使用した。

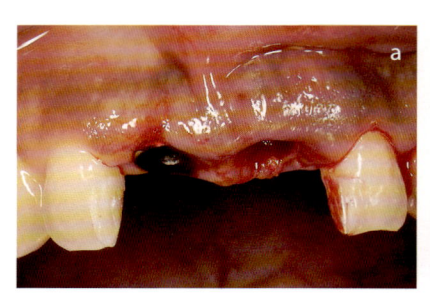

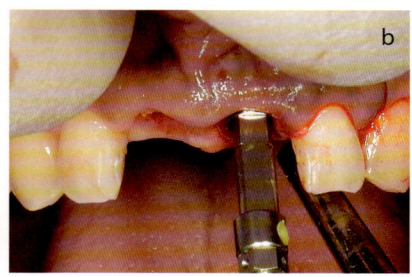

7-2-3a, b　4か月後、反対側を同様に抜歯。フラップレスで抜歯後即時インプラント埋入を行った（インプラント手術担当：小濱忠一先生）。

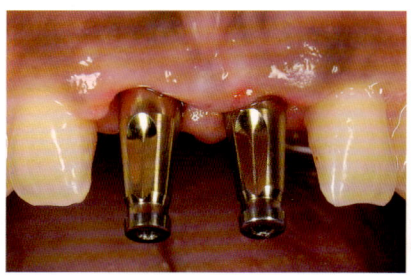

7-2-4a　同4か月後、インプレッションコーピングの装着。

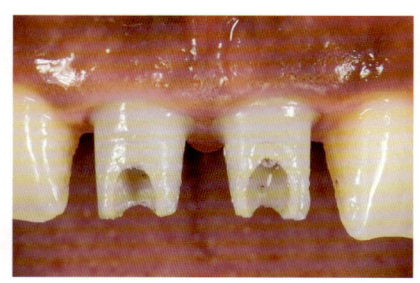

7-2-4b　カスタムプロビジョナルアバットメント装着。

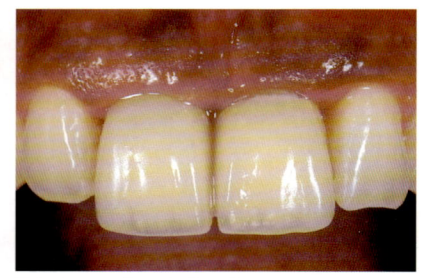

7-2-4c　プロビジョナル・レストレーション装着。

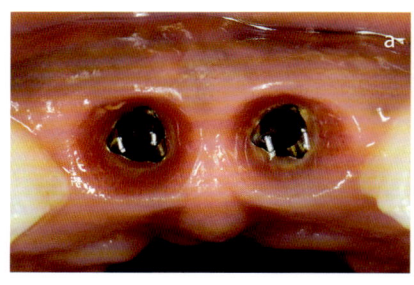

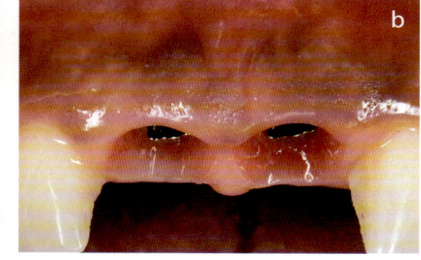

7-2-5a, b　カスタムアバットメントにより三次元的なインプラント周囲軟組織が創出された（トランジショナル・カントゥア）。

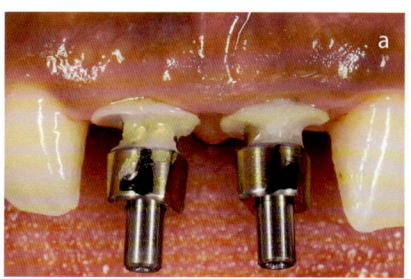

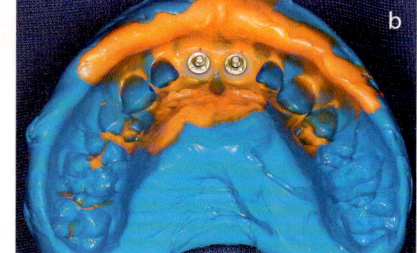

7-2-6a　カスタムインプレッションコーピングの装着。
7-2-6b　ピックアップ印象採得。

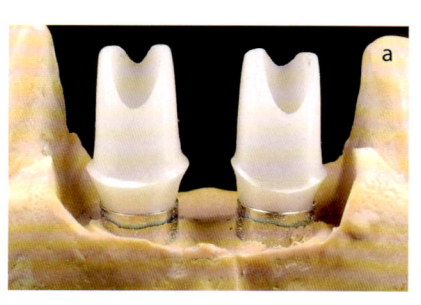

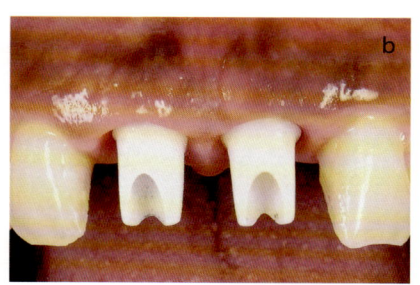

7-2-7a, b　horizontal set-offされたジルコニアアバットメントを製作し装着。
　horizontal set-offとは、いわゆるプラットフォーム・スイッチングである。フィクスチャー‐アバットメント間に構造的強度を維持した上でわずかなギャップを設けることで厚めの結合組織を呼び込み、骨の吸収を防止する。

Minimal Structural Loss —審美的なインプラント修復—

CASE 7-2　即時埋入の複数歯インプラント修復　—（1）並列したインプラント間の乳頭保存—

■ Final Restoration

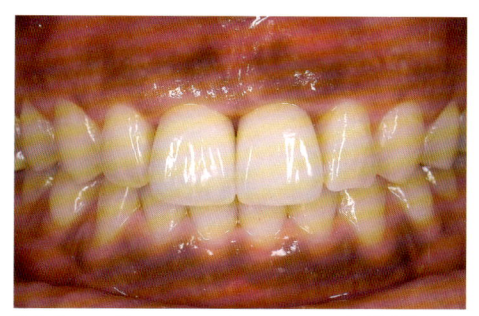

7-2-8a　ジルコニアフレームを使用したオールセラミックス。

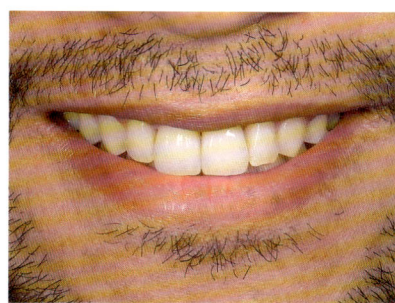

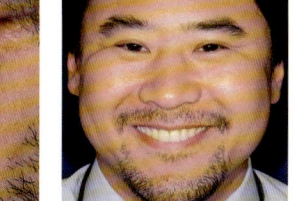

7-2-8b　リップラインとの調和がなされた。

7-2-8c　顔貌。

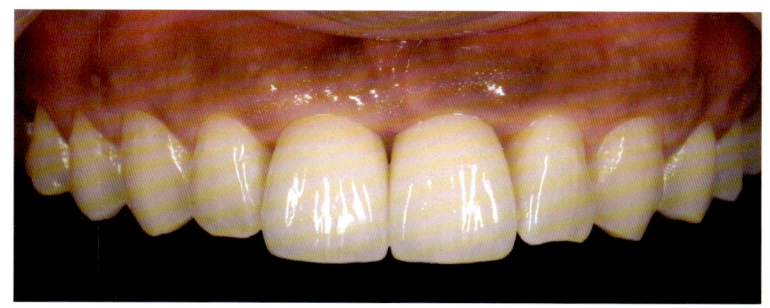

7-2-8d　審美性と歯肉レベルに注目。

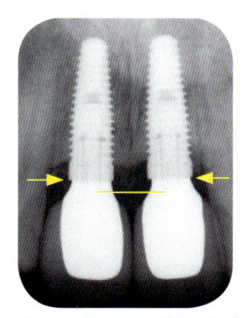

7-2-8e　horizontal set-off により、1|1 間の骨と 2|1 1|2 間の骨に差異は生じず、むしろ 1|1 間の方が高くなっている。

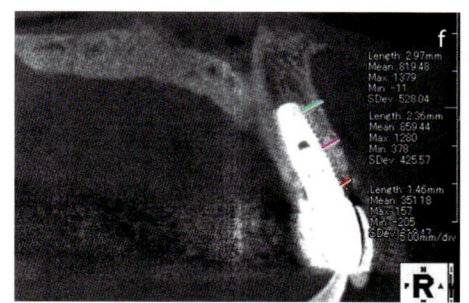

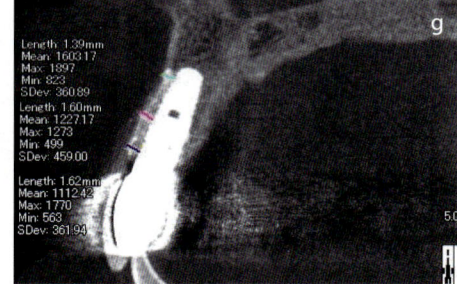

7-2-8f, g　CT 画像から、ほぼ理想的な埋入位置が確認できる。それにより唇側の骨は十分維持されている。

✅ keypoint

並列欠損のインプラント埋入（Delayed Extraction Technique）

　複数歯インプラント修復の審美性を求めようとする時にはまず、インプラント埋入サイトの骨支持は隣在歯によるものであること、次に、ポンティックはなんらかの操作が可能であることを想起されたい。

　骨支持の点で、本症例のような並列インプラントはもっとも困難を極める状態といえる。インプラント自体は骨量を維持することができず、インプラント埋入時に歯槽骨を維持しているのはその隣在歯であることから、1|1 を同時に抜歯すれば 1|1 間に骨吸収が起こり、骨が喪失することが予測される。そこで、抜歯のタイミングをずらすことでその骨吸収を防ごうとするのが本症例の delayed extraction technique の考え方である。

Part 2　分類に基づいた審美修復治療の実際

Chapter 7　Patient Type Ⅲ の審美修復治療

CASE 7-3　Class Ⅱ division Ⅱ-ⅰ　オールセラミックス（ジルコニア）
即時埋入の複数歯インプラント修復
―（2）ポンティックの利用―

■ Before Treatment

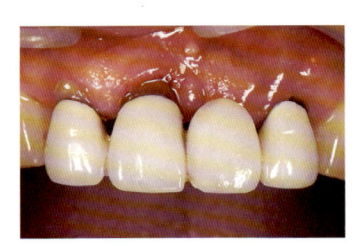

7-3-1a

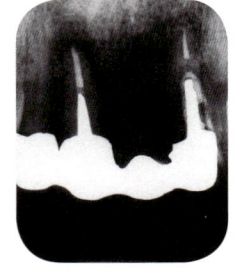

7-3-1b

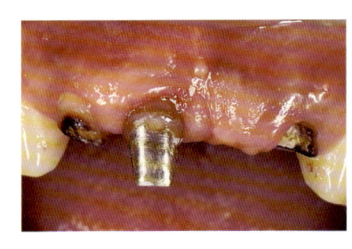

7-3-1c　クラウンを外したところ、二次う蝕を来たしていた。

25年ぶりにブリッジ脱落を主訴に来院した患者。以前修復したブリッジ部分のクラウンを外してみると、二次う蝕が保存不可能な状態まで進行していた。
2|2 は骨や軟組織の条件が整っていたため、抜歯即時インプラント埋入をフラップレスで行うことを計画した。

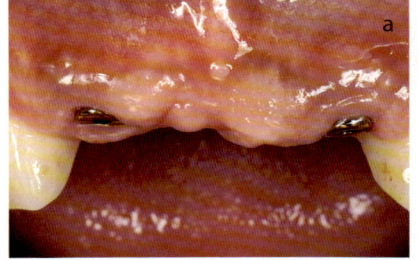

7-3-2a〜c　2本のインプラントはフラップレスで即時埋入した（担当：小濱忠一先生）。同埋入時エックス線（c）。

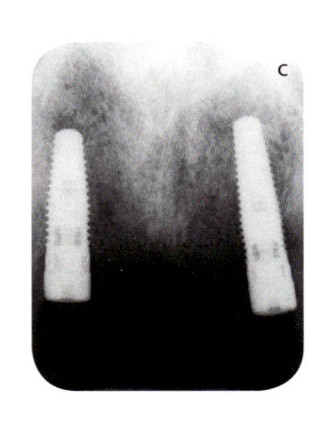

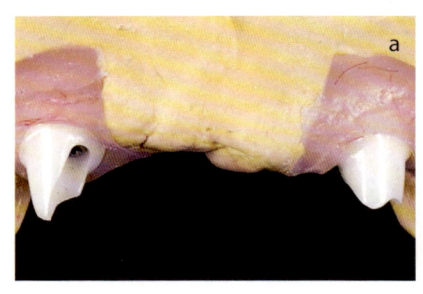

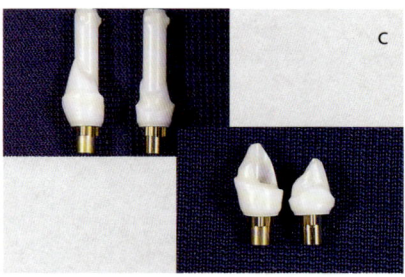

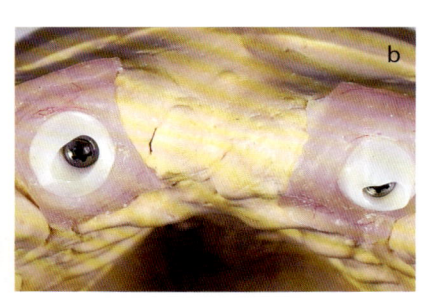

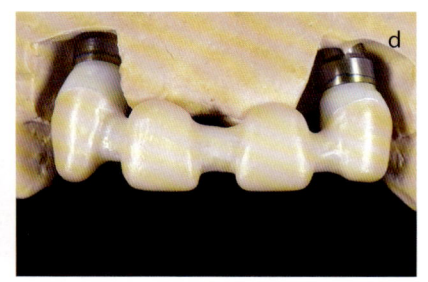

7-3-3a〜d　Procera システムにより製作。アバットメントにはジルコニア、フレームは Lava ジルコニアを採用した。ポンティック部分では ridge argumentation を提案したが、患者は抵抗を示した。

136　Esthetic Classifications

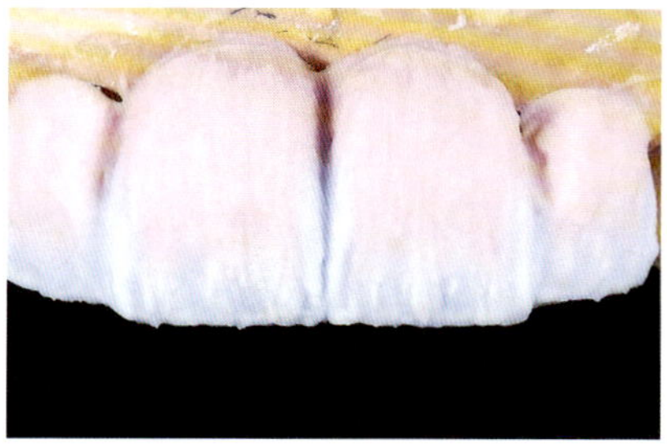

Minimal Structural Loss ―審美的なインプラント修復―

CASE 7-3 即時埋入の複数歯インプラント修復 ―(2)ポンティックの利用―

7-3-3e ポーセレンを築盛。

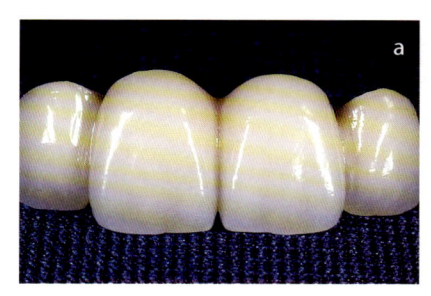

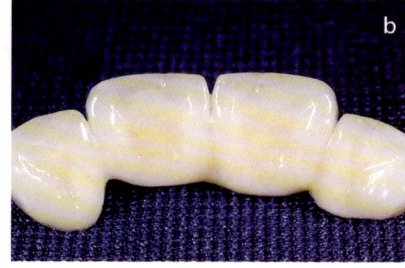

7-3-4a,b 最終補綴物完成。

Final Restoration

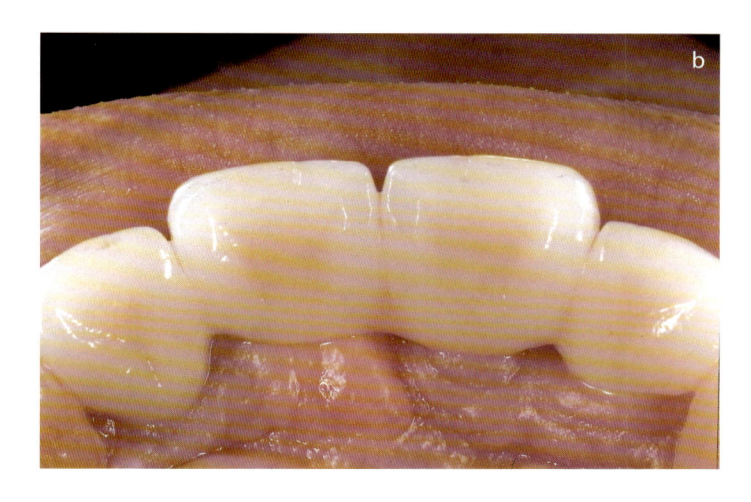

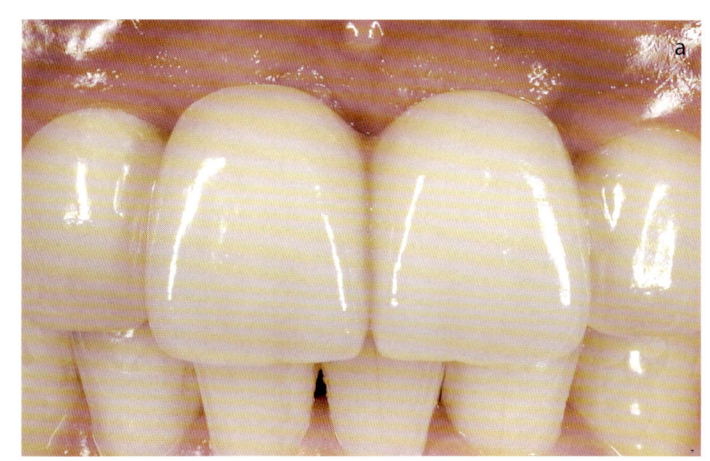

7-3-5a,b 最終ジルコニア4ユニットブリッジ装着。

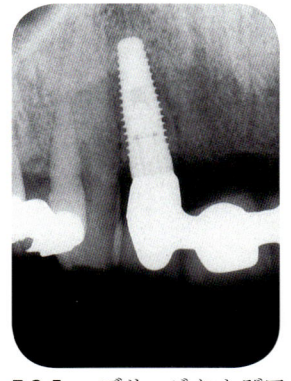

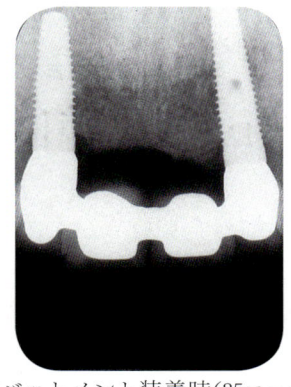

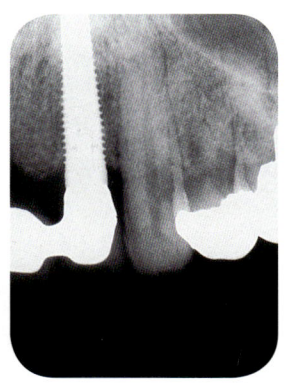

7-3-5c ブリッジおよびアバットメント装着時(35ニュートンにて)のエックス線写真。

Part 2 分類に基づいた審美修復治療の実際 137

Chapter 7　Patient Type Ⅲ の審美修復治療

CASE 7-4　Class Ⅱ division Ⅱ-ⅱ　メタルセラミックス
待時埋入の臼歯部単独歯インプラント修復
―矯正治療によるインプラントスペースの確保―

Before Treatment

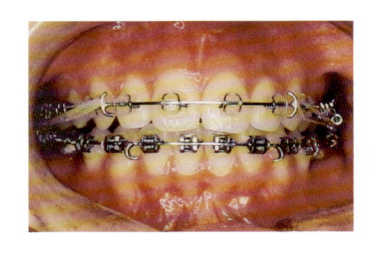

7-4-1　先天性欠如の 5|5 部分にインプラントを埋入する計画を立て、矯正治療を行った。

矯正医からの紹介でインプラント治療を希望し1994年に来院した女性。5|5 は先天的に欠如している。

矯正治療により欠損スペースを閉鎖することもできるが、下顎が後退している状態をさらに進行させることになるため、審美性の点からも、また上下顎小臼歯・大臼歯の咬合関係の問題からも、欠損を設けてインプラントの埋入を計画した。

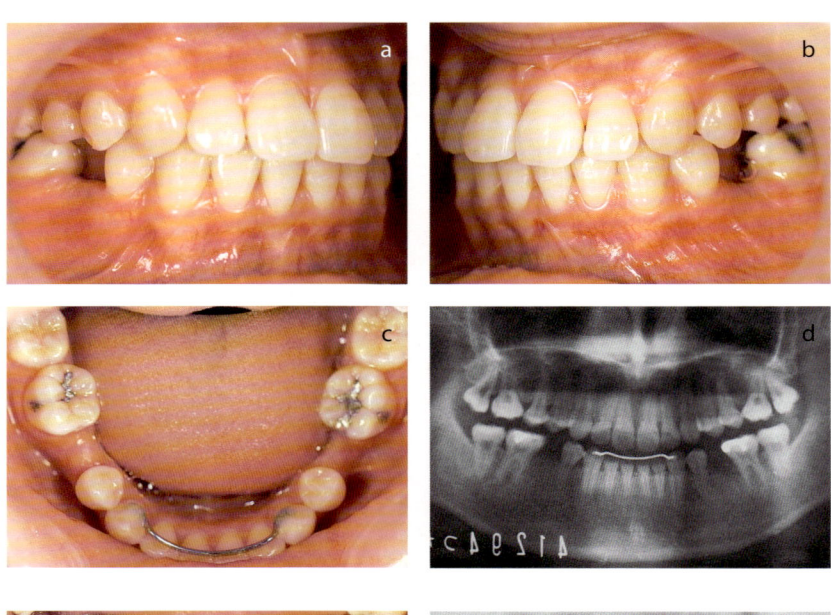

7-4-2a〜d　矯正治療終了時。小臼歯1歯分のスペースが確保された。

7-4-3a, b　インプラント埋入後。補綴処置により空隙は適正に閉鎖された。

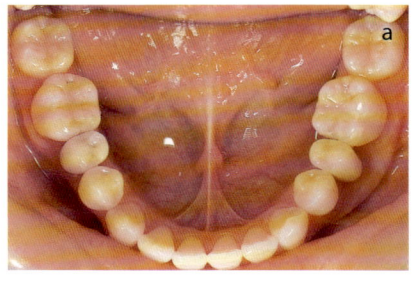

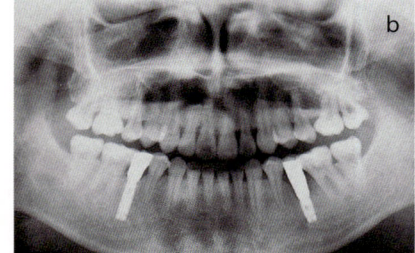

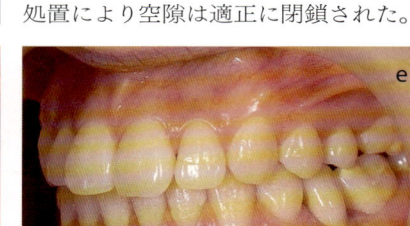

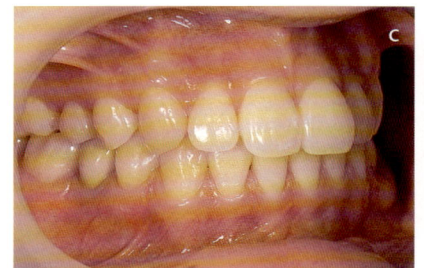

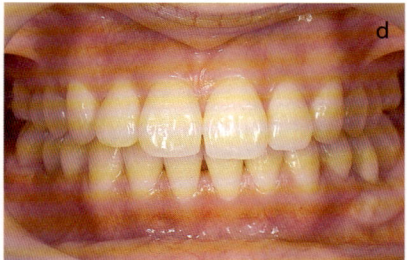

7-4-3c〜e　インプラント埋入による隣在歯への影響も認められず、審美と機能が回復された。

CASE 7-4　待時埋入の臼歯部単独歯インプラント修復　—矯正治療によるインプラントスペースの確保—

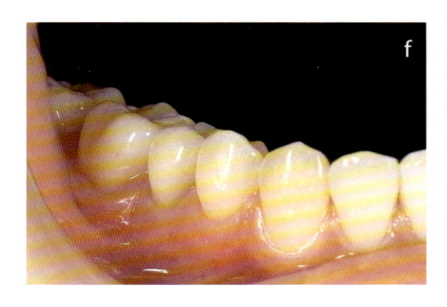

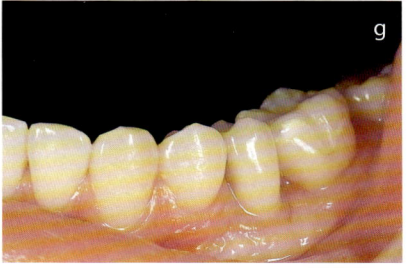

7-4-3f, g　左側のインプラント植立部は遊離歯肉移植により角化歯肉を確保している。

Final Restoration

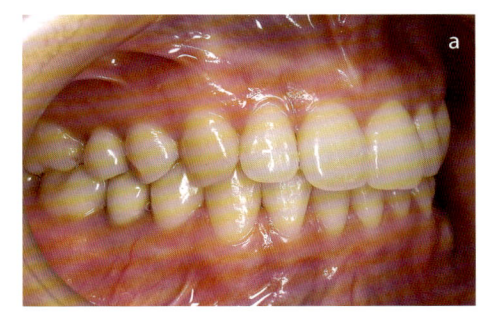

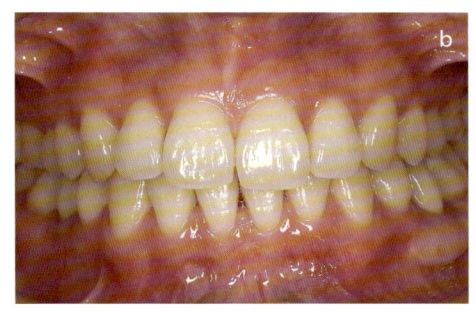

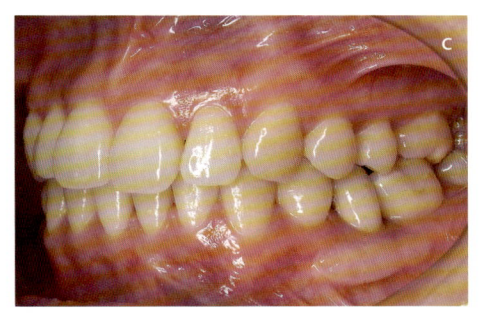

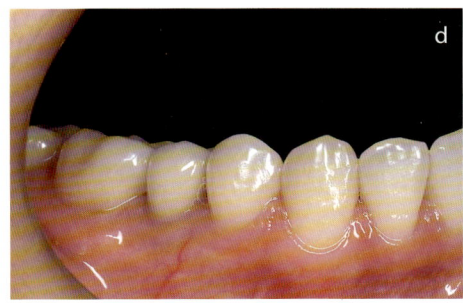

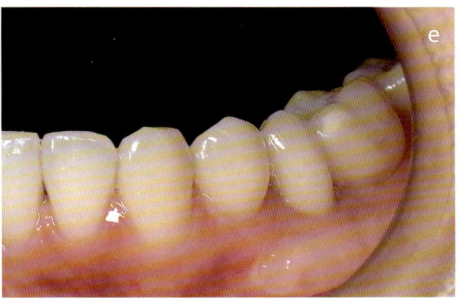

7-4-4a〜e　治療終了後、14年経過時の状態。

✓ keypoint

長期的維持を左右する要素（Key Element of Longterm Maintenance）

　長期的にインプラント補綴を維持させるためにはさまざまな要素が絡み合う。
　本症例の key element として、一つには矯正医との十分な連携があげられる。矯正時、インプラント埋入のスペースを適切に設け、矯正治療により前歯誘導を確立したことが治療を成功へと導いた。次に、残存歯列がそれぞれ整合性を保ち、咬合受圧時にすべての歯で力を分担させたこと、そして最後に患者自身のメインテナンスに対する実行と意欲であった（表 7-4-1）。

［表 7-4-1　Key Element］

Key Element
1．咬合の確立（矯正・補綴）
2．適切なインプラントの埋入位置
3．患者の口腔衛生管理へのモチベーション

Chapter 7　Patient Type III の審美修復治療

CASE 7-5　Class II division II-i　オールセラミックス（Procera、ジルコニア）
待時埋入インプラント修復による審美性の獲得

Before Treatment

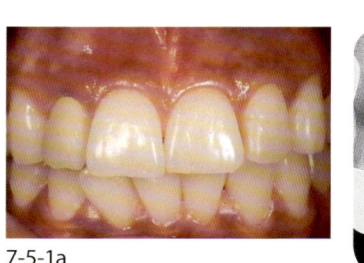

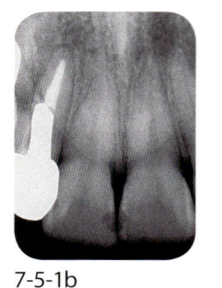

7-5-1a
7-5-1b

前歯の審美性に不満をもち来院。2|に水平的な歯根破折が認められた。

　いくつかの治療オプションが考えられるが、本症例にみられる水平的歯根破折は挺出が困難なため、待時埋入とした。もし軟組織の吸収などが起きた場合には、二次手術時に結合組織移植を行うこととした。
　実際には、二次手術時には軟組織にさほどの問題は見られなかった。

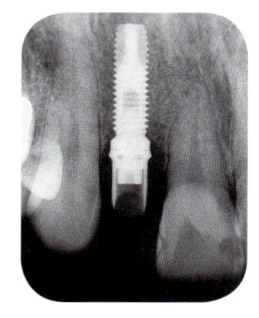

7-5-2　インプラント埋入4か月後、パンチング・テクニックを用い二次手術を行った。同時に印象採得も行い、プロビジョナル・レストレーションを製作し装着した。プロビジョナル装着時のエックス線写真。

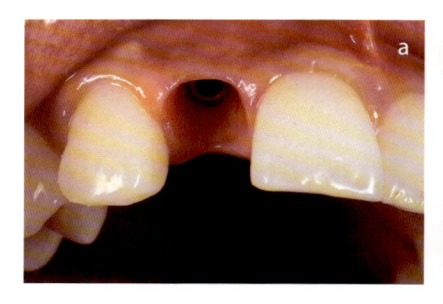

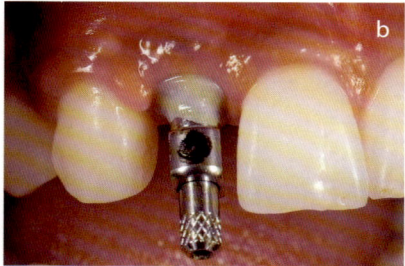

7-5-3a　1.5か月後。プロビジョナルにより三次元的な軟組織が創出された。
7-5-3b　カスタムインプレッションコーピングによる印象。

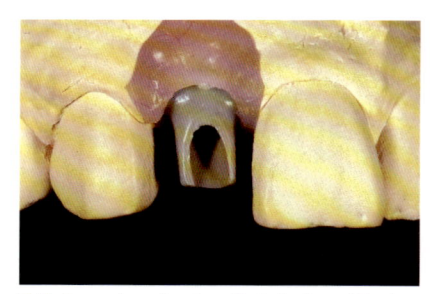

7-5-4a　カットバックされた、アバットメントのワックスアップ。
7-5-4b, c　Procera によるスキャニングを行い、ジルコニアアバットメントを製作した。

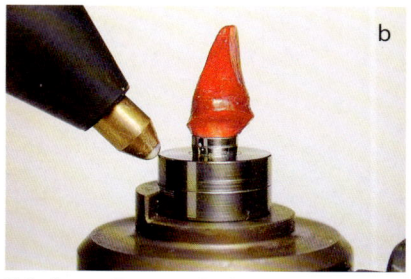

140　Esthetic Classifications

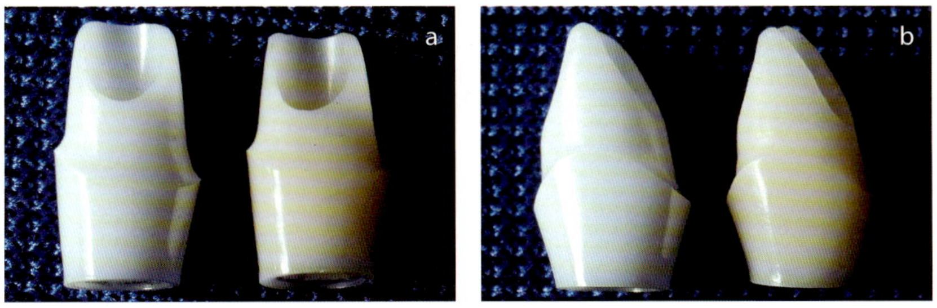

Minimal Structural Loss —審美的なインプラント修復—

CASE 7-5 待時埋入インプラント修復による審美性の獲得

7-5-5a,b 同一症例で製作した酸化アルミナ(右)とジルコニア(左)アバットメントの色調の差異。ジルコニアの方が明るいことがわかる。この三次元的な形態は、CAD/CAMでしか創出しにくい。

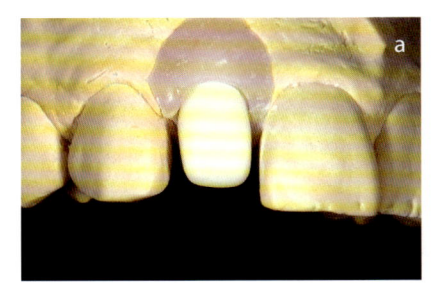

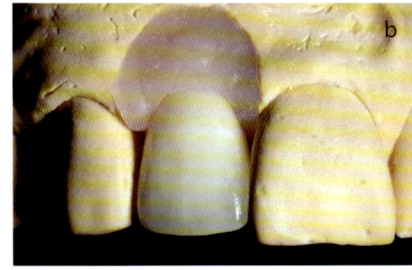

7-5-6a Procera コーピング。
7-5-6b 同ポーセレン築盛時。

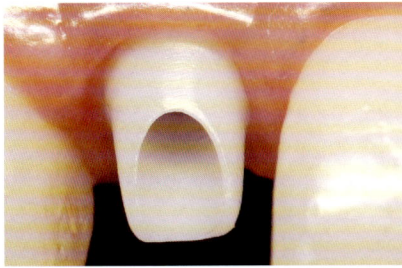

7-5-7 ジルコニア・アバットメントを接続。

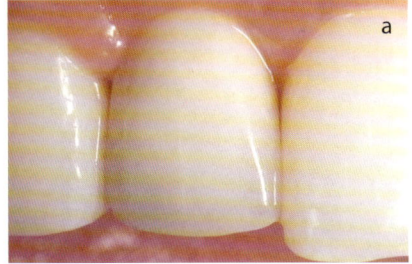

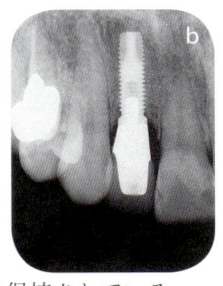

7-5-8a,b Procera クラウンを装着。歯間乳頭は保持されている。

∷ Final Restoration

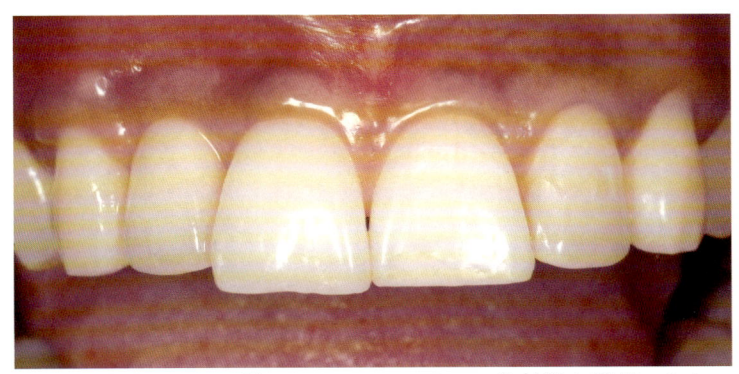

7-5-9a 歯肉レベルも揃っており、クラウンの審美性を獲得できた。

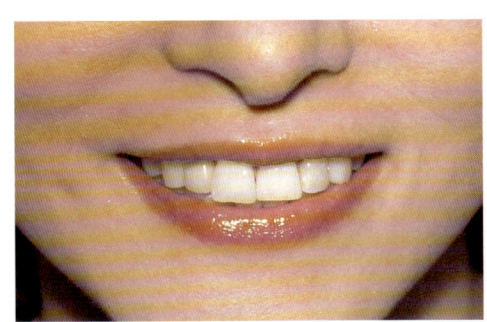

7-5-9b 口唇と歯の関係。

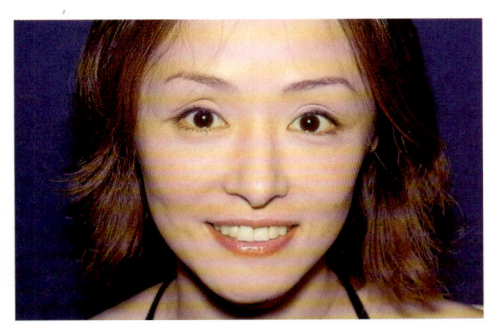

7-5-9c 患者は審美・機能に十分満足した。

Part 2 分類に基づいた審美修復治療の実際 141

Chapter 7　Patient Type Ⅲ の審美修復治療

CASE 7-6　Class Ⅱ division Ⅱ-ⅰ　オールセラミックス（ジルコニア）
不適切な位置に埋入された単独歯インプラントの外科的修正

■ Before Treatment

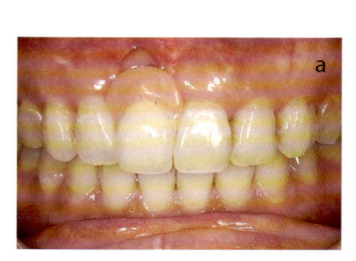

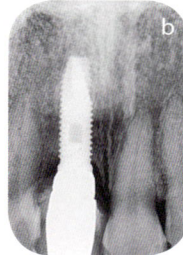

7-6-1a, b　主訴はピンクポーセレン付きの補綴物への抵抗感。インプラントは不正な位置に埋入されていた。

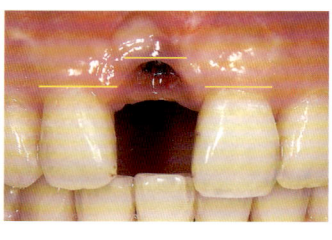

7-6-1c　両隣在歯と比較すると、CEJの位置もまるで異なっていた。

前医にて装着されたインプラント支台のピンクポーセレン付きの補綴物に対し、「これは一生入れていなければいけないのか」と不満を持ち来院した若い女性。
補綴物を外したところ、インプラントは外科的に不適切な位置に埋入されていた。いくつかの治療オプションが考えられた。

外科手術の前準備

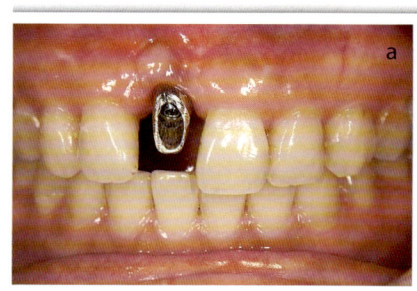

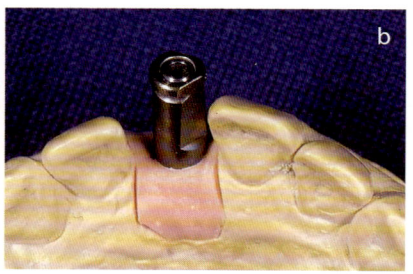

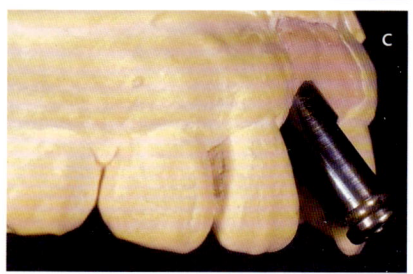

7-6-2a〜c　埋入されていたインプラントの診査。ピンクポーセレン部は上部構造に接続されていた。印象用コーピングで印象採得したところ、インプラントはかなり唇側に、およそ45°頬側に出た角度で埋入されていた。

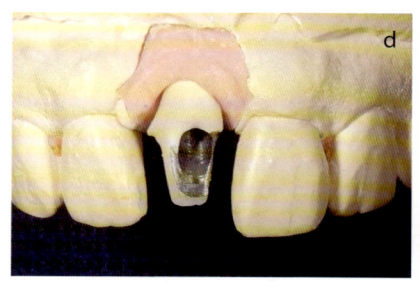

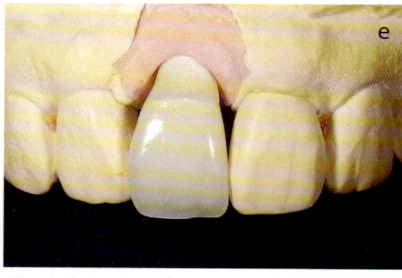

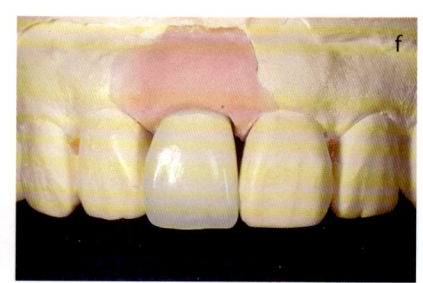

7-6-2d〜f　非常に厳しい状況であったため、さらにカスタムアバットメントとプロビジョナルを製作・装着し、検討した。その結果、ピンクワックスが示している分だけ軟組織を造成することができれば、審美的な補綴物のみでも対応可能となると診断された。

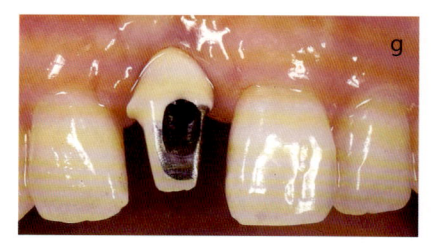

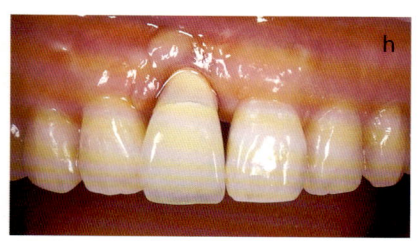

7-6-2g, h　実際に口腔内に装着した状態。非常に厳しい状況が見てとれる。

Minimal Structural Loss —審美的なインプラント修復—

CASE 7-6　不適切な位置に埋入された単独歯インプラントの外科的修正

[表 7-6-1　本症例の治療オプション] Surgical Solutions to Mal-positioned Implants

①インプラントを撤去し、再度正しい位置に埋入する。
②アバットメントをいったん治癒させて歯肉を再度造成する。そのためにアバットメントを外し、いったん埋めてしまう。
③アバットメントをカスタムに置き換え、軟組織の造成を2度行う（コンビネーション・グラフト）。
④インプラントをスリーピングさせ、ブリッジとする。

[表 7-6-2　コンビネーション・グラフト（2回法）]

[一次手術]
ランガーテクニックによって唇側に厚い歯肉を形成する。

[二次手術]
一次手術で形成した厚い歯肉をコロナリーポジションドフラップ（変法）により歯冠側に移動させ、歯肉レベルを回復させる。

　不適正な位置に埋入されたインプラントに対する外科治療方法（表7-6-1）から、今回の治療オプションとして、①インプラントを撤去し、骨・軟組織造成後、再度インプラントを埋入し直すか、③2回のペリオドンタル・マイクロサージェリーで歯肉を回復させるという二つの方法を提案したところ、患者は③を希望した。
　コンビネーション・グラフトには1回法と2回法があるが、今回は2回法を用いている（表7-6-2）。これは、二度にわけてペリオドンタル・マイクロサージェリーを行うことによって、一度では造成しきれない量の軟組織の造成を可能とするものである。

歯周外科処置　（担当：鈴木真名先生）

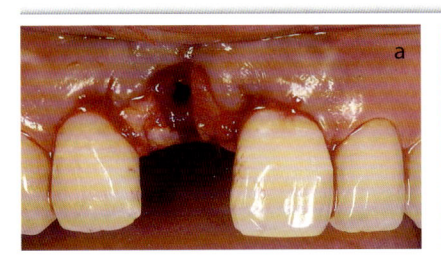

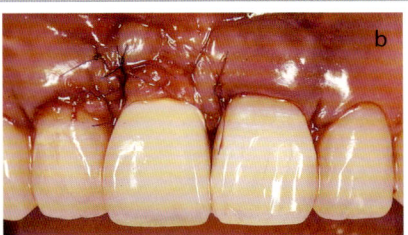

7-6-3a, b　一次手術。2+1部において、部分層弁にてフラップを形成し、結合組織を骨膜抱合し、唇側に厚い歯肉を形成することを考えた。

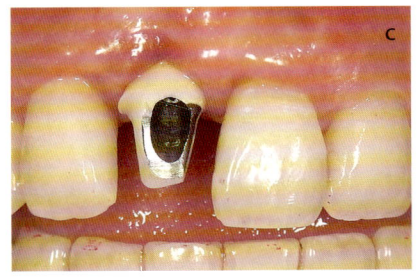

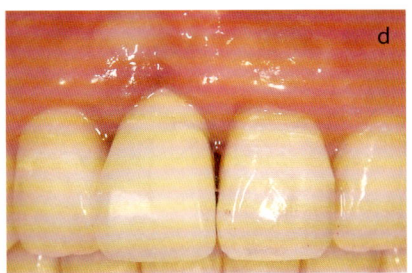

7-6-3c, d　一次手術3か月後。目的どおり唇側には厚い歯肉ができあがった。しかし垂直的歯肉レベルは依然として根尖側に位置するため、二次手術に移行した。

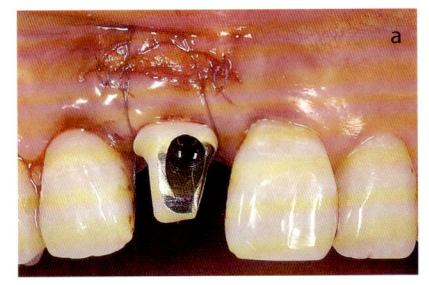

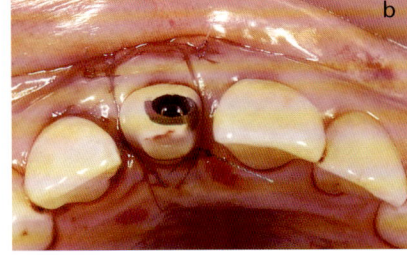

7-6-4a, b　二次手術。二次手術は垂直的歯肉レベルを揃えるために行った。術式はコロナリーポジションドフラップ（変法）を用いている。

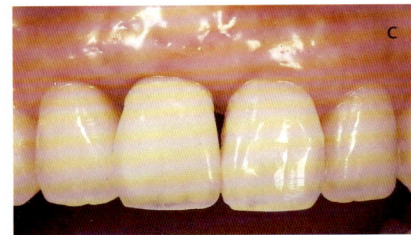

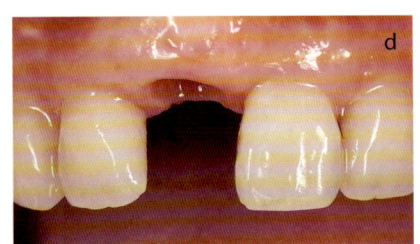

7-6-4c〜e　二次手術3か月後。垂直的歯肉レベルが揃い、審美的な補綴物の製作が可能な状態となった。

Part 2　分類に基づいた審美修復治療の実際　143

Chapter 7 Patient Type III の審美修復治療

アバットメントおよび上部構造の製作

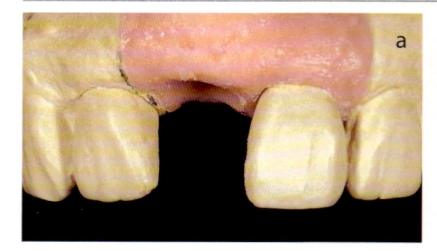

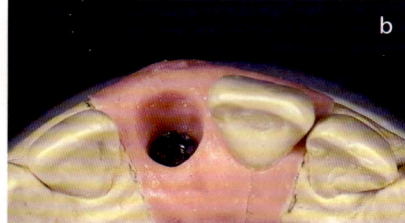

7-6-5a, b 技工操作。最終印象採得。

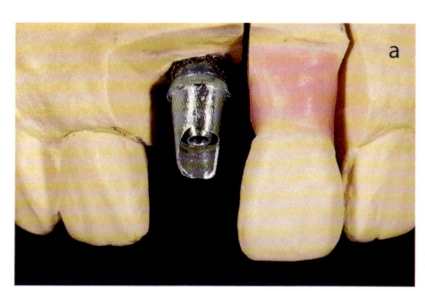

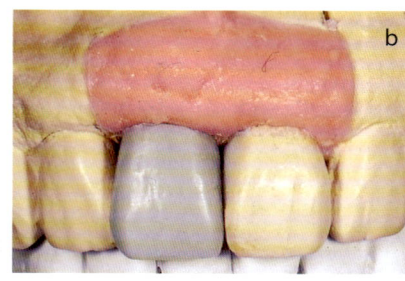

7-6-5c, d 外科手術終了後、チタンアバットメントを非常に小さくカスタマイズした。その上にフルカントゥアのワックスアップを行った。

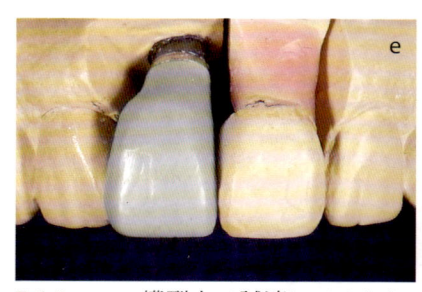

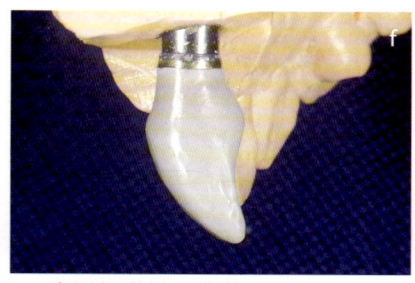

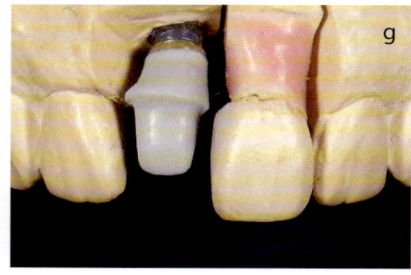

7-6-5e〜g 模型上で試適してみたところ、歯周組織量が改善したためにきつかったカントゥアの角度も改善された。その後、アバットメント上のワックスアップ、カットバックを行った。

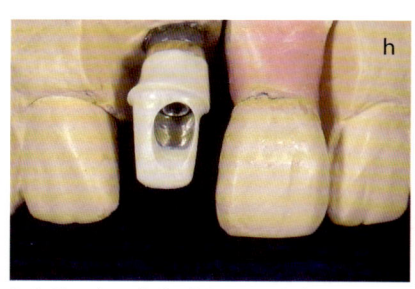

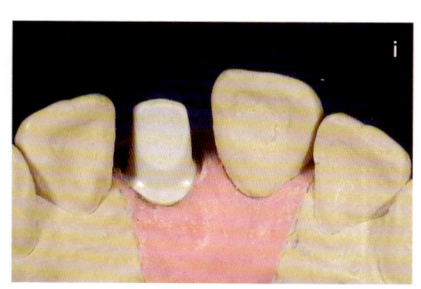

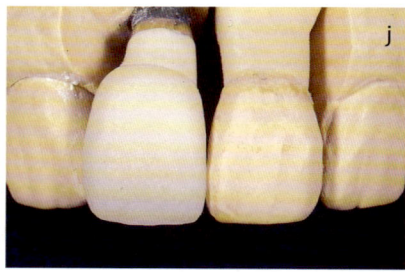

7-6-5h〜j オリジナルのチタンアバットメント上に行ったワックスアップをCEREC 3でスキャンした。ジルコニアアバットメントを製作した後、二つをそれぞれレジンセメントでセメンテーションした。

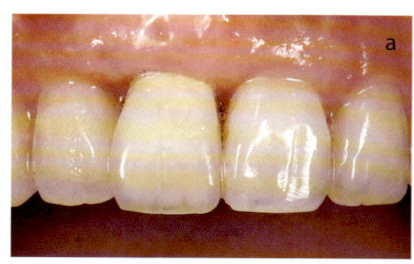

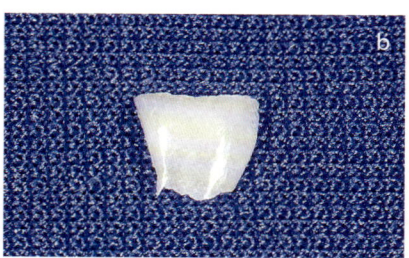

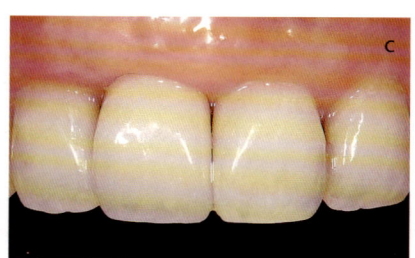

7-6-6a〜c プロビジョナル・レストレーションを装着した口腔内。しかし、隣在歯1の隣接面の形態が好ましくなかったため、アディショナルポーセレンラミネートベニアを接着した。

Minimal Structural Loss —審美的なインプラント修復—
CASE 7-6　不適切な位置に埋入された単独歯インプラントの外科的修正

■ Final Restoration

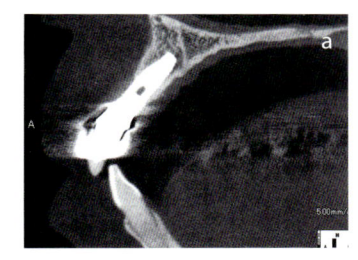

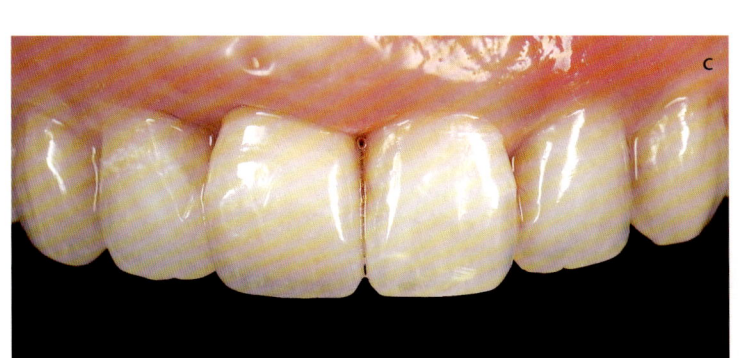

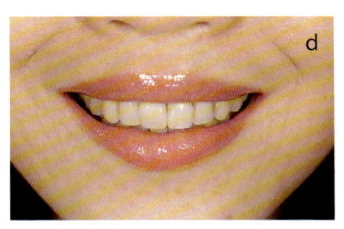

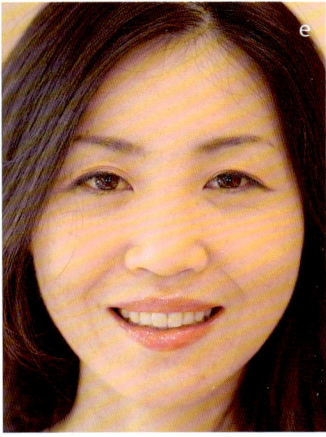

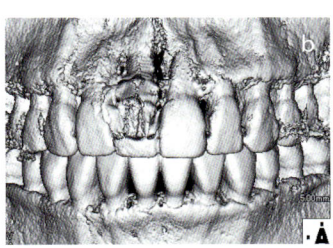

7-6-7a〜e　術後3.5年経過。CT画像(a,b)でも、軟組織が定着していることが確認できる。すばらしい結果が得られた。

✓ keypoint

遊離歯肉の高径と幅径

　頬側の遊離歯肉について、1970年代から90年代にかけてGoaslindら[6]、Olssonら[7]などが、高径対幅径の比率が重要であると述べ、Wennstrom[8]は「遊離歯肉の高さと幅の比率はおよそ1.5：1である」との仮説を提唱した。
　インプラント周囲組織については、Bengaziら[9]はリセッションを起こさない生物学的比率は1：1.5であると述べ、榎本ら[10]は同様に1：1.58であると述べている。

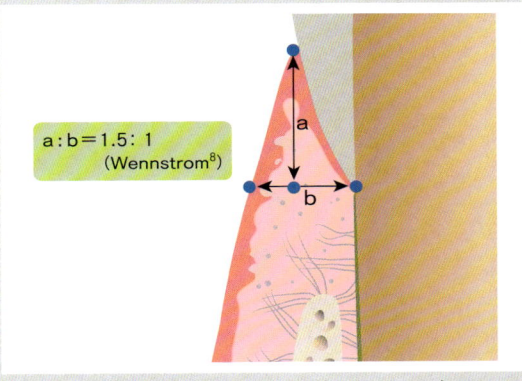

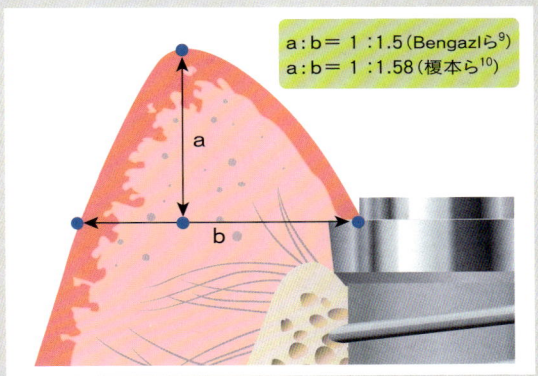

7-6-8a　遊離歯肉の高さ(a)と幅(b)の比率は1.5：1。

7-6-8b　インプラント頬側縁上粘膜の高さ(a)と幅(b)の比率の平均。

Part 2　分類に基づいた審美修復治療の実際

Chapter 7 Patient Type Ⅲ の審美修復治療

CASE 7-7　Class Ⅱ division Ⅱ-ⅰ　オールセラミックス(ジルコニア)
不適切な位置に埋入された複数歯インプラントの外科的修正

Before Treatment

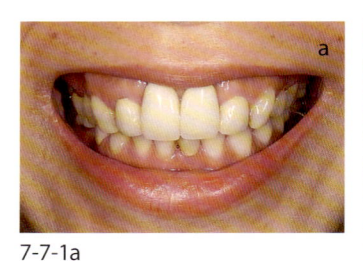

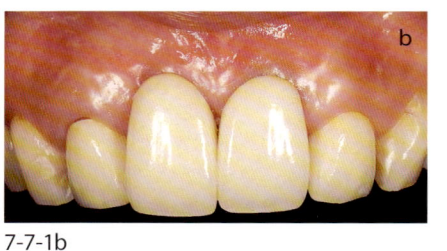

7-7-1a
7-7-1b

歯が長く見え、唇を閉じた時に前歯部の唇側に凸凹の違和感があるという主訴で来院。2本のインプラントが不適切な位置に埋入されてしまっていた。

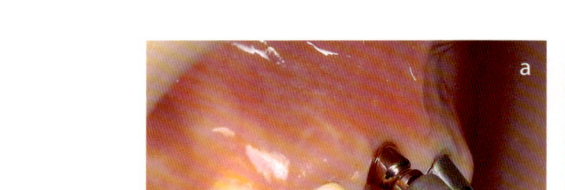

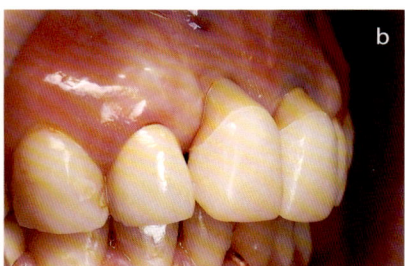

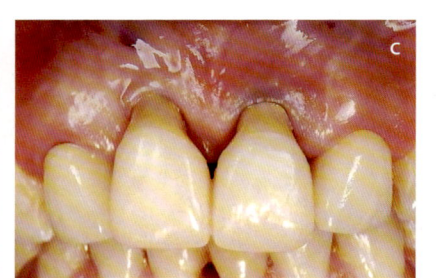

7-7-2a〜c　歯周外科前準備。印象採得を行ったところ、唇側に向かって急な角度を呈していた。カスタムアバットメントを製作し、プロビジョナルを装着した。

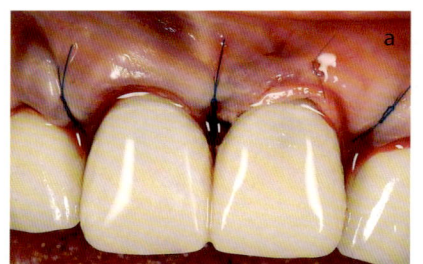

7-7-3a,b　Case7-6と同様の方法で、コンビネーション・グラフトの一次手術を行った(担当：鈴木真名先生)。

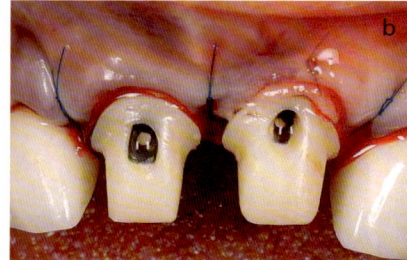

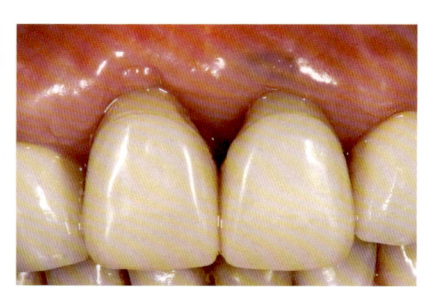

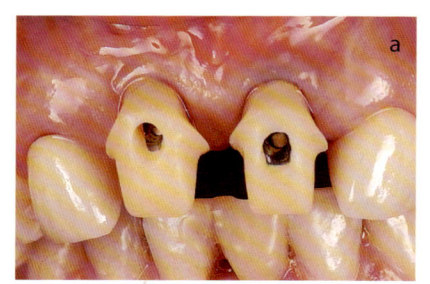

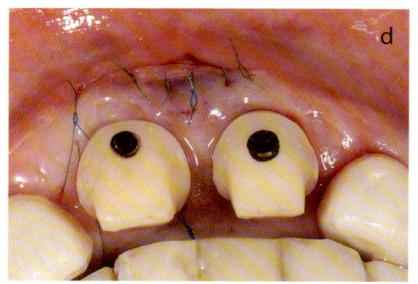

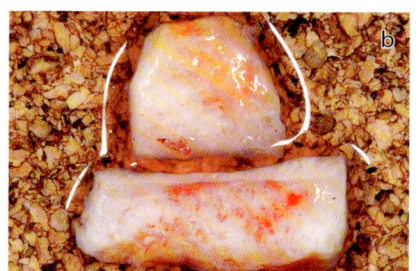

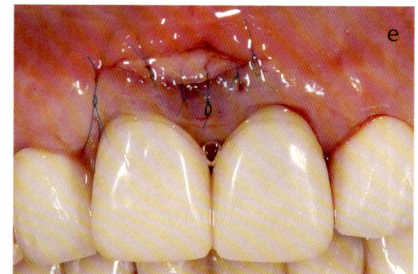

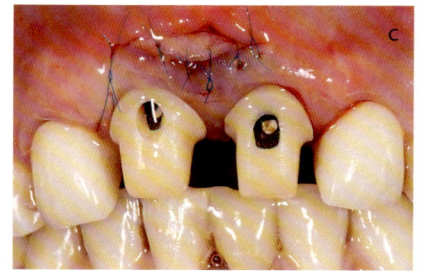

7-7-3c　一次手術後。

7-7-4a〜e　一次手術3か月後、二次手術を行った。二次手術は乳頭を含み、一次手術で回復した歯肉レベルを歯冠側に移動する目的で行った。手術には2枚の移植片(結合組織)を用いている(b)。

146　Esthetic Classifications

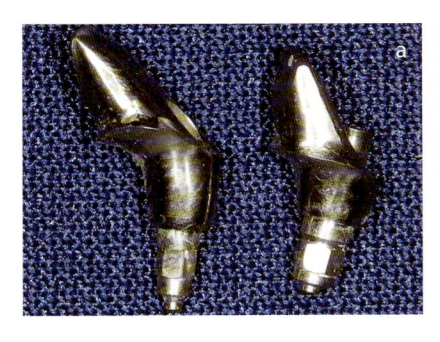

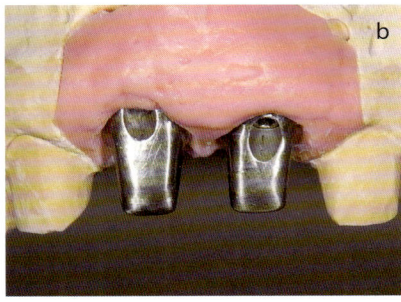

Minimal Structural Loss —審美的なインプラント修復—

CASE 7-7　不適切な位置に埋入された複数歯インプラントの外科的修正

7-7-5a　反り返るような角度のチタン製の最終アバットメントを製作した。
7-7-5b　これはCAD/CAMの適用範囲外であるため、通常のワックスアップをして鋳接し、アバットメントとフィクスチャーとを接続した。

Final Restoration

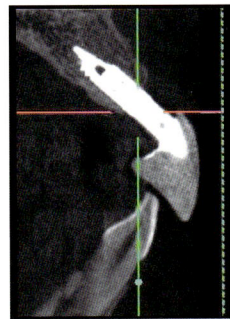

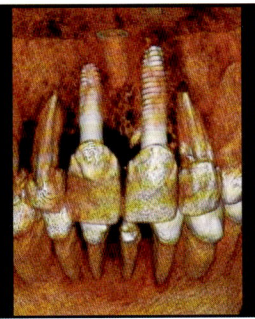

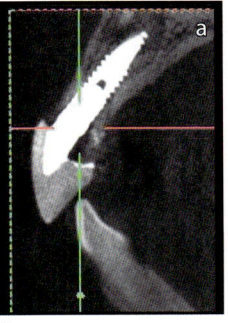

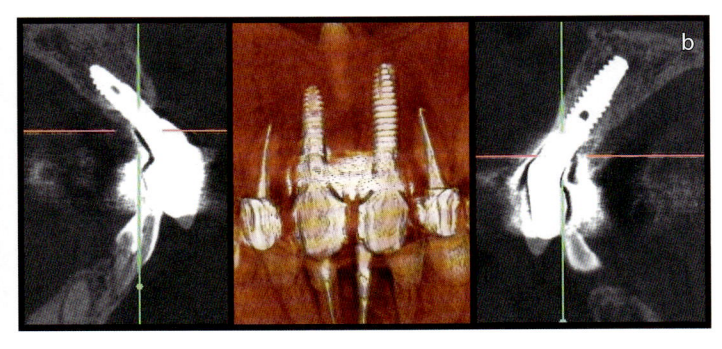

7-7-6a,b　術前(a)、術後(b)のCT画像の比較。

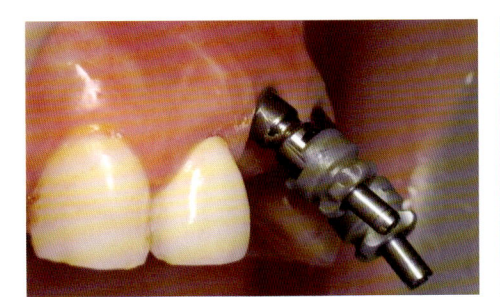

7-7-6c　印象採得時。

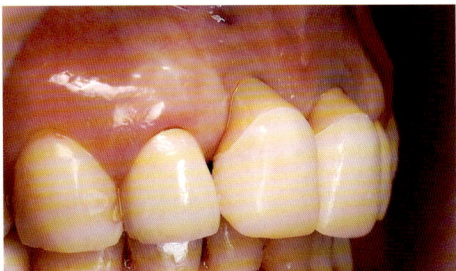

7-7-6d　歯周外科手術前。

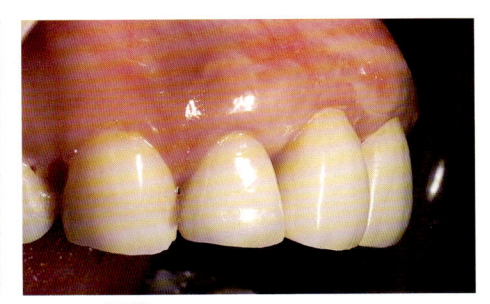

7-76e　術後。

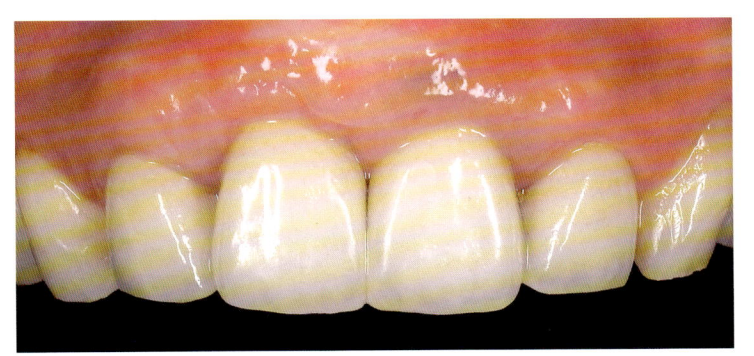

7-7-6f　6か月後。患者の望んだ審美性が獲得された。

Part 2　分類に基づいた審美修復治療の実際　147

Chapter 7　Patient Type Ⅲ の審美修復治療

Moderate Structural Loss ―咬合再構成―

　Moderate structural loss において、両側欠損症例で大臼歯を喪失している場合は特に、補綴治療の成否は咬合関係に大きく左右されることになる。それゆえ、そのようなケースでは特に咬合を緻密に考慮しなくてはならない（表7-7）。

[表7-7　咬合の臨床的マネージメント]　Clinical Management of Occlusion

■診査すべき点（To Evaluate）
1．アンテリア・ガイダンス
　Anterior Guidance
2．ポステリア・サポート
　Posterior Support
3．下顎位
　Condyle Position

■咬合再構成の達成要件（Goals of Occlusal Reconstruction）[11]
1．顎関節への荷重のマネージメント
　Control Joint Loading
　（臼歯部の咬合支持がない場合、関節に疼痛が発現する）
2．歯への力のマネージメント
　Control Tooth Loading
　① CR/CO のズレがない（Chapter 2　図2-14参照）
　②機能と調和した適切な誘導角度
　③咬頭干渉の除去
3．筋の安静
　Comfort of Musculation
　（上記1・2の条件が満たされていれば、自然と筋は正しい状態に戻る）

[図7-1　アンテリア・ガイダンスによる臼歯離開]

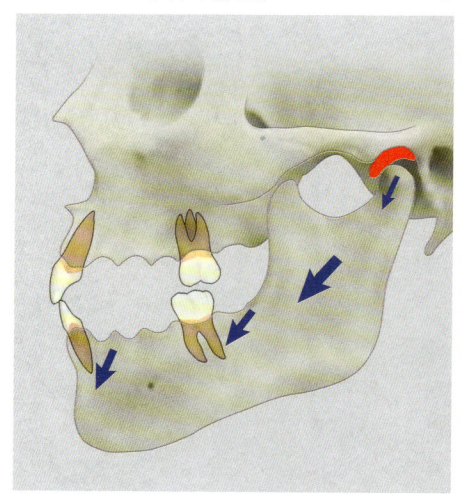

7-1　前歯誘導型の噛み合わせであることにより、偏心運動時に臼歯離開を生じ、臼歯を過剰な咬合荷重から保護することができる。

1．診査すべき点

　インプラントに限らず、臨床的に咬合をマネージメントするにあたっては、大きく三つのポイントを診査し、それらを考慮しながら必要に応じて再構築しなくてはならない。

　第一に、偏心運動時、臼歯離開を生じる前歯誘導型の噛み合わせであるか（図7-1）。

　次に、どの程度臼歯部の支持が得られているか。臼歯部支持のない両側欠損では大きな咬合の問題（顎位の偏位、関節への負担）を引き起こすことが考えられる。

　そして、下顎頭の位置をどこに決定するか。大臼歯を失っていたり、不正咬合を有していたり、また不良な補綴物が装着されている場合、どこを基準点とするかが問題となる。言い換えれば、中心咬合位（centric occlusion；CO）と中心位（centric relation；CR）のどちらを採用するのかということである。すなわち、補綴治療によって咬合関係をマネージメントするにあたって、歯と歯の関係を遮断して、筋肉位で新たな中心咬合位をCRから模索するのか、あるいは現状維持（CO）で信頼できるのかどうかを決定しなくてはならない。

Moderate Structural Loss ―咬合再構成―

CASE 7-8 片側遊離端欠損症例

2. 咬合再構成の達成要件

　咬合再構成は、顎関節、歯-歯根膜に加わる力を制御し、筋組織の安静を得ることができたかどうかによってその成否が評価される[12]。

　両側欠損している場合、下顎頭は後下方に偏位している場合が多いので注意が必要である。まず、いかにして顎関節に対して過度な力の負担をかけずに適切な荷重をかけるか。臼歯部に適切な咬合を付与しなければならない（関節に痛みを持った患者は、後方に支持臼歯がない場合に意外に多い）。

　次に、歯へ加わる力も重要である。偏位により歯へメカニカルストレスが加わらないように咬合力をマネージメントする。大切なのは、すべての歯（前歯、臼歯）で力を支えるということである（force distribution；力の分担）。そのために、①CRとCOが調和していることが重要である。②偏心運動の際、前歯のガイダンス角度が適切であること。個々の患者に合わせ、誘導角度を急にしたり緩やかにして調整する必要がある。③早期接触あるいは咬頭干渉があるか・ないかを調べ、必要であれば調整する。

　最後に、上記2条件を満たすことによって、筋神経機構も安静・快適な状態に導かれているか診査する。

　ここでは長期的に維持されている症例の咬合と、その補綴順序を詳細に説明していく。

CASE 7-8

Class II division II-i　オールセラミックス（Procera）
Class II division II-ii　メタルセラミックス

片側遊離端欠損症例

▪▪ Before Treatment

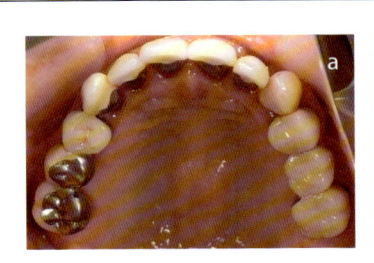

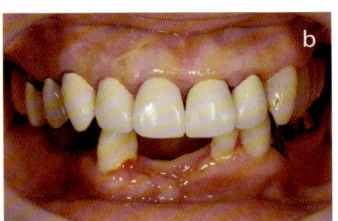

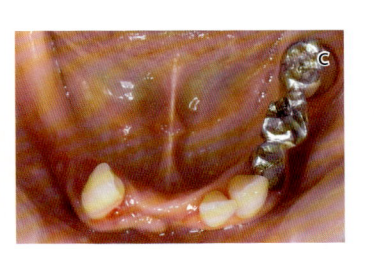

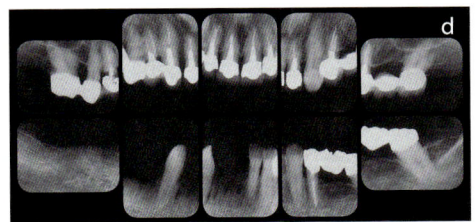

7-8-1a～d　交通事故で歯とパーシャルデンチャーを失い、右側の咬合が確立していない。

> 2000年、装着されていた可撤式部分義歯と鉤歯を交通事故で失い、インプラントを希望して来院。
> 右側は7654|をすべて欠損しており、また前歯は事故により脱離した。左側は|4⑤6のブリッジが装着されており、片顎のみで噛んでいる咬合状態であった。

　本症例の治療オプション（treatment options）としては、①再度可撤式部分義歯を装着する、②固定式部分義歯で延長ブリッジのような形をとり、2本ほど連結して5|まで延長する等が考えられたが、患者の希望はあくまで固定式補綴物であり、③インプラント補綴治療であった。また、審美的・機能的な理由から上顎全顎を同時に再治療することとした。

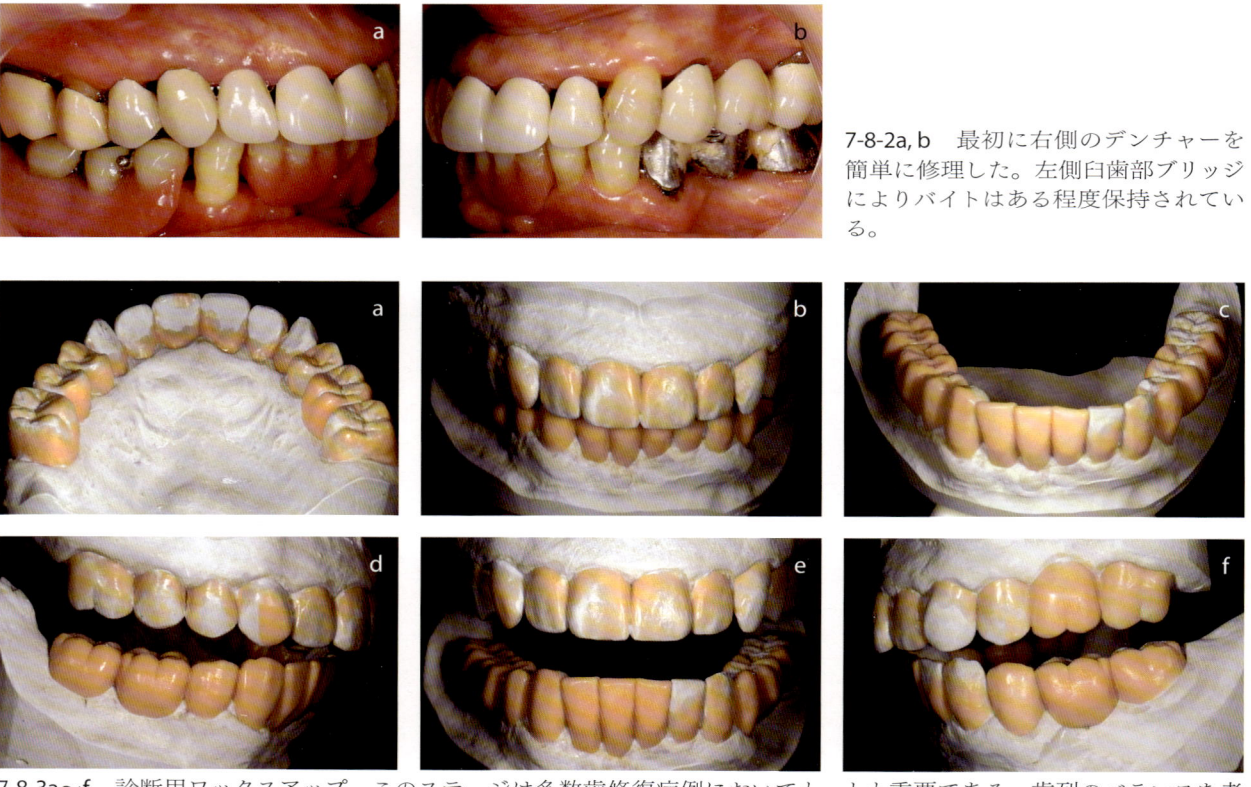

Chapter 7　Patient Type Ⅲ の審美修復治療

7-8-2a, b　最初に右側のデンチャーを簡単に修理した。左側臼歯部ブリッジによりバイトはある程度保持されている。

7-8-3a〜f　診断用ワックスアップ。このステージは多数歯修復症例においてもっとも重要である。歯列のバランスを考慮する(前後・左右の湾曲)。6 5 4 に3本のインプラント埋入を計画した。

✓ keypoint

診断用ワックスアップのチェックポイント

　診断用ワックスアップで筆者がもっとも注意している点をいくつか述べたい。繰り返しになるが、咬合再構成の目的は、関節に過度な負担を荷重させず、すべての歯でサポートし、筋神経機構も安静に保持できることである。そのために、すべての工程の基準となる診断用ワックスアップは重要なスタートポイントである。

1. Three Dimensional Occlusal Plane

　審美性と機能性を持ち合わせた咬合平面が設定されていることは非常に重要である。参考基準点の平面、すなわち前後湾曲 curve of Wilson と左右の湾曲 curve of Spee、そしてこの二つを組み合わせた Monson curve による立体的で三次元的な咬合平面が構築されなければならない(図7-8-4)。

2. Occlusal Imaginary Line

　図1-1e, f(P.4)で紹介したように、咬合面から見たときの facial cusp line、central fosta line、lingual cusp line の3本のラインの整合性はしっかり保持できているか(図7-8-5)。

[図7-8-4　参考基準点の平面]

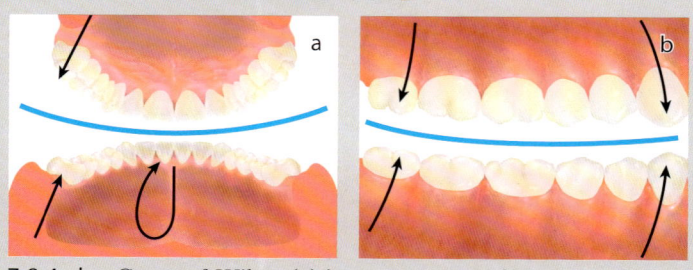

7-8-4a, b　Curve of Wilson(a)と curve of Spee(b)。

[図7-8-5　オクルーザル・イメージナリー・ライン]

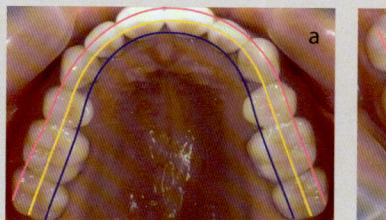

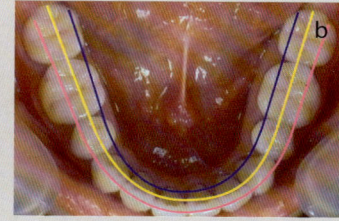

7-8-5a, b　青：facial cusp line、黄：central fosta line、ピンク：lingual cusp line。

Moderate Structural Loss ―咬合再構成―

CASE 7-8 片側遊離端欠損症例

3．咬合の臨床的マネージメントにおいて診査すべき点(表7-7)

前掲の表7-7の診査すべき点を適えているか。①前歯誘導型をつくり、前方運動を行った場合に関節円板が伴った状態で後方歯群の離開を与える。②ポステリア・サポートは、本症例に関しては右側臼歯部インプラントで実現することとした。これにより、左右臼歯6本で垂直咬合高径を維持させる。③咬合再構成を行う症例では、中心咬合位にあまり信頼性がない場合が多いので、ほとんどの症例では下顎位をCR(中心位)で求めることとなる。その際に、水平・垂直のそれぞれの顎位をコントロールする。すなわち、咬合高径の挙上時に、その位置関係を含めた下顎位を決定する。咬合高径を挙上した場合は、新たに設定した咬合高径がその患者さんにとって安定しているかどうかを確認する(表7-8-2)。まず①前歯について、咬耗していないかどうかを確認し、審美的・機能的な診査をする。また、②咀嚼機能に問題がなく、それに筋肉神経機構も追従できている必要がある。さらに、③CRとCOの垂直的な位置に差異がない場合には咬合高径を挙上することは困難な場合もあるため注意する(同じくCO≠CRの場合は挙上してもあまり問題はない)。

[表7-8-1　咬合高径の改善が可能なケース]

1．エナメル質・象牙質の形成不全
2．咬合支持臼歯の欠損
3．歯の傾斜・位置異常

[表7-8-2　咬合高径の安定性[11]]

1．前歯の審美・咬合関係
2．咬筋の収縮の長さ
3．コンダイルの位置関係

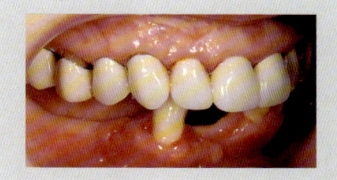

7-8-6　少なくとも6|6相当部位には必ず歯がないとポステリア・サポートは期待できないが、本症例では片顎のポステリア・サポートが完全に失われ、逆Ⅲ級のてこ関係(P.157 図7-9-3参照)となっている。

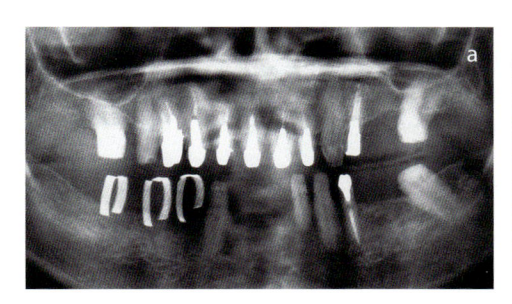

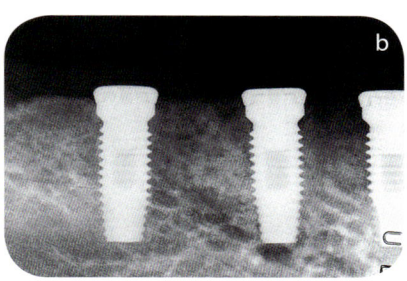

7-8-7a, b　上記keypointを踏まえ、片顎の遊離端に対してサージカル・テンプレートを用いて3本のインプラントを埋入した。

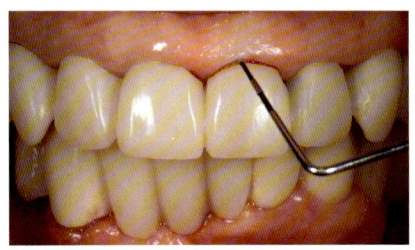

7-8-8a　インプラント埋入後には少なくとも3か月間の治癒期間があるため、その間に上顎のティッシュレベルを整えることとした。
　中切歯は歯冠長が少し短かったが、そのプロービング値は3mm程度であった。すなわち、フラップを設けなくても生物学的幅径を侵すことがなく2mmの歯肉切除が可能なレベルであった。もし生物学的幅径を侵せば歯肉は増幅し、恒常的な腫脹を招く結果となる。

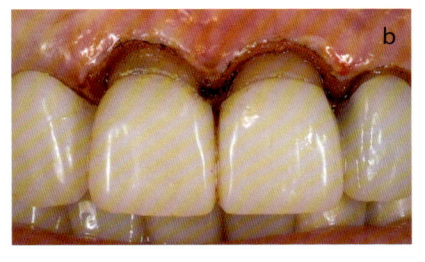

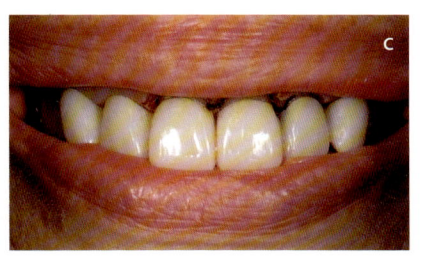

7-8-8b, c　1|12歯肉切除後。スマイル時に口唇から歯肉がのぞくことがなくなり、歯肉レベルが左右対称となり非常に審美的な結果が得られた。

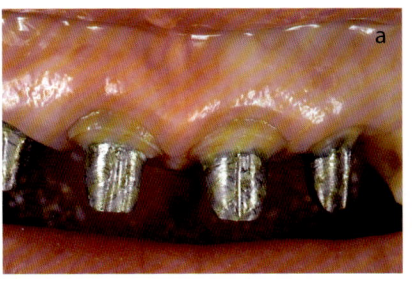

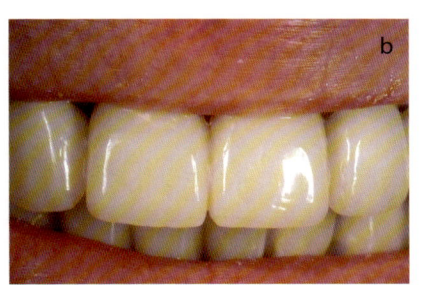

7-8-9a, b　治癒を待ち、プロビジョナルのリマージングを行った。

Part 2　分類に基づいた審美修復治療の実際　151

Chapter 7　Patient Type III の審美修復治療

インプラント部の製作

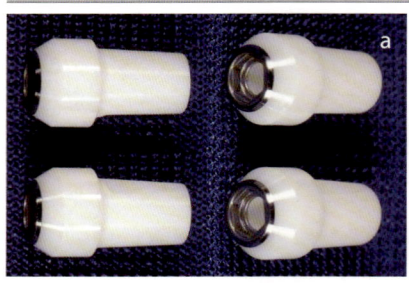

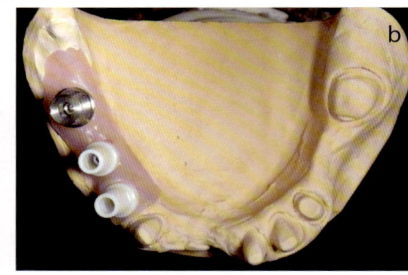

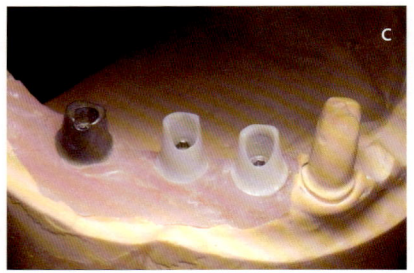

7-8-10a〜c　下顎の印象模型。この時点で CAD/CAM アバットメントはまだ存在していなかったため、インプラントは、$\overline{5\ 4|}$ は ZiReal(3i)アバットメントをラボサイドでカスタマイズして用い、$\overline{6|}$ はチタンアバットメントを用いた。

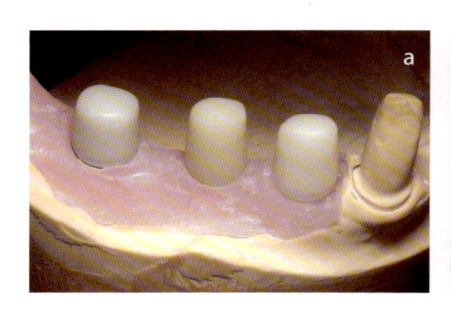

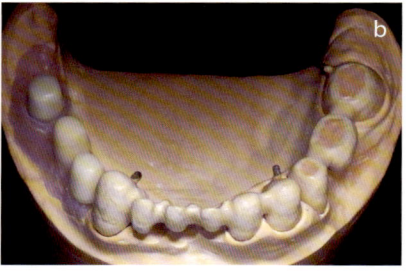

7-8-11a, b　スキャン後 Procera でコーピングを作製した。上部構造は連結していない。下顎前歯部はメタルセラミックスによるブリッジとし、下顎左側臼歯部もメタルセラミック修復を行った。

クロスマウント＆シークエンシャルセメンテーション

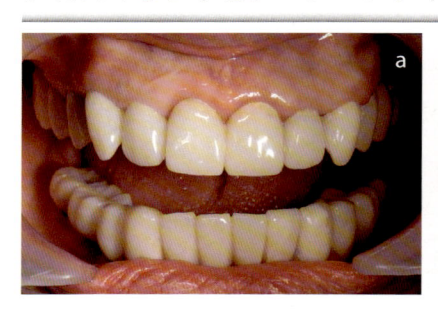

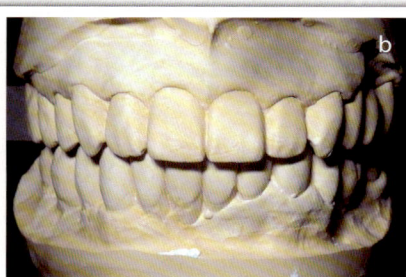

7-8-12a, b　最終プロビジョナル(a)と最終プロビジョナル装着時の上下印象模型(b)。クロスマウントを行い、シークエンシャルセメンテーションを行うことによって口腔内にプロビジョナルで得た審美・機能を移し換えることができる。

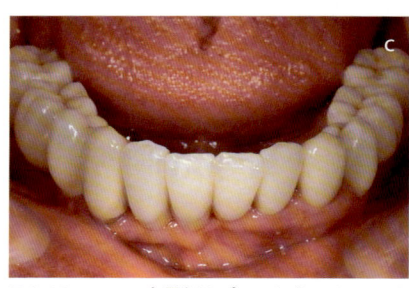

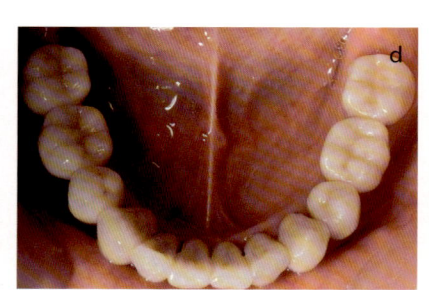

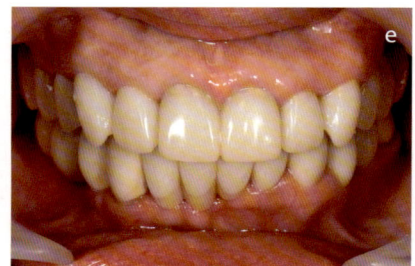

7-8-12c〜e　上顎がプロビジョナル、下顎が最終補綴物の状態。下顎は一度にセメンテーションを行った。

上顎の製作

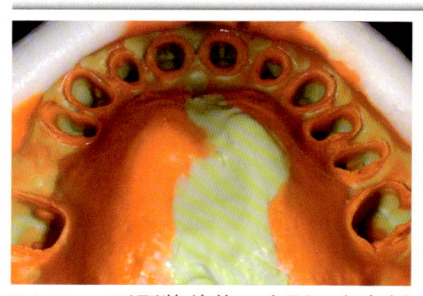

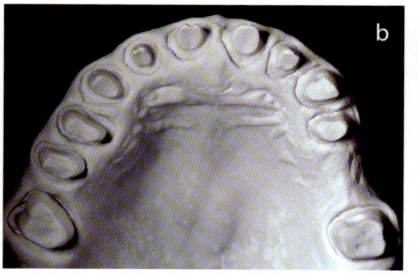

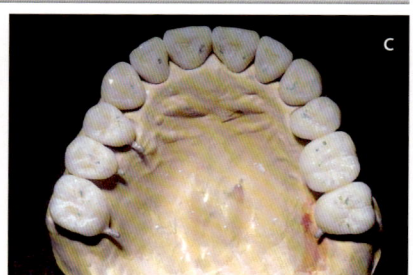

7-8-13a　下顎装着後、上顎の印象採得。

7-8-13b, c　同作業模型(b)とビスケットベイク(c)。6前歯はオールセラミックス、臼歯部はメタルセラミックス。左側臼歯部は3本ブリッジ以外はすべて単冠で処理した。

152　Esthetic Classifications

Moderate Structural Loss —咬合再構成—
CASE 7-8　片側遊離端欠損症例

✓ keypoint

クロスマウント法を用いたシークエンシャルセメンテーション

複雑な全顎にわたる咬合再構成症例において、プロビジョナル・レストレーションの情報を誤差を生じさせずに転記し、最終補綴物に再現させることが大変重要になってくる。

1．クロスマウント法

そのためには、プロビジョナルで完成した審美性と機能（咬合）を、そのまま作業模型に移し換えるクロスマウント法が望ましい。クロスマウント法では、先ほどのプロビジョナルを印象採得してプロビジョナル模型とし、咬合器にマウントし、プロビジョナルに与えた咬合のガイドをすべてインサイザル・ガイドテーブルにトランスファーする。これにより、プロビジョナル上で試行錯誤したすべての機能が最終補綴に移行されたことになる。

[表7-8-3　クロスマウント法]

STEP 1	プロビジョナル・レストレーションの印象採得 （片顎のみは対合歯列の印象）
STEP 2	プロビジョナルあるいは対合歯としてフェイスボウ・トランスファー 上顎模型を固着する。
STEP 3	咬合器のポステリア・ガイダンスを決定するためチェックバイト採得、マッシュ・バイトで中心咬合位を記録 これによりアンテリア・ガイダンスをカスタム・インサイザル・テーブルに再現する。
STEP 4	印象採得とマウンティング法による咬合採得 （片顎：支台歯形成の印象、咬合採得／両顎：支台歯形成（上下）の印象、咬合採得） 下顎にプロビジョナルを装着した状態で咬合採得し、まず上顎の支台歯形成模型で咬合器に固着する。下顎の支台歯印象模型は再度上下支台歯レベルで咬合採得する。
STEP 5	調整とリマウント 必要であればリマウントをするが、アンテリア・ガイダンスはプロビジョナル装着時と同じであることが重要。その後、必要であれば、補綴物装着と同時に上下の印象およびセントリック・バイトを採得し、ナイトガードを製作、装着する。

2．シークエンシャルセメンテーション

特に現在ではあまりリマウント法を用いないので、最終装着はシークエンシャルセメンテーション法で行う。

これは、同時に全顎を印象採得、リマウントしてセメンテーションを行うのではなく、最初に下顎の印象、次に上顎の印象採得を行い、下顎前歯→上顎前歯→下顎臼歯→上顎臼歯の順に部位ごとにセメンテーションする方法である（表7-8-4）。対合歯列がプロビジョナルとなるため、調整も簡単で、部位ごとにセメンテーション時の誤差をコントロールすることができる。プロビジョナルは、材質以外すべて最終補綴物と同等となる。

[ポイント1：下顎→上顎]

上顎→下顎の順でセメンテーションを行うと、ガイド時に中心咬合位と偏心運動時の記録が同一面に印記され、咬合調整が困難になる。しかし下顎→上顎とすれば、前方・側方運動時の上顎前歯ですべて舌面に咬合が記録されるため、調整がスムーズで容易になる。下顎運動の基本となるのは下顎であるという点からも、下顎を先にセメンテーションすることは望ましい。

[ポイント2：前歯→臼歯]

前歯が先に最終補綴物に置き換わって咬合がコントロールされていれば、それがアンテリアジグとなりコンダイルが安定するが、臼歯を先に装着してしまうと咬合が不安定になる。

[表7-8-4　シークエンシャルセメンテーション]

STEP 1	全顎の診断用ワックスアップ
STEP 2	最終プロビジョナル・レストレーション
STEP 3	下顎前歯のセメンテーション
STEP 4	上顎前歯のセメンテーション
STEP 5	下顎臼歯のセメンテーション
STEP 6	上顎臼歯のセメンテーション

Part 2　分類に基づいた審美修復治療の実際　153

Chapter 7 Patient Type III の審美修復治療

審美修復治療にあたって筆者が常に重視している5要素(P.32 表2-8)を鑑みると、ここまでの治療過程で歯の位置、歯肉レベル、歯の色について審美性が回復され、残る問題が配列とカントゥアのみとなったことがわかる。

配列と形態

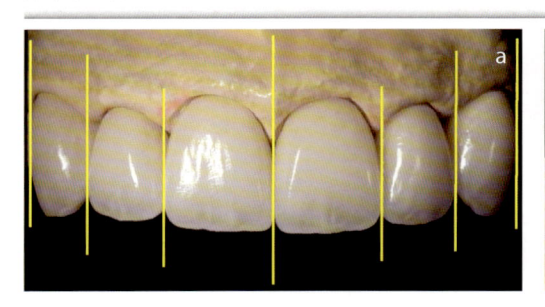

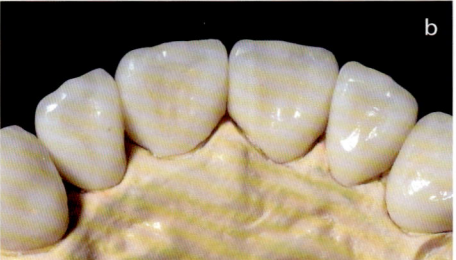

7-8-14a, b　配列とカントゥアについては、前歯幅径のゴールデンプロポーションを考慮した。1.6：1.0：0.6のゴールデンプロポーションをみごとに満たしている(a)。舌側の機能付与(b)。

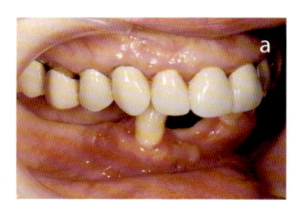

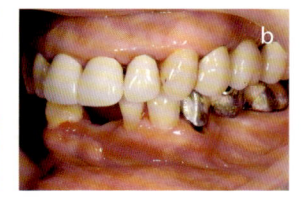

■ Final Restoration

7-8-15a, b　術前。

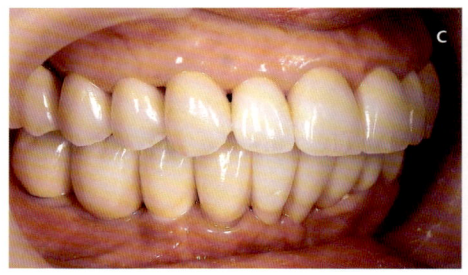

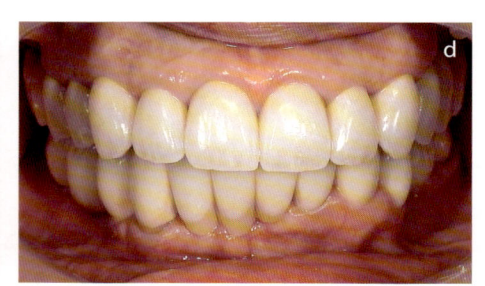

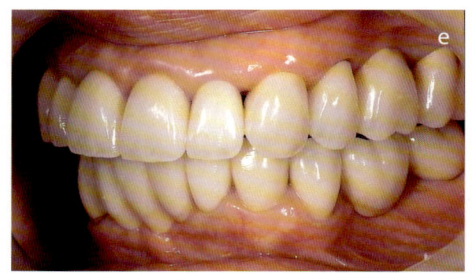

7-8-15c～e　術後。臼歯部の咬合支持が確立された。

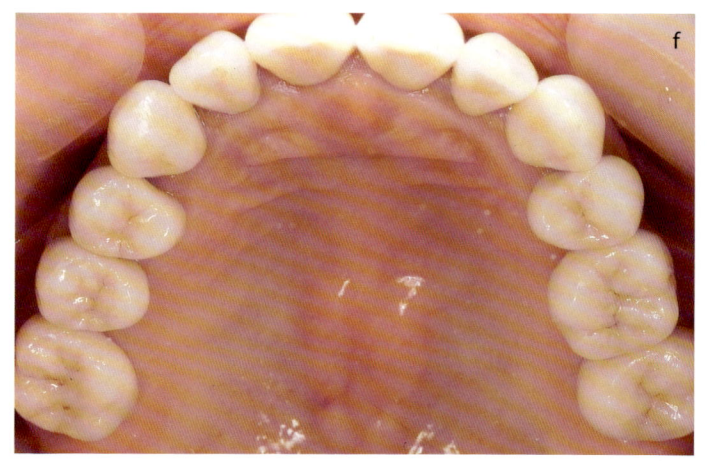

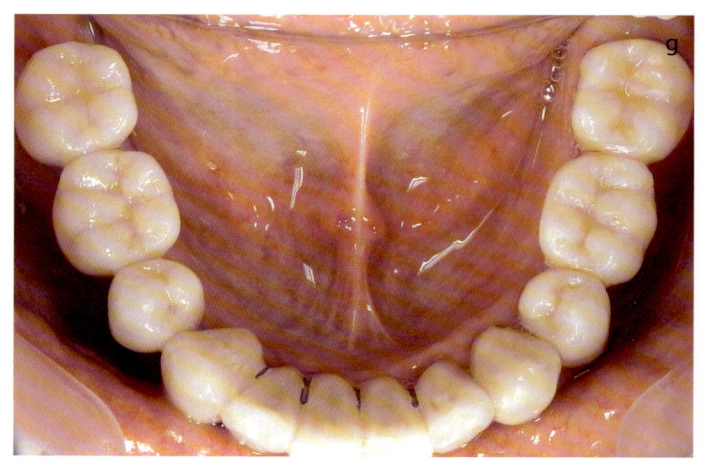

7-8-15f, g　術前の三次元的なワックスアップを忠実に再現でき、前歯のゴールデンプロポーションおよび咬合平面も整っている。

Moderate Structural Loss ―咬合再構成―
CASE 7-8　片側遊離端欠損症例

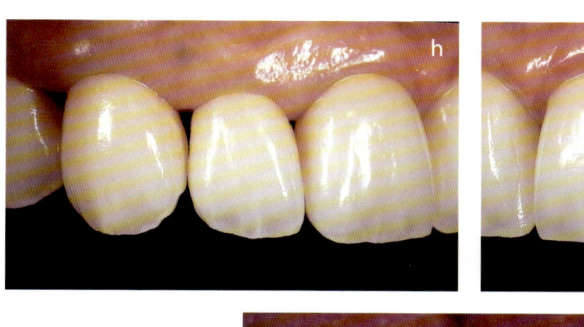

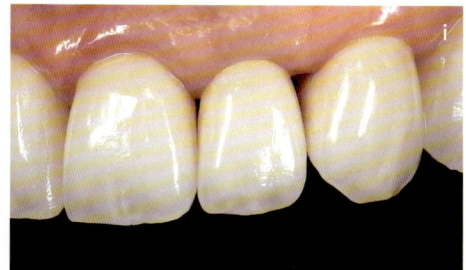

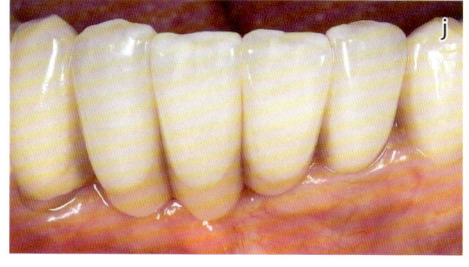

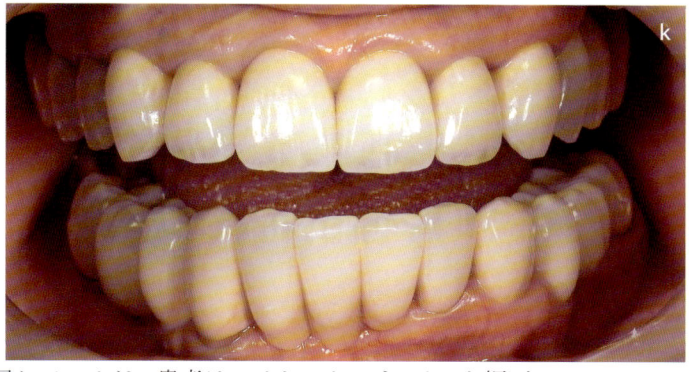

7-8-15h〜k　下顎は歯肉が少し不足しているが、患者はマイクロサージェリーを拒否した。そのため補綴的に歯頸部のラインを出し、歯頸ラインを形成して、低い歯肉レベルをセメント質があるように見せ、根の形態をつくり有根系のセラミックスでコントロールしている。また、少しオフセットさせてあえて真っ直ぐ配列しないことで狭いスペースに収めた。

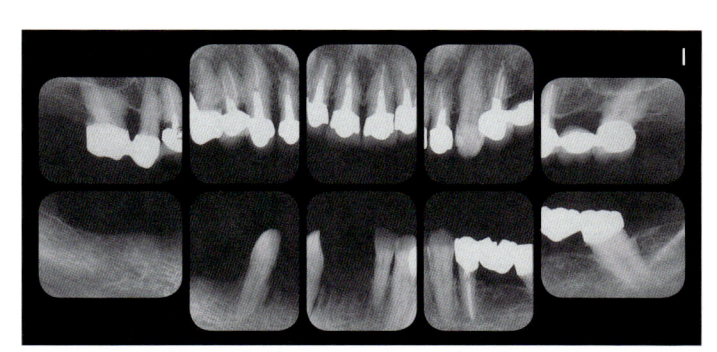

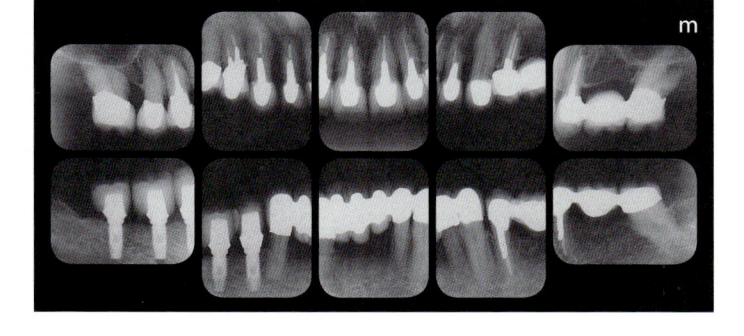

7-8-15l, m　術前(l)、術後(m)のエックス線写真の比較。

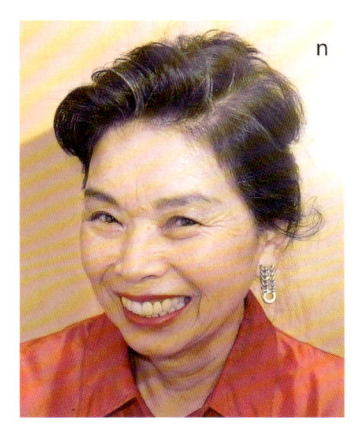

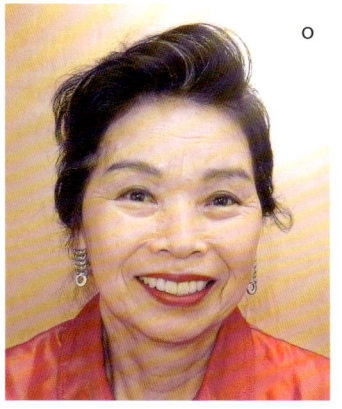

7-8-15n, o　患者は機能・審美の両面に十分満足した。

Part 2　分類に基づいた審美修復治療の実際　155

Chapter 7　Patient Type III の審美修復治療

CASE 7-9
Class II division II-i　オールセラミックス（Procera）
Class II division II-ii　メタルセラミックス

両側遊離端欠損症例　―（1）インプラントの再埋入―

:: Before Treatment

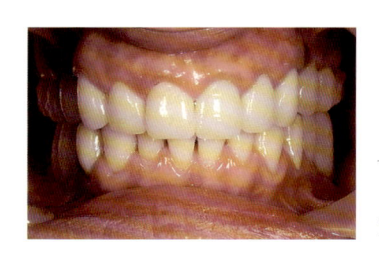

7-9-1a
7-9-1b 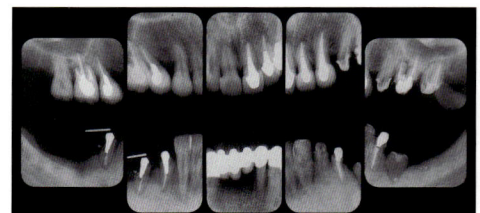
7-9-1c 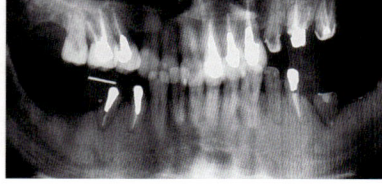

1999年初診。欠損、歯周的問題などにより両側の上下顎臼歯部の咬合が確立されていない状態であった。また、前医が左側にインプラント埋入を試みたが失敗し、右側も歯の移植を行っていたが、これも失敗していた。
全体に中等度の歯周病に罹患しており、予知性の低い歯（6｜）も存在する。
また、マージンも不適合で前歯の審美性にも問題があった。

　前述のとおり、大臼歯を喪失している両側欠損症例は特に、咬合が補綴治療の成否に大きく関与することになる。
　このようなケースでは必ず、咬合の臨床的マネージメントの際に**表7-7**に挙げた3点がどのような状態になるかを診査する。通常、下顎が前方に移動すれば、下顎頭は関節円板を伴って前方にシフトし、前歯が切端咬合となったとき（edge to edge）に臼歯にディスクルージョンがもたらされる。そしてこれにより前歯が臼歯を側方圧から保護し、また咬合支持としての臼歯が前歯を前方圧から保護する、いわゆるミューチュアリー・プロテクテッド・オクルージョンが確立されなければならない。
　しかし、本症例では重要な臼歯の支持が失われているため、このメカニズムが十分に機能していなかった。

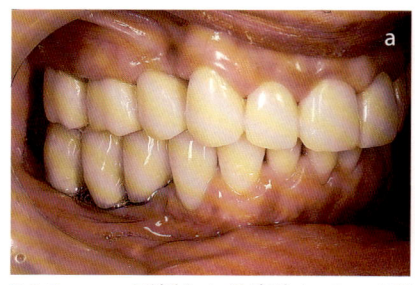

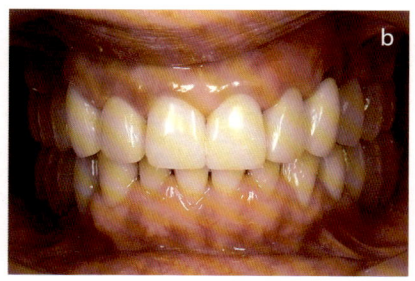

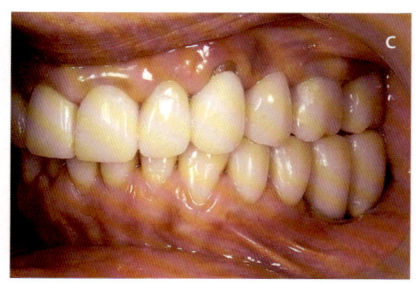

7-9-2a～c　両側とも骨喪失している難症例であったが、前掲の咬合再構成の達成要件（**表7-7**）を考慮して5本のインプラントを埋入した。その後、プロビジョナル・レストレーションを口腔内に装着し、機能面の整合性を確認できたが、3｜3の歯肉レベルには左右で著明な差異が認められた。

Moderate Structural Loss ―咬合再構成―

CASE 7-9　両側遊離端欠損症例　―（1）インプラントの再埋入―

✓keypoint

顎口腔系のⅢ級てこ関係の確立（1）　―顎関節への適切な荷重―

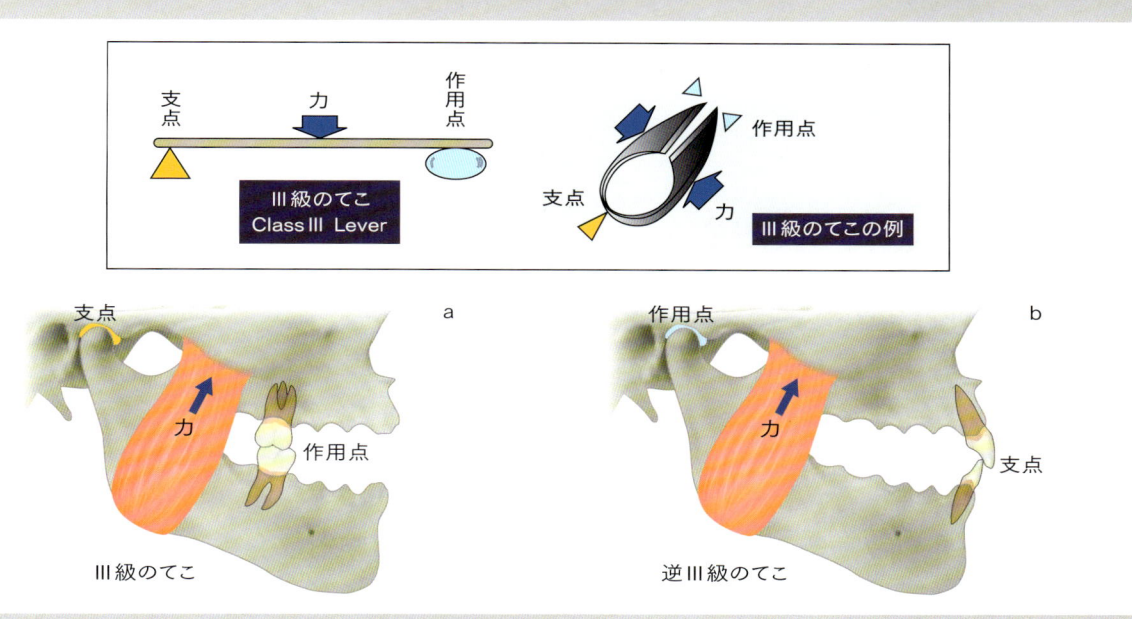

7-9-3a, b　(a)Ⅲ級てこの位置関係、(b)臼歯部咬合支持の喪失と逆Ⅲ級てこ。

1．正常な咬合関係―Ⅲ級てこの位置関係

　下顎運動時、正常な歯列（臼歯欠損がない場合）では、基本的にⅢ級てこの力関係が発現する。口腔内で力を加えると、咬筋と側頭筋によって噛む力が生じる。その力を操作する支点が関節、その力の作用点となるのが臼歯部である（成人男子の場合、臼歯では70kg程度の力を受けることができると言われている）。食物を咀嚼する場合には、大臼歯間に挟まった食塊が抵抗となる。このメカニズムが、鋭い切削能力を発揮し、複雑な咀嚼運動をコントロールする「Ⅲ級てこの関係」である。

2．臼歯部咬合支持の喪失―逆Ⅲ級てこの位置関係

　臼歯の咬合支持を失うと、顎関節のかわりに前歯に支点が移動する。すると逆に、関節が抵抗となってしまう（逆Ⅲ級てこ関係）。このような負の力のメカニズムは咀嚼効率が悪く、各部へ過大な負荷を与える。関節を抵抗として機能させていると、咬合による力が関節円板を次第に圧迫し、下顎頭自体が摩耗したり、偏位するという現象を引き起こしてしまう。

　このような衝撃から顎口腔系を守るために、前歯、臼歯、関節がそれぞれ正常な位置で本来の役割を果たすように咬合を再構成しなくてはならない。そのため、本症例のような両側欠損のケースでは、臼歯部へのインプラントなどにより、いかにⅢ級てこ関係に戻すかということがもっとも大切となる。

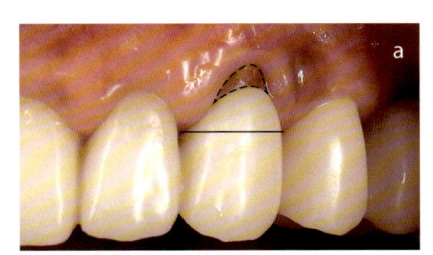

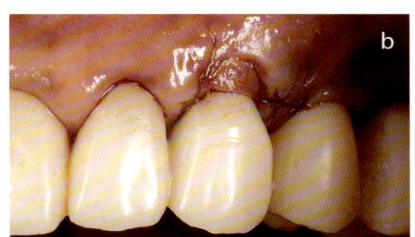

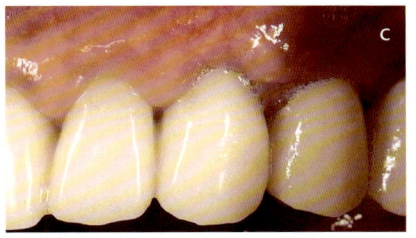

7-9-4a～c　|3部にMillerのClass I [13]に分類される根面露出が認められる。ランガーテクニックの変法にて、マイクロスコープ下で根面被覆術を行った（担当：鈴木真名先生）。

Part 2　分類に基づいた審美修復治療の実際　157

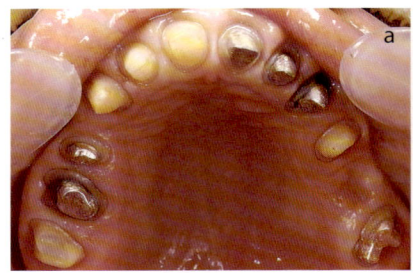

Chapter 7 　Patient Type Ⅲ の審美修復治療

7-9-5a　上顎印象採得時の口腔内。炎症が抑制されている。
7-9-5b　印象模型。 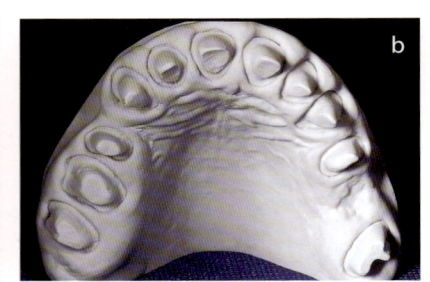
7-9-5c　ポーセレン築盛時（ビスケットベイク）。 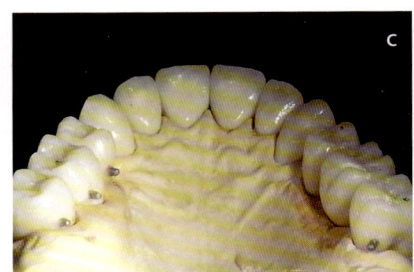

Final Restoration

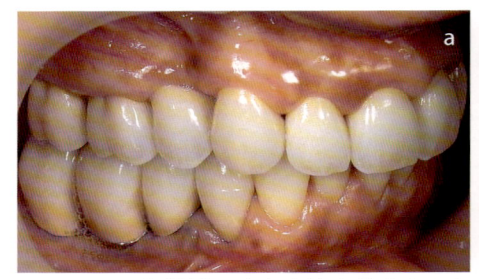

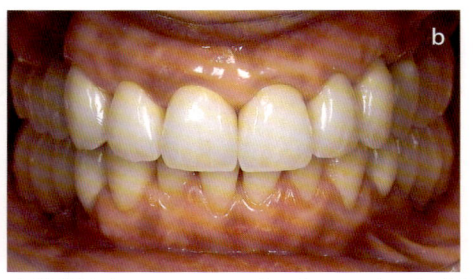

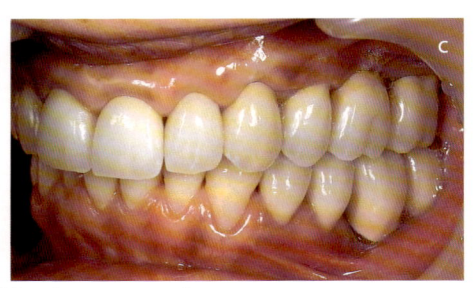

7-9-6a〜c　臼歯部の咬合支持が確立された。6前歯はオールセラミックス（Procera）、臼歯部はメタルセラミックス。

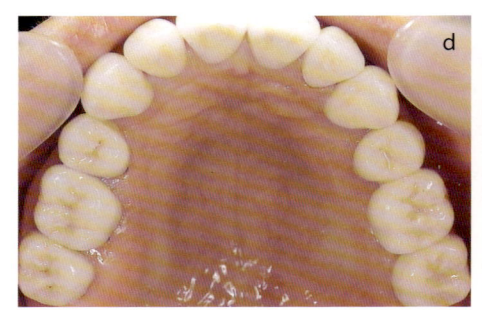

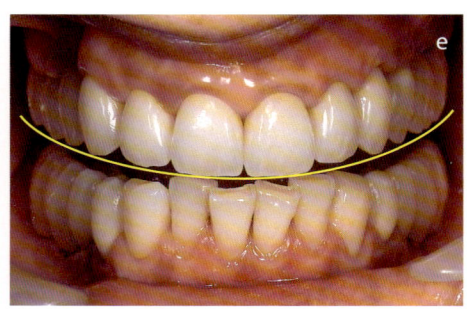

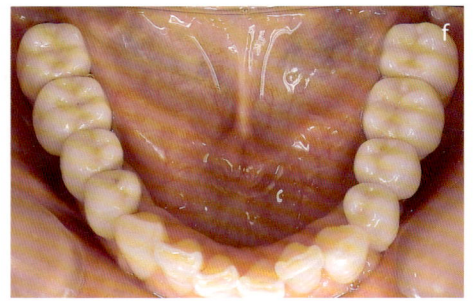

7-9-6d〜f　ワックスアップ、プロビジョナルのステップを通して調整された三次元的な咬合平面（P.150 keypoint 参照）。歯列全体のバランスに注目。

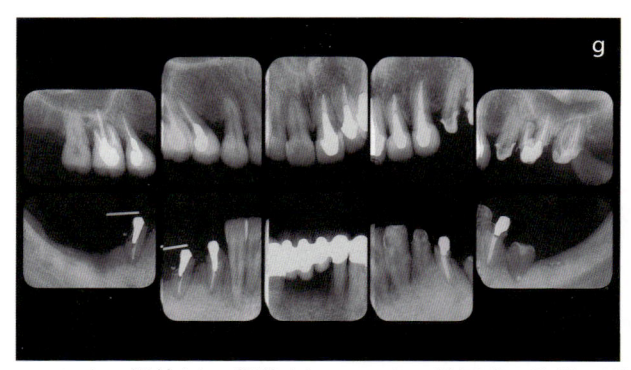

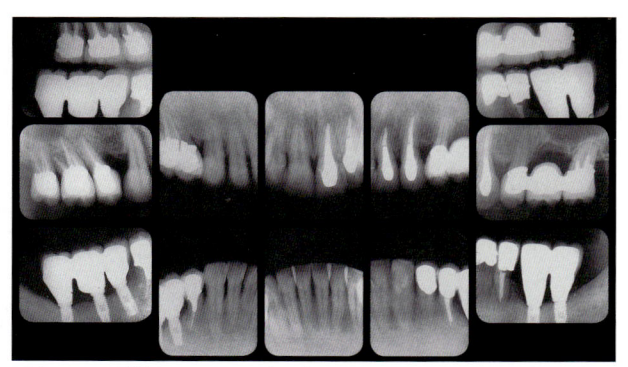

7-9-6g, h　術前（g）、術後（h）のエックス線写真の比較。逆Ⅲ級のてこ関係にあった歯列を、インプラントを含む補綴治療によってⅢ級のてこの位置関係に回復した。これにより前歯 - 臼歯が各々の役割を果たし、快適な咬合関係を回復することができた。

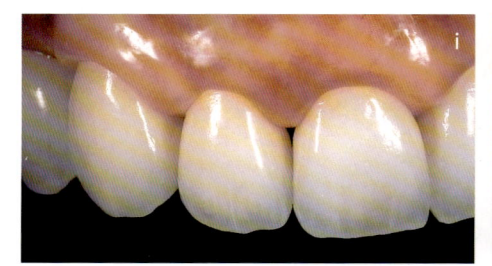

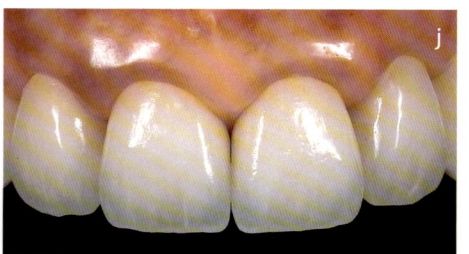

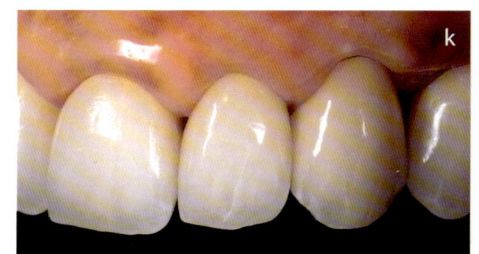

7-9-6i〜k　6前歯オールセラミック部の拡大。歯周組織との調和がなされている。

Moderate Structural Loss ―咬合再構成―

CASE 7 -10 両側遊離端欠損症例 ―（２）中間歯欠損を含む多数歯インプラント―

CASE 7 -10　Class Ⅱ division Ⅱ－ⅱ　メタルセラミックス
両側遊離端欠損症例　―（２）中間歯欠損を含む多数歯インプラント―

Before Treatment

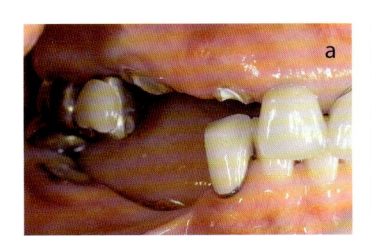

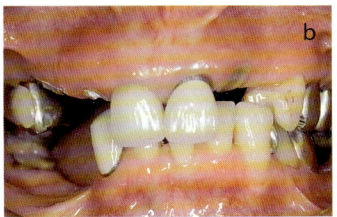

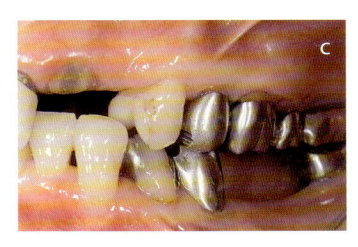

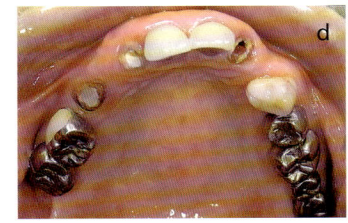

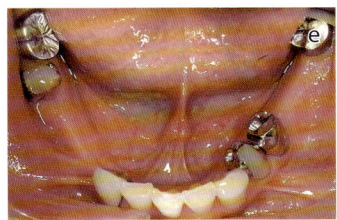

7-10-1a～g　初診時には、ほとんど「噛む」ということができていない状態であった。

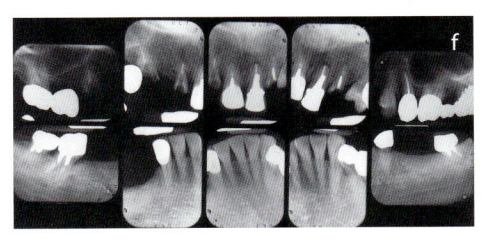

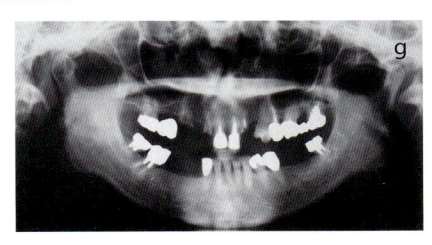

2000年、咀嚼障害と審美改善を主訴に来院。上下顎とも臼歯部に欠損が多く、また、残存歯の予知性にもかなり問題があった。
咬合再構成のためには、下顎頭の位置の再設定とアンテリア・ガイダンスおよびポステリア・サポートの回復が求められる。また、インプラント埋入により天然歯の抜歯判定基準を上げることが可能であった。

咬合関係については表 7-7 に挙げた３点を診査して新しい CO を CR より設定し、前歯を中心に予知性の低い無髄歯は極力抜歯してインプラントに置換することとした。この考えからインプラントアンカーによる小矯正を行い、|4 6 を遠心に移動させて|3 部へインプラントを埋入した。またその他の臼歯部へのインプラント埋入によって確固たるポステリア・サポートを得ることとした。

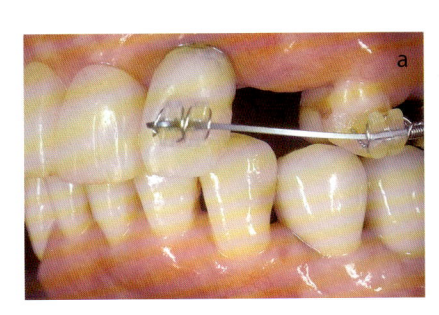

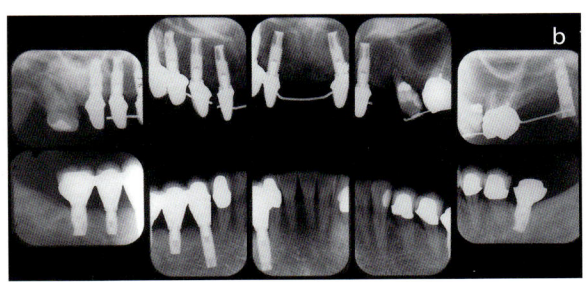

7-10-2a, b　インプラント埋入と、インプラントをアンカーとした矯正により臼歯を適切な位置に移動し、ポステリア・サポートを得、患者に快適な咬合を与えることができた。

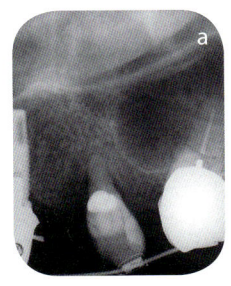

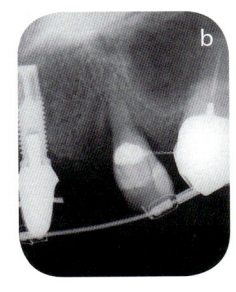

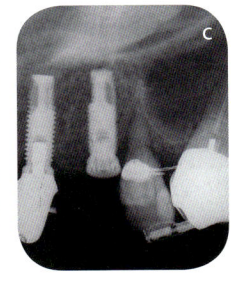

7-10-2c　インプラントアンカーの小矯正による|3 の移動。いくつかの歯牙移動のオプションが考えられたが、|3 にスペースを設けてインプラント埋入を行うこととした。

Part 2　分類に基づいた審美修復治療の実際　159

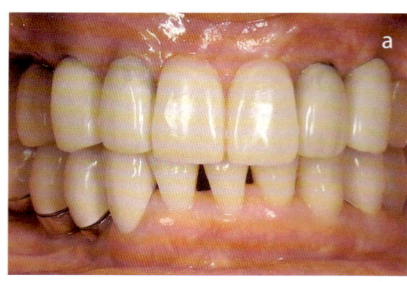

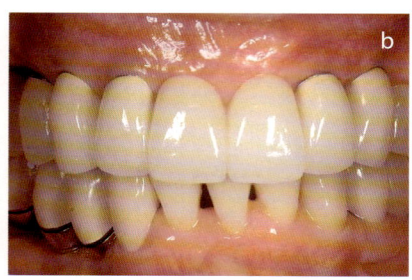

Chapter 7　Patient Type Ⅲ の審美修復治療

7-10-3a,b　完成したプロビジョナル・レストレーション(a)。クロスマウント法によって最終補綴物(b)へ移行した。
　前歯部へインプラントを埋入する場合には、インプラントによるアンテリア・ガイダンスを付与することとなるが、このようなケースでもクロスマウント法がもっとも適している。口腔内で咬合調整し、アンテリア・ガイダンスを付与して完成したプロビジョナルの模型を咬合器上で作業模型に入れ換えることで、プロビジョナルに付与したアンテリア・ガイダンスをそのまま最終補綴物で再現できる。

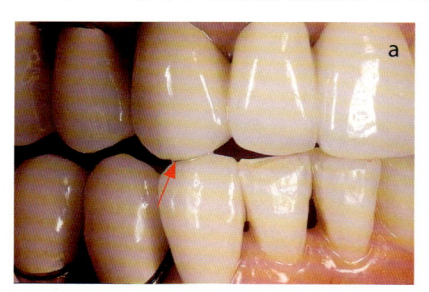

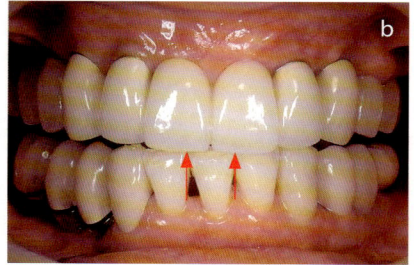

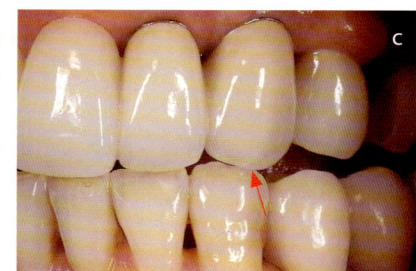

7-10-4a〜c　インプラント支持のブリッジによって前方運動と両側に犬歯誘導が与えられた(矢印)。

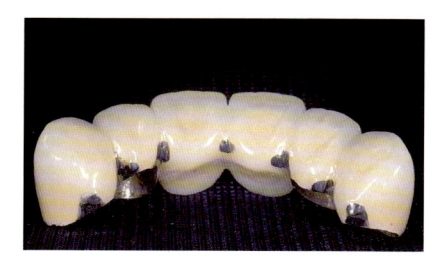

7-10-5　犬歯誘導を緩やかに設計した補綴物。誘導角度は臼歯部にディスクルージョンが起きる限度まで平坦にしている。

✓ keypoint

前歯部インプラント症例のアンテリア・ガイダンス設定

　前歯部のインプラント補綴においては、アンテリア・ガイダンスのガイドをどのように与えたらよいかという問題が生じる。前歯がすべてインプラントの場合、ガイドもやはりインプラントが負うこととなるが、インプラントの咬合についてはまだ十分な研究がされておらず、不明な点も多い。そのため、天然歯を模倣するべきだと筆者は考えている。
　Mannsら(1987)[14]によるスプリントを使用した天然歯のリサーチでは、筋活性の見地からすると、臼歯が参加するグループ・ファンクションよりも犬歯誘導のほうが筋の疲労が少ない(偏心運動における筋活性が低下する)ことを示している(図7-10-6)。
　さらに、WilliamsonとLundquist(1983)[15]は、実際にどのような角度を与えたら筋活性が少ないかを調査し、誘導角度が平坦であればあるほど、筋活性は減少すると報告している。
　これら2論文より、前歯部インプラント支持の咬合において、犬歯誘導かつできるだけ平坦な誘導角度(flat angle)を与えることが優位であると推測し、本症例でもインプラントのガイドによる犬歯誘導を緩めに与えた(図7-10-4,5)。

図7-10-6　犬歯誘導の合理性[14]

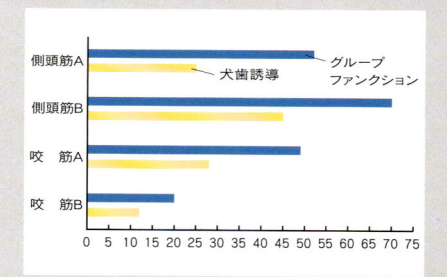

7-10-6　グループファンクション時と、右側を犬歯誘導で緩い誘導角度へ修正した後の筋活性。犬歯誘導とした右側では側頭筋と咬筋の筋活性が減少したが、グループファンクションとした左側では強い活性が認められた。

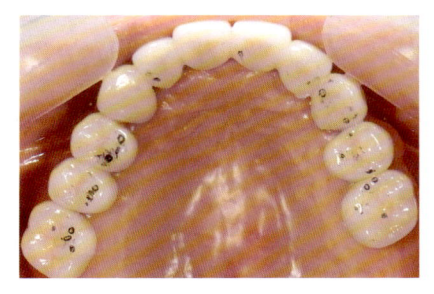

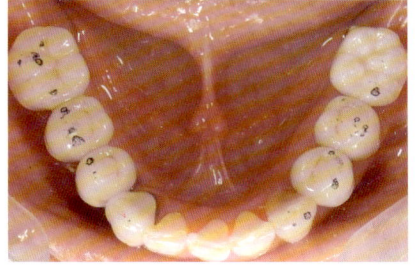

Moderate Structural Loss ―咬合再構成―

CASE 7-10　両側遊離端欠損症例　―(2)中間歯欠損を含む多数歯インプラント―

7-10-7a, b　咬合調整時の口腔内。できるだけ平坦な誘導角度を有する犬歯誘導と臼歯部に適切な咬合接触を与えたことにより、快適な咬合が得られている。

Final Restoration

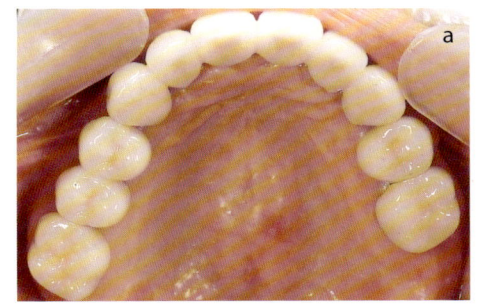

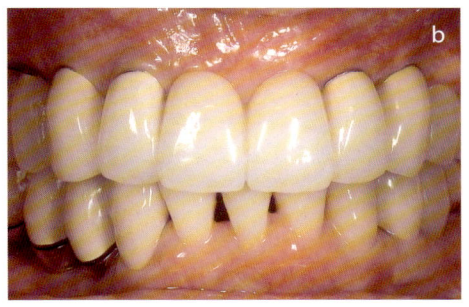

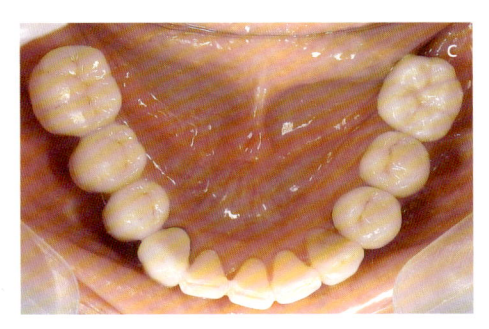

7-10-8a〜c　装着後の上下顎のインプラント支持補綴。

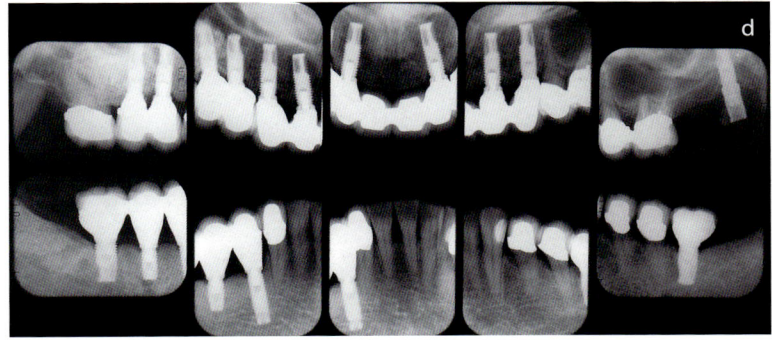

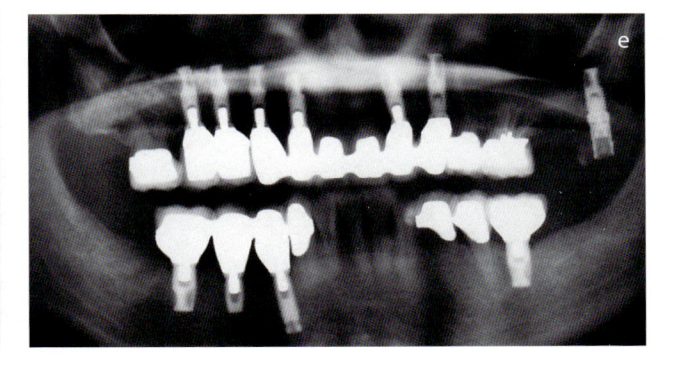

7-10-8d, e　術後エックス線写真。

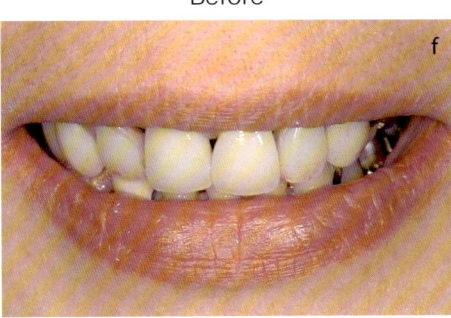

Before　　　After

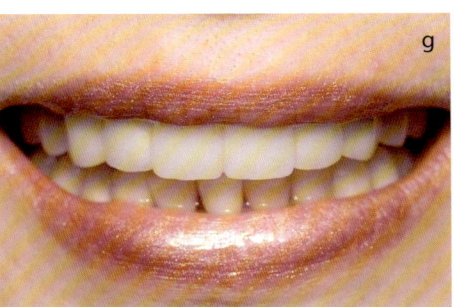

7-10-8f, g　術前(f)、術後(g)の口唇と歯の関係。咬合高径が著しく改善されている。

Part 2　分類に基づいた審美修復治療の実際

Chapter 7　Patient Type Ⅲ の審美修復治療

CASE 7-11　Class Ⅱ division Ⅱ - ⅰ　オールセラミックス（Procera）
　　　　　　　Class Ⅱ division Ⅱ - ⅱ　メタルセラミックス

すれ違い欠損症例　―臼歯部インプラント補綴の咬合接触―

■ Before Treatment

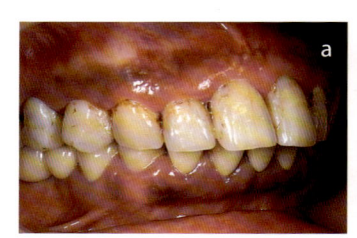

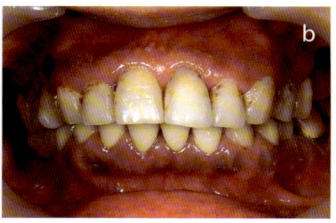

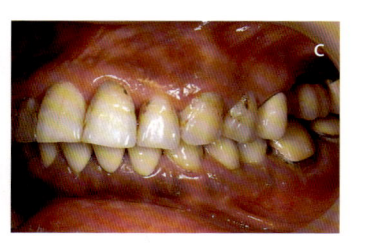

7-11-1a〜c　重度の歯周病が認められる。

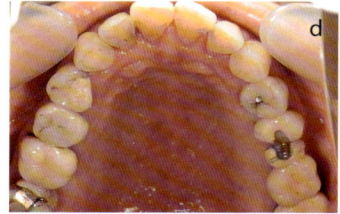

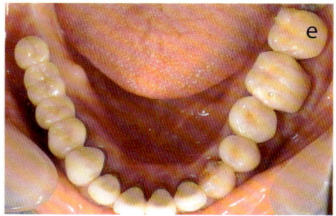

7-11-1d

7-11-1e

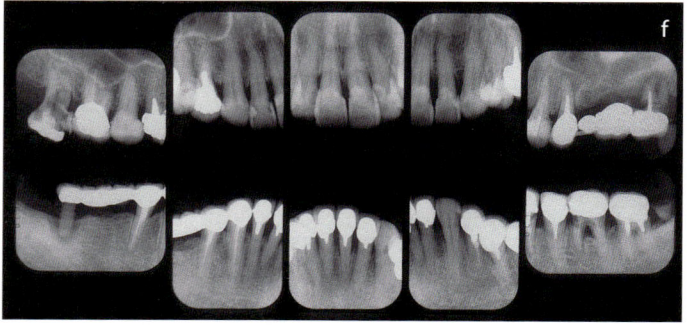

7-11-1f　上顎左側大臼歯部、下顎右側臼歯部が保存不可能なため、すれ違い欠損(P.129)が生じている。

1998年、上顎左側ブリッジの脱落を主訴に来院。全体的に重度の歯周病に罹患していた。また、7|7/6 はそれぞれ要抜歯。
咬合においては、咬合高径の低下、また咬合平面の乱れが認められ、臼歯の咬合支持不足から、前歯の摩耗・フレアーが見られた。

✓ keypoint

顎口腔系のⅢ級てこ関係の確立（2）―ポステリア・サポートの重要性―

　臼歯部欠損がどれだけ不適切な影響を及ぼすか、臼歯の重要性を示すエビデンスを紹介する。

　既述のように、ポステリア・サポートを失うと口腔内の力は逆Ⅲ級のてこ関係を呈し、顎関節に負担がかかるようになる。Mansour と Reynik (1975)[16] によれば、前歯しか存在しなければ、臼歯がある場合に比べて1/10程度しか咀嚼力を発揮することができない（表7-11-1）。

　また、Hatcher ら (1986)[17] によれば、もし第二大臼歯に咬合接触があれば、顎関節にかかる力は5％以下であるという。これに対し、第二大臼歯を欠損している場合（切歯のみの咬合接触）の顎関節は60％の力の負担過重を受ける。

表7-11-1　部位によって異なる咬合力[16]

臼歯	202.5ポンド（92.0kg）
前歯	22.5ポンド（10.2kg）

Moderate Structural Loss —咬合再構成—

CASE 7-11 すれ違い欠損症例 ―臼歯部インプラント補綴の咬合接触―

治療順序と補綴

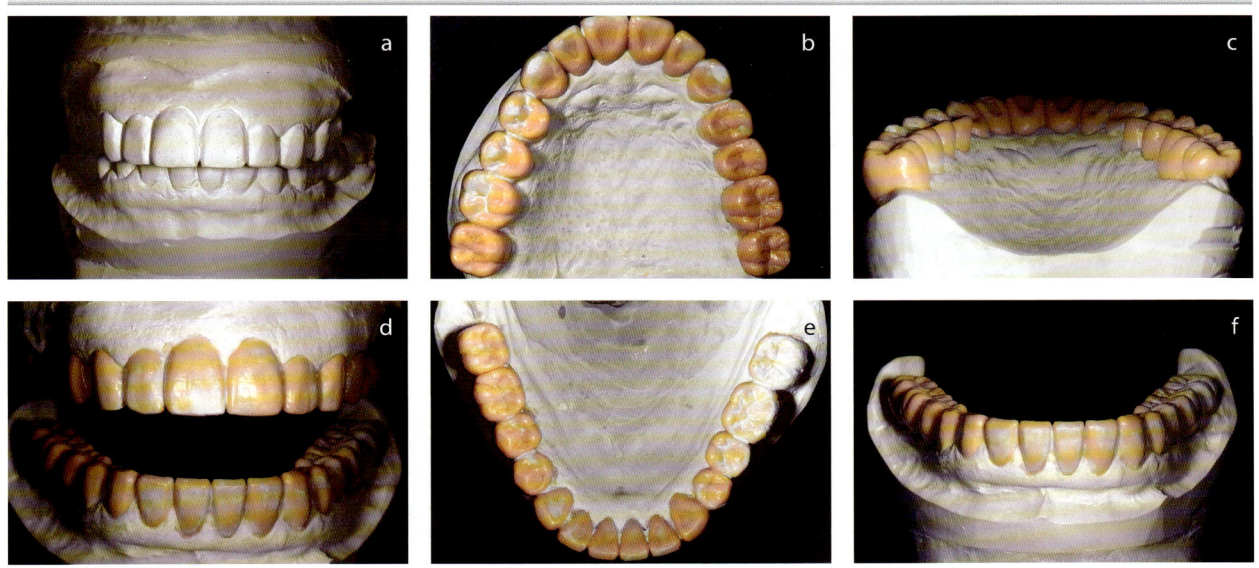

7-11-2a〜f 初診時スタディーモデル(a)と診断用ワックスアップ(b〜f)。従来の補綴方法では対応が難しいすれ違い咬合であるため、インプラント埋入を計画した。左右の咬合平面と各歯の配列のバランスに注目。

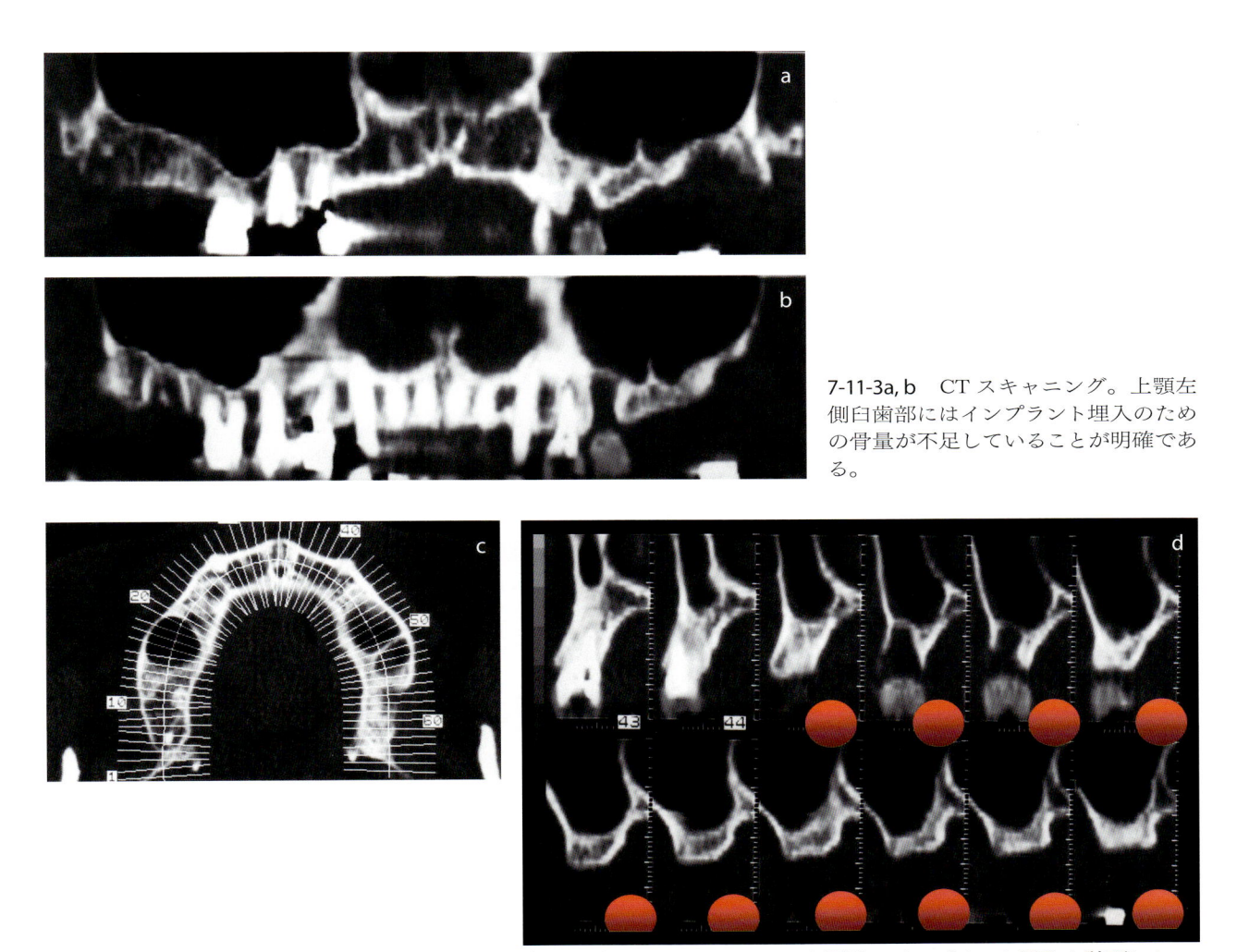

7-11-3a, b CTスキャニング。上顎左側臼歯部にはインプラント埋入のための骨量が不足していることが明確である。

7-11-3c, d インプラント埋入部位の残存骨量を把握した上で、サイナスリフトと同時にインプラント埋入を計画した。

Part 2 分類に基づいた審美修復治療の実際 163

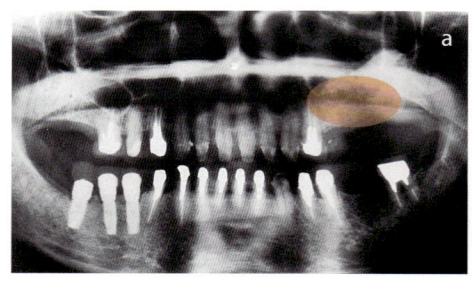

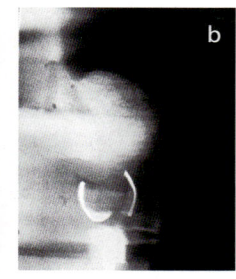

Chapter 7　Patient Type III の審美修復治療

7-11-4a, b　サイナスエレベーション後のパノラマおよび断層写真。十分な骨造成が確認できる。

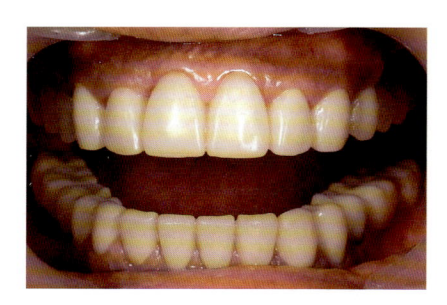

7-11-5　プロビジョナル・レストレーション装着後1.5年。

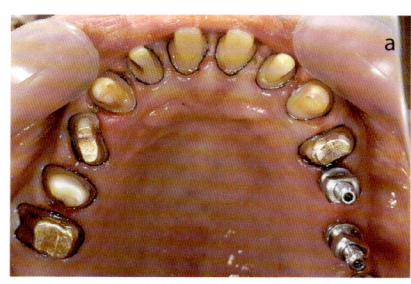

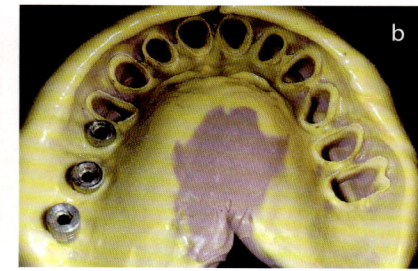

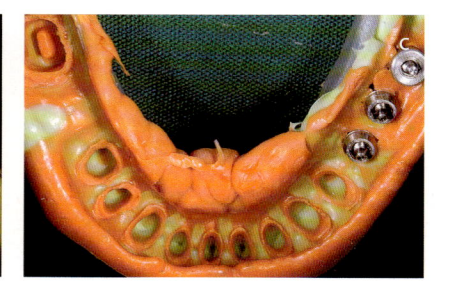

7-11-6a〜c　印象採得時の口腔内（a）と上下顎の印象（b, c）。

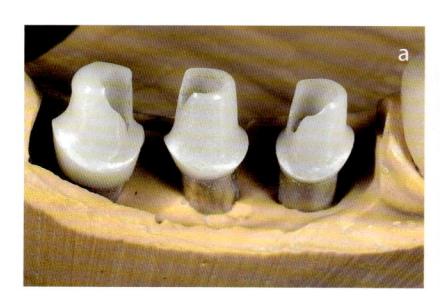

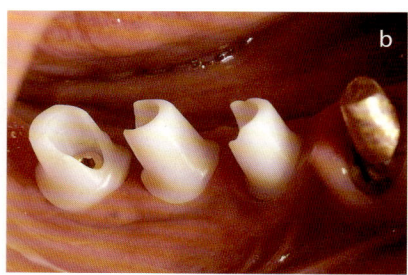

7-11-7a, b　この時点では国内ではまだCAD/CAMアバットメントは存在していなかったため、臼歯部インプラントにはセミカスタムアバットメント（prepable abutment）を使用した。

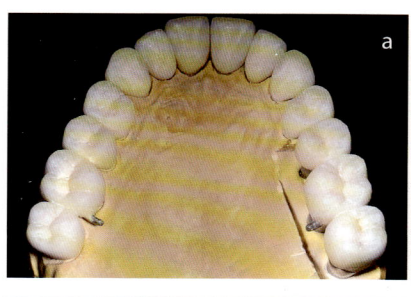

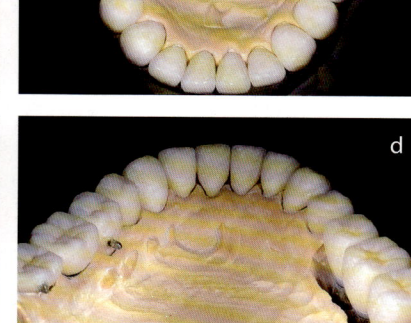

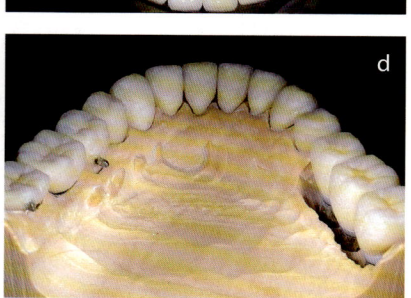

7-11-8a〜d　ビスケットベイク時の上下リマウント模型。$\frac{7\:\text{⑥⑤}\:\text{A}\:\text{A}\:\text{A}}{\text{⑤⑥⑦}}$はメタルセラミックス、$\frac{3\:\mid\:3}{7\:\mid\:4}$はオールセラミックス（Procera）の単冠クラウン。歯列バランスに注目。

164　Esthetic Classifications

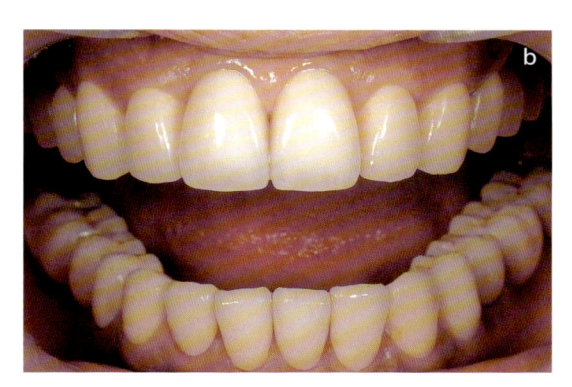

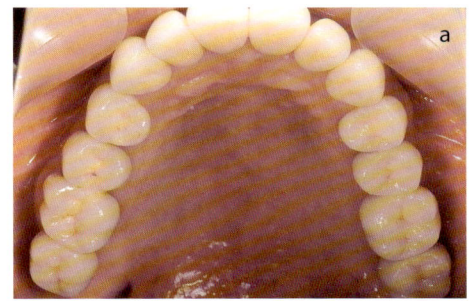

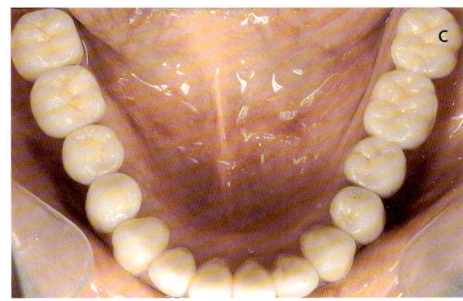

Moderate Structural Loss ―咬合再構成―

CASE 7-11 すれ違い欠損症例 ―臼歯部インプラント補綴の咬合接触―

Final Restoration

7-11-9a～c 最終補綴物装着時。理想的な咬合平面が創出されている。

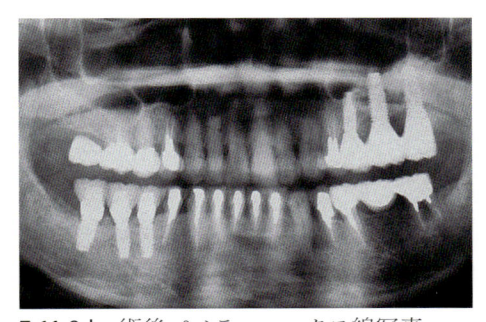

7-11-9d 術後パノラマエックス線写真。

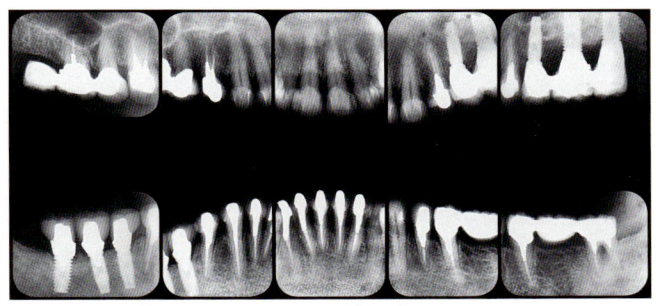

7-11-9e 術後デンタルエックス線写真。

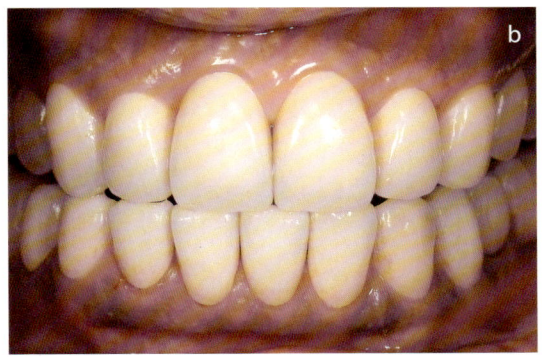

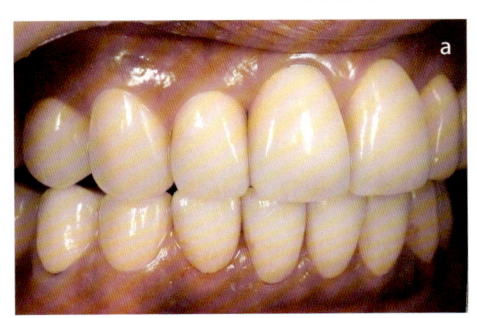

7-11-10a～c 術後2年経過時。

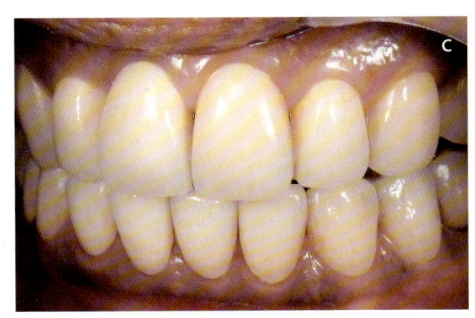

Part 2 分類に基づいた審美修復治療の実際 **165**

Chapter 7　Patient Type III の審美修復治療

✓ keypoint

臼歯部インプラント症例の咬合接触

[図7-11-11　A-B-C コンタクト]

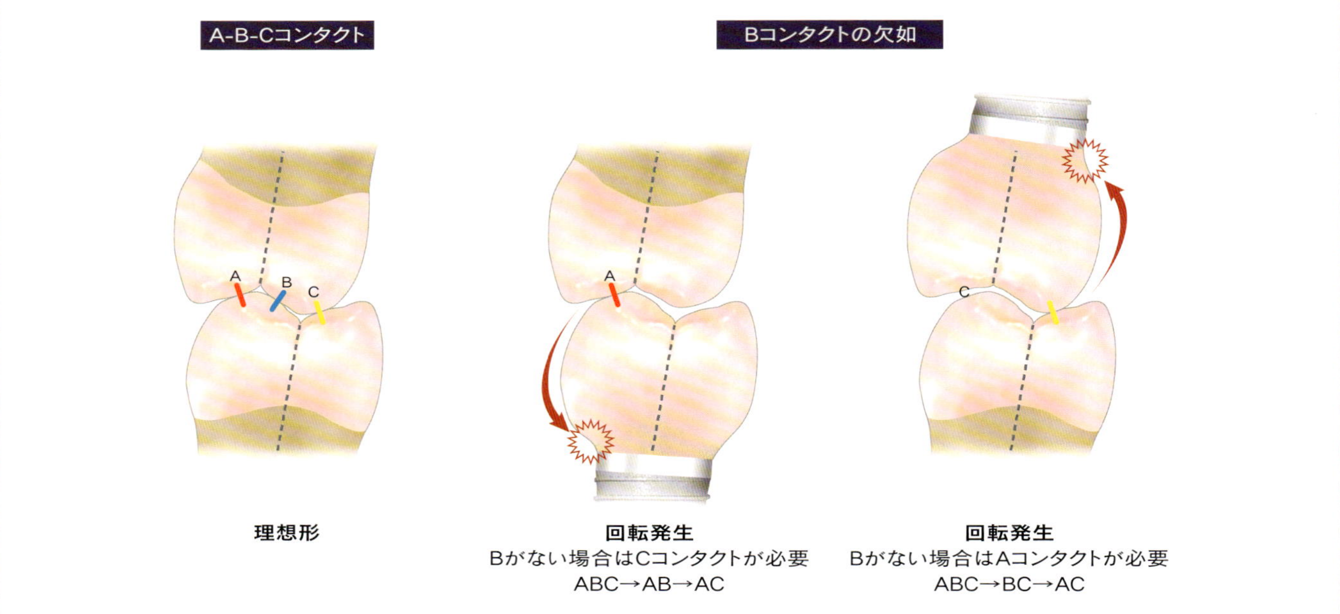

A-B-Cコンタクト

理想形

Bコンタクトの欠如

回転発生
Bがない場合はCコンタクトが必要
ABC→AB→AC

回転発生
Bがない場合はAコンタクトが必要
ABC→BC→AC

　臼歯部にインプラントを埋入した場合の咬合接触はどのように考えればよいのだろうか？

　天然歯の場合であればA-B-Cコンタクトを付与するが、インプラントの場合にはインプラントのポジショニング、フィクスチャーの長軸傾斜の問題など、さまざまな要素が絡んでくる。しかし、少なくとも下顎がインプラントである場合はA-Bコンタクト、上顎がインプラントの場合にはB-Cコンタクトに咬合接触を設けたい。

　もし下顎にインプラントを埋入してBコンタクトを失うと、Aコンタクトに集中した応力によって回転しようする力が加わり、Aコンタクトの歯頚部ポーセレンがチップしてしまう可能性がある。同様に、上顎インプラントでBコンタクトを失うと、Cコンタクトに集中した力によってCコンタクトの舌側のポーセレンにマイクロチップが起きる可能性も考えられる。

　これらを避けるため、臼歯部インプラントではスクリューリテインは可能なかぎり行わない。なぜなら、上部構造の中心直下にインプラントが理想的に埋入されれば、そこにアクセスホールが設置されることになり（Bコンタクト）、前述のメカニズムが働いてしまうからである。アクセスホールを設けないことによって、Bコンタクトをしっかりと保持することができ、頬舌回転が起きるのを防ぐことができる。

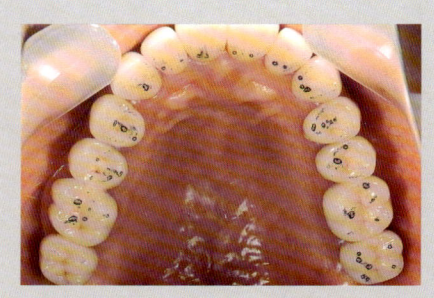

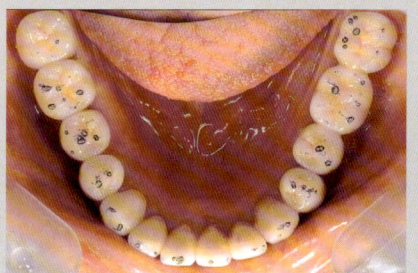

7-11-12a, b　対咬する下顎がインプラントとなる７６５|にはA-Bコンタクト、同様に上顎がインプラントとなる|５６７にはB-Cコンタクトが付与されている。

Major Structural Loss —咬合再構成（2）—

　Major structural loss は、水平的・垂直的に骨喪失を伴う広範囲欠損が認められ、咬合再構成を行う際に、多数歯インプラント埋入が必要となる症例である。

　これらのケースを骨喪失の度合いによって minor（軽度の骨喪失）・average（中等度）・severe（重度）の3段階に分類し、そのインプラント審美修復治療の実際を以下に紹介する。

CASE 7-12
Class II division II - i　オールセラミックス（Procera）
Class II division II - ii　メタルセラミックス

Minor Bone Loss
—機能と審美性を求めたフルボーンアンカード・ブリッジ—

■ Before Treatment

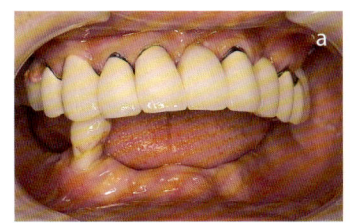

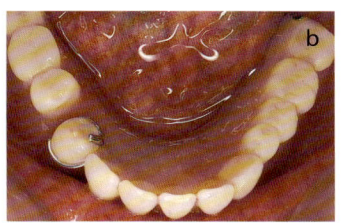

7-12-1a, b　下顎に局部床義歯を装着していたが安定せず、インプラント治療を希望。

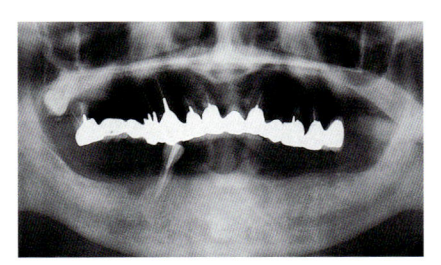

　上顎の治療を1988年に行って以来、8年間来院が途絶えていた56歳男性。1996年に噛みにくさを訴えて再来院した際には、下顎の残存歯は1歯のみとなってしまっていた。

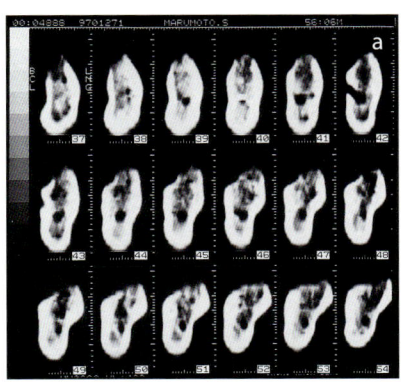

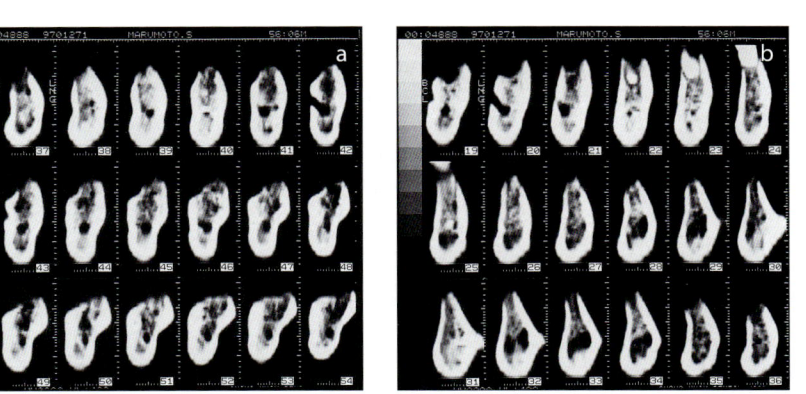

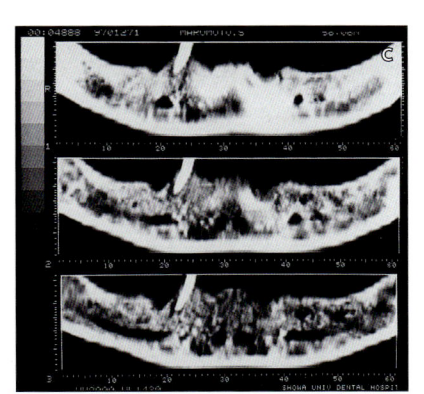

7-12-1c　初診時パノラマエックス線写真。顎堤の吸収はそれほどではない。

7-12-2a〜c　術前のインプラント埋入部位のエックス線CT画像。骨稜が塑造化している。専門医に骨質の脆弱さを指摘された。

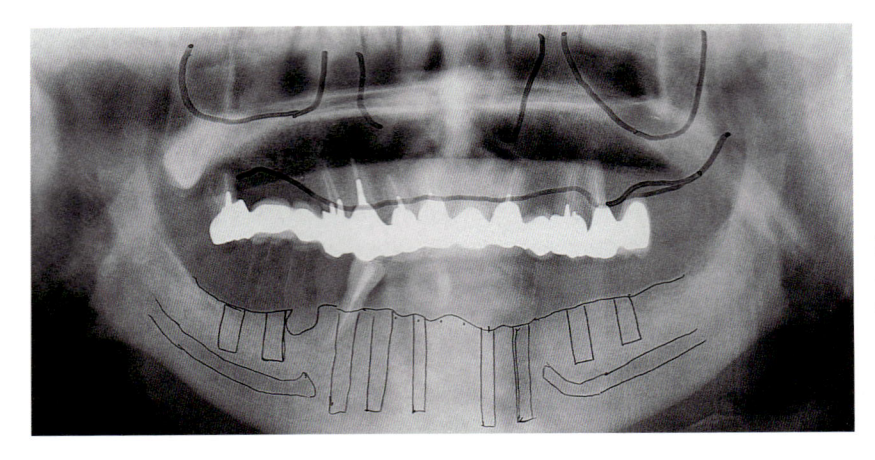

Chapter 7　Patient Type III の審美修復治療

7-12-3　パノラマエックス線写真上のインプラント埋入計画。咬合・咀嚼の機能的な問題を考慮し、下顎に計9本のインプラント埋入をプランニングし、サージカルガイド（外科用テンプレート）を製作してインプラントを埋入した。

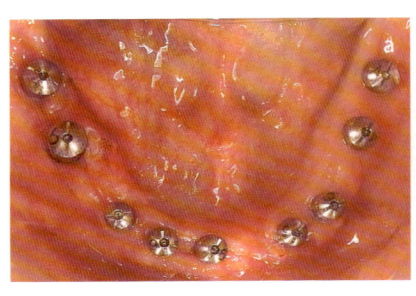

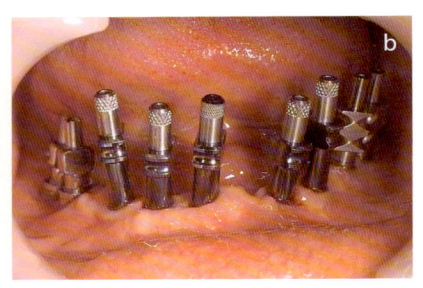

7-12-4a　前歯部には narrow platform、臼歯部には wide platform のテンポラリー・ヒーリング・アバットメントを接続し、歯肉形態を整えた。
7-12-4b　インプレッション・コーピングの接続（担当：小濱忠一先生）。

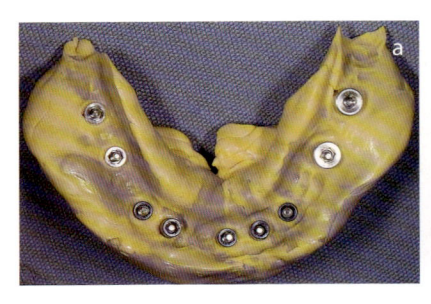

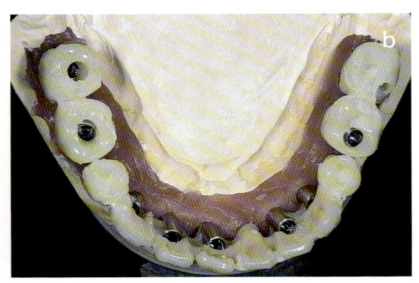

7-12-5a　印象採得。
7-12-5b　フルカントゥアのワックスアップによって、セミカスタム（形成用）アバットメント（prepable abutment）の方向と形成量を決定した。

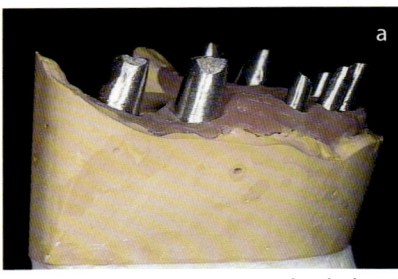

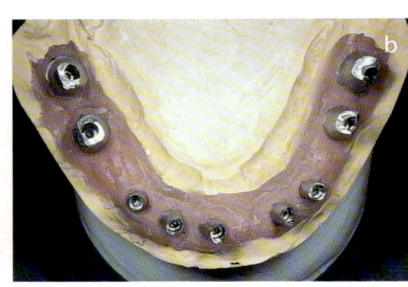

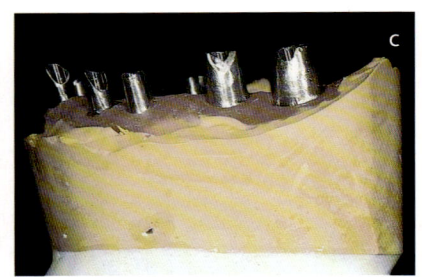

7-12-6a〜c　ワックスアップを参考にして形成された9本のチタンアバットメント。3ブロックに分割し、ブロック間は連結させない。

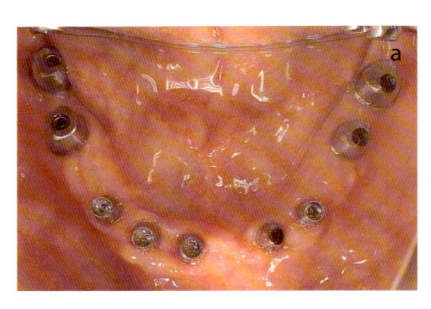

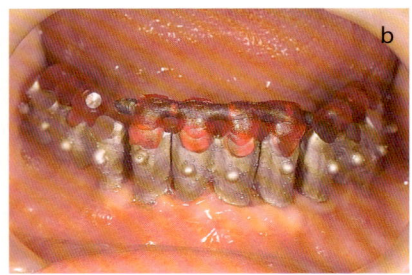

7-12-7a, b　アバットメントを口腔内で連結し、ソルダーリング・インデックスを採得した。

168　Esthetic Classifications

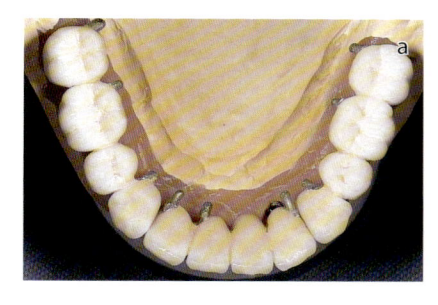

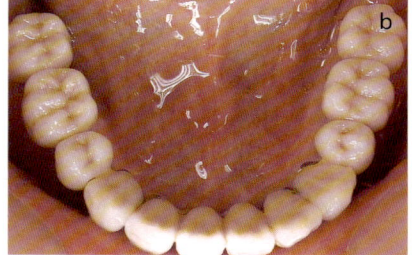

Major Structural Loss ―咬合再構成（2）―

CASE 7-12　Minor Bone Loss　―機能と審美性を求めたフルボーンアンカード・ブリッジ―

7-12-8a, b　ポーセレン築盛後、リマウントされた３分割のフルボーンアンカード・ブリッジ。

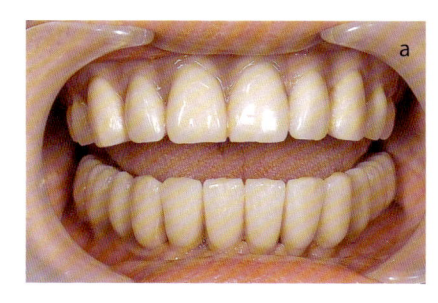

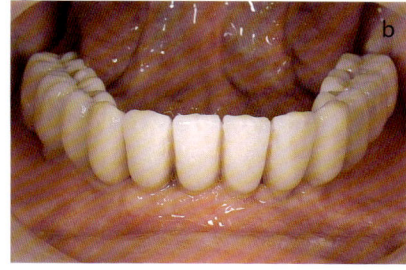

7-12-9a, b　セメント仮着された３分割のインプラントのみによるフルマウス・リコンストラクション。咬合平面および歯列弓のバランスに注目。

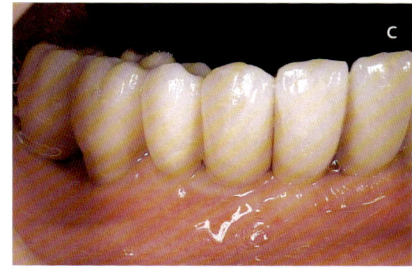

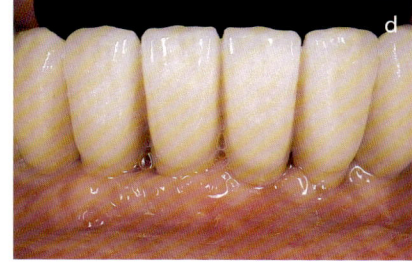

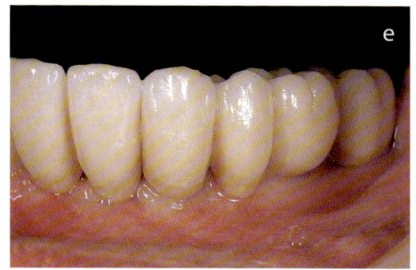

7-12-9c〜e　インプラントの歯頸部からのプロファイルとポンティック基底部に自然感が得られた。

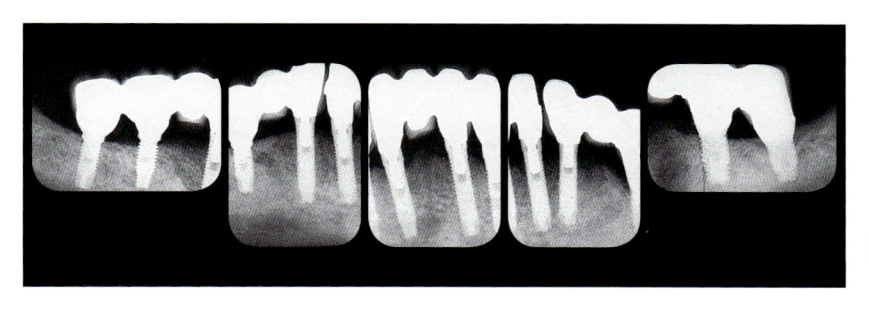

7-12-9e　骨結合の状態やインプラントの適合にも問題はない。

Final Restoration

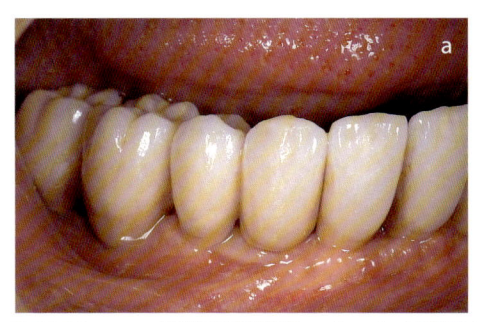

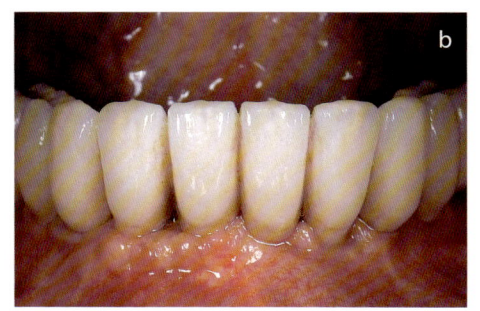

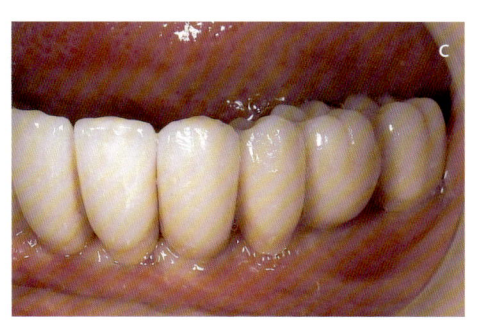

7-12-10a〜c　術後12年経過。まったく問題なく、良好な経過をたどっている。

Part 2　分類に基づいた審美修復治療の実際

Chapter 7　Patient TypeⅢの審美修復治療

CASE 7-13　ClassⅡ divisionⅡ-ⅱ　メタルセラミックス
Severe Bone Loss
―（1）Conventionalなフルボーンアンカード・ブリッジ―

■ Before Treatment

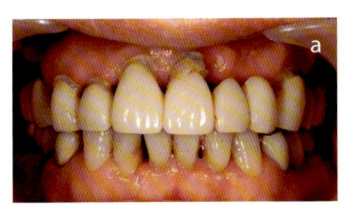

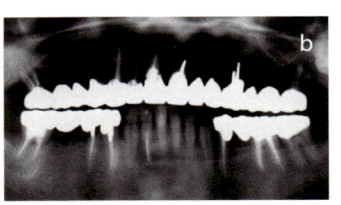

7-13-1a, b　上顎は重度の垂直的な骨吸収をきたしている。上顎の総義歯やインプラントバー義歯の選択肢もあったが、患者は「絶対に固定式を」と希望した。

1999年、機能不全を主訴に来院された54歳男性。上顎に装着されたフルブリッジは動揺が激しく、すでに保存不可能な状態であった。
　上顎は全顎的に抜歯し、インプラント治療を行うこととなった。上顎洞底挙上術を提案したが、患者は拒否し、できる限りメジャーサージェリーでないインプラント治療を希望した。

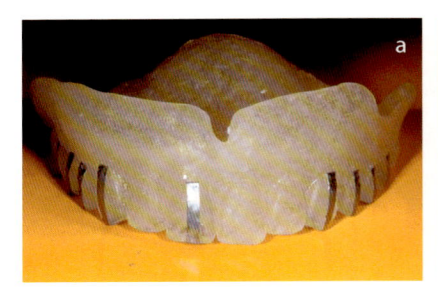

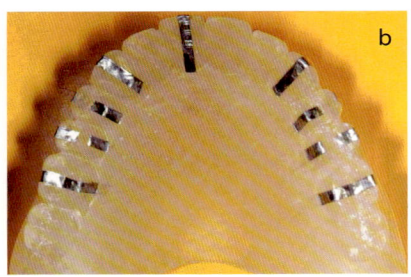

7-13-2a, b　抜歯後にプロビジョナル・デンチャーをデュプリケーションして、エックス線撮影用テンプレートを製作した。インプラント埋入計画位置にはフォイルが巻いてある。

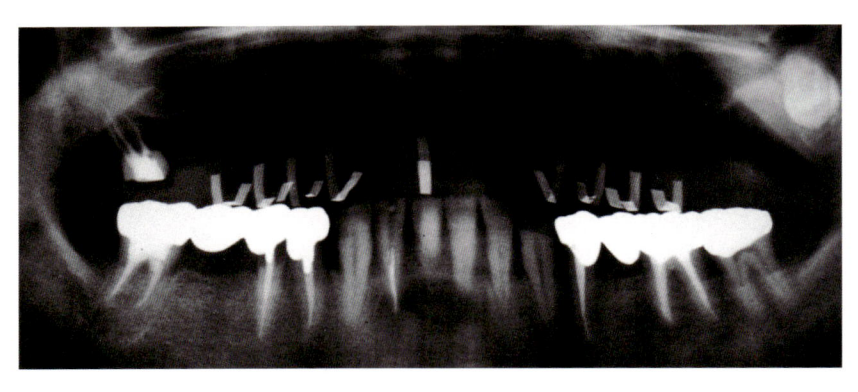

7-13-2c　エックス線用テンプレートを口腔内に試適してエックス線写真およびCT撮影を行い、インプラント埋入の可否を確認した。上顎に8本のインプラント埋入計画が可能と診断された。

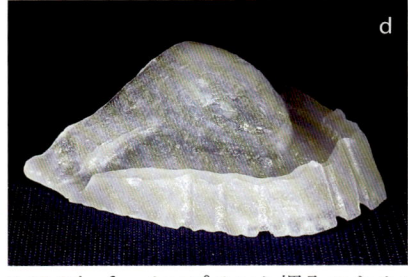

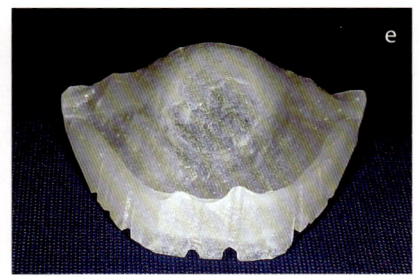

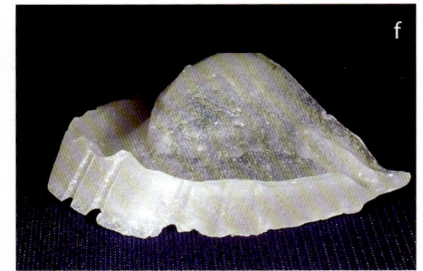

7-13-2d〜f　インプラント埋入のためのサージカル・テンプレート。骨量の状態から、前歯は2本並列で埋入することとした。

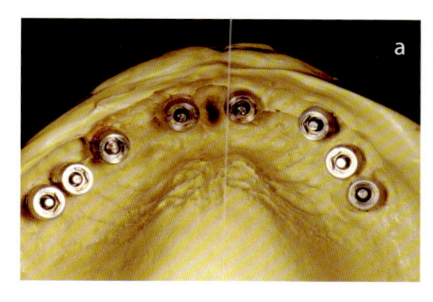

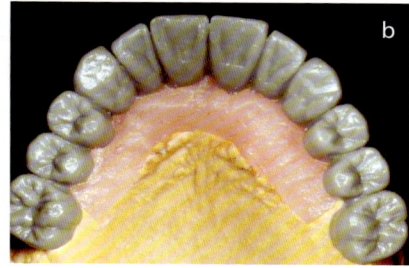

Major Structural Loss ―咬合再構成(2)―

CASE 7-13　Severe Bone Loss　―(1)Conventional なフルボーンアンカード・ブリッジ―

7-13-3a, b　二次手術後、インプレッション・コーピングを接続し、印象採得、ワックスアップを行って、プロビジョナル・レストレーションを製作した。顎堤の吸収が著しいため、そのままクラウンを装着すれば非常に「長い」歯になってしまう。そのため、上部構造はピンクワックス部分にサブストラクチャー(中間構造体)を介在させることとした。

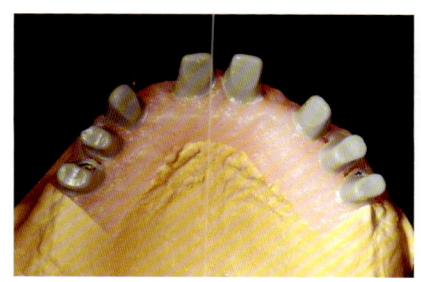

7-13-4a　アバットメント用ワックスのカットバック。

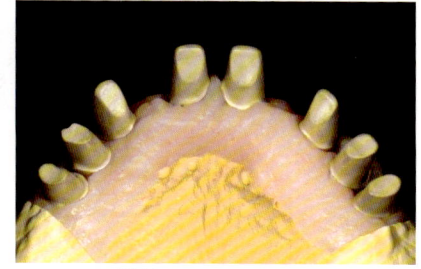

7-13-4b　鋳接によるアバットメント製作。

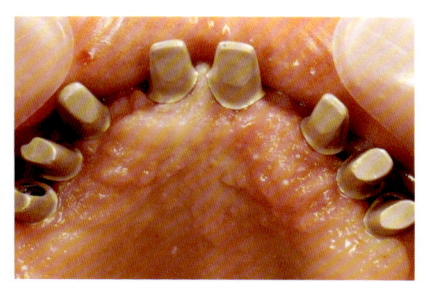

7-13-4c　口腔内試適。

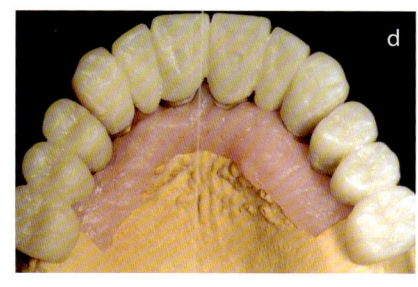

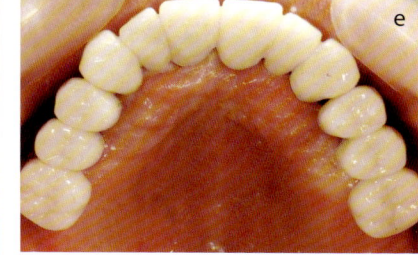

7-13-4d, e　アバットメント装着後、プロビジョナルにて咬合の安定を長期観察し(最低3か月)、最終補綴のアンテリア・ガイダンスの指標とする。

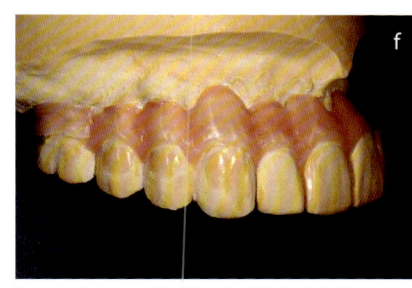

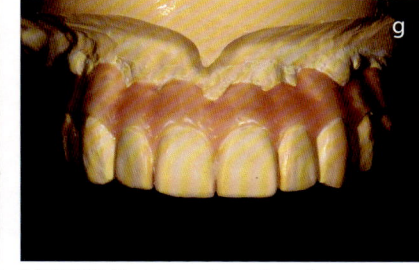

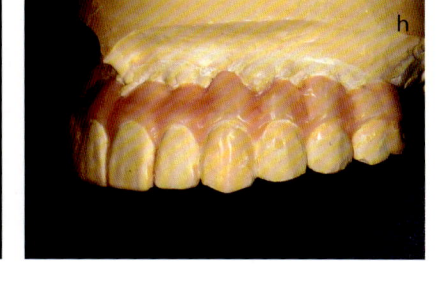

7-13-4f～h　平均的な歯冠長を基にした中間構造体のワックスアップ。

　上部構造のコンポーネントの設計は、まずアバットメントは白金加金を鋳接したカスタムアバットメントとした。中間構造体はその上に装着されるクラウンの長さを考慮して製作した。そして、中間構造体上部にミリングした各支台歯をそれぞれ単冠として装着することとした(図7-13-1)。
　また、アバットメントと中間構造体はセメント仮着により接続するように計画した。

[表 7-13-1　コンポーネント]

カスタムアバットメント
↓
サブストラクチャー
↓
クラウン

Part 2　分類に基づいた審美修復治療の実際　171

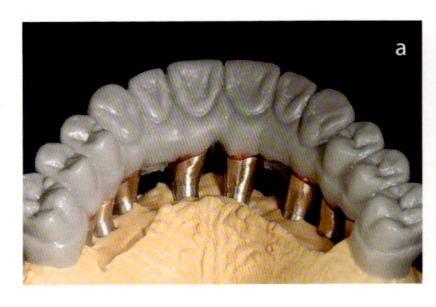

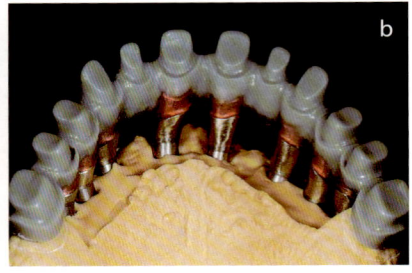

Chapter 7　Patient TypeⅢの審美修復治療

7-13-5a　中間構造体を含めたフルカントゥアのワックスアップ。
7-13-5b　同カットバック。

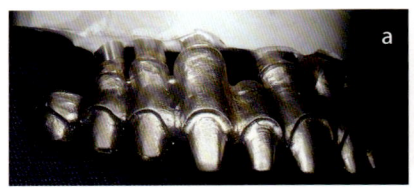

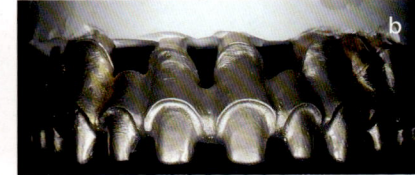

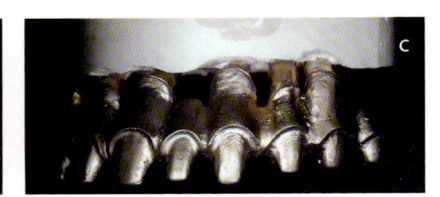

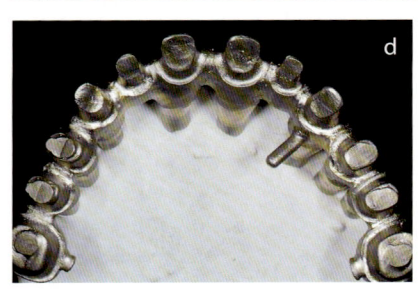

7-13-6a〜d　鋳造後、3分割したフレームを鑞着。模型上での鑞着であったため、全体のおさまり（シーティング）およびマージン部の適合は非常に困難を極めた。

7-13-7　メタルセラミックスを先に築盛した後、ピンクポーセレンを中間構造体に築盛した。

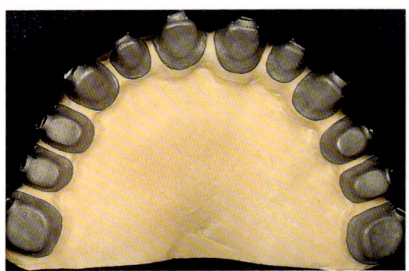

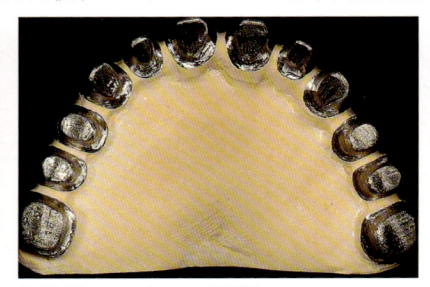

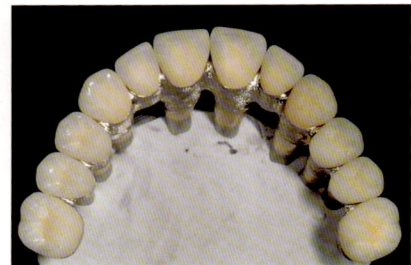

7-13-7a　各支台歯の印象採得後、メタルコーピングを製作した。
7-13-7b　メタルの調整。
7-13-7c　ポーセレン築盛。

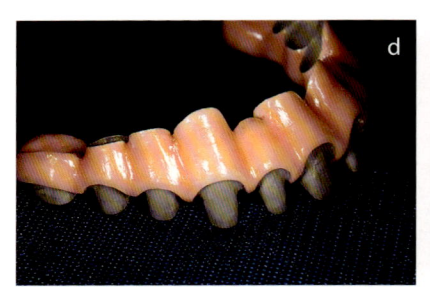

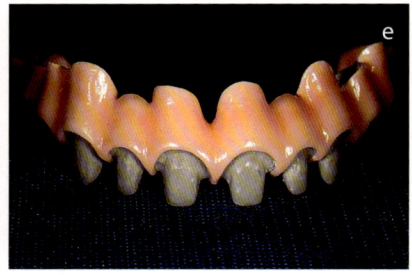

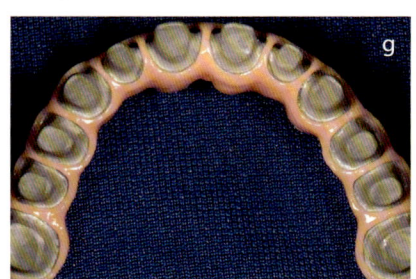

7-13-7d〜g　ピンクポーセレンを中間構造体に築盛。必ず先にクラウンを作製しないと、クラウン調整時にピンクポーセレン乳頭が割れてしまう。

172　Esthetic Classifications

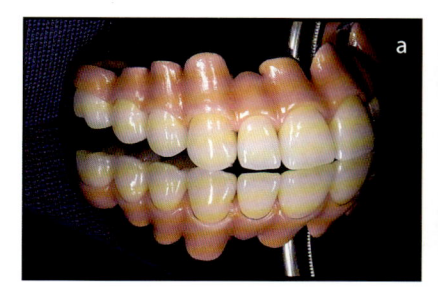

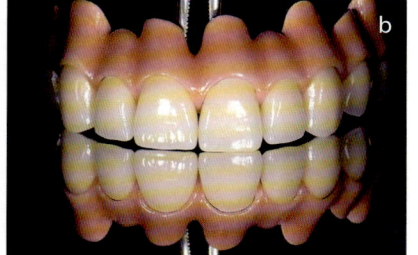

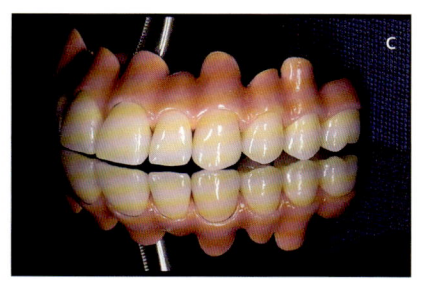

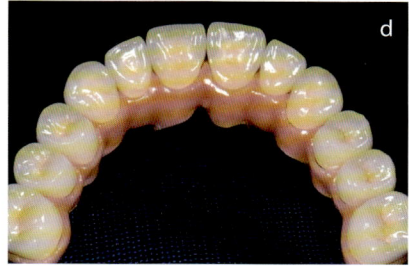

Major Structural Loss ―咬合再構成(2)―

CASE 7-13　Severe Bone Loss　―(1) Conventional なフルボーンアンカード・ブリッジ―

7-13-8a〜d　仮着する前の状態。12本のクラウンはすべてレジンセメントによりセメンテーション済み。

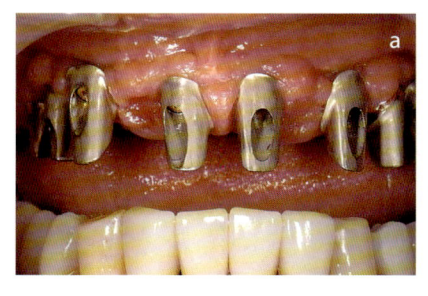

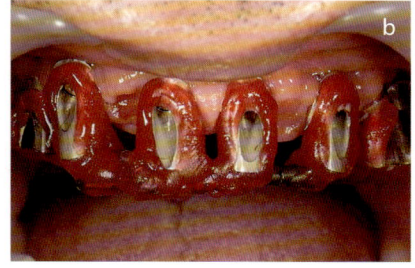

7-13-9a, b　アバットメント装着後、白金加金で鋳接したアバットメントであるため、少々サンドブラスティングを行った。テンプレートを使い、アバットメントを35ニュートンで締めて装着した。

Final Restoration

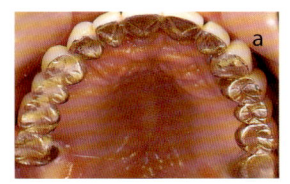

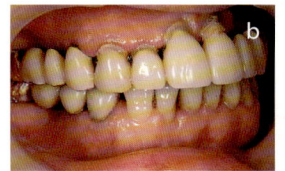

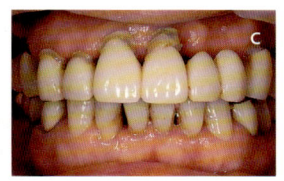

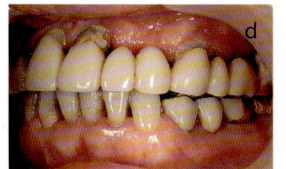

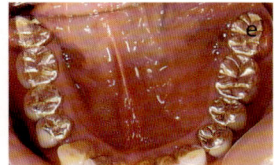

7-13-10a〜e　術前。

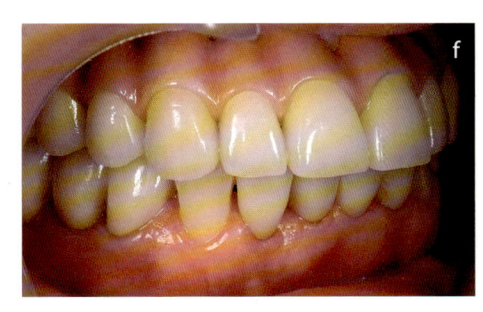

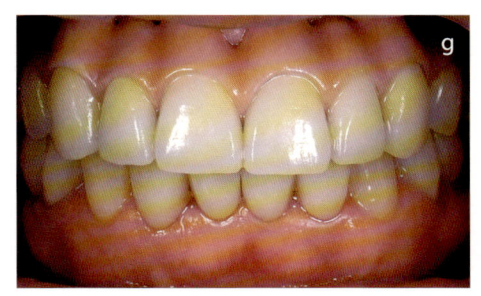

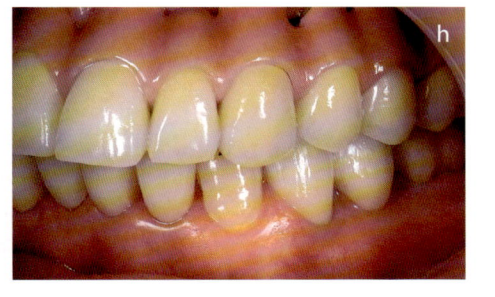

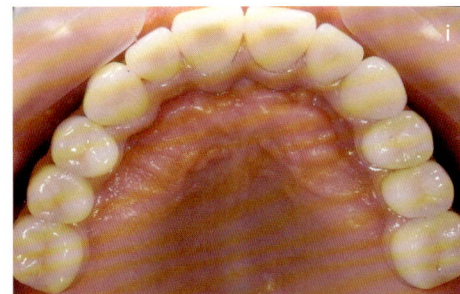

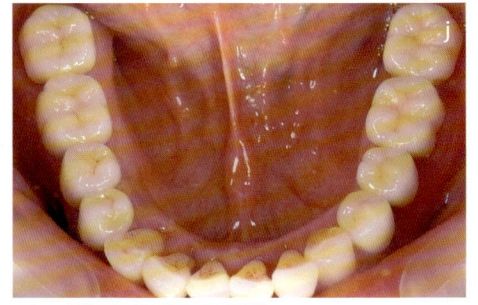

7-13-10f〜j　術後。下顎は２１|１２をポーセレンラミネートベニア修復、７６５４|４５６７を4ユニットブリッジとした。

Part 2　分類に基づいた審美修復治療の実際　173

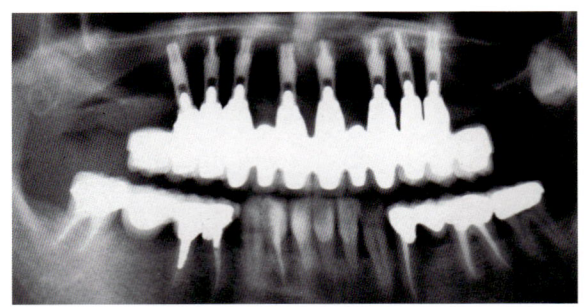

Chapter 7　Patient TypeⅢの審美修復治療

7-13-10k　同パノラマエックス線写真。

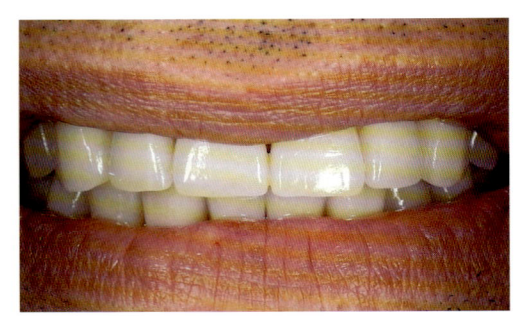

7-13-10l　口唇との関係も適切である。

CASE 7-14　ClassⅡ divisionⅡ-ⅰ　オールセラミックス（ジルコニア）
Severe Bone Loss
—（2）ノーベルガイドを使用したフルボーンアンカード・ブリッジ—

■ Before Treatment

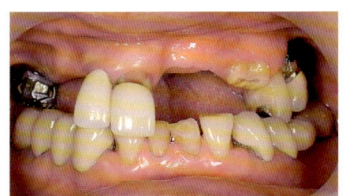

7-14-1a
7-14-1b 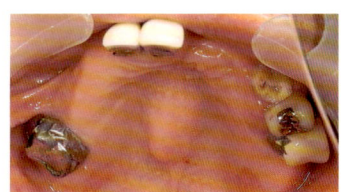
7-14-1c 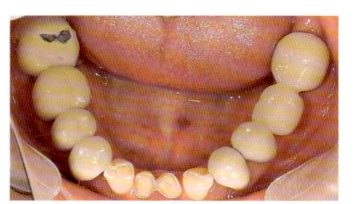

> 2007年、咀嚼障害を主訴に来院された73歳男性。下顎は補綴上の大きな問題は認められず、単純に再度補綴治療のやり直しを行うこととしたが、上顎の残存歯はすべて保存不可能な状態であった。また、さまざまな治療オプションを呈示したが、患者はインプラントによる固定式補綴物を希望した。

　本症例では、ノーベルガイドシステムを利用したインプラント埋入（一部即時荷重）を選択した。

　ノーベルガイドシステムはノーベルバイオケア社が提供するインプラントシステムであり、いくつかの問題点はあるものの、術前の状態の確実な把握、術中の正確なインプラント埋入ポジション決定など、さまざまな長所を持ち合わせている（図7-14-2）。現在では、その正確性、安全性よりこの種の全顎的な症例には必須となっている本システムについて、ここではその治療の流れと外科治療・補綴治療におけるさまざまな工夫を解説する。

Major Structural Loss ―咬合再構成（2）―

CASE 7-14 Severe Bone Loss ―（2）ノーベルガイドを使用したフルボーンアンカード・ブリッジ―

[図7-14-2 ノーベルガイドシステム]

ノーベルガイドの特徴
- 治療計画時から手術時への正確なトランスファー
- 低侵襲なフラップレス手術
- 術前にインプラント埋入と同時に装着できるプロビジョナル・レストレーションまたは最終補綴物の作製が可能

プロセラソフトウェアによる治療計画作製 → サージカル・テンプレート → プロビジョナル・レストレーション → サージカル・テンプレートを用いたインプラント埋入 → サージカル・テンプレート撤去 → プロビジョナル・レストレーション装着

治療計画

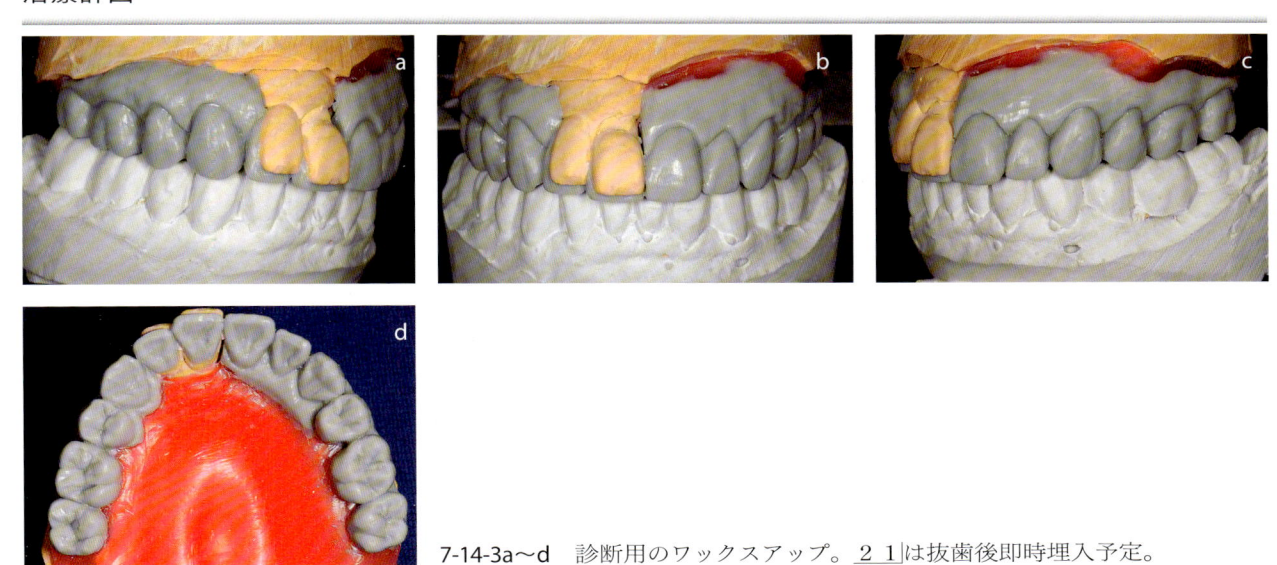

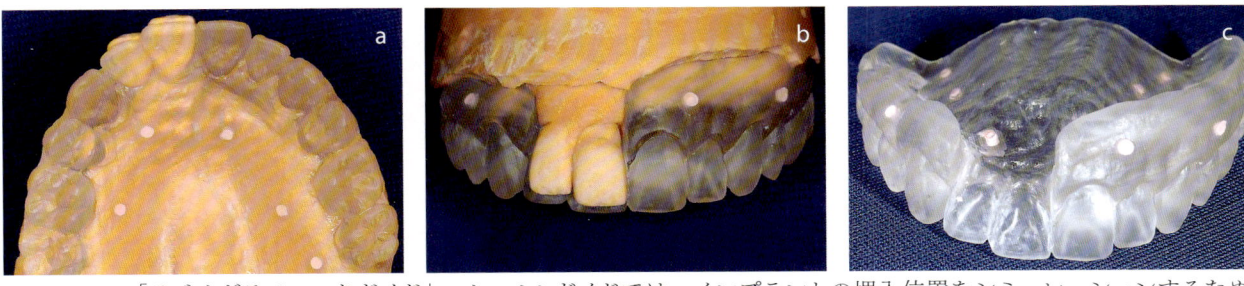

7-14-3a～d　診断用のワックスアップ。2 1|は抜歯後即時埋入予定。

7-14-4a～c　「ラジオグラフィックガイド」。ノーベルガイドでは、インプラントの埋入位置をシミュレーションするために、CT撮影時に使用するラジオグラフィックガイドを製作する必要がある。

7-14-5　CTスキャンを行う。ダブルスキャンテクニックと呼ばれる2回のCT撮影を行った。

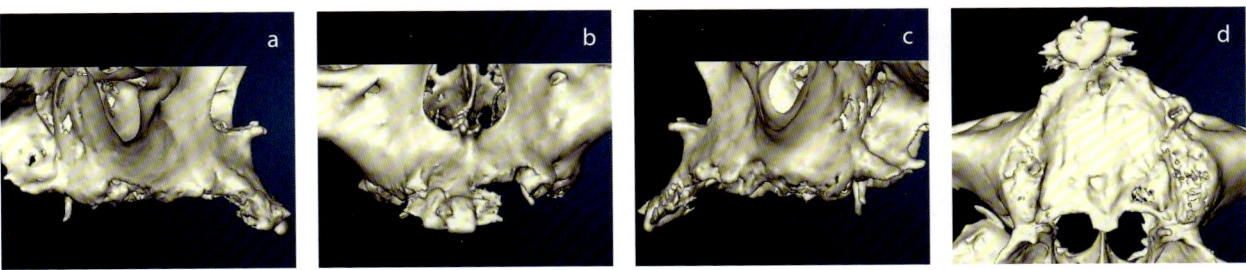

7-14-5a～d　上顎骨3D画像。これにより解剖学的特徴を把握する。

Part 2　分類に基づいた審美修復治療の実際　175

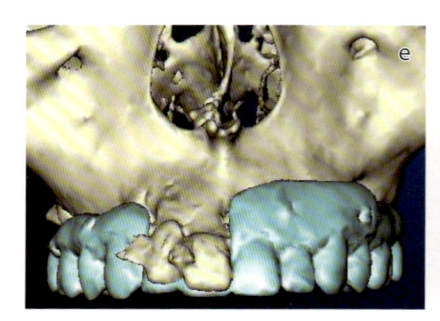

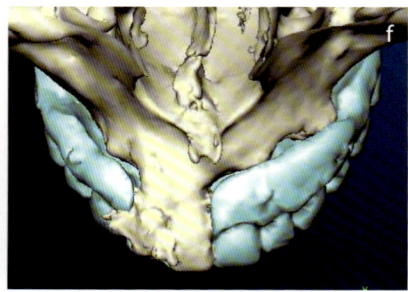

Chapter 7　Patient Type III の審美修復治療

7-14-5e, f　ラジオグラフィックガイドを装着した状態の3D画像。

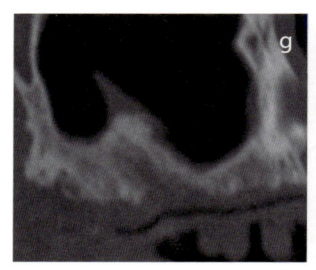

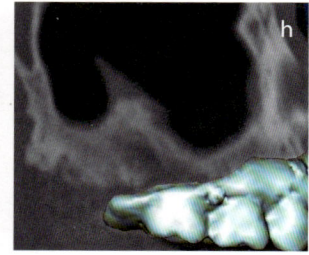

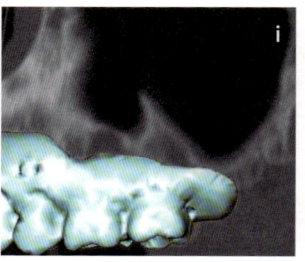

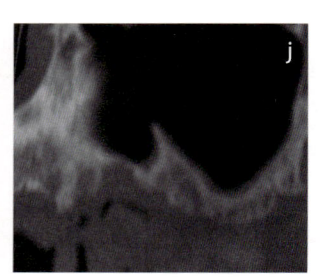

7-14-5g～j　側方からの3D画像。両側臼歯部の骨高径がなく、上顎洞底挙上術が必要である。また、両側上顎洞に隔壁が認められる。

以上のCT画像による診査で、上顎に8本のインプラント埋入を行い、そのうち4本で即時荷重させたいと計画した。**case7-13**では待時荷重インプラントで二次手術までに数か月を要したが、即日荷重が行えることはノーベルガイドの特徴であると同時に、患者の高い満足度が得られる点でもある。

即時荷重は上顎洞や鼻腔底の問題がない 3 1｜1 3 部の4本のインプラントで行わせることとなる。一方、3D画像に認められるように上顎洞内に隔壁があり、骨量も不足しており埋入が阻害される 6 4｜4 6 部のインプラントに関してはどのような補綴設計・手術計画が立てられるだろうか。

✓ keypoint

ノーベルガイドにおける補綴／外科的治療計画

1. 補綴治療計画：Procera Implant Bridge（PIB）

ノーベルガイドで利用できるインプラント補綴の選択肢として、Procera Implant Bridge（PIB）がある（表7-14-1）。

PIBにはチタン製とジルコニア製があり、チタンでは、ハイブリッドレジンでワンピースで製作する方法と、ハイブリッドのサブストラクチャーにProceraクラウンを装着する方法がある。またジルコニアでは、クラウン、サブストラクチャーをワンピースで製作しセラミックを築盛するか、セラミックのサブストラクチャー＋Proceraクラウンを装着する方法がある。

今回は、ジルコニアのPIBを選択し、セラミックスのサブストラクチャー＋Proceraクラウンとした。

[表7-14-1　Prosthodontic Treatment Planning]

■ Ti Procera Implant Bridge
a）ハイブリッドワンピース
b）ハイブリッド・サブストラクチャー＋Proceraクラウン

■ Zr Procera Implant Bridge
a）セラミックワンピース
b）セラミック・サブストラクチャー＋Proceraクラウン

CASE 7-14 Severe Bone Loss ―（２）ノーベルガイドを使用したフルボーンアンカード・ブリッジ―

２．外科治療計画：フラップ手術を伴うノーベルガイドシステムの応用（Modified NobelGuide System）

外科治療には以下の２通りの計画が考えられる（表7-14-2）。

①骨造成を行わない方法。４本のインプラントで支持するAll-on-4とするか、ショートインプラントで待時荷重させる。

②補綴主導の治療計画。まず４本のインプラントで即時荷重を行い、上顎洞底挙上術を伴うノーベルガイドシステムの変法をとる。

オリジナルのノーベルガイドシステムでは、フラップ手術が行えない。しかし、今回は歯槽堤造成および角化粘膜の保存を行い、審美的なインプラント治療とする必要があった。そのためフラップ手術を伴うノーベルガイドシステム変法をとり、補綴主導のインプラント治療を行うこととした。

[表7-14-2　Surgical Treatment Planning]

■ Graftless
a) All-on-4
b) ショートインプラントによる待時荷重

■ Restoration-driven Treatment
a) Modified NobelGuide System を用いた即時荷重
　＋ボーングラフト＋サイナスリフト

Procera ソフトウェアによるインプラント埋入のシミュレーション

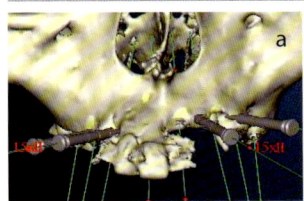

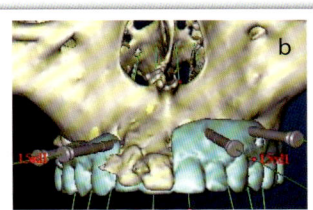

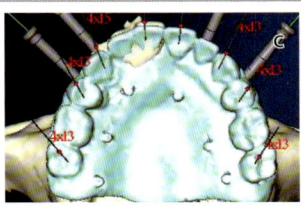

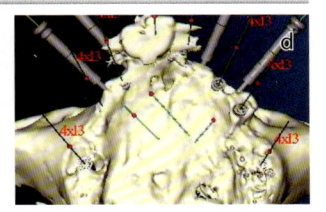

7-14-6a〜d　実際に８本のインプラント埋入をコンピュータ上でシミュレーションした。

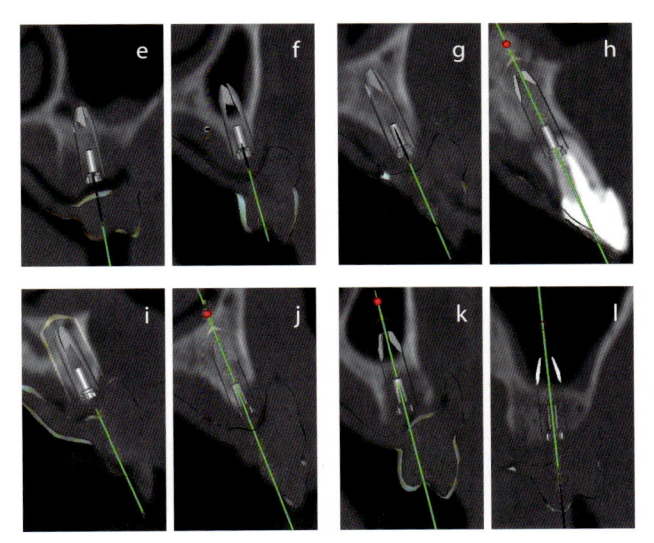

7-14-6e〜l　6 4|4 6部はインプラントの尖端部がこのように上顎洞内に３mm以上突出するため、サイナスリフトが必要である。3 1|1 3部に関しては問題がない。インプラントの角度、深さもすべてノーベルガイドで決定できる。

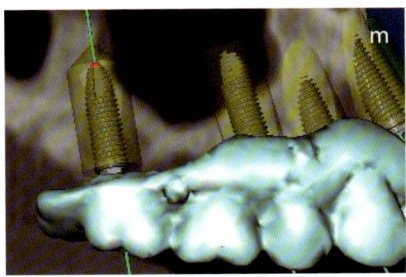

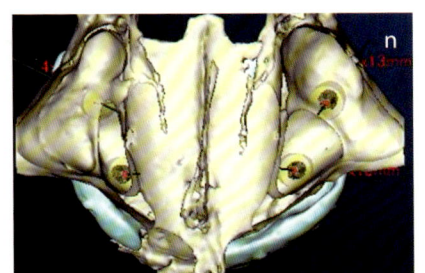

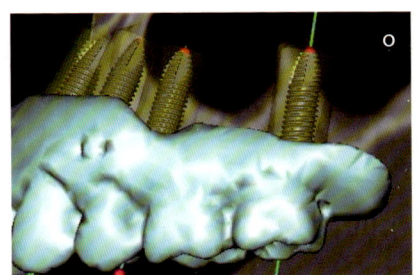

7-14-6m〜o　埋入時の３Dイメージ画像。上顎洞にどの程度突出するかや、隔壁との位置関係も確認できる。

Chapter 7　Patient Type Ⅲ の審美修復治療

プロビジョナル・レストレーション製作

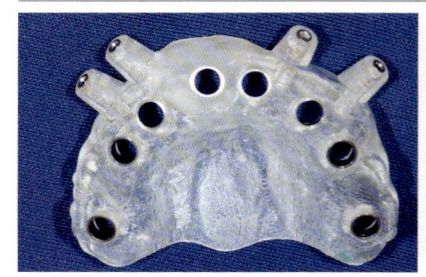

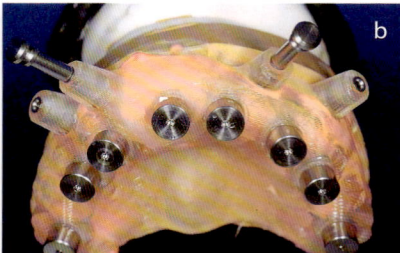

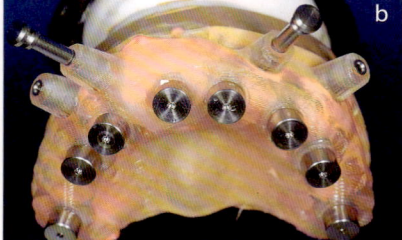

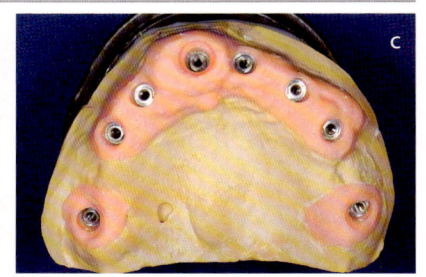

7-14-7a　3Dシミュレーションのデータに基づき、先造形で製作されたサージカル・テンプレート。

7-14-7b, c　サージカル・テンプレートを利用した、インプラント埋入後のプロビジョナル用のワーキングモデル。

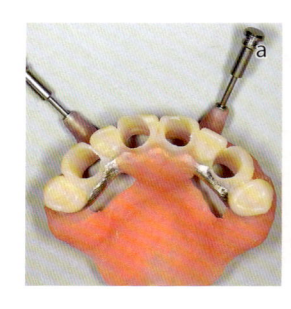

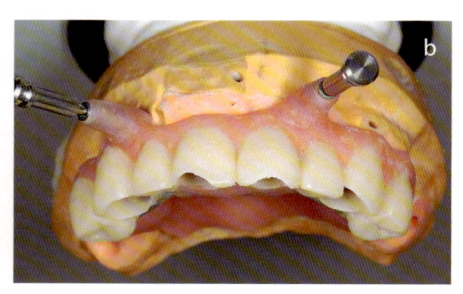

7-14-8a, b　インプラント埋入手術前にプロビジョナルを製作しておくことにより、術後に即時荷重させる（4本）ことが可能になる。

ノーベルガイド変法を用いて歯槽骨造成術を併用した即時荷重　（担当：堀内克啓先生）

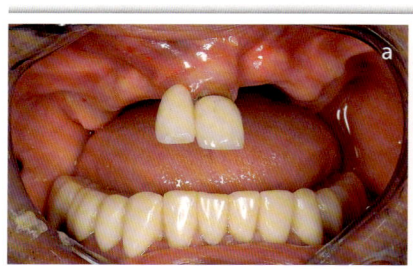

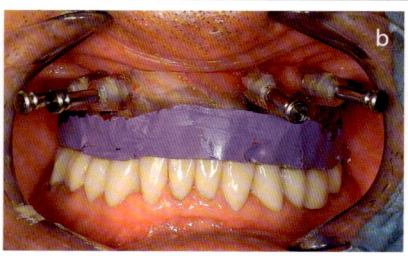

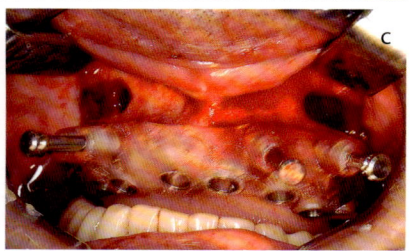

7-14-9a～c　義歯の維持のために保存していた2歯を抜歯した後、バイトインデックスを用いてサージカル・テンプレートを咬合させ、4本のアンカーピンを上顎骨に挿入し固定した。その後、サージカル・テンプレートを撤去し、粘膜切開・粘膜骨膜弁剥離および両側サイナスリフトのために骨窓形成・上顎洞粘膜剥離を行った後、再度サージカル・テンプレートをアンカーピンにて上顎骨に固定した。

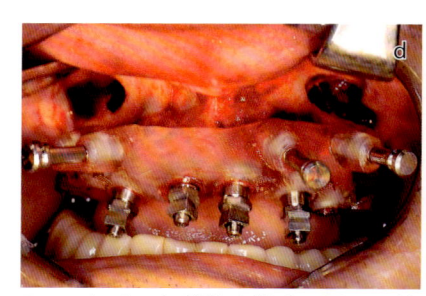

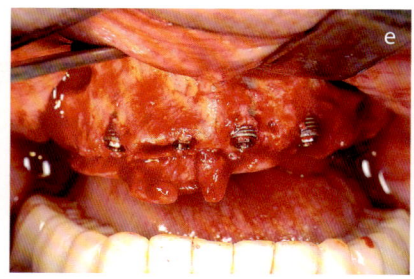

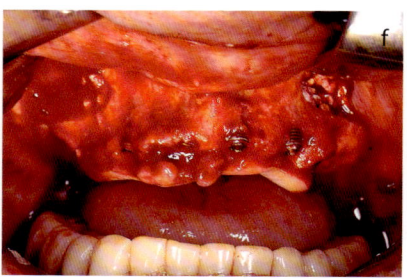

7-14-9d～f　まず即時荷重に用いる前歯部4本（3 1|1 3）のインプラント埋入を行った。ただし、規定の埋入深度より1～2mm浅く埋入し、サージカル・テンプレートを撤去後に、埋入トルク値が40～50Ncmになることを確認しながら最適な深度にインプラントを埋入した。その後、生体材料（セラタイト）にてサイナスリフトを行った。

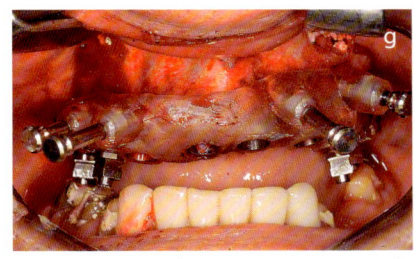

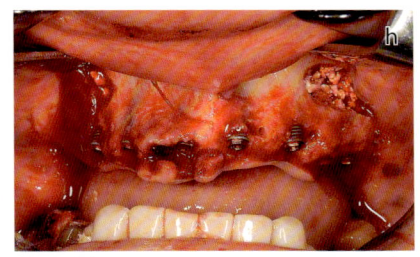

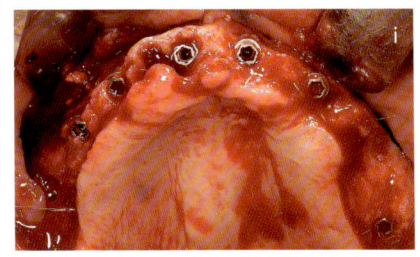

Major Structural Loss ―咬合再構成(2)―

CASE 7-14　Severe Bone Loss　―(2)ノーベルガイドを使用したフルボーンアンカード・ブリッジ―

7-14-9g〜i　再度サージカル・テンプレートを用い、サイナスリフトした 6 4|4 6 部にインプラントを同時埋入した。

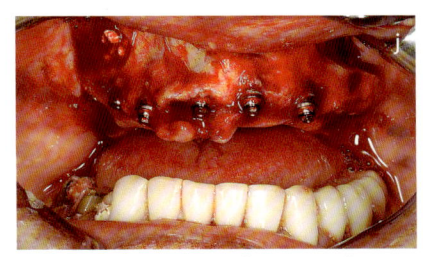

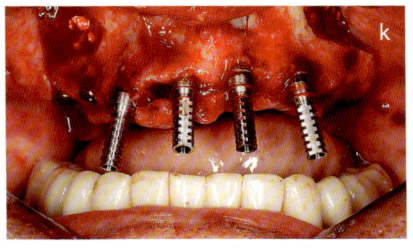

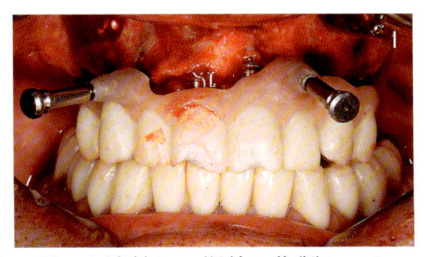

7-14-9j〜l　前歯部4本のインプラントにアバットメントおよびテンポラリーシリンダーを連結し、術前に作製しておいたプロビジョナル・レストレーションをアンカーピンで固定した。

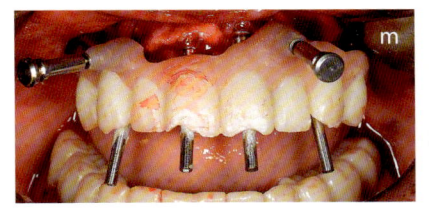

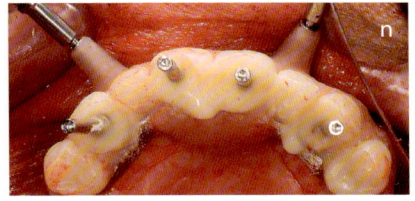

7-14-9m, n　テンポラリーシリンダーにガイドピンを挿入し、即時重合レジンにてテンポラリーシリンダーにプロビジョナル・レストレーションを合体させた。

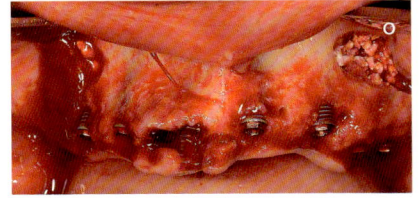

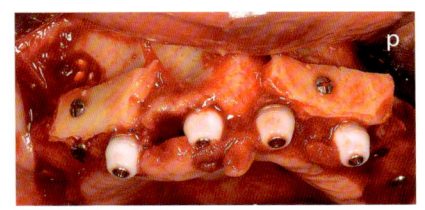

7-14-9o, p　骨幅がなくインプラントの裂開が生じた両側前歯部に、下顎枝部より採取したブロック骨をマイクロスクリューにて固定した。

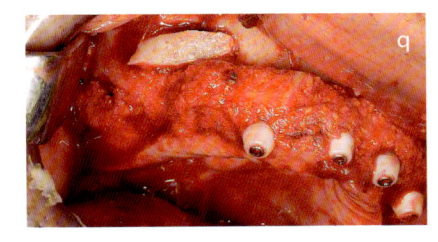

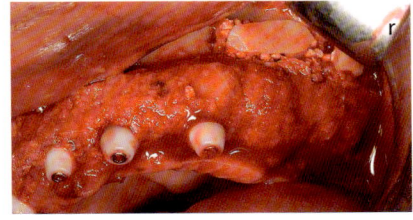

7-14-9q, r　ブロック骨と母床骨との間隙に下顎枝部より採取した粉砕骨を填塞した。また、サイナスリフトの骨窓形成の際に外した骨片を元に戻した。

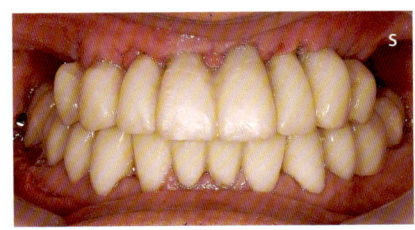

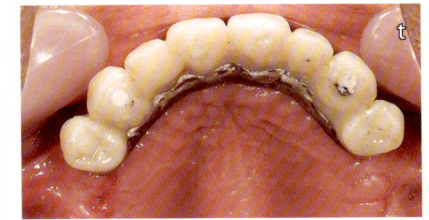

7-14-9s, t　創を縫合し、手術当日に1歯のカンチレバーを付与したプロビジョナル・レストレーションを装着した(写真は術後2週目の抜糸時)。

上下顎のプロビジョナル・レストレーション装着および顎位の決定

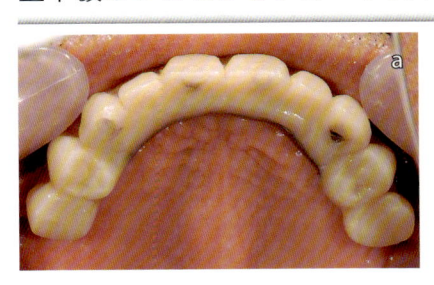

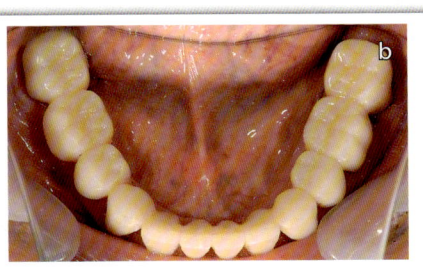

7-14-10a, b　2か月後、5+5 にプロビジョナルを延長し製作し直し、また、下顎のプロビジョナルを調整し、最終的な顎位を決定した。

Part 2　分類に基づいた審美修復治療の実際　179

Chapter 7 Patient Type III の審美修復治療

技工操作

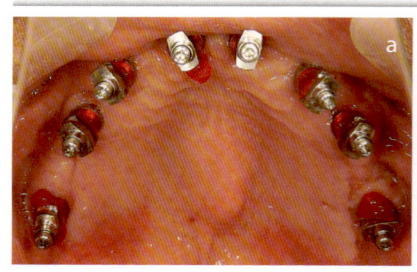

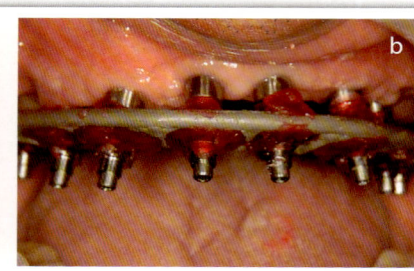

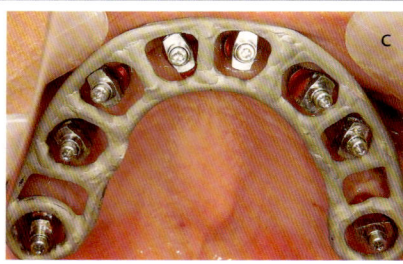

7-14-11a〜c 二次手術後、印象採得。インプラント間の位置関係を正確に拾うため、このようなメタルのテンプレートを製作する。メタルテンプレートと印象用コーピングはデュラレイ（パターンレジン）で固定する。

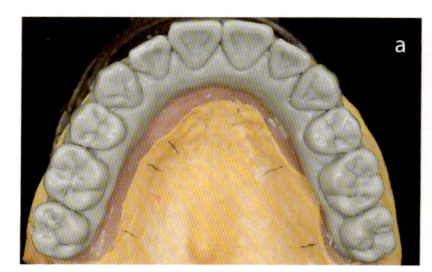

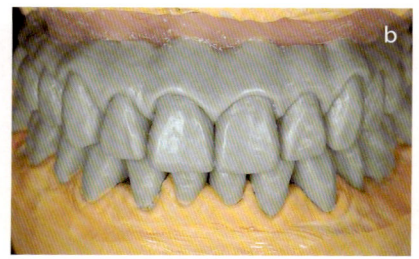

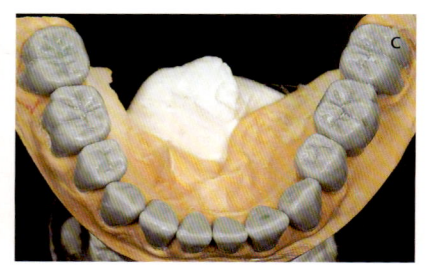

7-14-12a〜c 上下顎フルカントゥアのワックスアップ。

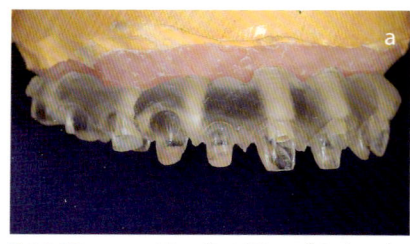

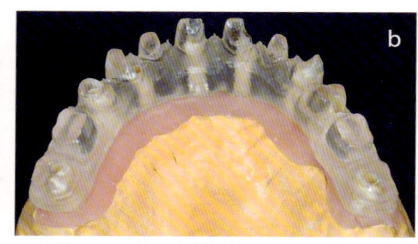

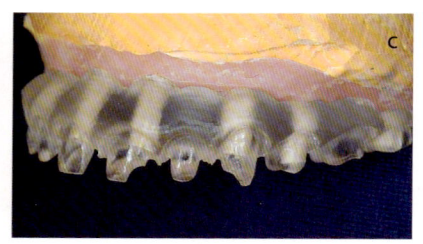

7-14-13a〜c ワックスアップのカットバック後、レジンを注入し、サブストラクチャーおよび支台歯を製作し直す。

スキャニング

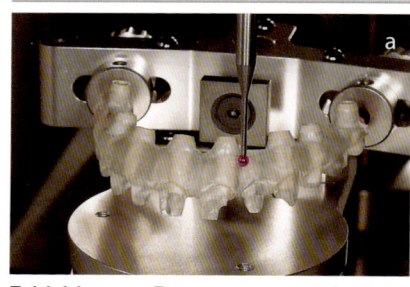

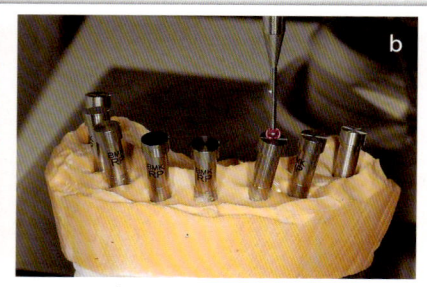

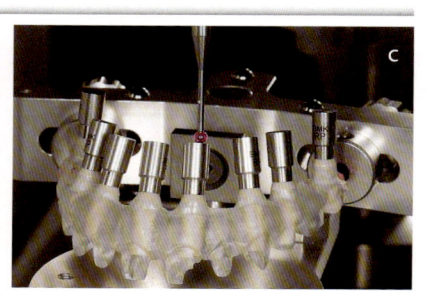

7-14-14a〜c Procera フォルテによるスキャニング。

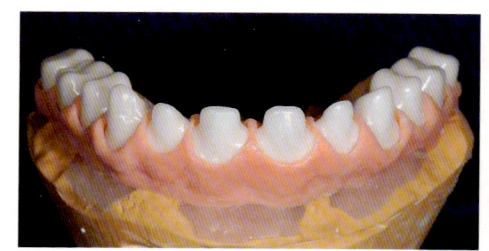

7-14-15a スキャンしたデータをノーベルバイオケアに送信し、フレームワークが製作された。ジルコニアのフレームワークは、前歯部・左右部の臼歯で三分割している（3セグメンテーション）。

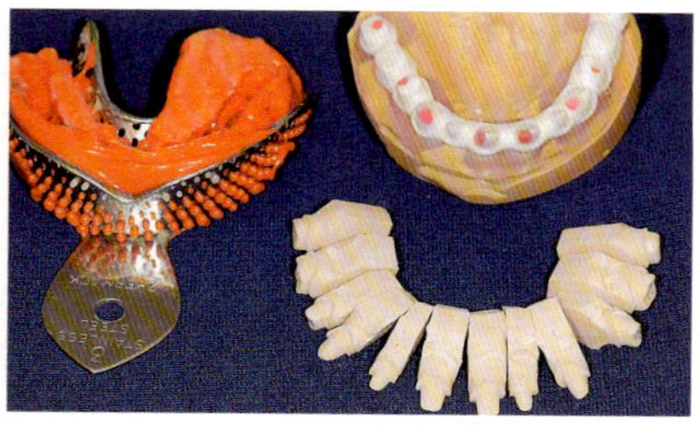

7-14-15b ラボで再度調整し、支台歯のみ印象採得した。

180 Esthetic Classifications

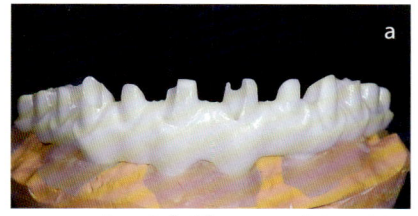

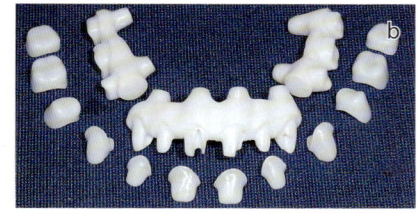

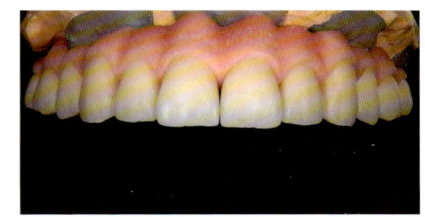

Major Structural Loss ―咬合再構成(2)―

CASE 7-14　Severe Bone Loss　―(2)ノーベルガイドを使用したフルボーンアンカード・ブリッジ―

7-14-16a,b　3分割のPIBブリッジと、各支台のコーピング。

7-14-16c　ビスケットベイク。

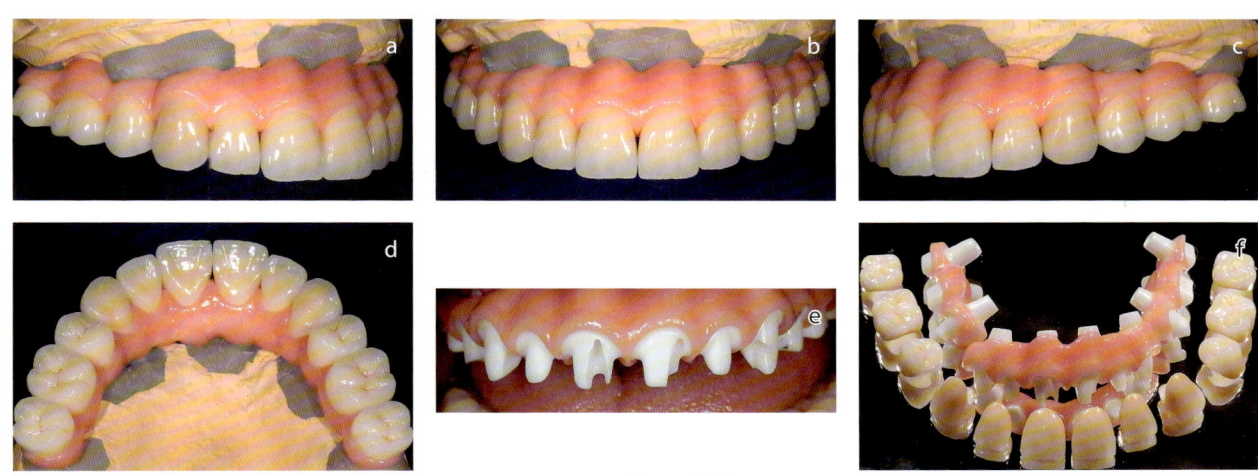

7-14-17a〜f　ピンクポーセレンおよび各クラウンを通法に従って製作。すべての上部構造が完成した。スチーマーをかけ、中のsterilizationを行った後、それぞれのフレームを35ニュートンでスクリューが緩まないようタイトニングする(e)。口腔内にセメンテーションする前の状態(f)。

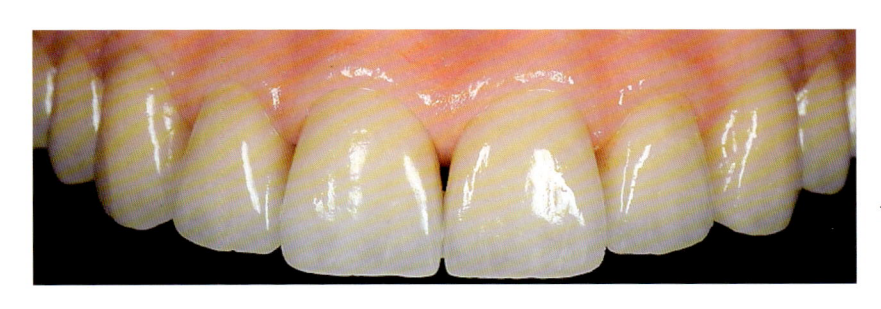

7-14-18　クラウンを装着した。上部のクラウンは、すべてレジン系のセメントでセメンテーションする。

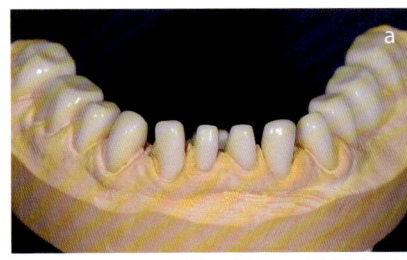

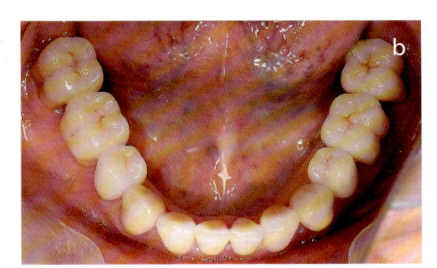

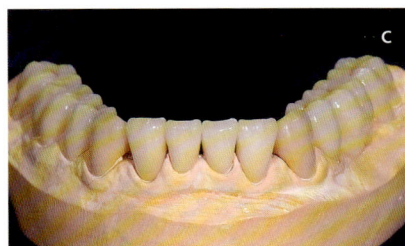

7-14-19a〜c　下顎は通常の補綴治療を行った。形成・印象後、フルマウスに渡るジルコニア・クラウンを製作し装着した。

　このように、現在のdigital dentistryは高度なレベルに達しており、コンピュータシミュレーションによる安全で確実なインプラント埋入、CAD/CAMによる高精度で審美性を伴った補綴物製作が可能となってきた。また、これらを利用した即時荷重の治療法が患者に大いなる満足を与えていることは言うまでもない。

Part 2　分類に基づいた審美修復治療の実際　181

Chapter 7　Patient Type III の審美修復治療

:: Final Restoration

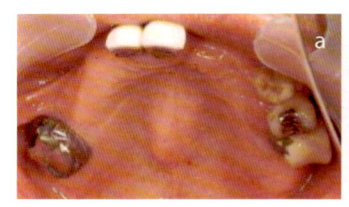

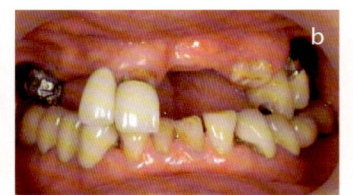

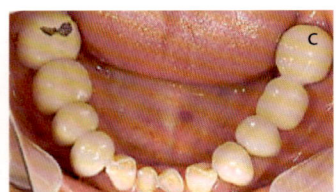

7-14-20a〜c　術前。

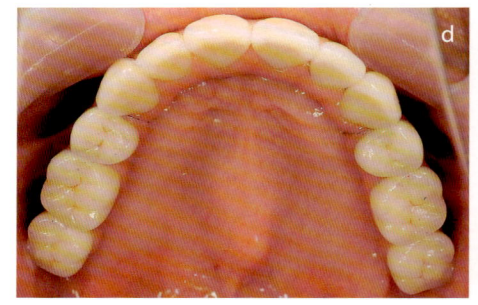

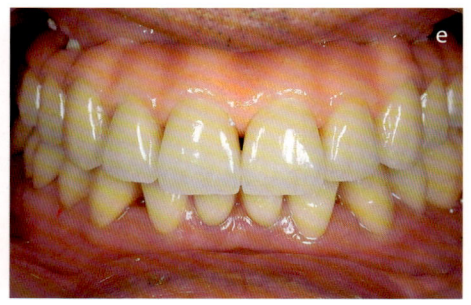

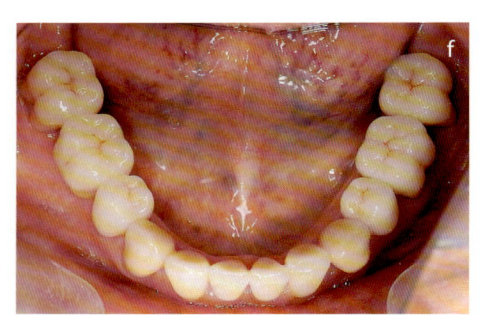

7-14-20d〜f　術後。審美・機能両面を獲得した。

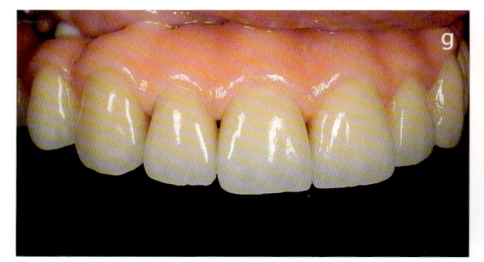

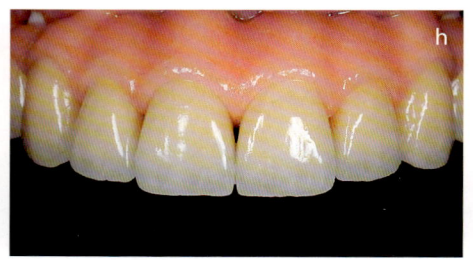

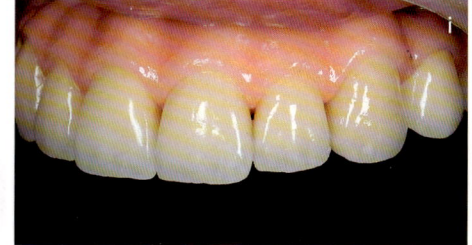

7-14-20g〜i　ジルコニア・クラウンとピンクポーセレンもうまく調和している。

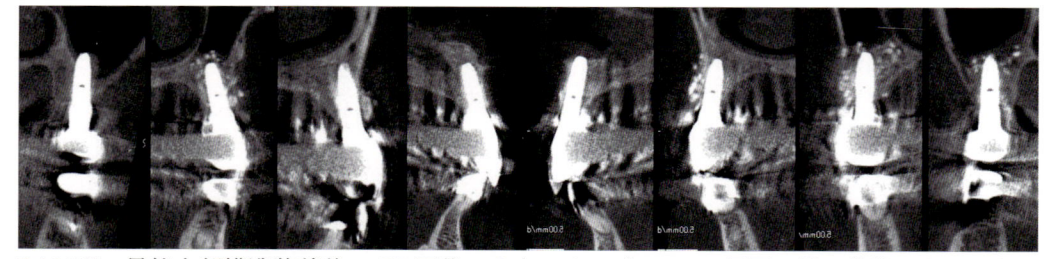

7-14-20j　最終上部構造装着後のCT画像。8本のインプラントの周囲の骨の状態と上顎洞内の状態を確認した。

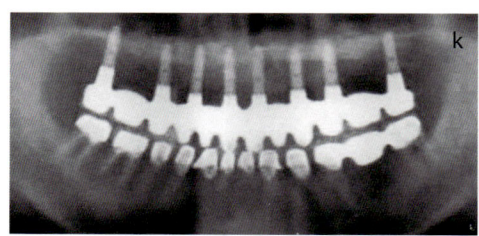

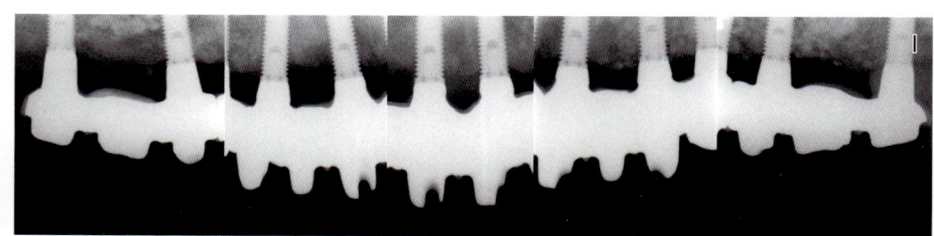

7-14-20k, l　見事な平行関係を示すインプラント埋入位置。PIBとの適合もすばらしい。

182　Esthetic Classifications

Type III division ii 複合修復患者

■ フルマウス症例の分類

　Type III division ii の患者の治療は全顎的なものとなる。補綴分野のみならず、時には歯周、矯正、インプラントなど複数領域に及ぶ複雑な連携治療が必要になる。

　これら治療が全顎に及ぶフルマウス・リコンストラクションも、審美修復を成功に導くために必要となる連携分野によって、表 7-8 のように分類できる。

[表 7-8　フルマウス症例の分類]
Current Concept of Classifications for Full-mouth Reconstruction

1. 補綴治療のみで済むフルマウス症例
    Restorative Patient
2. 矯正／歯周治療を必要とするフルマウス症例
    Orthodontics/Periodontics- Restorative Patient
    ⅰ）矯正 - 補綴フルマウス症例
        Orthodontics- Restorative Patient
    ⅱ）歯周 - 補綴フルマウス症例
        Periodontics- Restorative Patient
    ⅲ）矯正 - 歯周 - 補綴フルマウス症例
        Orthodontics- Periodontics- Restorative Patient
3. インプラント治療を必要とするフルマウス症例
    Implant Restorative Patient
    ⅰ）矯正 - インプラント補綴フルマウス症例
        Orthodontics- Implant Restorative Patient
    ⅱ）歯周 - インプラント補綴フルマウス症例
        Periodontics- Implant Restorative Patient
    ⅲ）矯正 - 歯周 - インプラント補綴フルマウス症例
        Orthodontics- Periodontics- Implant Restorative Patient

　複雑な症例になればなるほど、基本に忠実に症例を分析しなければならない。すなわち、すべての基礎資料を収集し、その症例の審美修復治療の成功を左右する問題点を明確にして、それらをすべて包含した総合的で順序立てられた治療計画を立案する必要がある。また、前項で説明した咬合のマネジメント、診断用ワックスアップ、クロスマウント法、シークエンシャルセメンテーションなどは、本項の複雑な症例（Patient Type III‐ii）においても用いられる、咬合再構成における必須のテクニックである。複雑な症例に対応するためには、これらを十分理解しておかなければならない。

　そして、治療が終了してから始まる長期間のメインテナンスをしっかりと遂行し、長きに渡りその口腔内を維持して初めて、真に審美修復治療が成功したということができるのである。

　本項では上記の分類に従い、いくつかの症例を呈示してみたい。

Chapter 7　Patient Type Ⅲ の審美修復治療

全顎にわたる審美修復治療

CASE 7-15　Class Ⅱ division Ⅰ-ⅱ　ポーセレンラミネートベニア
　　　　　　　Class Ⅱ division Ⅱ-ⅰ　オールセラミックス（Procera／ジルコニア）

Restorative Patient
―水平的ブラキサーの2度にわたる咬合再構成―

Before Treatment

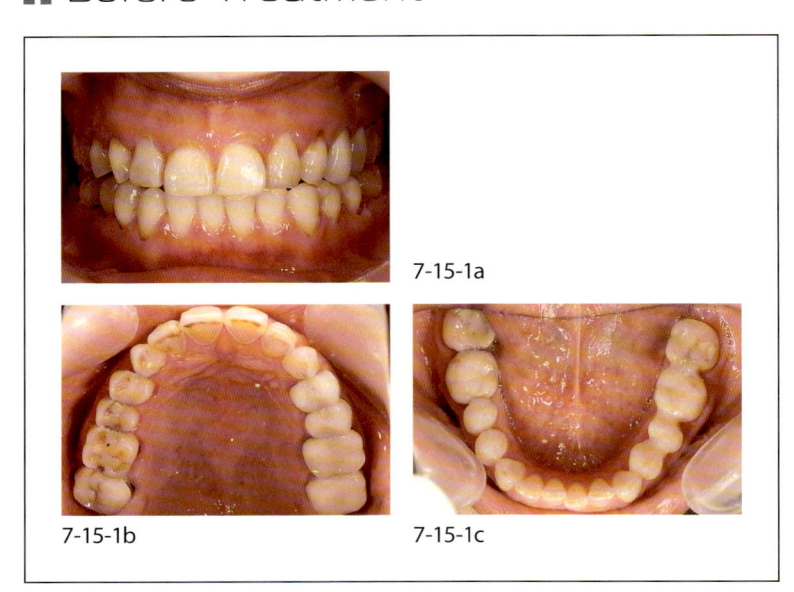

7-15-1a
7-15-1b
7-15-1c

Problem List
- 水平的ブラキサー
- 酸蝕症
- 審美性の欠如
- 低位咬合高径

　2001年初診。治療中にわかったことだが、患者は重度の水平的ブラキサーであった。そのため、治療は補綴分野のみであっても、咬合にシビアな問題があった（咬合高径の低下）。
　また、拒食症による後天的なエナメル質の腐蝕（酸蝕症）を抱えており、全歯にわたり歯頸部にも多数のう蝕が生じていた。

治療計画

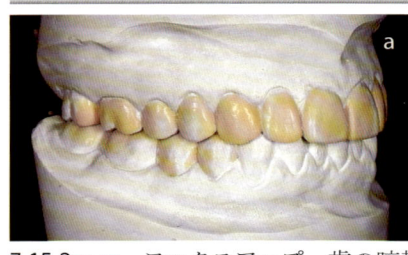

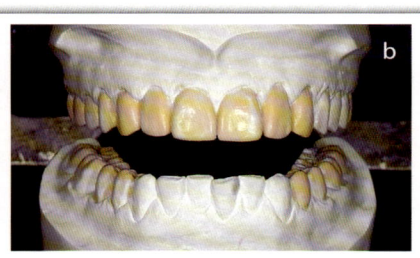

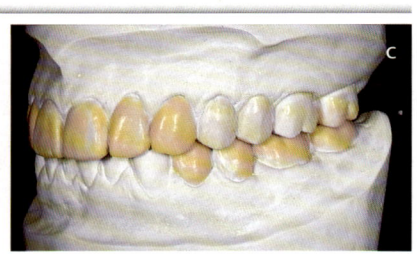

7-15-2a〜c　ワックスアップ。歯の咬耗による低位咬合を修正するため、咬合高径を大幅に挙上した（切端レベルで約3mm）。

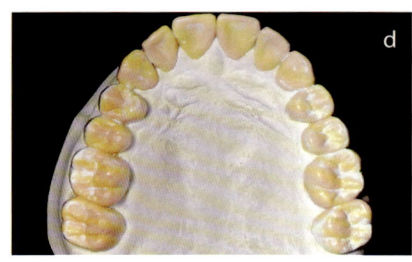

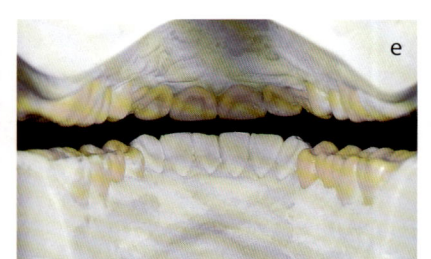

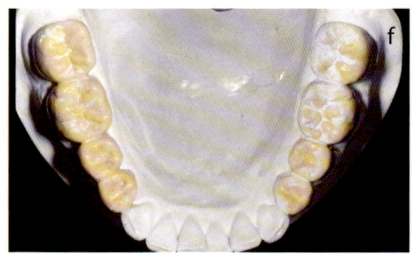

7-15-2d〜f　三次元的な咬合平面（Case7-8参照）をしっかりと構築した（d,f）。舌側面観（e）ではマージナルリッジが高く、咬合高径が挙上されていることがよくわかる。この時点では筆者は患者が水平的ブラキサーであることに気づいていなかった。

全顎にわたる審美修復治療

CASE 7-15　Restorative Patient　—水平的ブラキサーの2度にわたる咬合再構成—

プロビジョナル・レストレーション製作

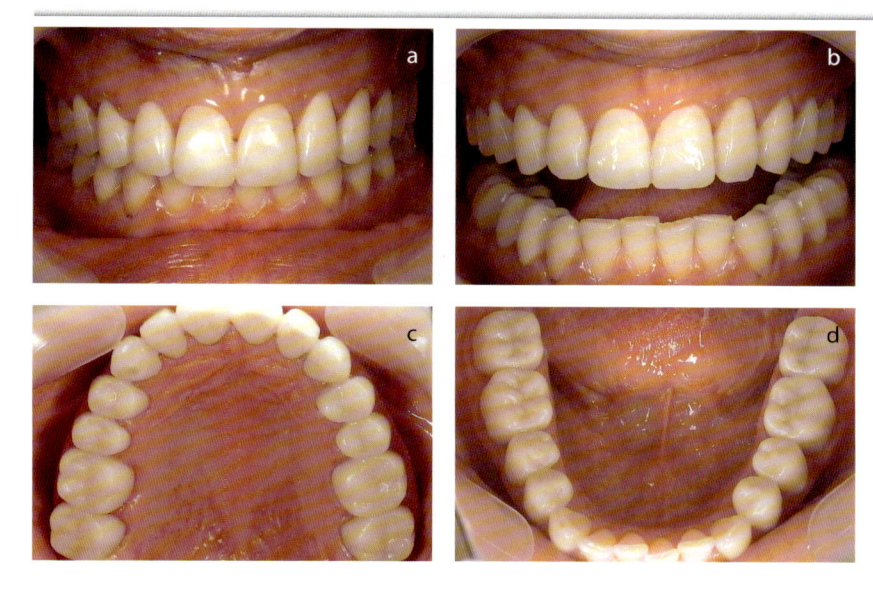

7-15-3a～d　診断用ワックスアップより移行された1stプロビジョナル・レストレーション。1回で上下顎の形成およびプロビジョナルの装着を行った。ワックスアップと比較されたい。

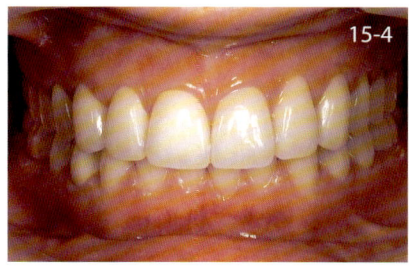

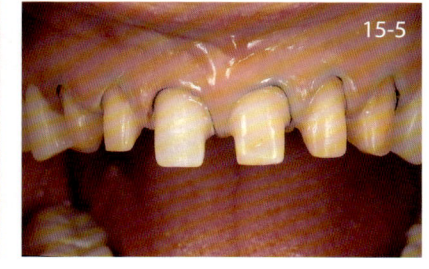

7-15-4　より審美-機能を追求して製作した2ndプロビジョナル・レストレーション。
7-15-5　支台歯形成。

最終補綴物製作

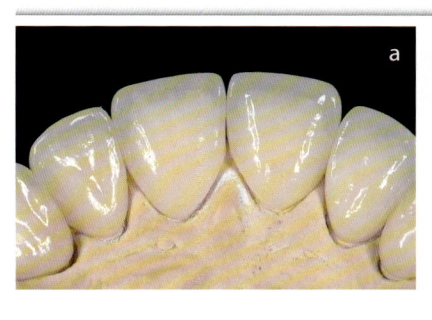

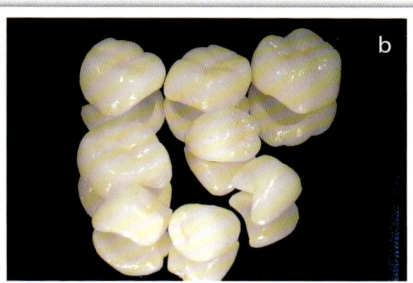

7-15-6a, b　Procera AllCeramによる最終補綴物。

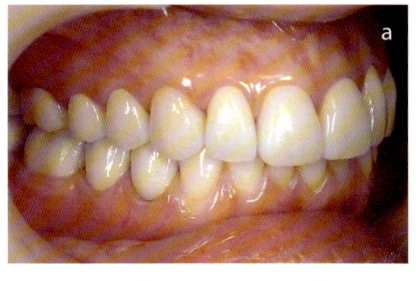

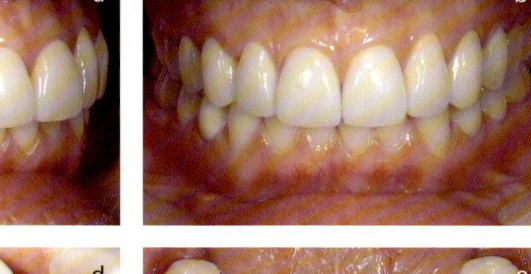

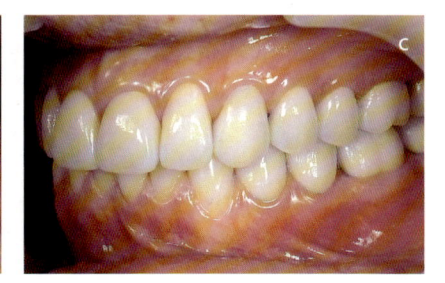

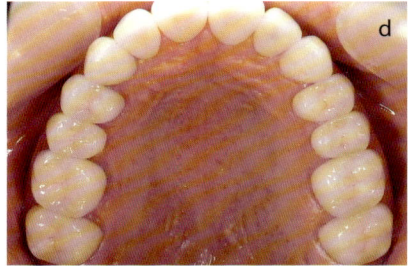

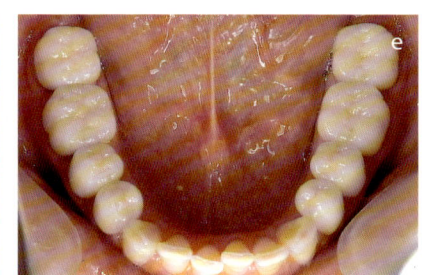

7-15-7a～e　最終補綴物装着。下顎の6前歯には修正を加えていないため、上顎前歯部→下顎臼歯部→上顎臼歯部の順にシークエンシャルセメンテーションを行った。

Part 2　分類に基づいた審美修復治療の実際　185

Chapter 7　Patient Type III の審美修復治療

最終補綴物装着

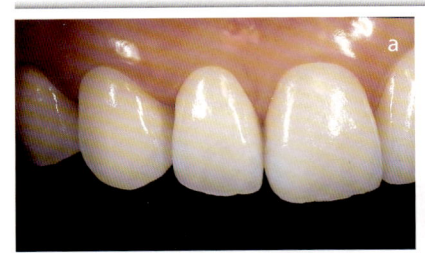

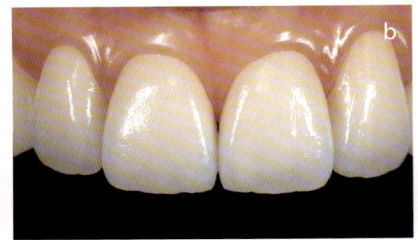

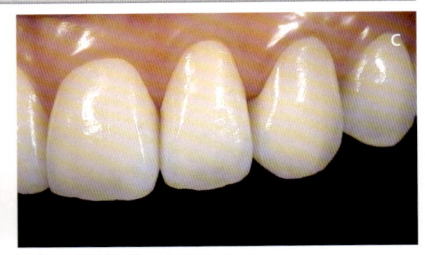

7-15-8a〜c　光の透過性に優れ、自然感のあるオールセラミックス(Procera)による高い審美性が得られた。

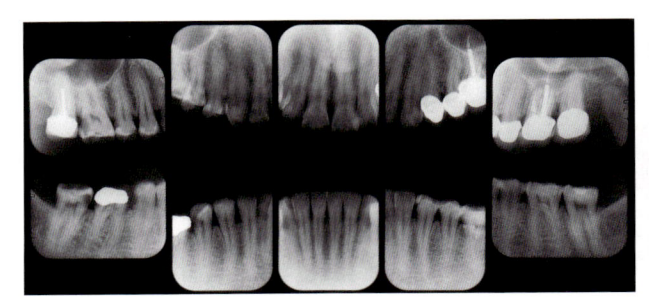

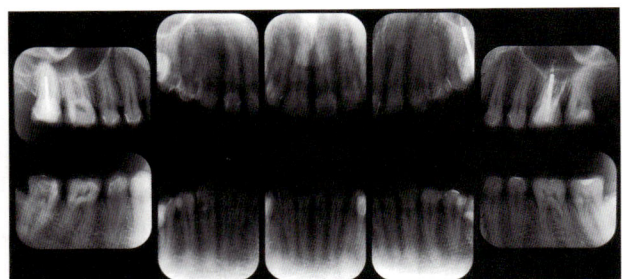

7-15-8d　術前。

7-15-8e　術後。

　しかし、患者が水平的ブラキサーであるにも関わらずオクルーザル・スプリントを装着しなかったために、5年後には下顎6前歯がすべて咬耗してしまった。Procera のベニアリングマテリアルには数本に破折や摩耗がみられ、患者も咀嚼効率の低下を訴えたため、再度咬合高径および前歯誘導などを修正すべく、再治療に踏み切った。

✓ keypoint

水平的ブラキサーの特徴と補綴設計上の注意点

　水平的ブラキサーは、非常に広範囲な水平的咀嚼パターン(wide chewing pattern)を持つ。下顎が前方に移動して、まず前歯を咬耗させ、それにより臼歯の離開が失われ、臼歯部に咬耗が波及する。その結果としてアンテリア・ガイダンスの喪失、咬合高径の減少、不安定な中心咬合位などの問題を引き起こす。
　このような水平的ブラキサーの修復処置にあたっては、まず咬耗から推測される著しい咬耗を生じる以前の垂直咬合高径を与え、次にその患者の水平的習癖に可及的に近づけた、平坦で、角度が緩く、運動の自由度が広いアンテリア・ガイダンスを設ける。
　そしてプロビジョナル・レストレーションで安定が認められたら、必ずクロスマウント法によって最終補綴に反映させることが重要である。もちろん、オクルーザル・スプリントを装着させることは忘れてはならない。

全顎にわたる審美修復治療

CASE 7-15　Restorative Patient　―水平的ブラキサーの2度にわたる咬合再構成―

■ Final Restoration

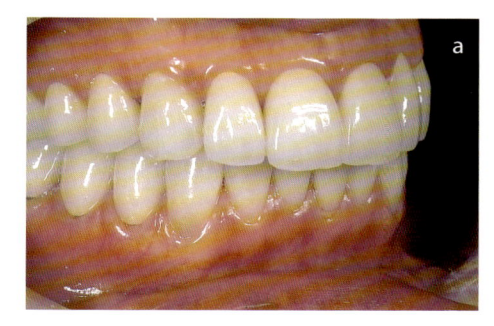

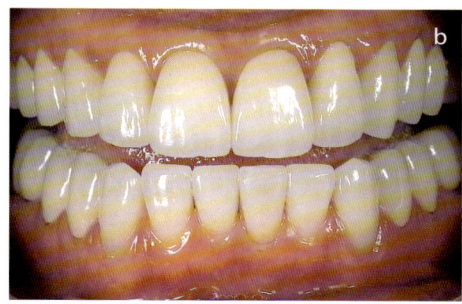

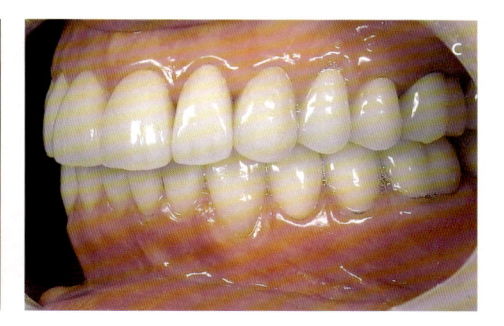

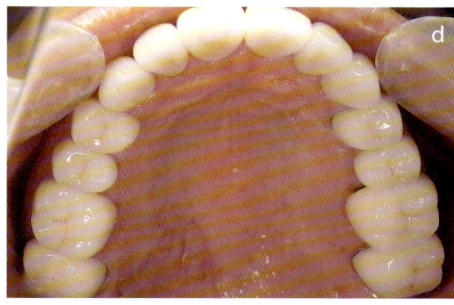

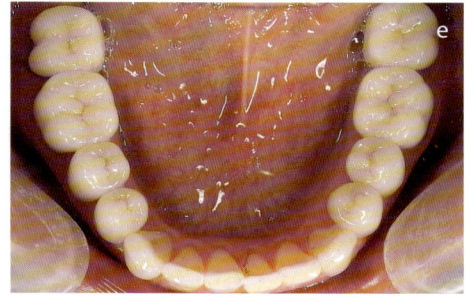

7-15-9a〜e　再治療終了時。5年後、ジルコニアにて再製。下顎6前歯はポーセレンラミネートベニア修復を行い、咬合高径を挙上した。

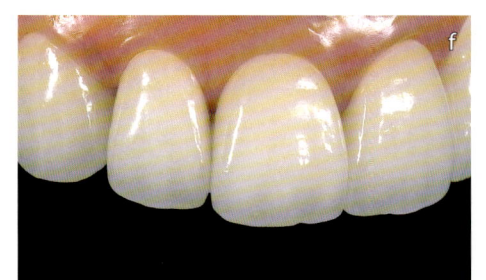

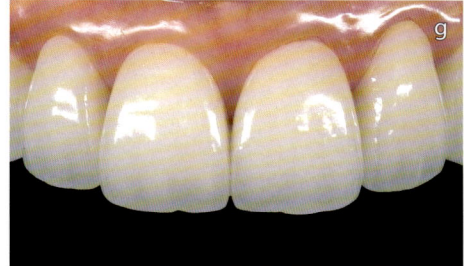

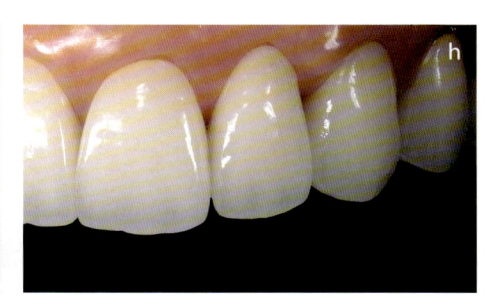

7-15-9f〜h　新たな審美性が得られた。

[図 7-15-10　水平的ブラキサーの特徴と補綴設計上の注意点]

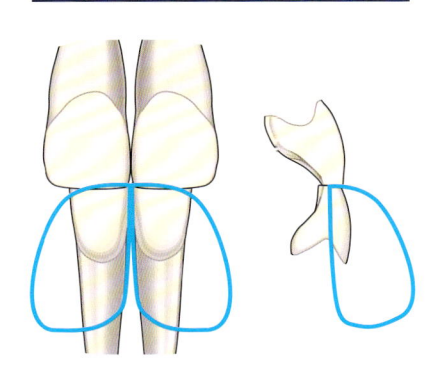

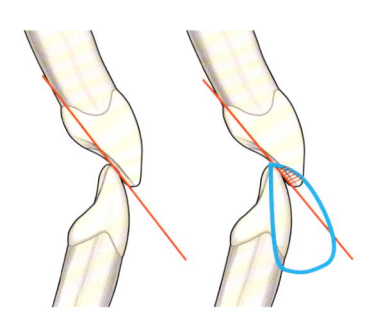

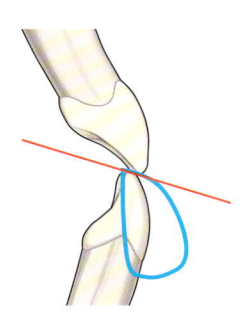

水平的ブラキサーの咀嚼ストローク	注意点	対処方法
非常に広い水平的咀嚼ストロークを示し、咬耗により臨床歯冠長が減少している。このため自ずと被蓋は浅くなっている。	水平的ブラキサーへの補綴的対応として、通常のような被蓋および急な誘導の角度を与えることが不可能になる(左)。水平的ブラキサーに対し、通常の被蓋と誘導角度を与えると補綴物は破損する(右)。	患者の習癖にあわせて、自由度がより広く、誘導角度はより緩く、そして被蓋の浅い形態を選択しなければならない。それにより臼歯部の運動は必要最低限の離開に留まる。

Part 2　分類に基づいた審美修復治療の実際　187

Chapter 7　Patient Type Ⅲ の審美修復治療

CASE 7-16　Class Ⅱ division Ⅱ-ⅰ　オールセラミックス（Procera）
Restorative Patient　―オクルーザル・リハビリテーション―

■ Before Treatment

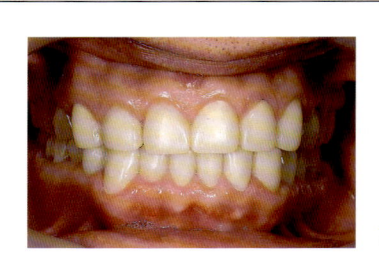

Problem List

・咬合の不調和　　　　・審美性の欠如

他院からの紹介で、すでにプロビジョナル・レストレーションが装着された状態で来院。
フルマウス・リコンストラクションを希望していた。

7-16-1　術前。

治療計画

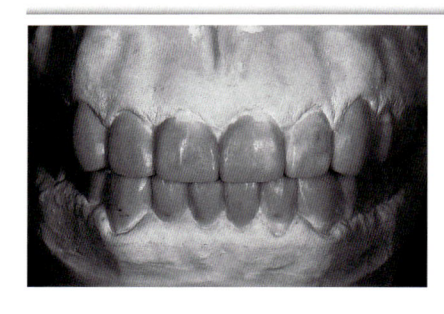

7-16-2　顎位を精査し改善した診断用ワックスアップ。まずプロビジョナルで咬合高径を改善し、支台歯修正後、シークエンシャル・セメンテーションを行うこととした。

プロビジョナル製作

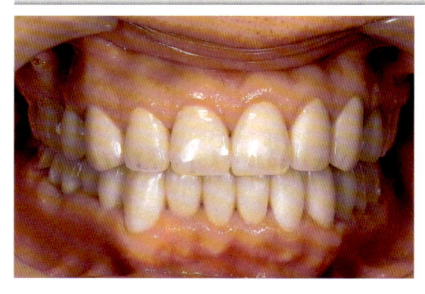

7-16-3　診断用ワックスアップからトランスファーされた全顎のプロビジョナル装着時。咬合高径を改善した。

シークエンシャル・セメンテーション

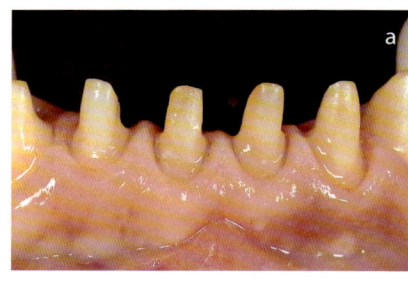

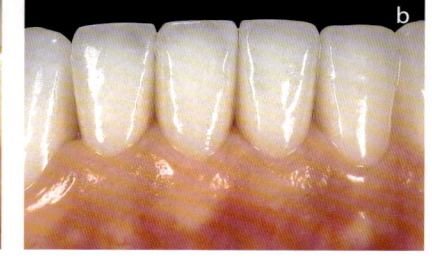

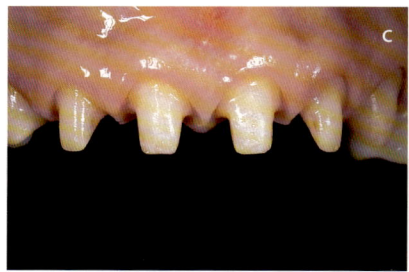

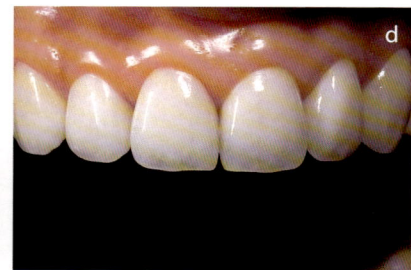

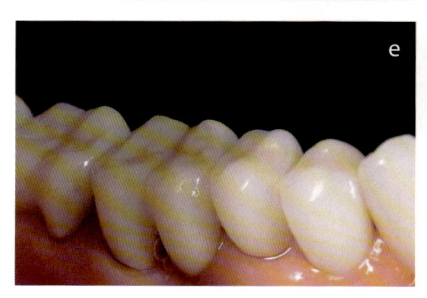

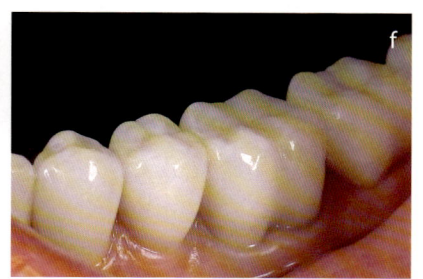

7-16-4a～f　全顎に渡るシークエンシャル・セメンテーション。最初に下顎6前歯（a, b）、つぎに上顎6前歯（c, d）、そして左右の下顎臼歯部（e, f）、最後に上顎左右臼歯部（g, h）と順次セメンテーションを行った（P.153 keypoint参照）。

188　Esthetic Classifications

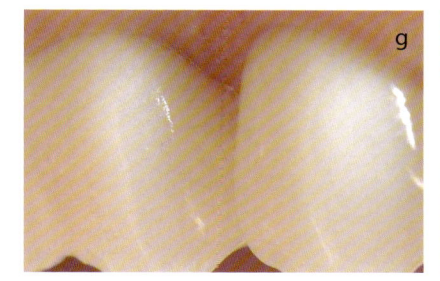

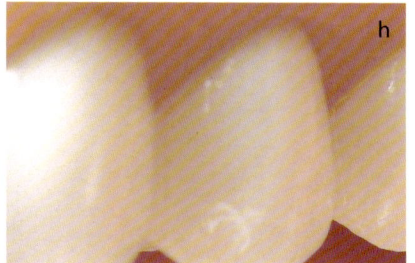

全顎にわたる審美修復治療

CASE 7-16　Restorative Patient　—オクルーザル・リハビリテーション—

7-16-4g, h　同、上顎臼歯部のセメンテーション。

Final Restoration

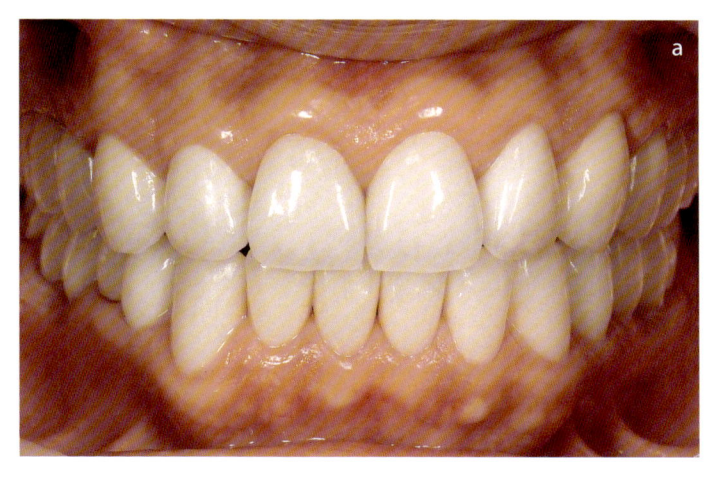

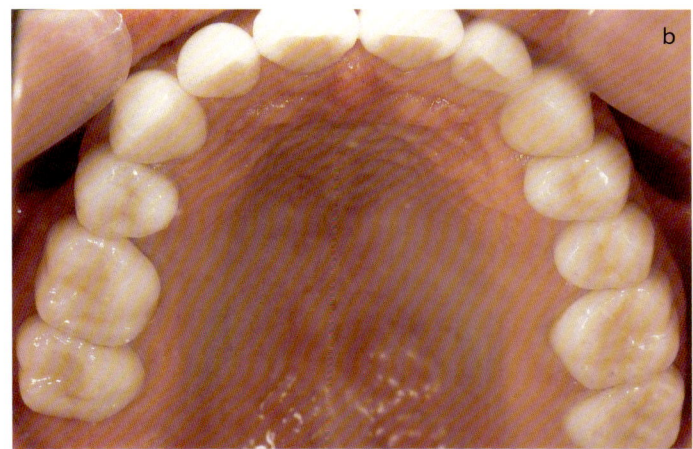

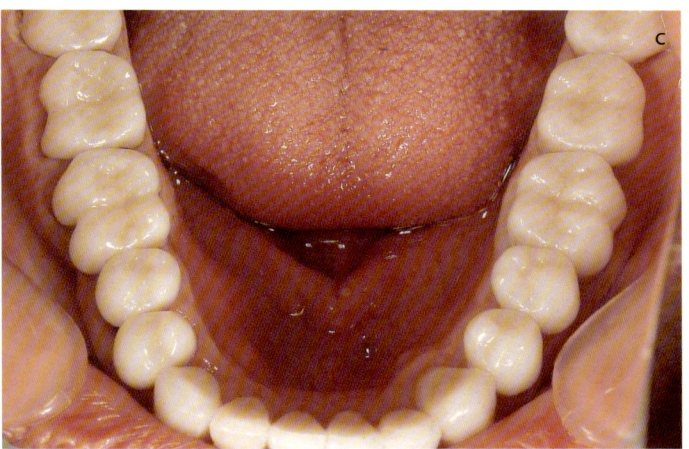

7-16-5a〜c　段階を経て最終的にセメンテーションされたオールセラミックス。歯列の整合性は維持され、審美性も再現された。

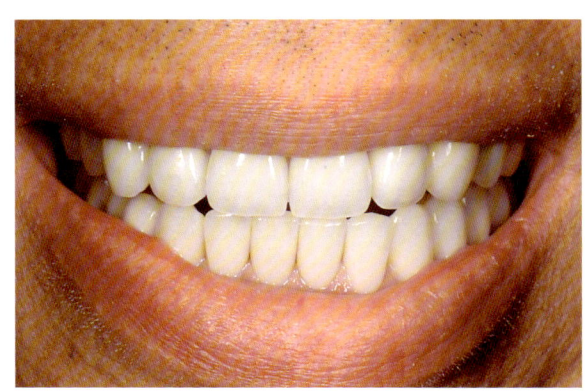

7-16-5d　口唇との調和。

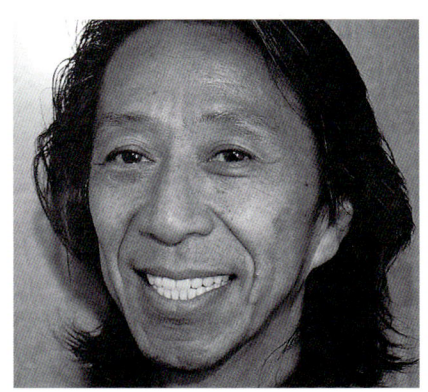

7-16-5e　術後顔貌。

Part 2　分類に基づいた審美修復治療の実際　189

Chapter 7　Patient Type III の審美修復治療

CASE 7-17
Class II division I - i　ポーセレンインレー&オンレー
Class II division II - i　オールセラミックス(Procera)

Ortho-Perio-Restorative Patient
―矯正・歯周治療による前歯切端レベルの再設定―

Before Treatment

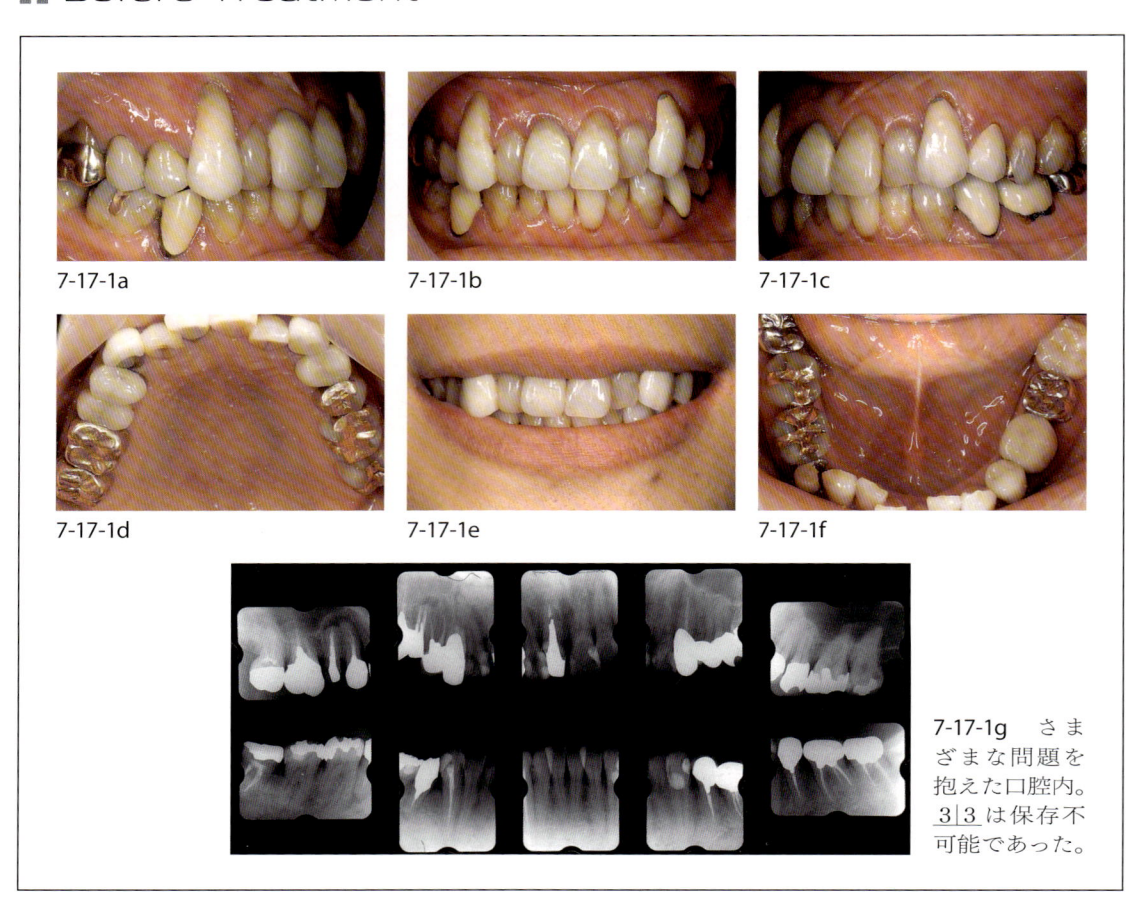

7-17-1a　　7-17-1b　　7-17-1c
7-17-1d　　7-17-1e　　7-17-1f

7-17-1g　さまざまな問題を抱えた口腔内。3|3 は保存不可能であった。

Problem List
- 審美性の欠如
- 不正咬合
- 不良補綴物
- 要根管治療歯

2004年、審美性の改善（メタルフリー）と機能不全を主訴に、矯正医からの紹介で来院した40歳女性。上下顎前歯には叢生が認められる。口元の審美性の改善には、矯正医との interdisciplinary treatment が必須であった。
　機能的にも II 級関係にあるバランスドオクルージョンであった。また、矯正治療前に多数歯の根管治療が必要な状態であった。

治療計画

[表 7-17-1　本症例の治療順序]

・炎症の抑制	Inframation Control
・プロビジョナル・レストレーションの装着	1st Provisionalization
・根管治療、ポスト&コア装着	Endodontics, Post & Core
・プロビジョナル・レストレーションのリマージン	Re-margin
・矯正治療	Orthodontic Treatment
・プロビジョナル・レストレーションの再製（切端レベルの決定）	2nd Provisionalization

根管治療および矯正治療

　　矯正治療開始前に、1| を除き、マイクロスコープを用いて根幹治療（マイクロエンド）を行った（担当：井澤常泰先生）。その後、プロビジョナルを装着し、3|3 を抜歯後、矯正治療に移行した。

190　Esthetic Classifications

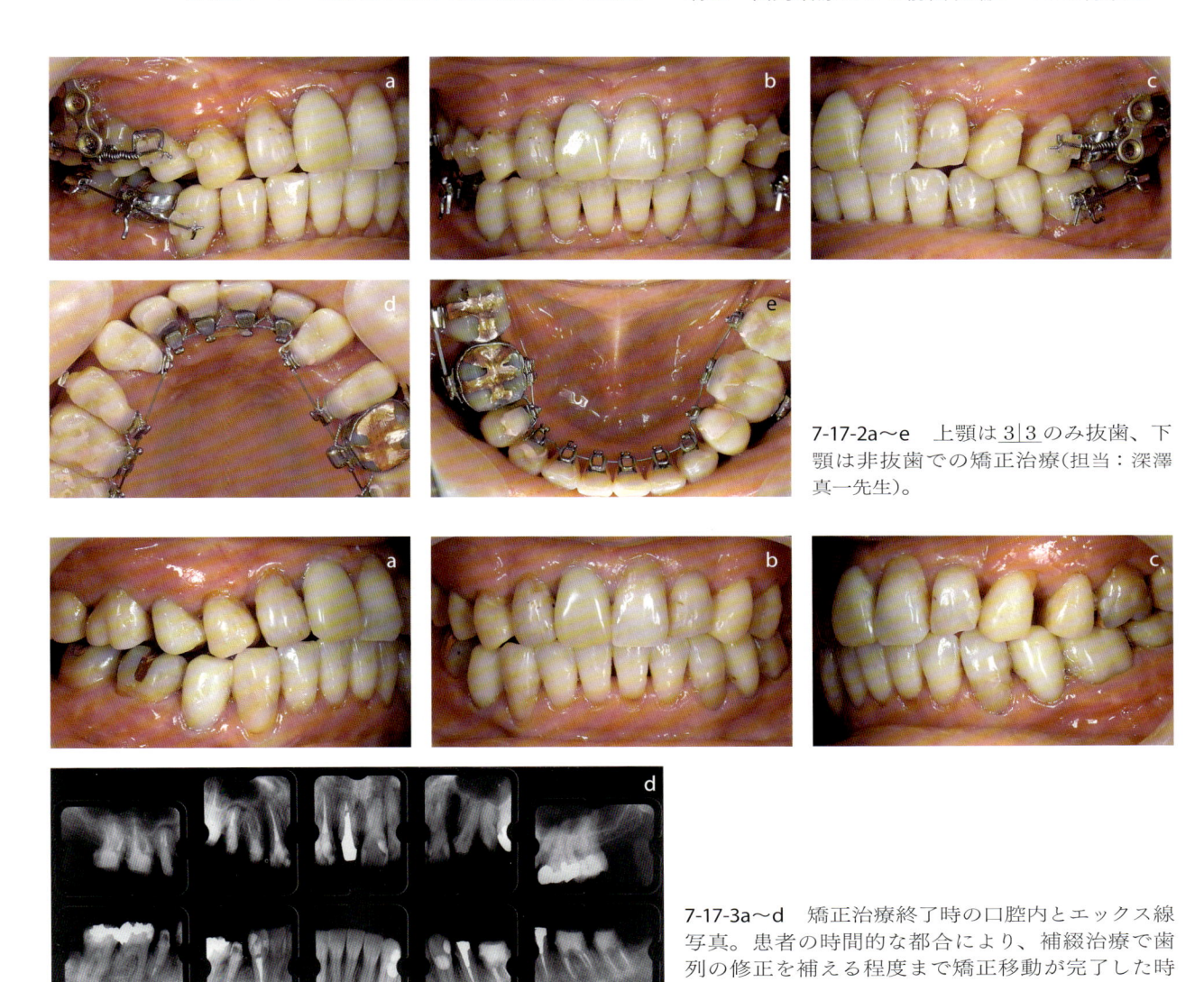

全顎にわたる審美修復治療

CASE 7-17　Ortho-Perio-Restorative Patient　―矯正・歯周治療による前歯切端レベルの再設定―

7-17-2a〜e　上顎は3|3のみ抜歯、下顎は非抜歯での矯正治療(担当：深澤真一先生)。

7-17-3a〜d　矯正治療終了時の口腔内とエックス線写真。患者の時間的な都合により、補綴治療で歯列の修正を補える程度まで矯正移動が完了した時点で(完全に矯正治療が終了する半年ほど前に)矯正治療を終えることとなった。

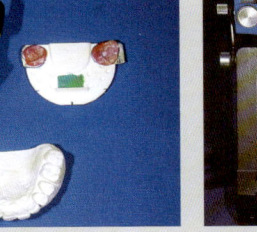

✓keypoint

Kois Dento-Facial Analyzer Systemによる前歯切端レベルの分析

Kois Dento-Facial Analyzer System(パナデント／松風；以下、D.F.A.)は、咬合器として単純に平均値的に使用することも十分可能なシステムである。

しかし、このD.F.A.の特徴は、切端レベルを審美的・機能的に顔面から決定することにある。すなわち、顔面の基準点(ヘアーライン、眉間、鼻下点、オトガイなど)をそれぞれ計測し、それらにもっとも調和した切端の位置を自動的にゴールデンプロポーションから決定することができる。

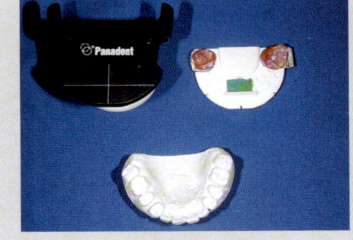

7-17-4a 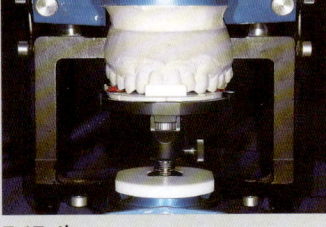　　7-17-4b

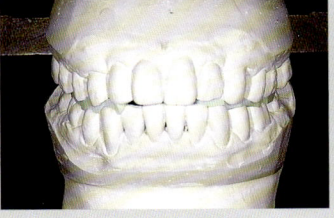

7-17-4c　　7-17-4d

Part 2　分類に基づいた審美修復治療の実際

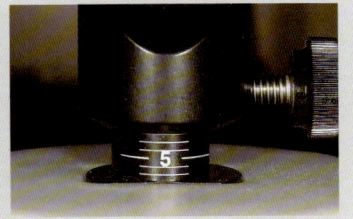

Chapter 7 Patient Type III の審美修復治療

前歯切端レベルの決定（審美性の改善）

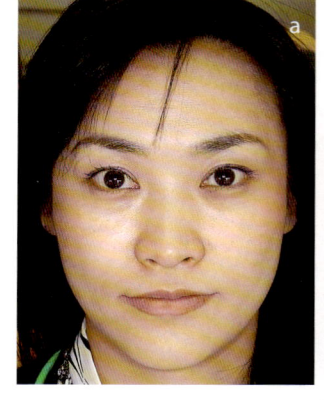

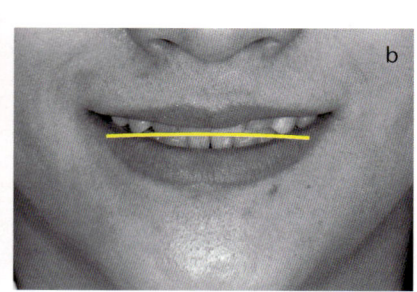

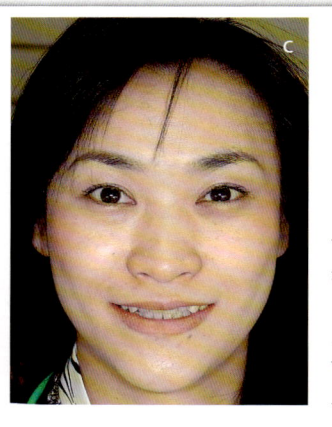

7-17-5a〜c　矯正治療終了時のリップライン。スマイル時、2＋2の切端はほとんど見えなかった(b)。

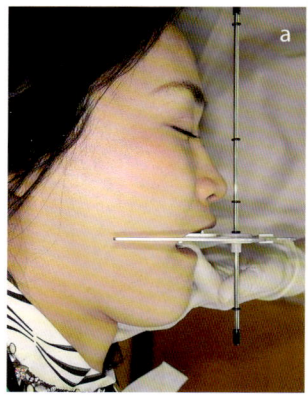

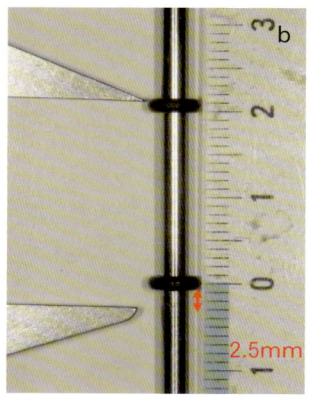

7-17-6a　D.F.A.により、顔貌から切端レベルを算出する。咬合平面の傾斜や顔貌の分析を行った。
7-17-6b　通常はネガティブスマイル時に2mm前歯切端がのぞくのが良いとされている。本ケースの場合は、D.F.A.により2.5mm前歯歯冠長を延長すべきと算出された。

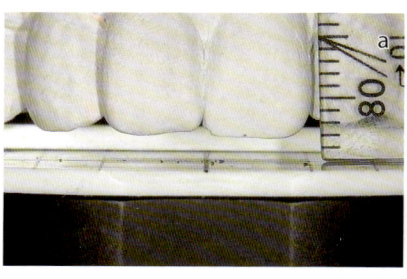

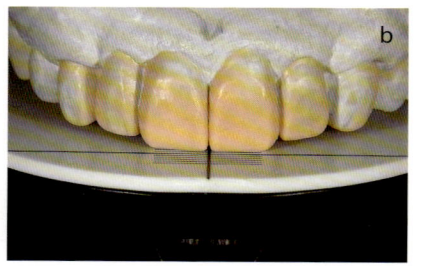

7-17-7a　D.F.A.に模型をマウントしたところ。切端の不足が2.5mmであると読み取れる。
7-17-7b　ゴールデンプロポーション・ワキシングガイドを用い、長さ・幅の理想的な6前歯のワックスアップを行った。

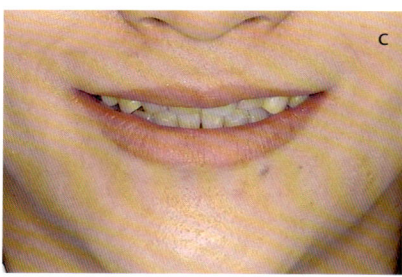

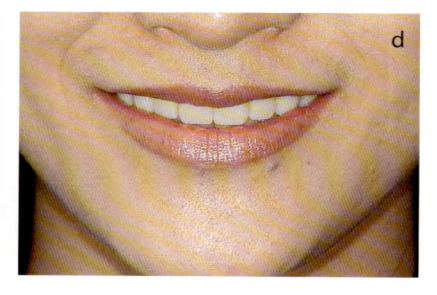

7-17-7c,d　術前の口唇(c)と、D.F.A.によって決定した前歯切端を付与したプロビジョナルを装着した口唇(d)の比較。

本ステップにおける使用器材

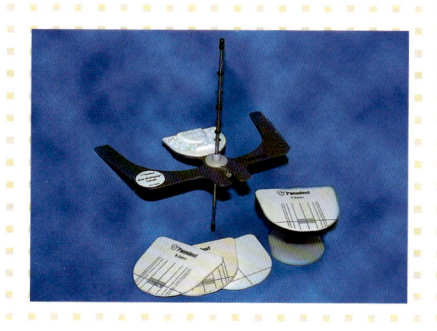

Dr. John Koisがパナデント社との協力により開発した、審美-機能分析を考慮した補綴診断器具。上下顎模型を三次元的に適切な位置に咬合器に装着した後、「ゴールデンプロポーション・ワキシングガイド」（付属品）を用いて分析する。審美的・機能的な歯列の分析、診断用ワックスアップや修復物の製作等に応用が可能。

製品名　Kois Dento-Facial Analyzer System
製造　　パナデント
問合先　株式会社　松風　　電話：03-3832-1824

CASE 7-17　Ortho-Perio-Restorative Patient　―矯正・歯周治療による前歯切端レベルの再設定―

機能の回復

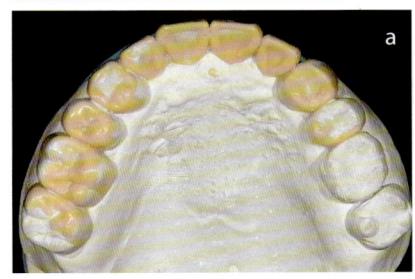

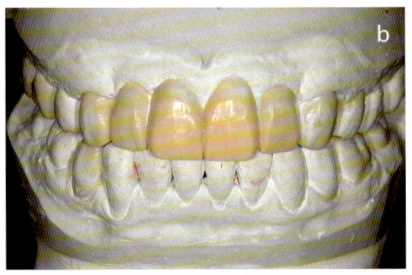

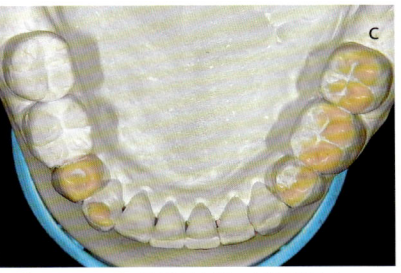

7-17-8a〜c　最終診断用ワックスアップ。前歯切端レベルが決定したため、それに合わせて臼歯部高径の過不足をコントロールしている。

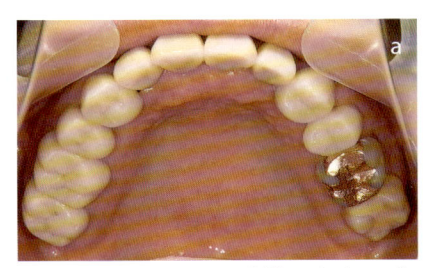

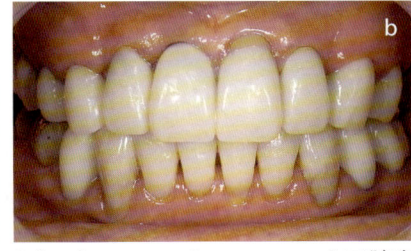

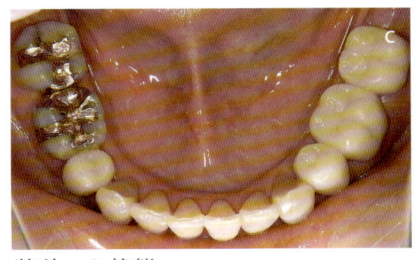

7-17-9a〜c　インレーを除いた1stプロビジョナル・レストレーションを口腔内に装着した状態。
　決定した前歯切端レベルに合わせて歯頸部まで支台歯形成を行えば、歯肉レベルに過不足があるために|1 が非常に長い歯になってしまうが、ここでは、反対側(1|)と同等の位置で支台歯形成およびプロビジョナルを止めている。

歯周組織の改善　（担当：鈴木真名先生）

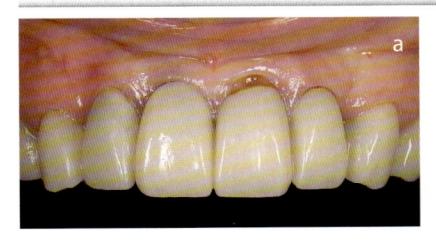

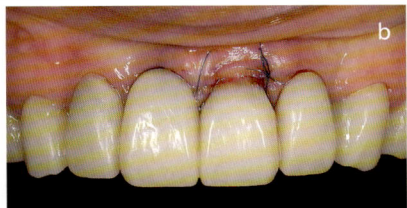

7-17-10a, b　ペリオドンタル・マイクロサージェリーによるroot coverge procedure（根面被覆）をエンベロープテクニックを用いて行った。プロビジョナルのマージン設定までオーバーコレクションしている。

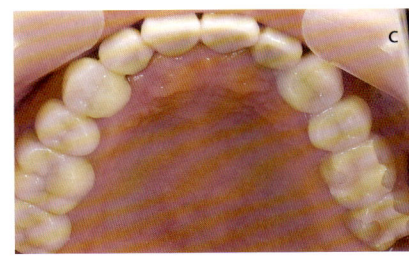

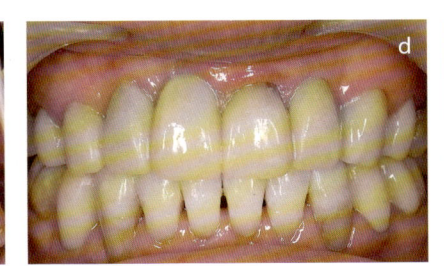

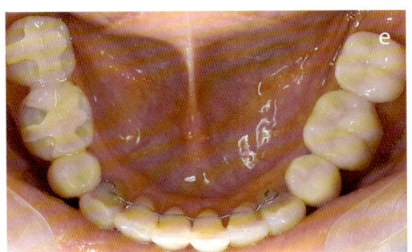

7-17-10c〜e　術後。インレーを除去し、改善された歯周組織に合わせて製作した2ndプロビジョナル・レストレーション。

最終調整

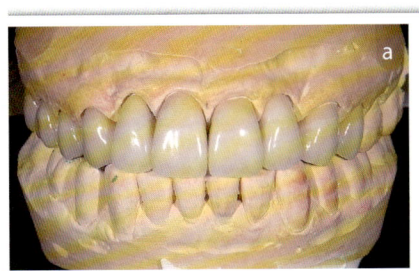

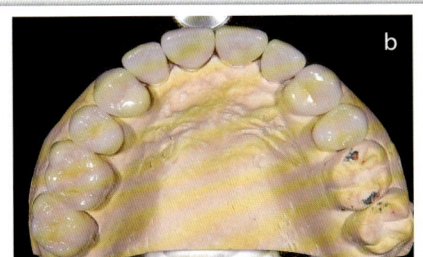

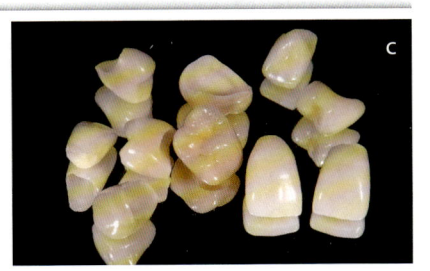

7-17-11a〜c　最終的な審美・咬合調整を行い、オールセラミックスによる最終補綴物が完成した。

Chapter 7　Patient Type III の審美修復治療

▪ Final Restoration

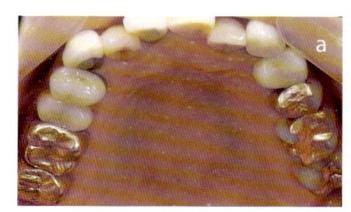

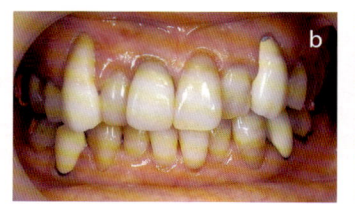

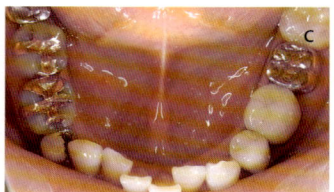

7-17-12a〜c　術前。

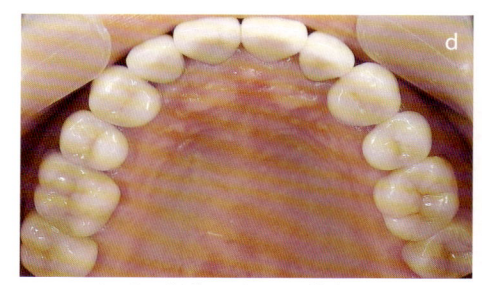

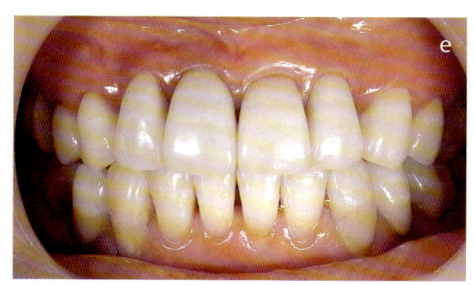

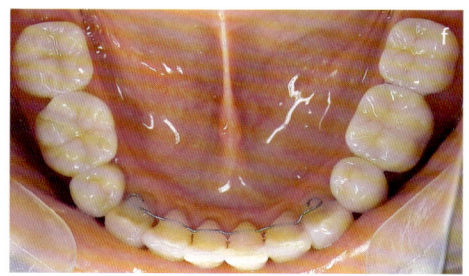

7-17-12d〜f　術後。上顎6前歯は酸化アルミナ。患者の希望通りメタルフリーの口腔内が完成し、審美性と機能が改善した。

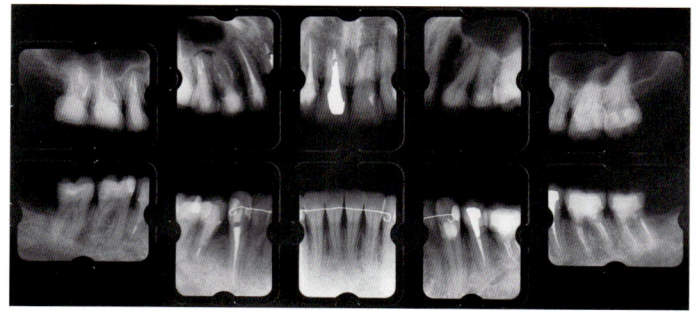

7-17-12g　術後エックス線写真。

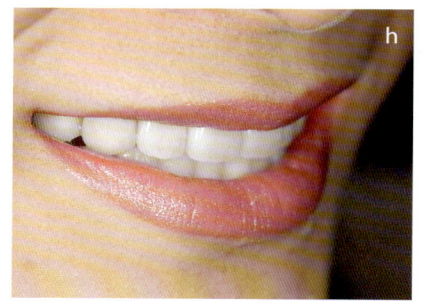

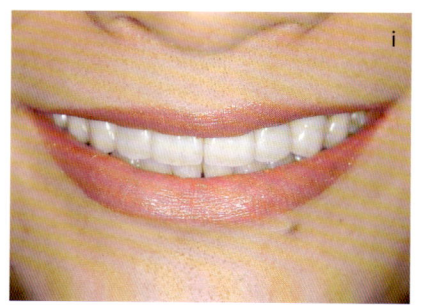

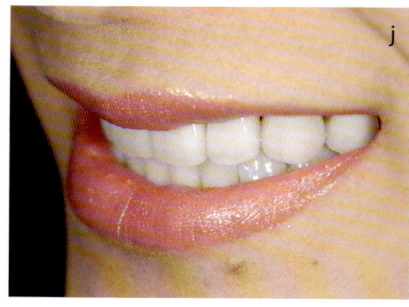

7-17-12h〜j　プロビジョナルをそのまま移行させた最終補綴物。前歯切端も患者の口唇と合致している。

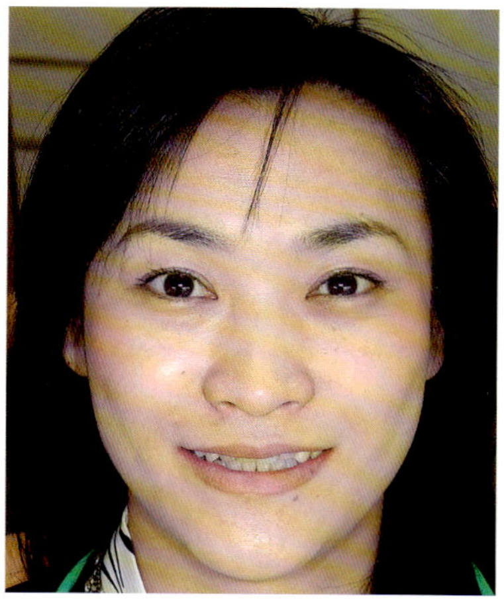

7-17-12k　術前顔貌。

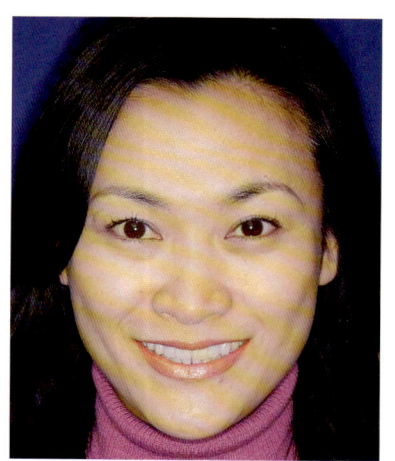

7-17-12l　術後顔貌。

194　Esthetic Classifications

全顎にわたる審美修復治療

CASE 7-18　Ortho-Implant Restorative Patient ―インプラント矯正による咬合再構成―

CASE 7-18　Class Ⅱ division Ⅱ-ⅰ　オールセラミックス（ジルコニア）
Ortho-Implant Restorative Patient
―インプラント矯正による咬合再構成―

Before Treatment

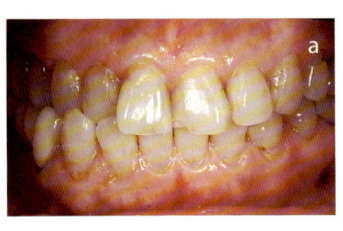

7-18-1a～d　左側は交叉咬合、右側はⅠ級関係の咬合状態。上下顎前歯の叢生も認められる。下顎右側臼歯部にはロングスパンブリッジが装着されていた。

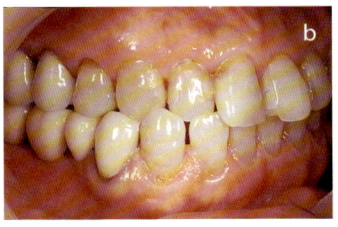

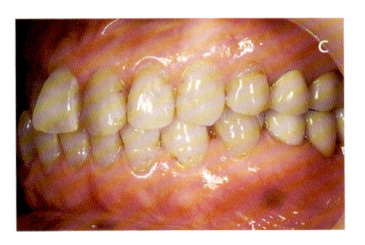

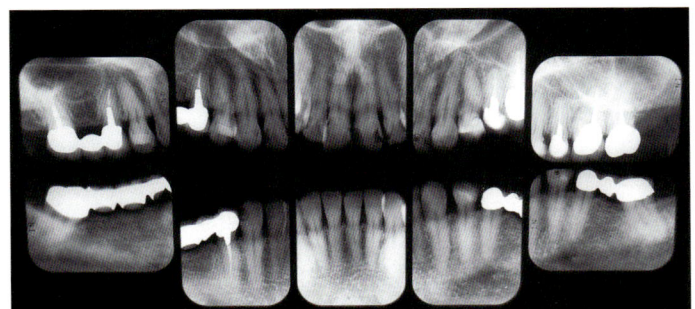

7-18-1d

Problem List

- 交叉咬合
- ロングスパンブリッジ
- 変色歯

　2006年、審美性の改善と機能不全を主訴に、矯正医からの紹介で来院した61歳女性。左側はⅠ級の咬合関係だが、右側は交叉咬合を呈していた。また、全顎にテトラサイクリン系の変色が認められ、患者は「もう何十年と悩んできたが、なかなか治療に踏み出す勇気がなかった」と、審美性にも大きな不満を持っていた。
　初診時エックス線写真には多数の要根管治療歯がみられ、⑦⑥⑤／⑦⑥⑤④⑤⑥⑦にブリッジが装着されている。

治療計画

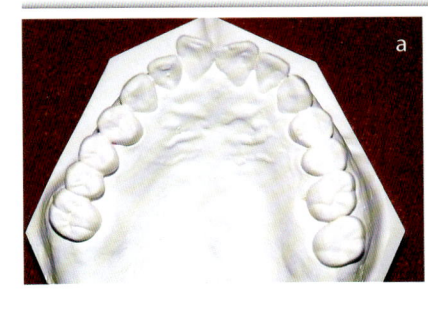

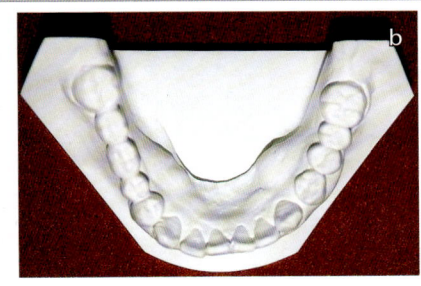

7-18-2a, b　術前の矯正用模型（咬合面）。

　左側の交叉咬合を解消し、歯列をコントロールするために、右側のロングスパンブリッジ部へインプラントを埋入し、インプラントアンカーによるインプラント矯正を行う計画を立案した。その他は左側部に関しては極力矯正治療では動かさず、⌐7のわずかなアップライティングをするだけに留めることとした。この計画により治療期間を大幅に短縮することが可能になる。
　まず、セットアップ模型と現状模型から最終的な歯の位置を計測し、インプラントを埋入し、矯正治療に移行した。

Part 2　分類に基づいた審美修復治療の実際

Chapter 7　Patient Type III の審美修復治療

矯正治療前

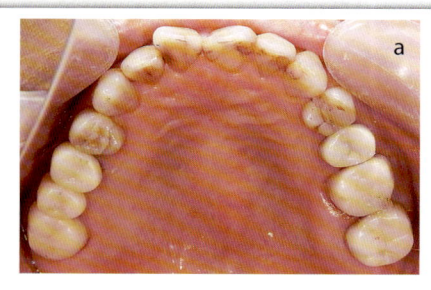

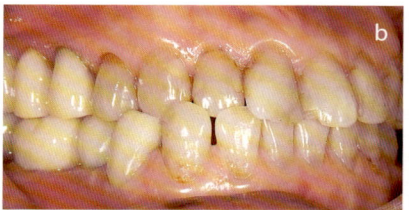

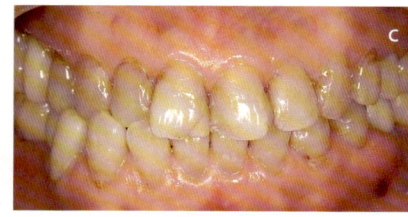

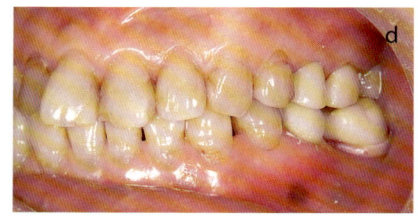

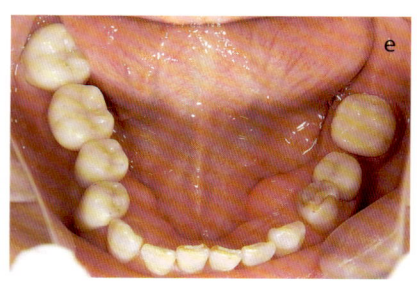

7-18-3a〜e　1stプロビジョナル・レストレーション装着時、矯正治療直前の状態。この時点でかなり内側に見えるインプラント埋入位置に注目（e）。これを固定源として、歯列を舌側に移動させる。

矯正治療時

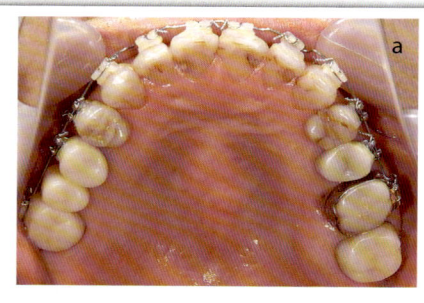

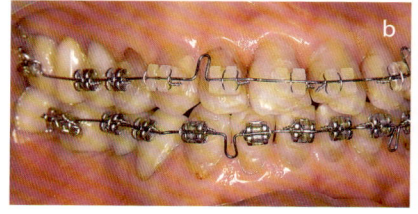

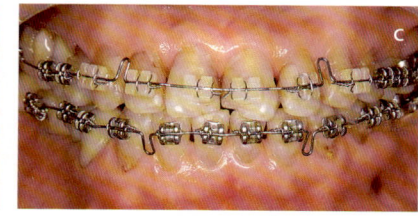

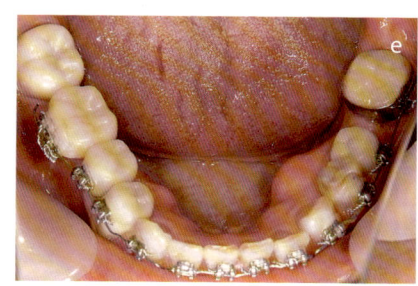

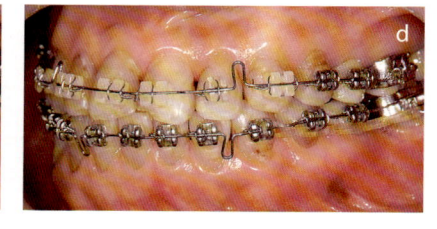

7-18-4a〜e　矯正治療中。下顎右側の歯列全体がインプラント埋入位置に移動していることがわかる（矯正担当：与五沢文夫先生）。

全顎にわたる審美修復治療

CASE 7-18　Ortho-Implant Restorative Patient　―インプラント矯正による咬合再構成―

矯正終了時

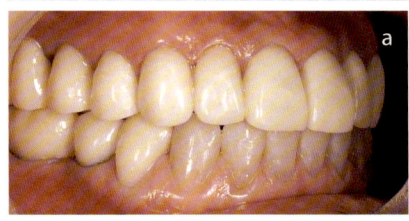

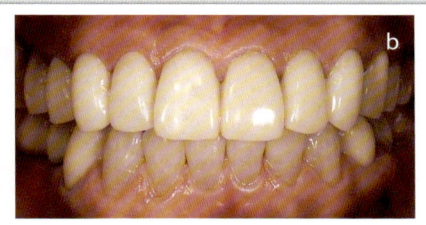

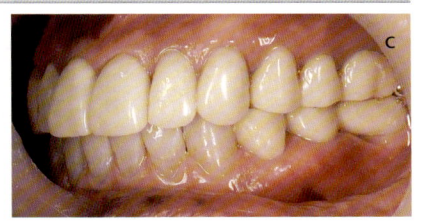

7-18-5a〜c　矯正治療終了後、2ndプロビジョナル・レストレーションを製作して、顎位と審美の修正を行った状態。全顎にⅠ級の咬合関係が整った。

上下顎クラウン製作

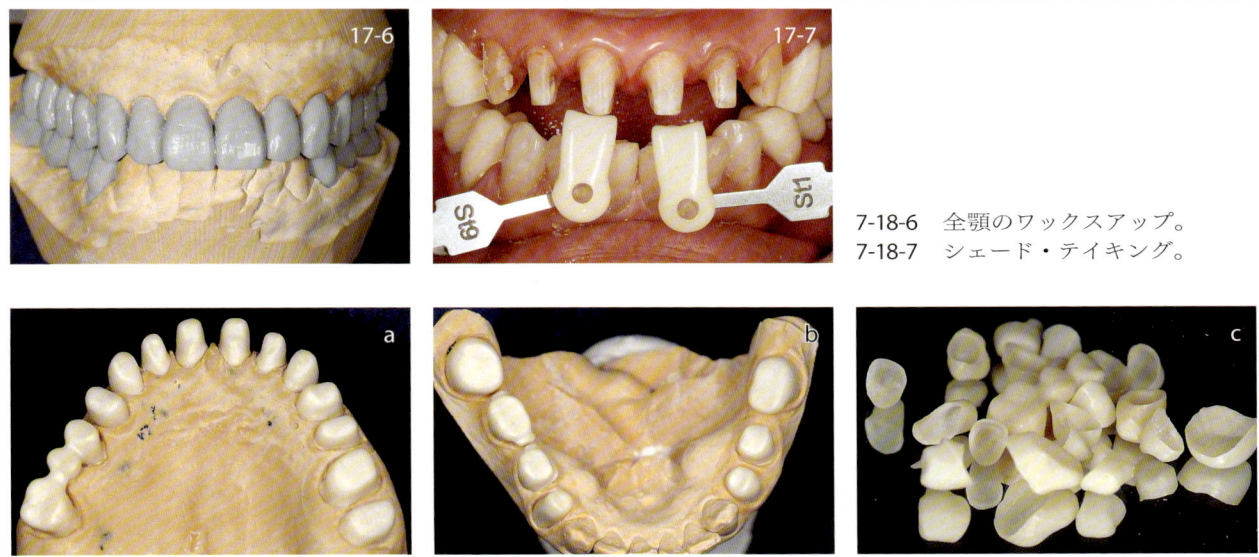

7-18-6　全顎のワックスアップ。
7-18-7　シェード・テイキング。

7-18-8a〜c　ピックアップ印象された模型(a,b)と、ジルコニアコーピングおよびフレームワーク(c)。

■ Final Restoration

7-18-9　インプラント矯正による下顎歯列の変化。

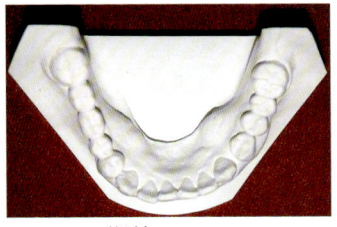

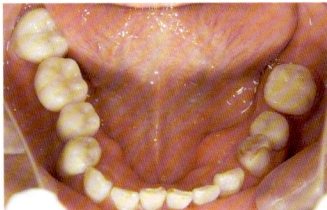

7-18-9a　術前。
7-18-9b　矯正前（1stプロビジョナル）。
7-17-9c　矯正中。

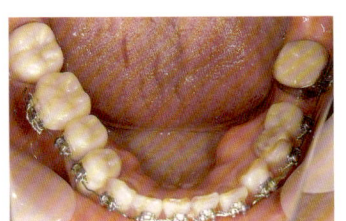

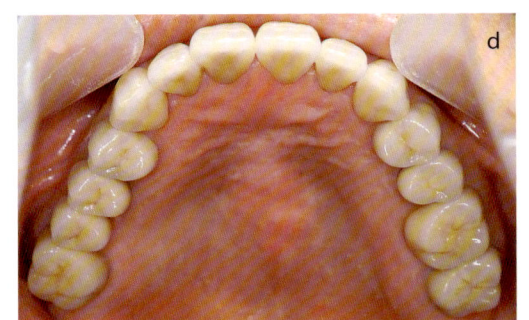

7-18-9d,e　術後。矯正医との連携により、計画した通りの機能と審美が獲得された。

Part 2　分類に基づいた審美修復治療の実際　**197**

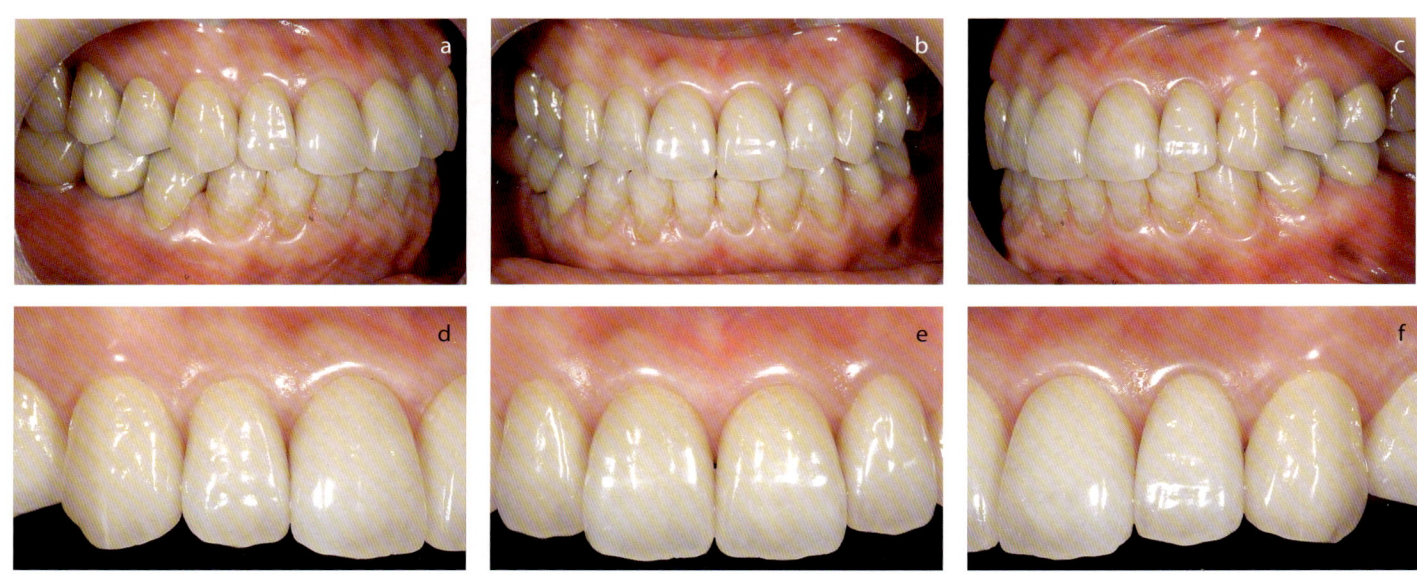

Chapter 7　Patient Type III の審美修復治療

7-18-10a〜f　クラウンはすべてジルコニアで製作。機能-審美がほぼ理想的に改善された。

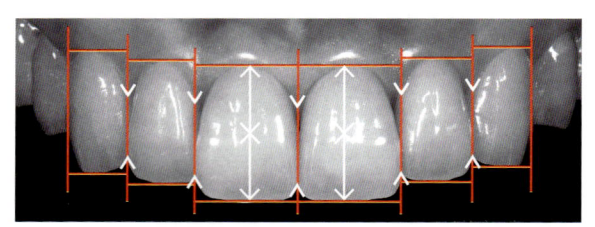

7-18-10g　エステティックフレーム。

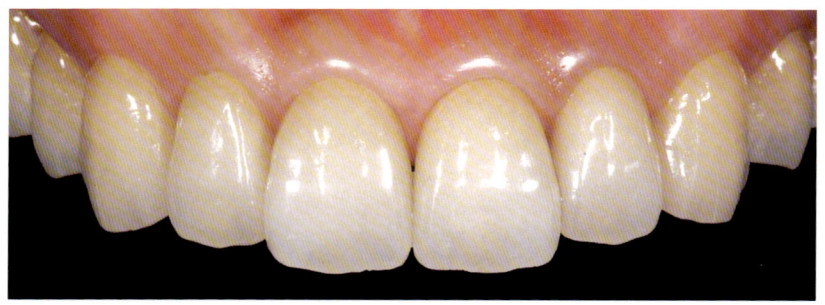

7-18-10h　理想的な6前歯の審美性と歯周組織の整合性。

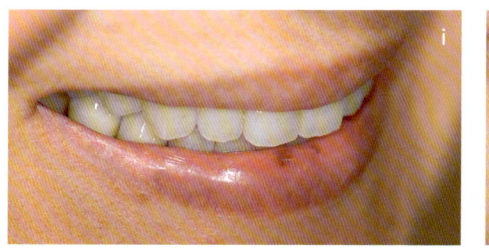

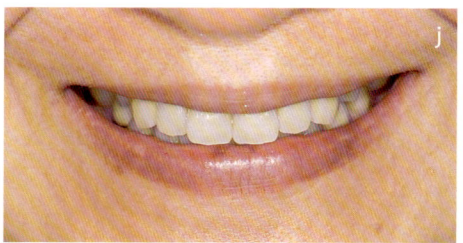

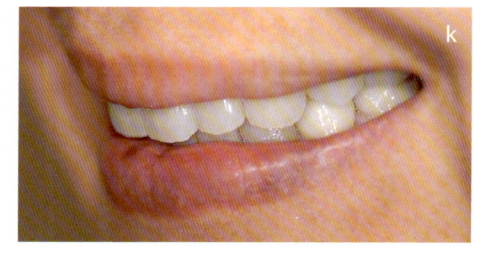

7-18-10i〜k　術後リップライン。患者の深い満足が得られた。

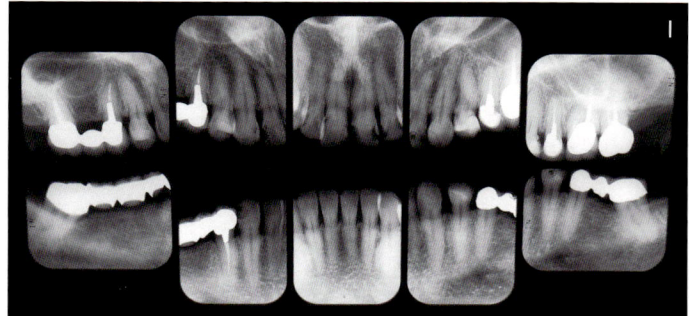

7-18-10l, m　術前(l)と術後(m)のエックス線的比較。

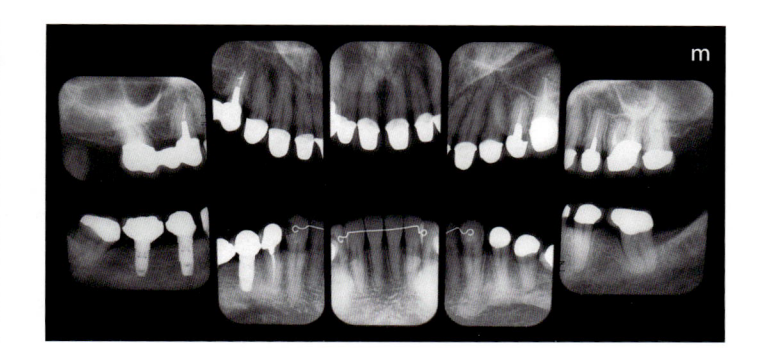

198　Esthetic Classifications

全顎にわたる審美修復治療

CASE 7-19　Perio-Implant Restorative Patient　―歯周審美を考慮した全顎的な審美－機能改善―

CASE 7-19　Class II division II - i　オールセラミックス（ジルコニア）
Perio-Implant Restorative Patient
―歯周審美を考慮した全顎的な審美－機能改善―

■ Before Treatment

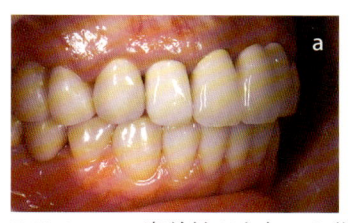

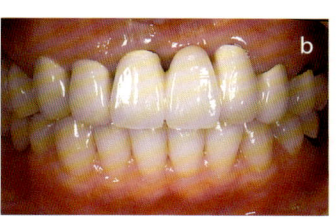

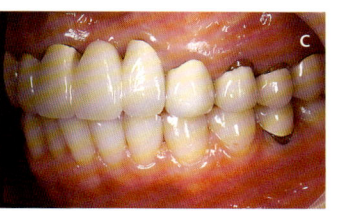

7-19-1a～c　審美性が欠如した術前口腔内。歯肉レベルにも差異が認められる。

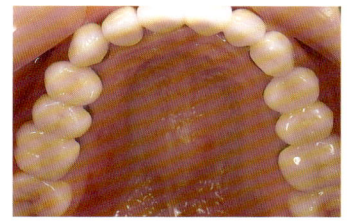

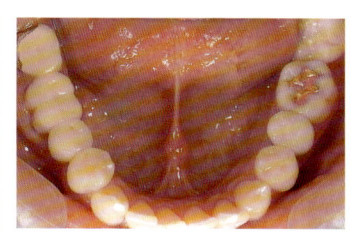

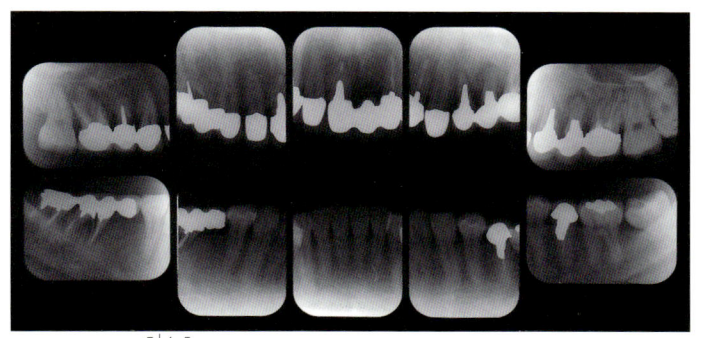

7-19-1d　　　　　7-19-1e

7-19-1f　$\frac{5|4\ 5}{7\ 6|}$ は保存不可能な状態であった。

Problem List

- 審美性の欠如
- 臼歯部の咬合崩壊
- |1 ポンティック部の陥凹
- 歯肉レベルの差異

2005年、審美性の改善と機能不全を主訴に来院した39歳女性。
7 6 5|には歯根破折が認められた。上顎前歯は3ユニットブリッジとなっていた。また上顎左側|4 5および右側 5|は要抜歯であった。
患者はこれら全部位のインプラント治療には抵抗を示したため、下顎右側の片側遊離端部のみインプラントを3本埋入し、他の部分は支台歯が予知性の高い状態であったため、ジルコニア製のブリッジとすることとなった。

治療計画

表 7-19-1　本症例の治療順序

・診断用ワックスアップ	Diagnostic Wax Up
・プロビジョナル・レストレーション	Provisionalization
・根管治療、ポスト＆コア装着	Endodontics, Post & Core
・インプラント埋入	Implant Placement
・骨造成 （上顎の歯槽堤増大術および歯冠長増大術）	Site Developing (Max : Ridge Augmentation Crown Lengthening Procedure)

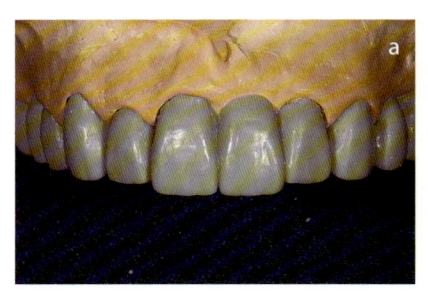

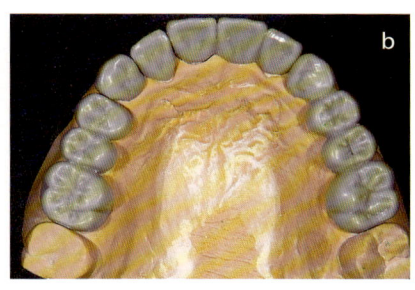

7-19-2a, b　上顎のフルカントゥアの診断用ワックスアップ。

Part 2　分類に基づいた審美修復治療の実際　199

Chapter 7 Patient Type III の審美修復治療

　下顎に対する治療の選択肢としては、①可撤式部分義歯、②カンチレバーブリッジによる固定式部分義歯、③インプラント支持の固定式部分義歯を呈示した。患者と相談した結果、③を選択することとなった。

　上顎は 6 ⑤ 4 | と | 3 ④ ⑤ 6 のブリッジを計画し、まず根管治療を行い、ポスト＆コアを設置して、プロビジョナルで予知性はどうか経過を観ることとした。その後、下顎臼歯部にインプラントを埋入し、前歯に結合組織移植による ridge augmentation および crown lengthening procedure を同時に行い（いずれもペリオドンタル・マイクロサージェリー）、歯肉レベルを改善することとした（表 7-19-1）。

臼歯部欠損

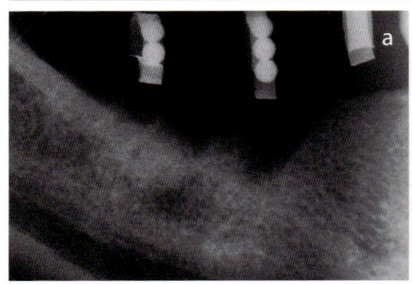

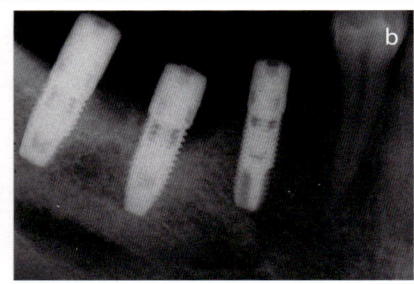

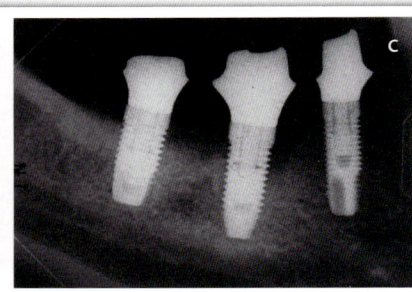

7-19-3a〜c　最大の問題である下顎右側臼歯部欠損に対し、CT撮影後、| 7 6 5 | 部へ補綴主導でインプラント3本を埋入した。

歯肉レベルの差異

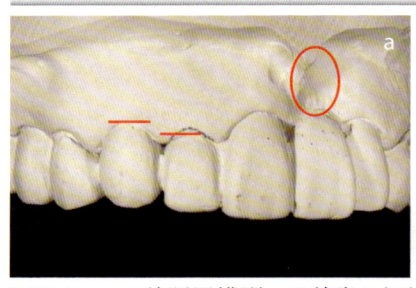

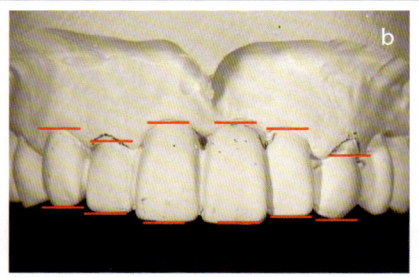

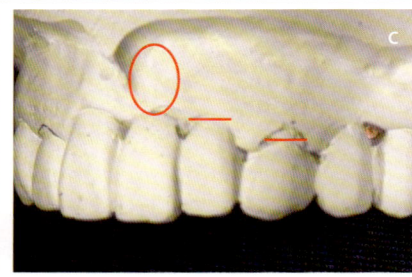

7-19-4a〜c　診断用模型。6前歯の切端レベルに問題はないが、歯肉レベルが側切歯と犬歯で著しく異なる。また、○で示したポンティックエリアに吸収が認められる。

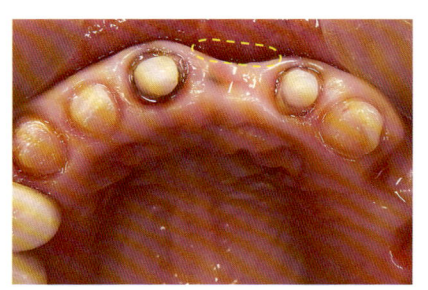

7-19-5　pontic-gingival complex は Seibert の分類における Class I、Wang の HVC 分類における Class H-S（**Case6-5**参照）であった（唇側歯肉のみ不足）。

CASE 7-19　Perio-Implant Restorative Patient　―歯周審美を考慮した全顎的な審美-機能改善―

> **1. 前歯切端レベルの決定**

　ペリオドンタル・マイクロサージェリーを行う際、歯肉をどの程度切除または造成する必要があるのかを判断するために、まず切端レベルを決定する必要がある。このために **Case7-17** と同様に Kois Dento-Facial Analyzer System を使用する（図7-19-6a～d）。

　この分析結果に従って、プロビジョナル・レストレーションでまずインサイザルエッジを決定した（図7-19-7a～c）。

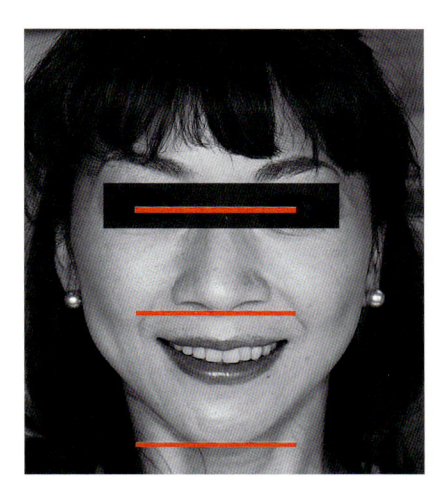

7-19-6a　グラベル、眉間と鼻下点とオトガイをそれぞれ1/3ずつ設定する。

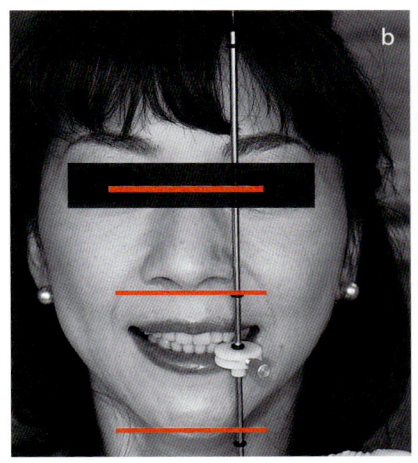

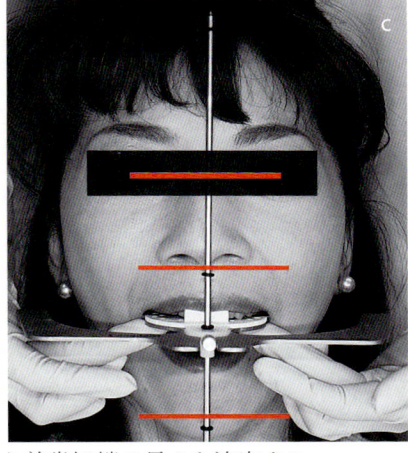

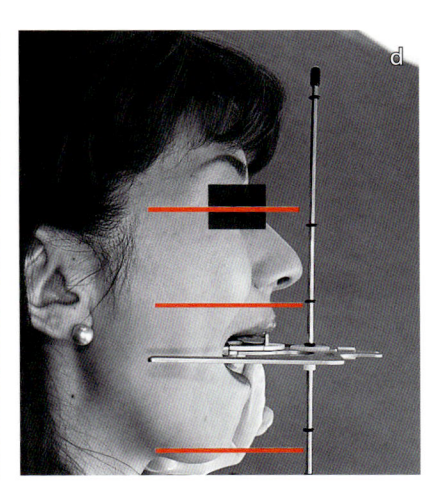

7-19-6b～d　D.F.A. による分析。顔貌より前歯切端の長さを決定する。

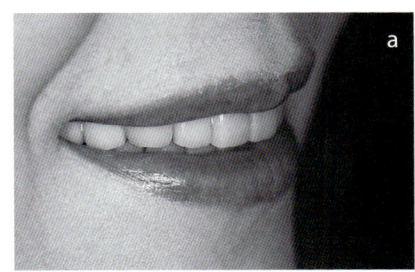

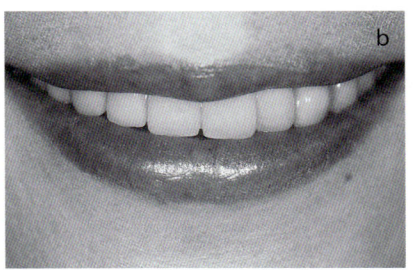

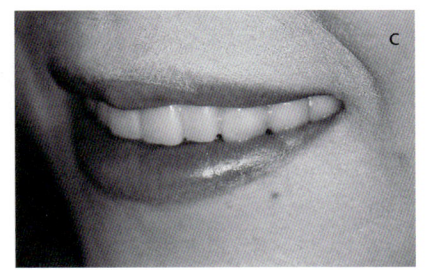

7-19-7a～c　分析結果に従ってプロビジョナルを製作し、前歯切端レベルを決定した。

Chapter 7 Patient Type Ⅲ の審美修復治療

2．歯周組織の改善

切端レベルを決定したら、不足または過剰な歯周組織のマネージメントを行う（担当：鈴木真名先生）。

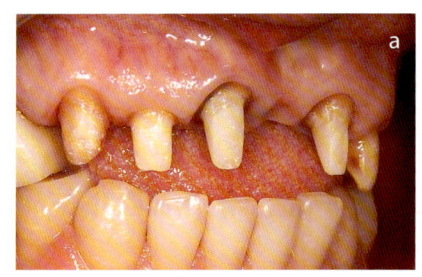

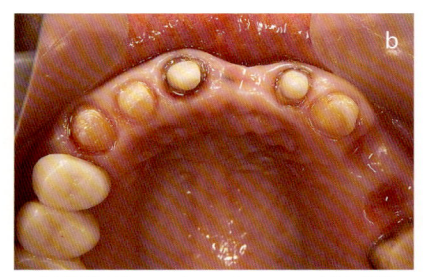

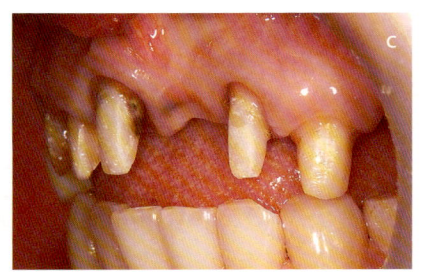

7-19-8a〜c　術前。明らかな歯肉レベルの水平的ディスクレパンシーが1部に、垂直的ディスクレパンシーが3＋3部に認められた。

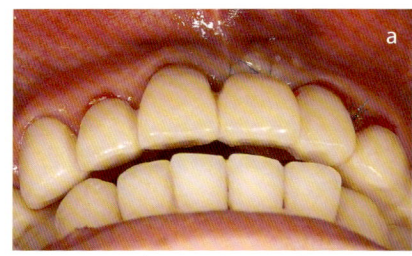

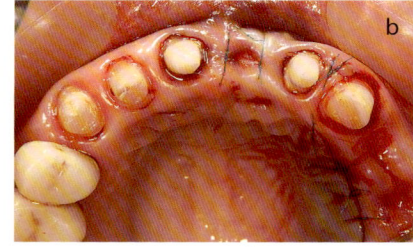

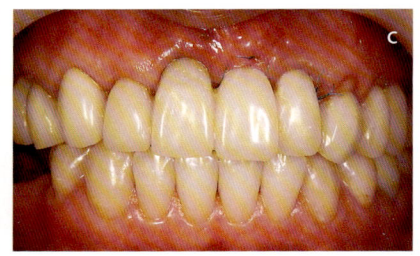

7-19-9a〜c　1部に結合組織移植を用いた歯槽堤増大術を、2|3部には臨床歯冠長延長術を同時に適応した。

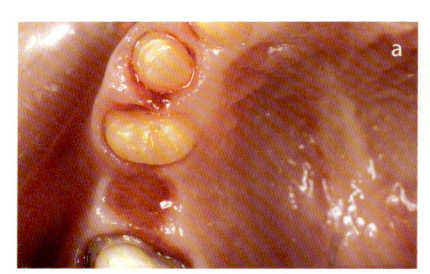

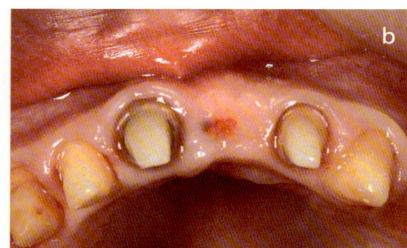

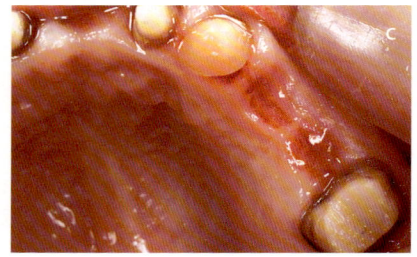

7-19-10a〜c　根管治療を終え、ポスト＆コアを設置した。3④⑤6の4ユニット、6⑤4の3ユニットのオベイトポンティックが創出されている。結合組織を移植したことで、歯肉レベルもきれいに揃った。

色調と形態の審美性の欠如

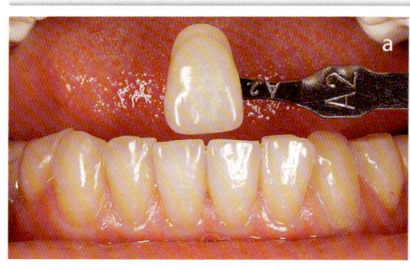

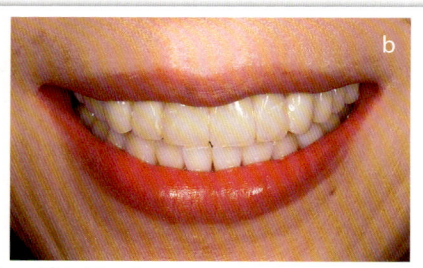

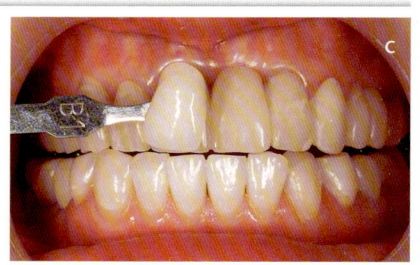

7-19-11a〜c　色調改善のため、ブリーチングを行った。

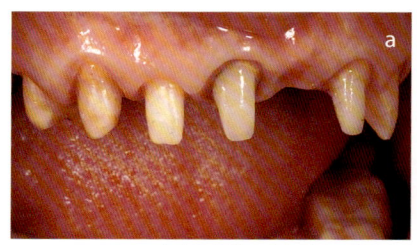

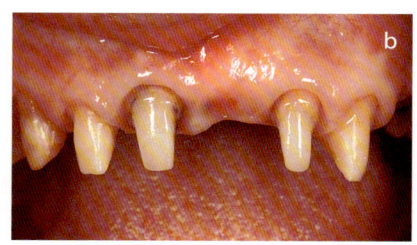

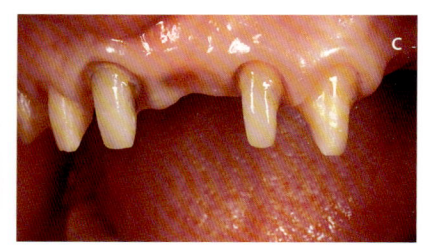

7-19-12a〜c　印象直前の状態。歯肉レベルもかなり整ってきている。すべてマイクロスコープを用い、十分な支台歯が形成された。

全顎にわたる審美修復治療

CASE 7-19　Perio-Implant Restorative Patient　―歯周審美を考慮した全顎的な審美−機能改善―

7-19-13a, b　再度ワックスアップを行った。

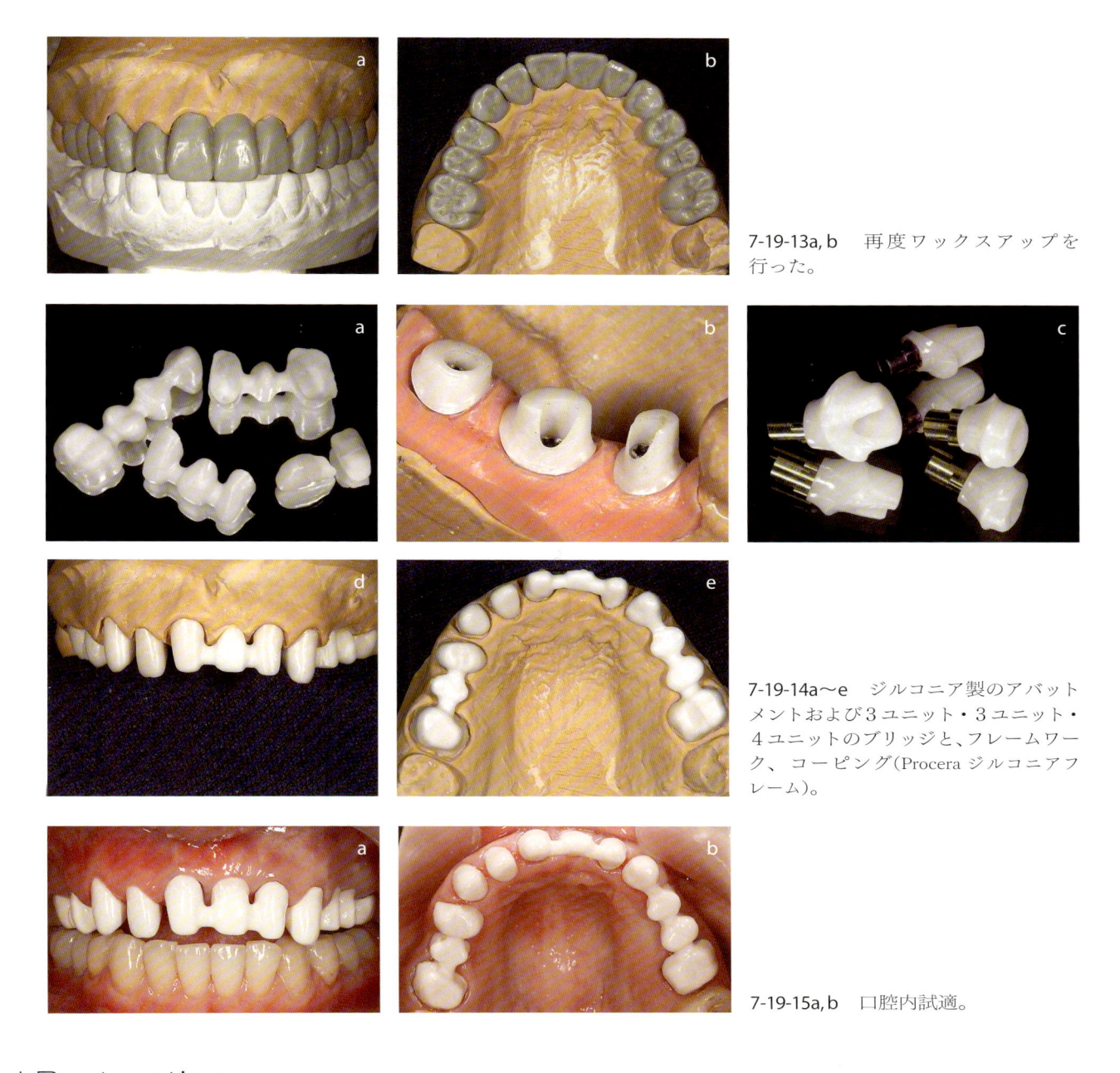

7-19-14a〜e　ジルコニア製のアバットメントおよび3ユニット・3ユニット・4ユニットのブリッジと、フレームワーク、コーピング（Procera ジルコニアフレーム）。

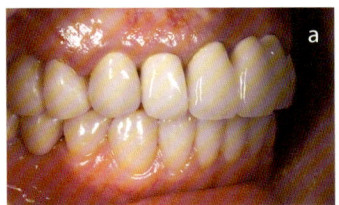

7-19-15a, b　口腔内試適。

:: Final Restoration

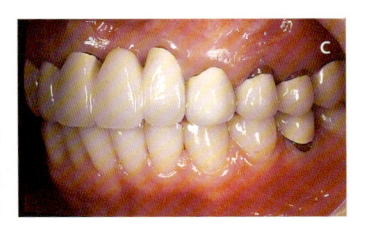

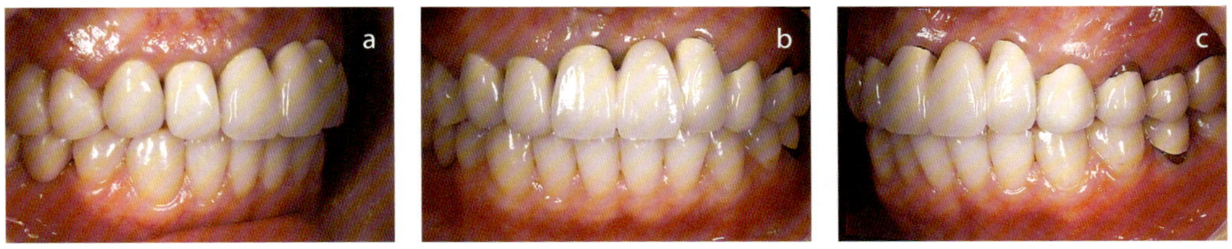

7-19-16a〜c　術前。

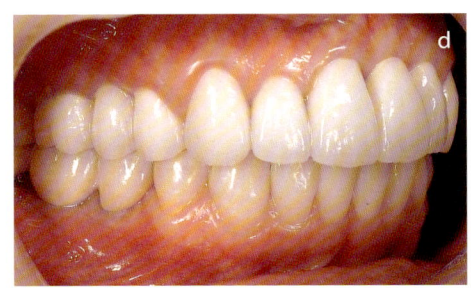

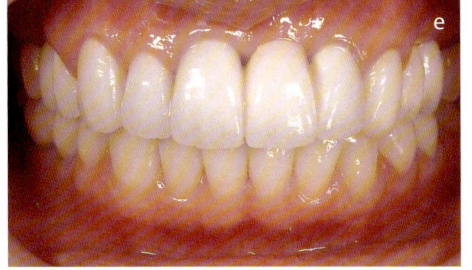

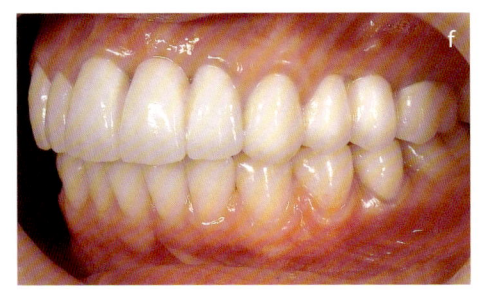

7-19-16d〜f　術後。ホワイトニングにより色調も改善された。

Part 2　分類に基づいた審美修復治療の実際　203

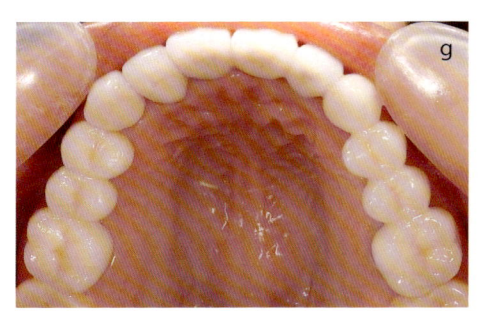

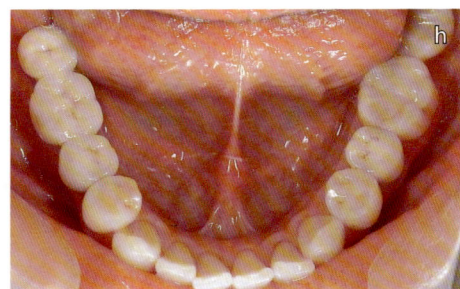

Chapter 7　Patient Type III の審美修復治療

7-19-16g, h　術後咬合面観。

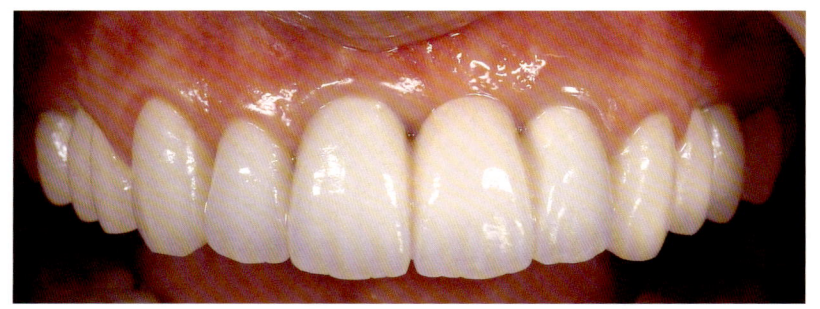

7-19-16i　理想的とは言えないが、ほぼ歯肉レベルは改善された。また1の移植部の歯槽堤も改善が認められる。

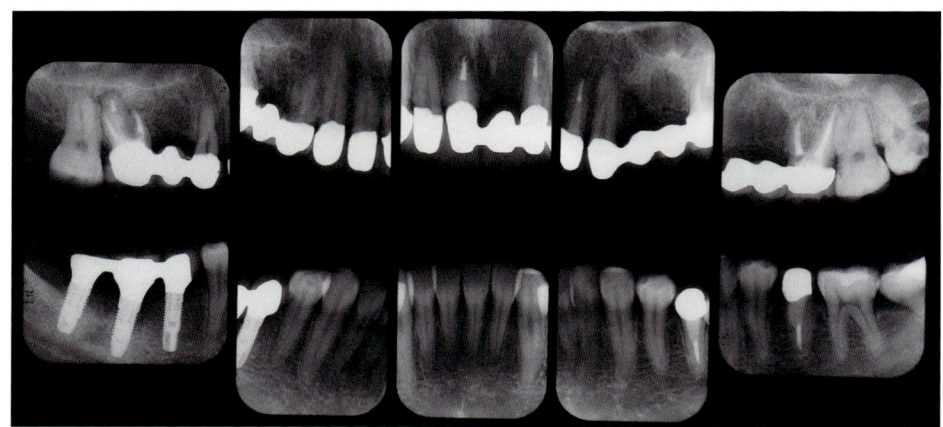

7-19-16j　術後エックス線写真。

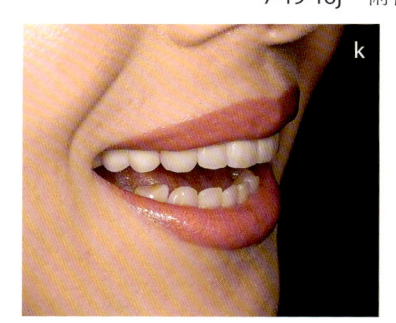

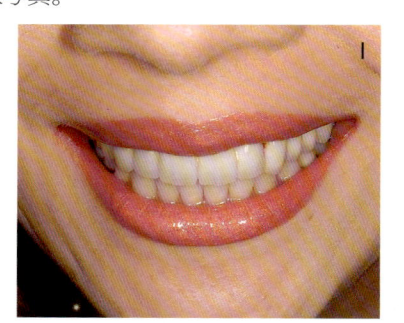

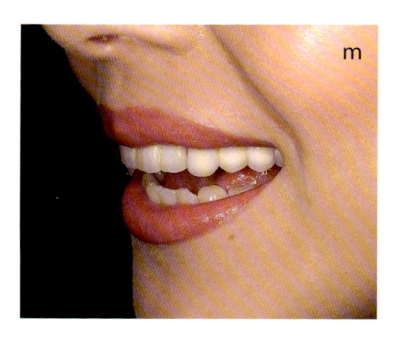

7-19-16k〜m　切端ラインの整った、美しいスマイルラインが完成した。

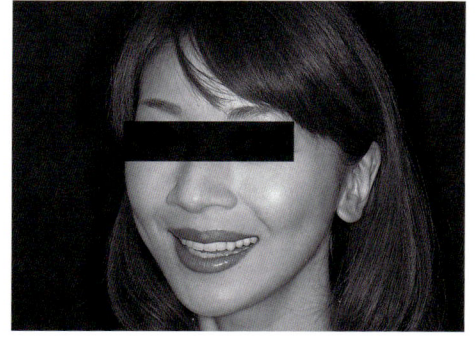

7-19-16n

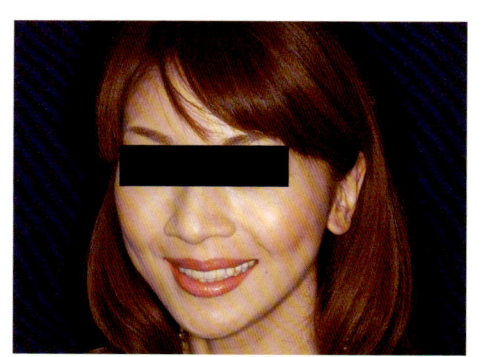

7-19-16o

CASE 7-20　Class II division I - ii　ポーセレンラミネートベニア
　　　　　　Class II division II - i　オールセラミックス（Procera、ジルコニア）

Ortho-Perio-Implant Restorative Patient
―欠損を含む包括的な審美‐機能改善―

Before Treatment

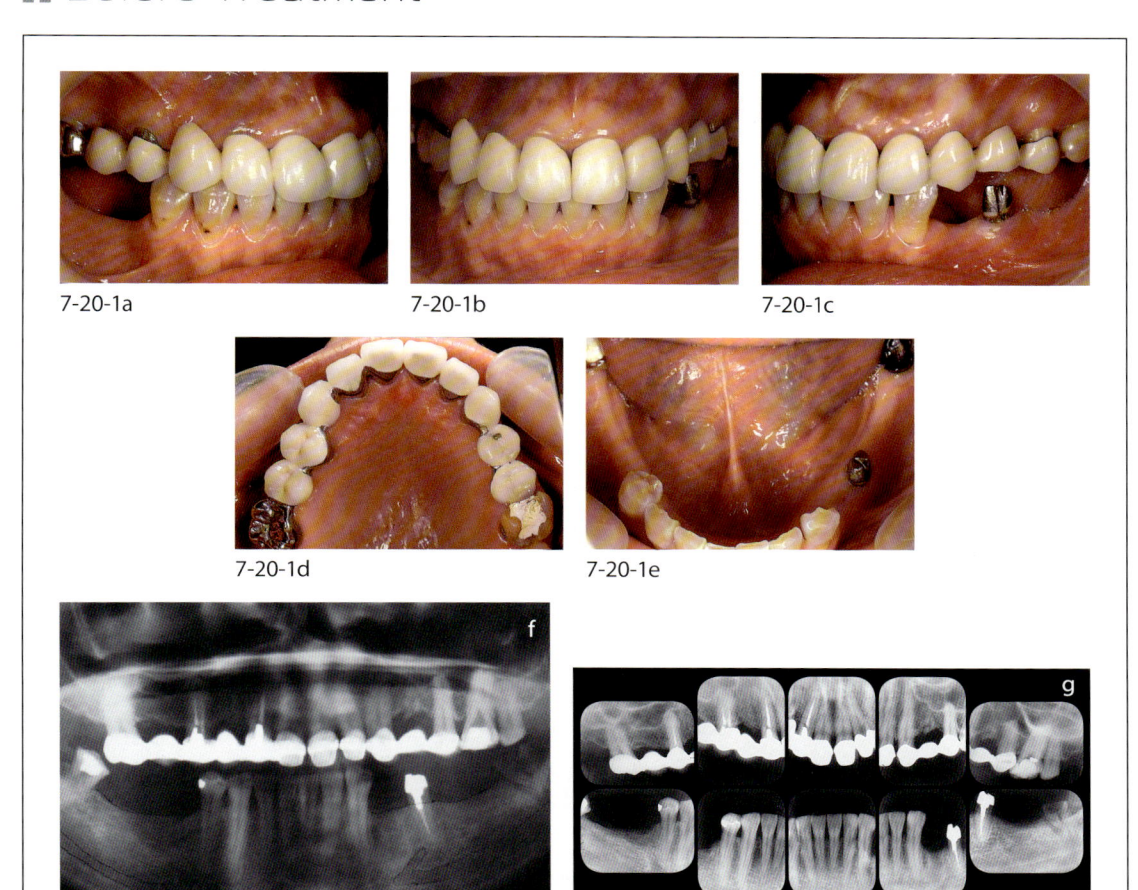

7-20-1a　　　　7-20-1b　　　　7-20-1c

7-20-1d　　　　7-20-1e

7-20-1f, g　初診時エックス線写真。下顎へのインプラント埋入の必要性には疑いがない。

Problem List

- 臼歯部欠損による機能不全
- 歯の色調を含む審美性の欠如
- 上顎欠損部の不足歯肉

2002年、審美性の改善と機能不全を主訴に来院した39歳女性。
初診時、下顎臼歯部の歯をほとんど喪失していた。また、テトラサイクリンによる着色があり、不良な補綴物が装着されていた。

治療計画

表 7-20-1　本症例の治療順序

・診断用ワックスアップ	Diagnostic Wax Up
・プロビジョナル・レストレーション	Provisionalization
・根管治療、ポスト＆コア装着	Endodontics, Post & Core
・インプラント埋入	Implant Placement
・上顎の歯槽堤増大術、矯正治療	Site Developing (Max : Ridge augmentation, Orthodontic Tooth Movement)

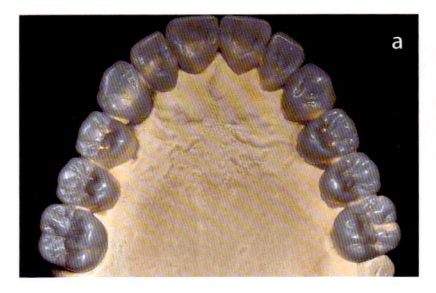

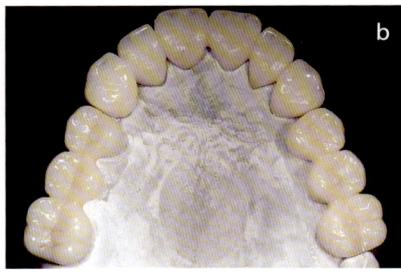

Chapter 7 Patient Type III の審美修復治療

7-20-2a, b 上顎の診断用ワックスアップ(a)と同1stプロビジョナル・レストレーション(b)。
下顎には義歯の装着を希望されなかったため、「5」のみプロビジョナルを装着した。

下顎に対する治療の選択肢として、①可撤式部分義歯、②カンチレバーブリッジによる固定式部分義歯、③インプラント支持の固定式部分義歯の三つを提案した結果、患者は「最高のものを」と、③を希望した。

全体として、表7-20-1のように治療を進めることとした。

欠損歯列への補綴処置

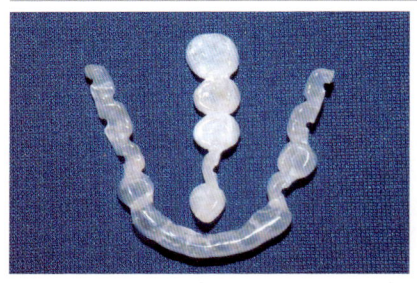

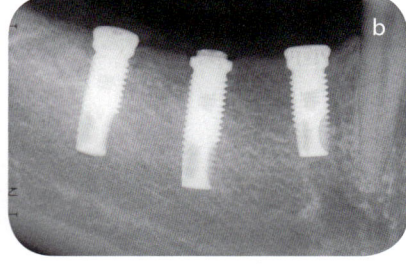

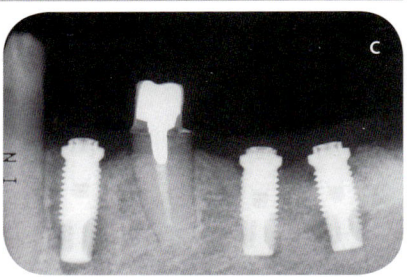

7-20-3a　やはり最大の問題は、欠損歯列をどうするかである。サージカル・テンプレート。

7-19-3b, c　下顎右側臼歯部(b)、下顎左側臼歯部(c)へ3本ずつインプラントを埋入。

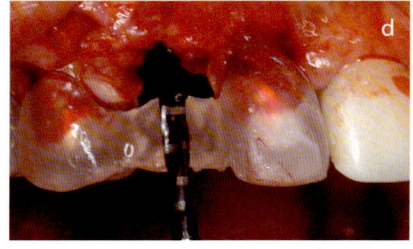

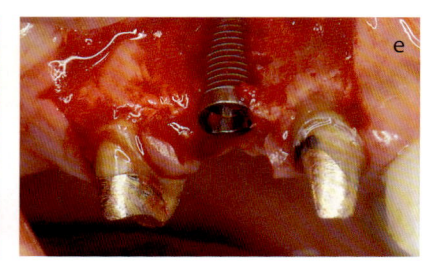

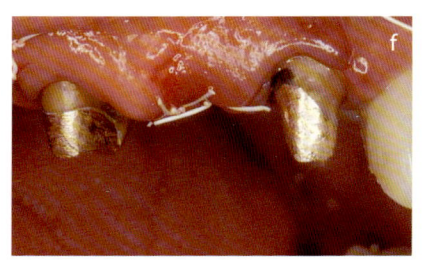

7-20-3d～f　上顎は、検討の結果(keypoint参照)、インプラントアンカーの矯正治療を行う右側犬歯部にのみインプラントを埋入した。

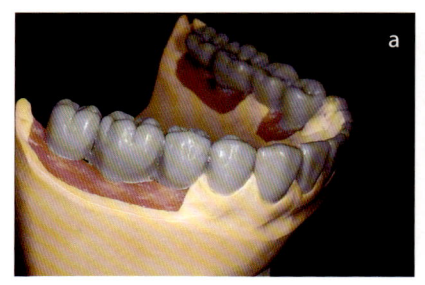

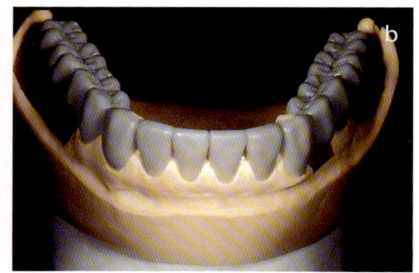

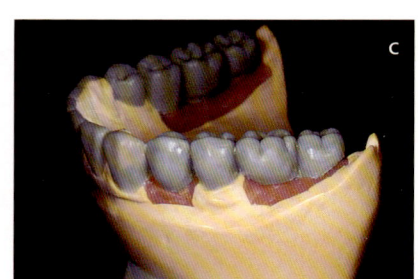

7-20-4a～c　インプラント埋入後、下顎の再ワックスアップ。

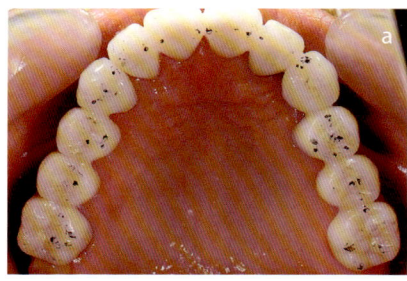

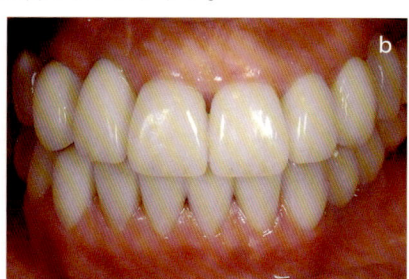

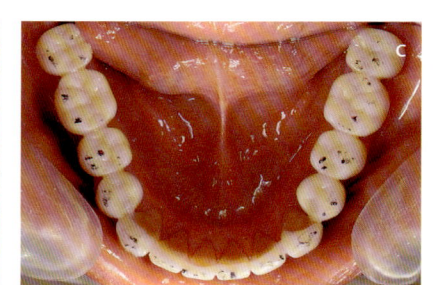

7-20-5a～c　上下顎インプラント埋入後の2ndプロビジョナル・レストレーション。オクルーザル・コンタクトに注目。下顎前歯にはPLVのプロビジョナルを装着し、このプロビジョナルにより最終的な顎位を決定した。

CASE 7-20　Ortho-Perio-Implant Restorative Patient　—欠損を含む包括的な審美−機能改善—

✓keypoint

1歯中間欠損（両隣在歯修復歯）の補綴設計— 3ユニットブリッジ or インプラント？—

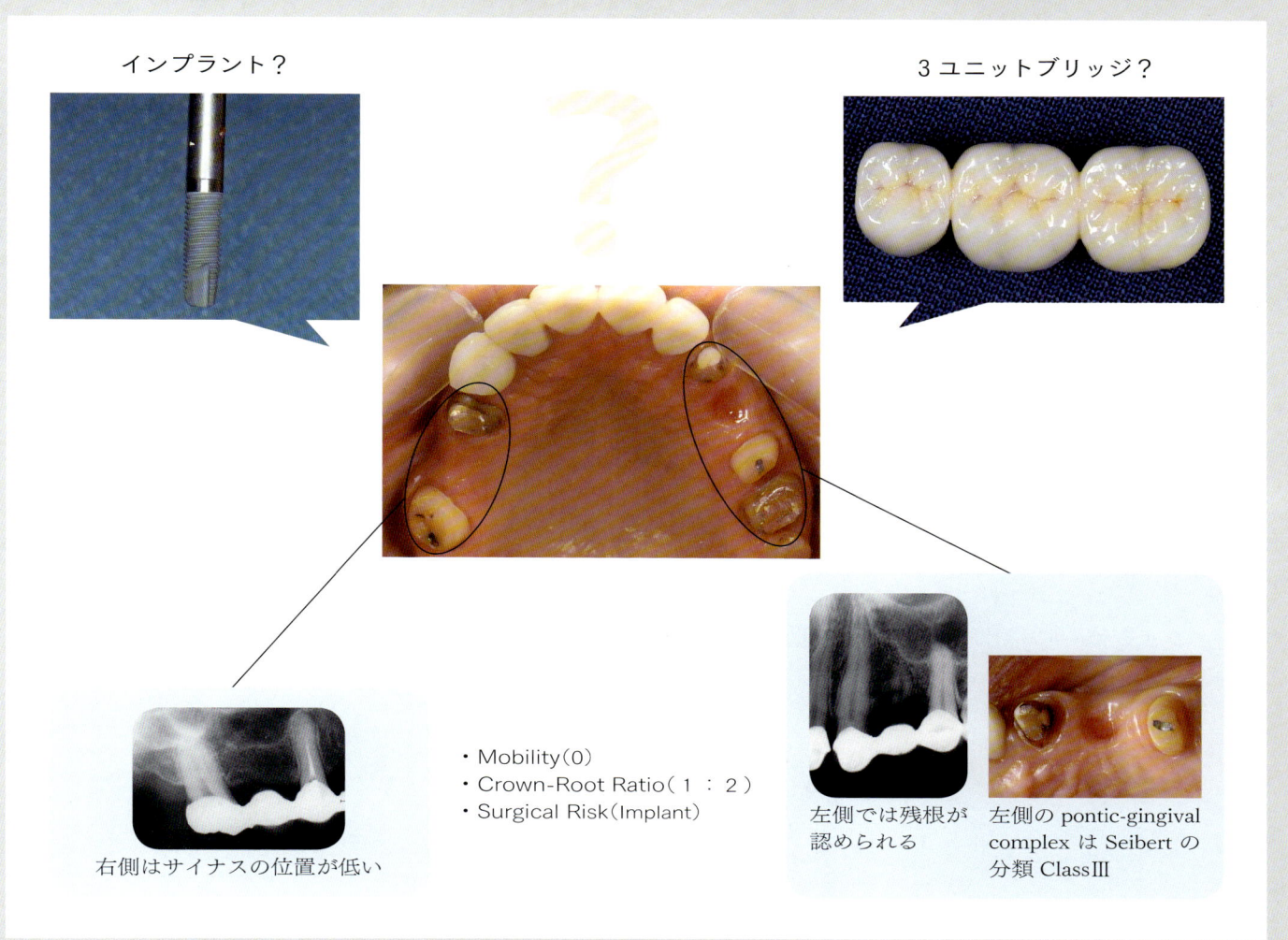

インプラント？

3ユニットブリッジ？

- Mobility（0）
- Crown-Root Ratio（1：2）
- Surgical Risk（Implant）

右側はサイナスの位置が低い

左側では残根が認められる

左側の pontic-gingival complex は Seibert の分類 Class III

7-20-6　本症例のこのような上顎の臼歯部欠損に対し、3ユニットブリッジとインプラントのどちらが適しているか？

Case7-19でも3ユニットブリッジを選択したが、3ユニットブリッジは本当に予知性は高いのか？ single tooth implant とどちらが適した選択なのだろうか？ 本ケースの上顎両側の欠損について、それぞれ考察してみたい。

本ケースでは 4⏌、⎿5 を欠損しており、両側とも両隣在歯が修復歯である。この場合においては、インプラントvs 3ユニットブリッジのどちらが適しているだろうか。

結論からいうと、本症例に関しては、（両側とも）ブリッジのアドバンテージのほうが高いと思われる。

なぜならまず、残存歯には動揺がみられず、歯冠歯根比も1：2以上あり、十分に使用可能な状態である。

次に、左側には残根があり、右側には下がった上顎洞の存在がある。そうなるとインプラントではサージカルリスクがある。このように残存歯が使用可能な状態にあるのに、リスクを冒してまでインプラントを埋入することに何か利点はあるだろうか？

さらに、インプラントとした場合には歯周組織の不足が問題となる。pontic-gingival complex は Seibert の分類（**Case6-4**参照）における Class III であり、垂直的に骨・軟組織の増成が必要となるもっとも難しいケースである。

以上の理由より、本症例ではブリッジを選択した。

Chapter 7　Patient Type III の審美修復治療

欠損歯列のマネジメント　（担当：鈴木真名先生）

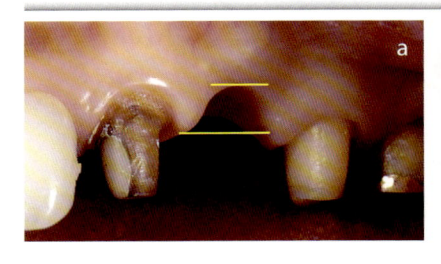

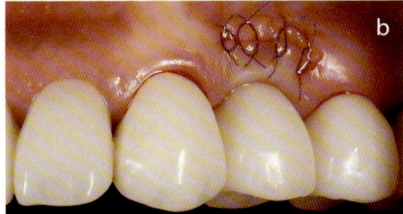

7-20-7a　一次手術後6か月。残根抜去時に水平的な歯槽骨の吸収が起こることは予測していたため、抜歯と同時に結合組織移植を行った。しかし垂直的な吸収が起こってしまった。
7-20-7b　Seibert の分類 Class III の pontic-gingival complex に対する結合組織移植(connective tissue inlay graft)を行った。

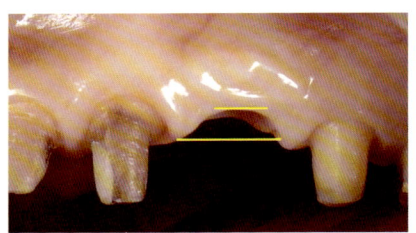

7-20-7c　二次手術後。歯肉の自然感を取り戻し、歯肉レベルが維持されている。 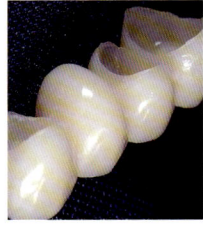
7-20-7d　上顎左側の3ユニットブリッジ部(｜4⑤6)にオベイトポンティックを伴うプロビジョナルを装着。 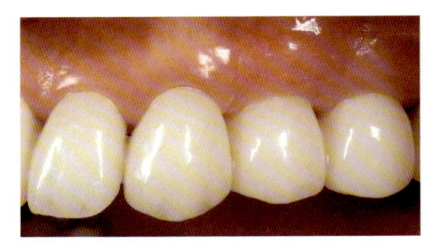
7-20-7e　術後1か月。

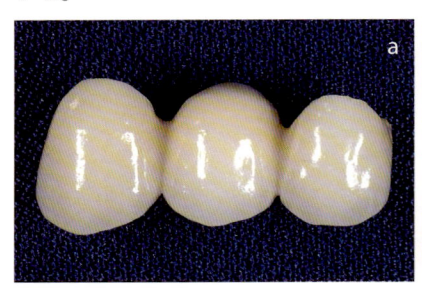

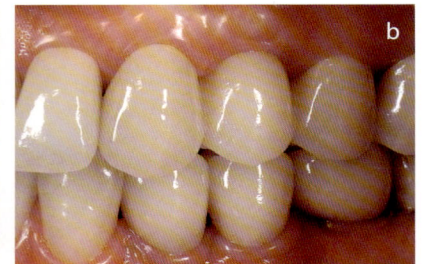

7-20-8a, b　上部構造装着。

歯肉レベルの差異

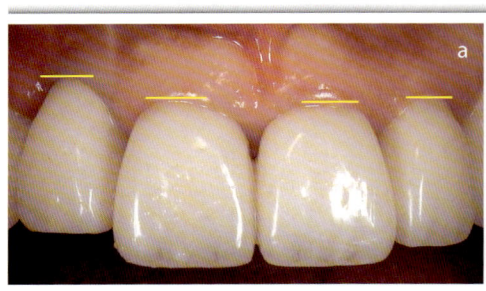

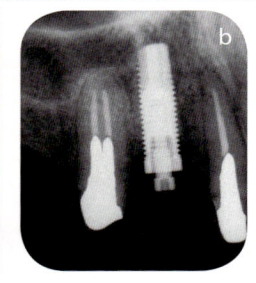

7-20-9a, b　上顎前歯部には歯肉レベルの差異が認められるため、インプラントアンカーによる矯正治療を行うこととした。矯正前の状態。

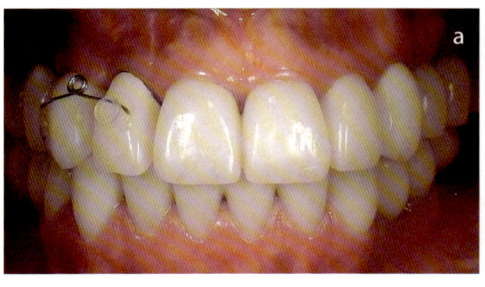

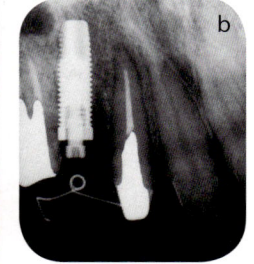

7-20-10a, b　インプラントアンカーによる矯正治療中。この時、歯肉レベルを完全に合わせようとすると2mm以上の挺出が必要となるが、それだけ挺出すると、歯の円周の違いや歯冠歯根比の劣化により、審美性の問題および連結の必要性が生じる。そのため、ここでは1mm強の挺出に留めた。

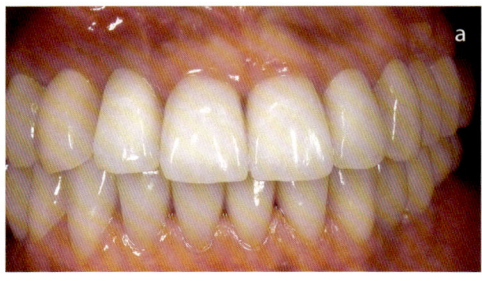

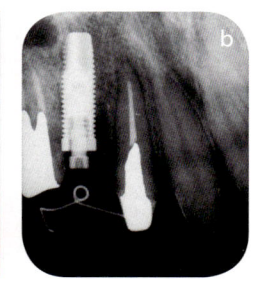

7-20-11a, b　最終的な状態。歯肉レベルはほぼ整っている。

208　Esthetic Classifications

CASE 7-20　Ortho-Perio-Implant Restorative Patient　―欠損を含む包括的な審美-機能改善―

機能と審美性の欠如

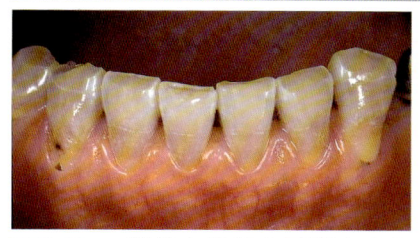

7-20-12a　機能と審美を回復するため、下顎にはポーセレンラミネートベニアを選択。

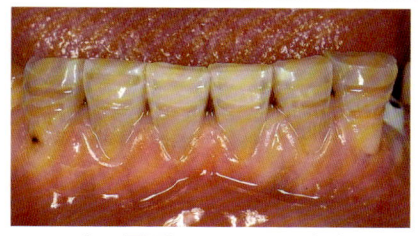

7-20-12b　唇面へ0.3mmのデプスカットを入れる。

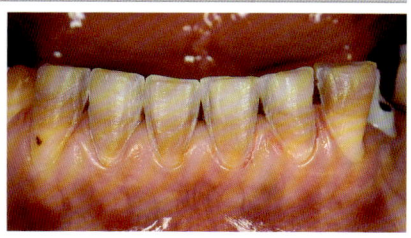

7-20-12c　フレアーの形成。

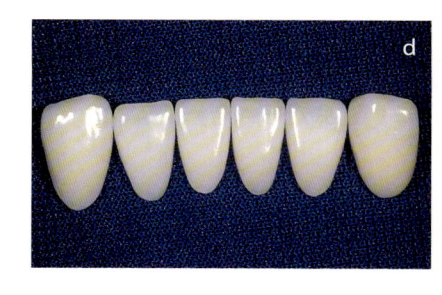

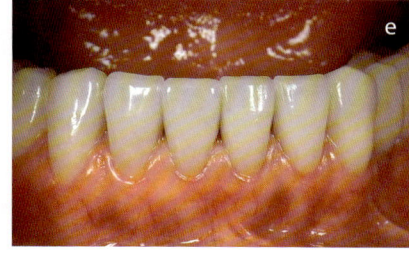

7-20-12d　ポーセレンラミネートベニアの完成。
7-20-12e　口腔内装着。

下顎修復処置

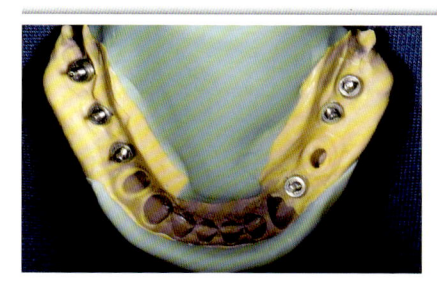

7-20-13a　下顎の印象採得。

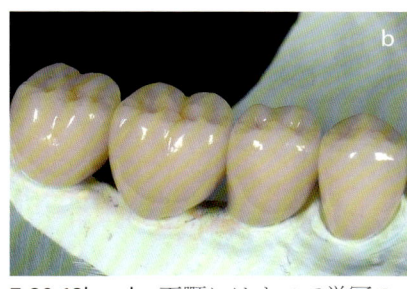

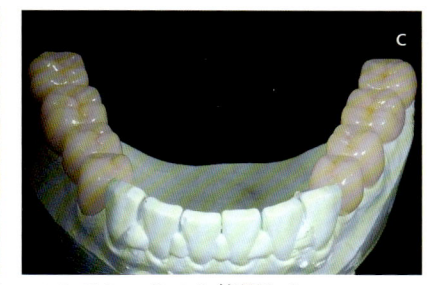

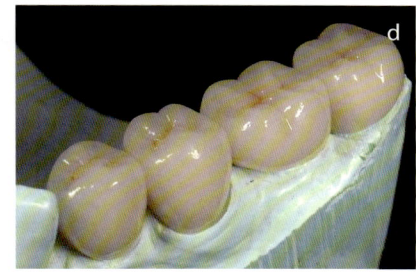

7-20-13b〜d　下顎にはすべて単冠のオールセラミックスを使用した。

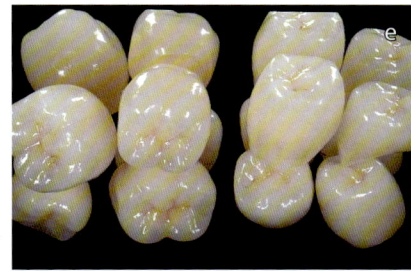

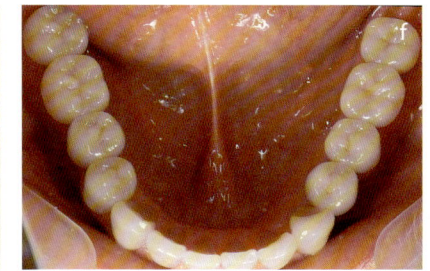

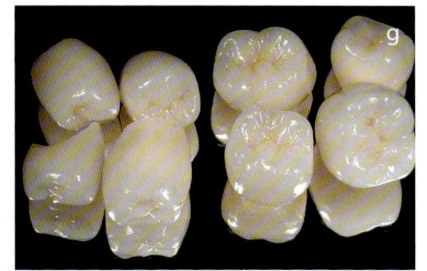

7-20-13e〜g　完成したProceraクラウンと、同口腔内装着。

Chapter 7　Patient Type III の審美修復治療

上顎修復処置

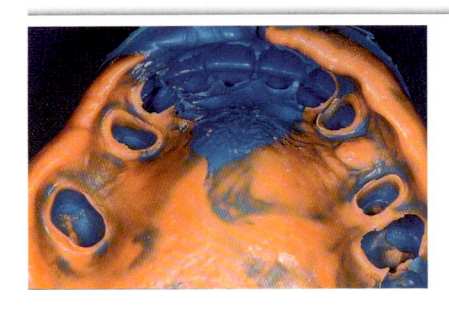

7-20-14a　上顎の印象採得。

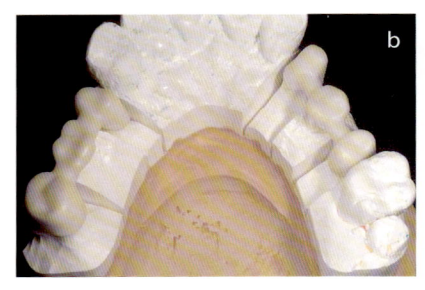

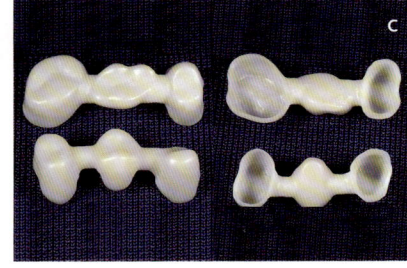

7-20-14b, c　3ユニットブリッジはジルコニア製とした。

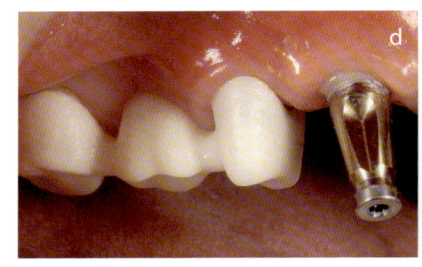

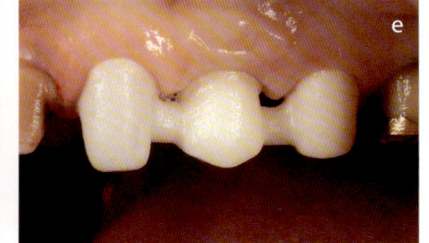

7-20-14d, e　ジルコニア支台を口腔内に試適した。

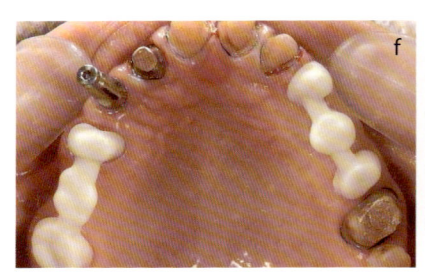

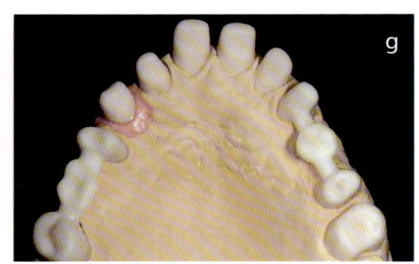

7-20-14f, g　他の歯の印象とフレームのピックアップ印象。

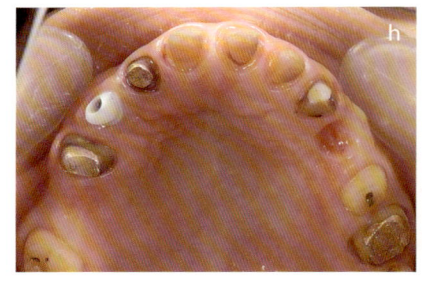

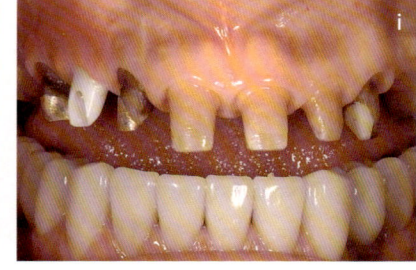

7-20-14h, i　ジルコニアアバットメントの装着。ただし 3＋3 、および |7 は酸化アルミナ(Procera)を使用。

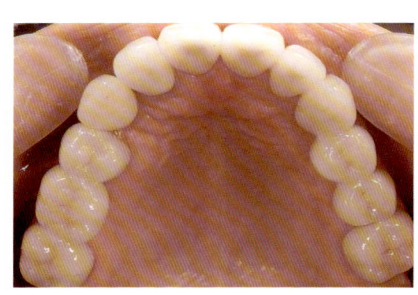

7-20-14j　ブリッジ部のみジルコニア、その他は酸化アルミナ。

全顎にわたる審美修復治療

CASE 7-20　Ortho-Perio-Implant Restorative Patient　—欠損を含む包括的な審美-機能改善—

Final Restoration

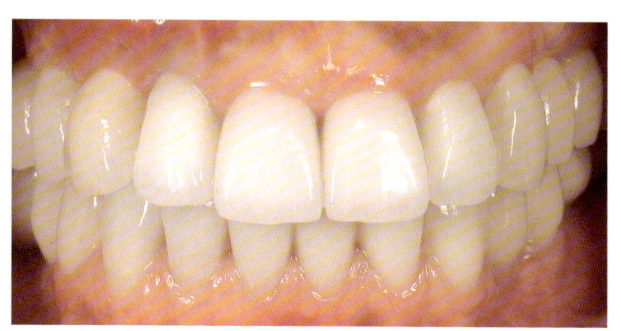

7-20-15a

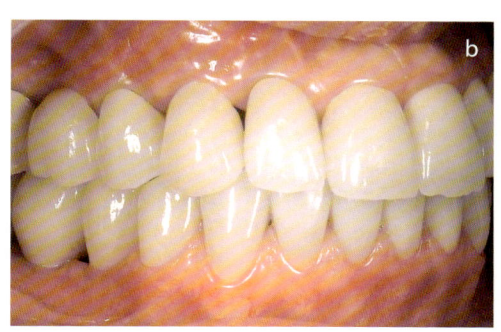

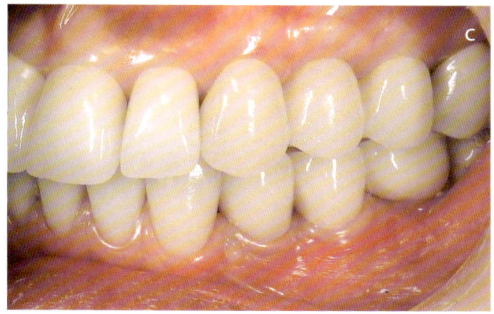

7-20-15b, c　さまざまな問題を解決し、審美-機能改善がなされた口腔内。

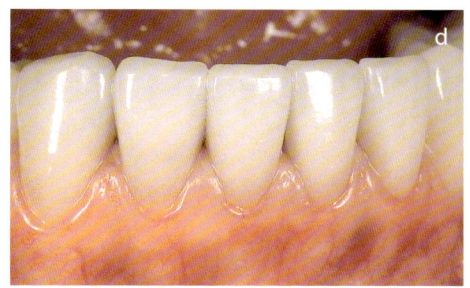

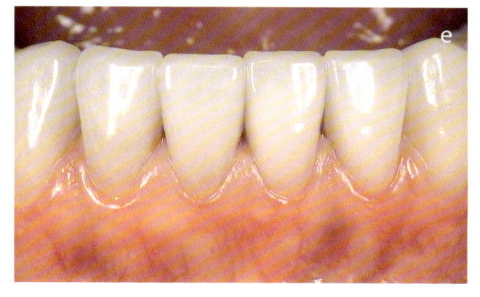

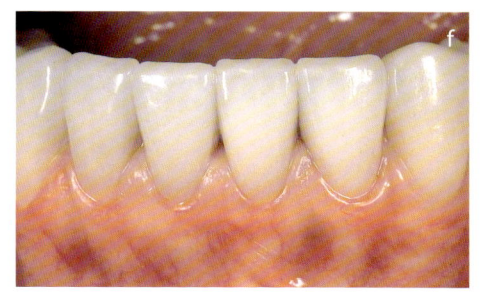

7-20-15d〜f　下顎PLV部の拡大。

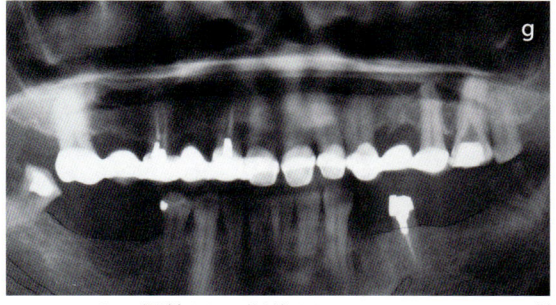

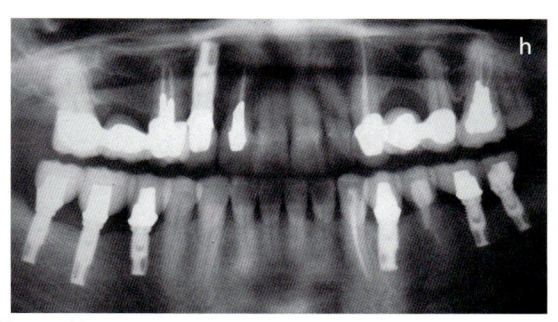

7-20-15g, h　術前(g)、術後(h)のパノラマエックス線像の比較。

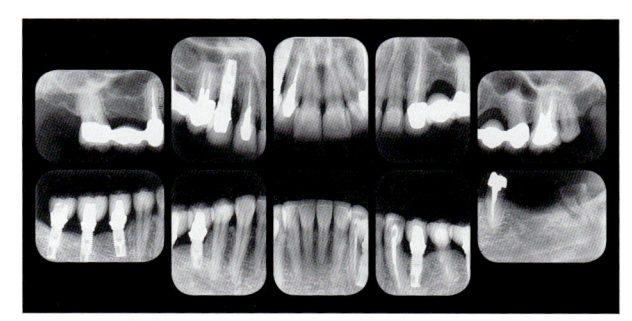

7-20-15i　術後のデンタルエックス線写真。

Part 2　分類に基づいた審美修復治療の実際　211

引用文献一覧

Chapter 1

1. Libman WJ, Nicholls JI : Load fatigue of teeth restored with cast posts and cores and complete crowns ; Int J Prosthodont 8(2), 155-161, 1995.
2. Sorensen JA, Engelman MJ : Ferrule design and fracture resistance of endodontically treated teeth ; J Prosthet Dent 63(5), 529-536, 1990.

Chapter 2

1. 山﨑長郎, 大河雅之：特別対談"自分色のコンサルテーション"—その意義と価値—. (In)池田正人ほか. QDT別冊　聴器経過症例に学ぶ審美修復. クインテッセンス出版, 東京, 2006, 98-114.
2. Magne P, Belser UC : Bonded porcelain restorations in the anterior dentition ; Quintessence Publishing, Illinois, 2002.
3. 山﨑長郎：審美修復治療—複雑な補綴のマネージメント. クインテッセンス出版, 東京, 20-23, 1999.
4. Gargiulo AW, Wentz FM, Orban B : Dimensions and relations of the dentogingival junction in humans ; J Periodont 32, 261-267, 1961.
5. Hannam AG：咬合に関与する生物学的原理と臨床への応用；ザ・クインテッセンス 7(4), 593-612, 1988.
6. 木野孔司：関節円板支持組織とその病態；歯界展望別冊, 顎関節症の臨床, 60-65, 1989.
7. Broadbent TR, Mathews VL : Artistic relationships in surface anatomy of the face : application to reconstructive surgery ; Plast Reconstr Surg 20(1), 1-17, 1957.
8. Tjan AHL, Miller GD : Some esthetic factors in a smile ; J Prosthet Dent 51 : 24-28, 1984.
9. Lombardi RE : The principles of visual perception and their clinical application to denture esthetics ; J Prosthet Dent 29 : 358-382, 1973.
10. Preston JD : The golden proportion revisited ; J Esthet Dent 5, 247-251, 1993.
11. Sorensen JA, Engelman MJ : Ferrule design and fracture resistance of endodontically treated teeth ; J Prosthet Dent 63(5), 529-536, 1990.
12. Goto Y, Nicholls JI, Phillips KM, Junge T : Fatigue resistance of endodontically treated teeth restored with three dowel-and-core systems; J Prosthet Dent 93(1), 45-50, 2005.
13. 福島俊士, 坪田有史：支台築造を考える—鋳造支台築造とレジン支台築造—；東歯医師会誌 49, 675, 2001.
14. Libman WJ, Nichollss JI : Load fatigue of teeth resorted with cast posts and cores and complete crowns ; Int J Prosthodont 8(2), 155-161, 1995.
15. The Academy of Prosthodontics : The glossary of prosthodontic terms ; J Prosthet Dent 71(1) ; 71-72, 1994.
16. 大祢貴俊, 坪田有史, 福島俊士：New Current Prosthodontic Terminology　支台築造—フェルールとは？；QDT 30(7), 45-49, 2005.

Chapter 3

1. Kay HB : Classification of altered dental esthetics ; Int J Periodontics Restorative Dent 22(1), 85-94, 2002.
2. Yamazaki M : Klinische Richtlinien für die Behandlung komplexer restaurativer Patientenfälle ; Quintessenz Zahntech 56, 1239-1250, 2005.

Chapter 4

1. Magne P, Belser UC : Bonded porcelain restorations in the anterior dentition ; Quintessence Publishing, Illinois, 2002.
2. 山﨑長郎：前歯部ラミネートベニアの形成；QDT 31(1), 51-60, 2006.
3. 小峰　太：初心者のためのオールセラミックス入門；QDT 32(9), 17-39, 2007.
4. Society for Dental Ceramics(SDC)— Arbeitsgemeinschaft für Keramik in der Zahnheilkunde : All-Ceramics at a Glance ; SDC, Ettlingen, 2007.
5. 3M ESPE Lava All Ceramic system 技術資料. 22, 2003.
6. 東洋ソーダ：パーソナルコミュニケーション, 2008.
7. 山﨑長郎：メタルフリー修復における支台歯形成の臨床的配慮事項. (In)山﨑長郎(監修). QDT別冊　システム別にみる CAD/CAM・オールセラミック修復. クインテッセンス出版, 東京, 114-116, 2005.
8. 山本尚吾, 小峰　太：GN-Ⅰ. (In)山﨑長郎(監修). QDT別冊　システム別にみる CAD/CAM・オールセラミック修復. クインテッセンス出版, 東京, 46-53, 2005.

9. 風間龍之輔：CEREC 3Dシステム．(In)山﨑長郎(監)．QDT別冊　システム別にみるCAD/CAM・オールセラミック修復．クインテッセンス出版，東京，82-89, 2005.
10. 桑田正博：カラーアトラス　セラモメタルテクノロジー２．医歯薬出版，東京，1983.
11. Raigrodski A : Clinical excellence in prosthodontics with lab-based CAD/CAM Systems ; In lecture of Transforming dentistry with digital technology, Minnesota, 2008.

Chapter 5

1. Magne P, Belser UC : Porcelain versus composite inlays/onlays: effects of mechanical loads on stress distribution, adhesion, and crown flexure; Int J Periodontics Restorative Dent 23(6), 543-555, 2003.
2. Magne P, Belser UC : Bonded porcelain restorations in the anterior dentition ; Quintessence Publishing, Illinois, 2002.
3. Rufenacht CR : Fundamentals of esthetics ; Quintessence, Berlin, 67-134, 1990.

Chapter 6

1. Wang HL, Al-Shammari K : HVC ridge deficiency classification : a therapeutically oriented classification ; Int J Periodontics Restorative Dent 22(4), 335-343, 2002.
2. Seibert JS : Reconstruction of deformed, partially edentulous ridges, using full thickness onlay grafts. Part I. Technique and wound healing ; Compend Contin Educ Dent 4(5), 437-453, 1983.

Chapter 7

1. Sulikowski A : Contemporary esthetic considerations in implant-assisted full-mouth reconstruction ; Quintessence of Dental Technology 28, 8-26, 2005.
2. Spiekermann H, Donath K, Hasell TM, Jovanovic S, Richter E-J : Implantology－Color atlas of dental medicine. Single tooth implants ; Thieme publishing group, NY, 267, 1995.
3. Broggini G ほか：Glossary of oral and maxillofacial implants, 勝山英明訳, インプラント辞典, クインテッセンス出版, 東京, 2008.
4. Salama H : Decision making in esthetic and implant therapy ; In lecture of SJCD international 1st congress, Tokyo, 2000.
5. Salama H, Salama MA, Garber D, Adar P : The interproximal height of bone : a guidepost to predictable aesthetic strategies and soft tissue contours in anterior tooth replacement ; Pract Periodontics Aesthet Dent 10(9), 1131-1141, quiz 1142, 1998.
6. Goaslind GD, Robertson PB, Mahan CJ, Morrison WW, Olson JV : Thickness of facial gingiva ; J Periodontol 48(12), 768-771, 1977.
7. Olsson M, Lindhe J, Marinello CP : On the relationship between crown form and clinical features of the gingiva in adolescents ; J Clin Periodontol 20(8), 570-577, 1993.
8. Wennstrom JL : Mucogingival considerations in orthodontic treatment; Semin Orthod 2(1), 46-54, 1996.
9. Bengazi F, Wennstrom JL, Lekholm U : Recession of the soft tissue margin at oral implants. A 2-year longitudinal prospective study; Clin Oral Implants Res 7(4), 303-310, 1996.
10. 榎本紘昭, 野澤　健, 杉山貴彦, 古川達也, 鶴巻春三：インプラント修復における審美性と周囲組織の調和(とくに前歯部について)；QDT 24(6), 26-40, 1999.
11. Spear FM : Occlusal considerations for complex restorative therapy. (In)McNeil C(ed). Science and practice of occlusion. Quintessence, Chicago, 1997.
12. 山﨑長郎, 今井俊広, 今井真弓：3章1　顎関節や神経筋機構の安定．(In)山﨑長郎(監)．ザ・クインテッセンス別冊　臨床咬合補綴治療の理論と実践．クインテッセンス出版, 東京, 82-85, 2003.
13. Miller PD Jr : A classification of marginal tissue recession ; Int J Periodontics Restorative Dent 5(2), 8-13, 1985.
14. Manns A, Chan C, Miralles R : Influence of group function and canine guidance on electromyographic activity of elevator muscles ; J Prosthet Dent 57(4), 494-501, 1987.
15. Williamson EH, Lundquist DO : Anterior guidance : its effect on electromyographic activity of the temporal and masseter muscles ; J Prosthet Dent 49(6), 816-823, 1983.
16. Mansour RM, Reynik RJ : In vivo occlusal forces and moments : I. Forces measured in terminal hinge position and associated moments ; J Dent Res 54(1), 114-120, 1975.
17. Hatcher DC, Faulkner MG, Hay A : Development of mechanical and mathematic models to study temporomandibular joint loading ; J Prosthet Dent 55(3), 377-384, 1986.
12. Chiche GJ, Pinault A : Esthetics of anterior fixed prosthodontics. Quintessence, Chicago, 1994.
13. Gardner FM, Tillman-McCombs KW : *In vitro* failure load of metal-collar margins compared with porcelain facial margins of metal-ceramic crowns ; J Prosthet Dent 78, 1-4, 1997.

和文索引

あ

アクセスホール	40, 166
圧排コード	95
アップライティング	195
アディショナルポーセレンラミネートベニア	144
アバットメント	38, 131
ZiReal ——	152
カスタム——	131, 171
セミカスタム——	164
アルミナフレーム	100
アンテリア・ガイダンス	3, 5, 24, 148, 160, 186
アンブレラエフェクト	104

い

インサイザルエッジ	88, 201
インサイザルエンブレージャー	115
印象材	109
印象採得	109
インターナル・キャラクタライゼーション	100, 105
インプラント	12, 129
ショート——	177
インプラントアンカー	159, 195, 208
インレーブリッジ	86

う

ヴィンテージ AL	104, 105

え

A コンタクト	85
A-B-C コンタクト	166
A-B コンタクト	166
SJCD バー	55, 56, 93
エステティックモックアップガイドステント	→モックアップガイドステント
エックス線 CT	19
エックス線撮影用テンプレート	170
エックス線的評価	18, 19
エナメル質・象牙質の形成不全	151
エナメル色	84
エリス	102
エンベロープテクニック	193
エンベロープフラップ	123

お

オイルレス	97
オールセラミック修復	94
オールセラミックス	60, 102, 104
オクルーザル・イメージナリー・ライン	28, 150
オクルーザル・スプリント	186
オトガイ	26
オベイトポンティック	123, 202, 208
オリエンテーショングルーブ	58

か

開咬	119
下顎位	148, 151
下顎運動	157
顎間記録	23
顎関節	18, 21, 22, 23
過酸化水素水	33
過酸化尿素	33
カントゥア	32
カンペル平面	24, 25
顔面の基準点	191

き

機能	5, 53
機能評価	23
球状フィラー	54
矯正治療	11
筋	5, 23, 149
——の安静	148
筋活性	160
金属焼付けポーセレン	78

く

クリアポーセレン	90
グリーンステージ	62
クリスタルアイ	65
グループ・ファンクション	160
クレンチング	37, 114
クロスマウント法	6, 66, 153, 160, 186

け

Kay の分類	47
結合組織付着	20
欠損の有無	45
犬歯誘導	160

こ

コア	38
光学印象	56, 70
口腔外科学	12
咬合	12, 23
交叉——	116, 118, 119, 195
咬合高径	151, 186
低位——	184
咬合再構成	149, 183
咬合性外傷	24
咬合接触	166
咬合平面	24, 25, 150
前上がりの——	24
前下がりの——	24
咬合力	162
構造	5, 6
構造力学	53
——的評価	21
コーピング	38, 63
カスタムインプレッション——	131
ゴールデンプロポーション	29, 90, 191
骨窓形成	178
骨等高線	19
骨量	19
コロナリーポジションドフラップ	143
コンサルテーション	15, 16, 17
コンビネーション・グラフト	143
コンポジットレジン修復	54, 84, 85

さ

サージカルガイド	168
サージカルリスク	207
サイナスリフト	163
材料学	53
サブストラクチャー	171
作用点	159
酸化アルミナ	60
酸化ジルコニウム	60
III級のてこ関係	157, 162
逆——	162
酸蝕症	184
サンドウィッチ法	123

し

シークエンシャルセメンテーション	73, 153, 188
Seibert の分類	122, 200, 208
シェードテイキング	35, 65
シェル	84
歯科技工士	10, 16, 83
歯科矯正学	11
歯冠歯根比	19, 207
歯間乳頭のパラメータ	131
歯軸の傾斜	95
歯周処置	41
歯周組織	18
——の形状	20
——の状態	45
——評価	20
歯周病学	11
歯槽堤欠損	122
支持組織	18
支点	157
歯内療法学	12
歯肉溝	20
歯肉のバイオタイプ　→バイオタイプ	
歯肉輪郭の頂点	95
歯肉レベル	11, 32, 41, 114, 121
歯列弓	28
——の整合性	4
U 型の——	28
V 型の——	28
スクウェア型の——	28
シャンファー	63
修復歯数	45

上皮付着	20
ショルダー	63, 79
シリンジのカスタマイズ	109
ジルコニア	3, 62, 64, 65
——の低温劣化	62
神経機構	21, 23
ジンジバルエンブレージャー	115
シンター	62
シンタリング	100
審美	53
審美性	5

す

垂直的なプロポーション	26
水平的咀嚼パターン	186
水平的ブラキサー	184, 186
スタンダードエッジワイズ法	116
スタンプモデル	73
ステイニング法	67
ステイン色	85
スマイル	27
アクティブ——	27
アベレージ——	27, 30
ネガティブ——	27
ハイ——	27
ロー——	27
スマイルライン	88, 89
インバーテッドカーブの——	89
ガルウィングシェイプの——	89, 114
3セグメンテーション	180
3D画像	175

せ

正中線	26
正中離開	84
生物学	5, 7
生物学的幅径	7, 8, 20, 71, 151
積層法	84
切端平面	26
セミシンター	62
セメント	39, 40, 64, 65

そ

測色	65

側方運動	6, 22
咀嚼筋	21
——群	22
ソニックフレックス	96, 97
ソルダーリング・インデックス	168

た

耐用性	54, 85
ダブルスキャニング	64, 77

ち

中心位	23, 148, 151
中心咬合位	23, 148, 151
鋳接	147

て

挺出	208
ディスクルージョン	5, 24, 160
テトラサイクリン	205
デプスカット	58, 92, 93
デュラレイ	180
デンタルCT	10
デンティン色	84

と

瞳孔線	26
動揺	207
トンネリングテクニック	123

な

ナノフィラー	54

の

ノーベルガイドシステム	174, 175
ノーベルロンド	106

は

歯・顔貌の評価	26
歯-歯肉複合体	20, 113
歯の位置	32, 45

歯の色	32	母床骨	179
歯の白斑	116	ポステリア・サポート	6, 150, 162
バイオジェネリックアルゴリズム	87	ポステリア・ディスクルージョン	6
バイオタイプ	20, 41, 63, 114	ポスト	37, 66
ハイラスター	94	ファイバー──	38, 39, 102
配列	32	メタル──	38, 39
バットジョイント	79, 108	ポスト＆コア	36, 40
パミス	35, 96, 97		
パラ・ファンクション	5		
バランスドオクルージョン	114	**ま**	
パンチング・テクニック	130, 140	マイクロスコープ	10
		マイクロチップ	166
ひ		マイクロリケージ	94
鼻下点	26	摩耗	5, 85, 103
漂白歯	95		
		み	
ふ		眉間	26
ファイヤリング	100	ミューチュアリー・プロテクテッド・オクルージョン	156
フィックスリテーナー	116		
フィニッシュライン	58, 63	**め**	
フェースボウ	23	メタルアレルギー	122
フェルール	6, 38	メタルカットバックデザイン	108
──効果	7, 38	メタルセラミックス	53, 78, 107
ブラキシズム	5, 37	メタルテンプレート	180
ブラックトライアングル	86		
プラットフォーム・スイッチング	134	**も**	
ブリーチング(ブリーチ)	33, 34, 35	モックアップガイドステント	16, 30, 88
ウォーキング──	33		
オフィス──	33, 91	**ゆ**	
ホーム──	33	遊離歯肉	145
フルマウス・リコンストラクション	185		
ブロック骨	181	**ら**	
		ラジオグラフィックガイド	175
へ		ランガーテクニック	143
ヘアライン	26		
変色歯	116, 195	**り**	
		リップライン	91
ほ		リバウンド	34
ホイルテクニック	58	リフラクトリーダイ	56, 58, 90
ポーセレンインレー＆オンレー	56, 86	リラップス	24, 116
ポーセレンパウダー	102	臨床的判断	19
ポーセレンマージン	78, 79, 107		
ポーセレンラミネートベニア	53, 58, 88		

れ

レイヤリング法	67, 102
レンズエフェクト	89, 90, 91

ろ

蝋着	78
後——	116

や

Yamazaki の分類	48, 83

わ

Wang の HVC 分類	122, 200

欧文索引

A

Aadva	68
accentuated chamfer	63
aging effect	89
anterior guidance　→アンテリアガイダンス	
anterior tooth guidance　→アンテリアガイダンス	
arch integrity　→歯列弓の整合性	
average bone loss	129

B

bilateral distal extension	129
biting	37

C

CAD/CAM	10, 64, 86, 94
CEREC 3	70, 86, 87, 97, 100
CEREC inLab	70, 99
chewing	37
comfort of musculation	148
compression	38
condyle position　→下顎位	
control joint loading	148
control tooth loading	148
conventional	3, 4
cross distal extension	129
crown lengthening procedure	123, 200
curve of Spee	150
curve of Wilson	150

D

debonding	54
delayed implantations	130
dento-gingival complex　→歯‐歯肉複合体	
digital dentistry	76, 181
durability　→耐用性	

E

Empress II	66, 102
esthetic zone	131

F

fabricate matrix	54
flat angle	160
fluorescence	68
force distribution	149
free hand	54

G

Geller modification	78, 79, 107
GN‐I	68, 94, 95

H

high-low-high	114, 115
horizontal set-off	134

I

immediate implantations	130
immediate loading	130
immediate restoration	130
implant　→インプラント	
implant restorative patient	183
interdisciplinary treatment	113, 121, 190
ISP e.max	66
── Press	66
ISP Empress	66
── Esthetic	66

J

jiggling force	39

K

KATANA	74
Kois dento-facial analyzer system	191, 192, 201

L

ladder preparation	63
late implantations	130
Lava	76, 122

M

major structural loss	129, 167
minimal intervention(MI)	32, 53, 88
minimal structural loss	129, 130
minor bone loss	129, 167
moderate structural loss	129, 148
Monson curve	150
most conservative prep	115
multiple tooth implant	131

O

occlusal imaginary line	→オクルーザル・イメージナリー・ライン
occlusion →咬合	
orthodontics/periodontics-restorative patient	183
orthodontics-implant restorative patient	183, 195
orthodontics-periodontics-implant restorative patient	183, 205
orthodontics-restorative patient	183
orthodontics-periodontics-restorative patient	183, 190
1 day treatment	70, 97, 98

P

periodontal microsurgery	121, 201
periodontics →歯周病学	
periodontics-implant restorative patient	183, 199
periodontics-restorative patient	183
pontic-gingival complex	122, 200, 207
porcelain fused metal →金属焼付けポーセレン	
posterior support →ポステリア・サポート	
preliminary fail	39

prepable abutment →セミカスタムアバットメント	
Procera	72
——— AllCeram	60, 104, 105, 106

R

restorative patient	183, 184, 188
ridge augmentation	121, 200
hard and soft tissue ———	121
soft tissue ———	121
root coverage procedure	121, 193
round-end shoulder	63

S

severe bone loss	129, 170, 174
single tooth implant	130, 207
splinted frame work	116

T

tensile force	36, 38
thick-flat	20, 21
thin-scalloped	20, 21, 63, 114
three dimensional occlusal plane	150
tissue punch technique →パンチング・テクニック	
traditional	3
translucency	54, 90

U

ultra thin venner	88
unilateral distal extension	129
unsupported porcelain	56, 62, 64, 77

V

VITA In-Ceram Spinell	68, 96
VITA TriLuxe	70, 87

W

wear →摩耗	
wide chewing pattern →水平的咀嚼パターン	

[著者略歴]

山﨑　長郎（やまざき・まさお）

1945年　長野県生まれ
1970年　東京歯科大学卒業
1974年　原宿デンタルオフィス開設

東京SJCD最高顧問
SJCDインターナショナル会長

〈主な著書〉
1999年　『審美修復治療―複雑な補綴のマネージメント―』クインテッセンス出版
2004年　『歯科臨床のエキスパートを目指してⅠコンベンショナルレストレーション』（監修）
　　　　医歯薬出版
2006年　『歯科臨床のエキスパートを目指してⅡボンディッドレストレーション』（監修）
　　　　医歯薬出版

エステティック クラシフィケーションズ
複雑な審美修復治療のマネージメント

2009年2月10日　第1版第1刷発行

著　者　山﨑　長郎

発行人　佐々木　一高

発行所　クインテッセンス出版株式会社
　　　　東京都文京区本郷3丁目2番6号　〒113-0033
　　　　クイントハウスビル　電話（03）5842-2270（代表）
　　　　　　　　　　　　　　　　　（03）5842-2272（営業部）
　　　　　　　　　　　　　　　　　（03）5842-2284（編集部）
　　　　web page address　http://www.quint-j.co.jp/

印刷・製本　サン美術印刷株式会社

©2009　クインテッセンス出版株式会社　　禁無断転載・複写
Printed in Japan　　　　　　　　　　　　落丁本・乱丁本はお取り替えします
　　　　　　　　　　　　　　　　ISBN978-4-7812-0060-6 C3047

定価はケースに表示してあります